全国医药卫生类农村医学专业教材

药理学基础

第 2 版

主　审	刘　敏
主　编	崔玉国　符秀华
副主编	辛雅菊　李翠琼　杨莉莉　章　龙　覃　洪

编　委 （按姓氏笔画排序）

马　健（赤峰市卫生学校）

方　阔（丹东市中医药学校）

卢楚霞（广东省新兴中药学校）

叶万树（甘南州卫生学校）

田小娟（长沙卫生职业学院）

吕　颖（百色民族卫生学校）

刘　敏（宜春职业技术学院）

闫丽珍（新疆库尔勒市巴州卫生学校）

李翠琼（百色民族卫生学校）

杨孟欢（重庆市医药卫生学校）

杨莉莉（南昌市卫生学校）

吴润田（百色民族卫生学校）

辛雅菊（甘肃省临夏州卫生学校）

林丽丽（北海市卫生学校）

钟德强（南宁市卫生学校）

崔玉国（赤峰市卫生学校）

符秀华（安徽省淮南卫生学校）

章　龙（福建省龙岩卫生学校）

覃　洪（南宁市卫生学校）

廖可叮（柳州医学高等专科学校附属中等卫生学校）

第四军医大学出版社·西安

图书在版编目（CIP）数据

药理学基础/崔玉国，符秀华主编．—2版．—西安：第四军医大学出版社，2015.1
全国医药卫生类农村医学专业教材
ISBN 978 - 7 - 5662 - 0649 - 7

Ⅰ. ①药…　Ⅱ. ①崔… ②符…　Ⅲ. ①药理学－医学院校－教材　Ⅳ. ①R96

中国版本图书馆 CIP 数据核字（2015）第 007554 号

yaolixue jichu

药理学基础

出版人：富　明　　责任编辑：朱德强　崔宝莹

出版发行：第四军医大学出版社
　　　　地址：西安市长乐西路17号　邮编：710032
　　　　电话：029 - 84776765　　传真：029 - 84776764
　　　　网址：http://press.fmmu.edu.cn

制版：绝色设计
印刷：陕西奇彩印务有限责任公司
版次：2012 年 5 月第 1 版　2015 年 1 月第 2 版第 7 次印刷
开本：787×1092　1/16　印张：23.25　字数：530 千字
书号：ISBN 978 - 7 - 5662 - 0649 - 7/R · 1464
定价：48.00 元

再版说明

2010 年，教育部颁布《中等职业学校专业目录》，新增农村医学专业。第四军医大学出版社联合中国职教学会教学工作委员会、中华预防医学会职业教育分会，在全国 40 余所率先开设农村医学专业的职业院校的积极参与和配合下，经过近两年的研发与实践，于 2012 年 6 月正式出版了国内首套"全国医药卫生类农村医学专业教材"。全套教材包括公共基础课、专业基础课、专业课、选修课、毕业实习与技能实习 5 个模块，共 31 门课程。其中，《诊断学基础》被教育部确定为"中等职业教育改革创新示范教材"。

2014 年，教育部公布《中等职业学校农村医学专业教学标准》（试行），对农村医学专业学制及核心课程设置进行了调整。针对此变化，我社适时提出对《诊断学基础》等 13 门专业核心课程教材进行改版，以适应卫生职业教育农村医学专业的改革和发展需求。

本次教材改版，在一版教材编写理念的基础上，进一步破除理论教学与实践二元分离的格局，以"工作过程为导向"，坚持"贴近实际、关注需求、注重实践、突出特色"的基本原则，更加注重校企（院）合作与行业专家的参与，同时密切结合国家执业助理医师资格考试的"考点"，以培养目标为依据，以农村医学专业教学标准和课程标准为纲领，充分体现"以用为本，够用为度，增强实效"的特点。本次改版的重点集中在以下三个方面：

1. 注重引导，激发兴趣：二版教材在每章开篇均设置有"导言"模块，以生动、简短的故事或案例引出章节内容，从而激发学生的阅读兴趣，提高学生学习的主动性。

2. 更新考点，对接临床：通过对近三年国家执业助理医师资格考试试题进行分析，全面修订和完善教材中的"考点链接""案例分析"模块。通过选编临床典型案例和高频考点并进行解析，以加深学生对重点、考点内容的理解，并提高其实际应用能力。邀请临床专家参与教材编写并进行把关，使教学与临床规范相一致。

3. 全面梳理，整体优化：对照农村医学专业发展的要求，依据学生认知规律与学习特点，对教材进行梳理和优化，对所用甚少的"偏深、偏难、偏繁"等不适合学生学习的内容进行删减，准确把握教材难易程度，易于学生学习。

本次改版的教材共 13 种，主要供中等职业院校农村医学专业学生使用，亦可作为基层医务人员的培训教材。

全国医药卫生类农村医学专业教材
审定委员会

前　　言

农村医学专业《药理学》第1版教材于2012年出版至今已使用2年余，此间多次重印，为农村医学专业人才的培养做出了积极贡献。为使教材更贴近中职层次医学人才培养的需求，2013年12月，第四军医大学出版社在西安召开第2版教材编写会。会上确定将《药理学》更名为《药理学基础》。会后我们即着手编写，由编委撰写初稿，经相互多次审核，历时10个月，终于编撰完成。

药理学基础为农村医学专业教材基础科目之一，与医学各学科的关系密切。本次编写依据"实用为本，够用为度"的原则，减少了药物的体内作用过程和一些抽象繁杂、枯燥的药理作用机制等内容，主要突出药物的作用、临床应用、不良反应和用法用量。同时针对学生学习重点、难点，在每章末设置综合测试题，便于学生巩固所学知识，提高学习效率，增强综合应用能力。

全书内容共分十八章，主要介绍了各系统常见药物及目前临床新增药物的药理作用、临床应用、不良反应等，另第十八章（预防接种用药）是本版教材新增内容，目的是体现"预防为主"的基本医学观念，全书末的实验指导主要介绍了药理学常见的实验操作。本教材主要供农村医学专业学生使用，也可作为乡村医师以及相关人员的培训用书。

本教材由来自全国多所中、高职院校的有着丰富教学、临床经验的一线人员共同编写完成，在编写过程中得到了各参编院校领导及第四军医大学出版社的大力支持，在此一并致谢。书中所列举的药物剂量仅供参考，临床实际应用时请遵照医嘱执行。

由于农村医学为近年新开设的专业，教材难易程度难以掌握，加之编者水平所限、编写时间仓促，教材中难免有不妥或错误之处，敬请广大师生、读者不吝赐教。

崔玉国

2014年11月

目　录

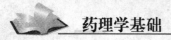

第一章 总 论

第一节 绪 言

一、药理学的概念

药物是指可以改善或查明机体的生理功能及病理状态，可用于预防、治疗和诊断疾病或计划生育的化学物质。药物与毒物之间没有严格的界限，用药不当可对机体造成危害，甚至引起毒性反应，危及生命。任何药物剂量过大都可能产生毒性反应。

药理学是研究药物与机体（包括病原体）相互作用、作用机制和规律的学科。它既研究药物对机体的作用及其机制，即药物效应动力学（又称药效学）；也研究药物在机体的影响下所发生的变化及其规律，即药物代谢动力学（又称药动学）。

药理学以生理学、生物化学、病理学、病理生理学、微生物学、免疫学、分子生物学等学科为基础，研究药物的作用及作用规律、作用机制，为临床合理用药、发挥药物最佳疗效、防治不良反应提供理论依据。药理学是连接基础医学和临床医学、医学和药学的桥梁和纽带。

二、药理学的发展简史

（一）古代药理学的发展

古代，人们在长期的生活实践中逐渐认识到一些天然物质的治疗作用，如大黄导泻、饮酒止痛、柳树皮退热等，随着实践经验的积累和新的药物品种的不断发现，经过总结，专门记载药物知识的书籍就在民间流传了。在公元 1 世纪前后，我国出现了最早的一部药物专著《神农本草经》，全书收载药物 365 种，其中不少药物沿用至今。唐代出版的《新修本草》是我国第一部官府颁发的药典，收载药物 884 种。明朝医药学家李时珍著成了闻名世界的药物学巨著《本草纲目》，全书收载药物 1892 种，方剂 11 000 余条，附插图 1160 幅，共 52 卷，190 万字。这本巨著已有英、日、朝、德、法、俄及拉丁七种文字的译本，在世界范围内广为流传，至今仍是重要的药物学文献之一。此外，埃及的《埃泊斯医药籍》、希腊医生狄奥斯库莱底斯编著的《古代药物学》和罗马医生盖林编著的《药物学》等都在药理学的发展中作出巨大贡献。

（二）近代药理学的发展

18 世纪，生理学和生物化学的发展为药理学奠定了基础。德国的 R. Buchheim 建立

1

了世界上第一个药理学实验室，写成了第一本药理学教科书，标志药理学成为一门独立的学科。他的学生发展了实验药理学，研究药物的作用部位，开创了器官药理学。19世纪初叶，有机化学的开展为药理学提供了物质基础，人们不断从有治疗作用的植物中提取出活性成分，得到纯度较高的药物，如吗啡、奎宁、阿托品等。从有机砷化合物中提取出新凡纳明治疗梅毒，开创了化学药物的新纪元。1940年，青霉素的发现，标志着以抗生素为代表的化学治疗药物时代的来临。

（三）现代药理学的发展

20世纪，许多药理学出现许多分支，如分子药理学、生化药理学、遗传药理学、时间药理学等。特别是分子生物学的迅猛发展，促使药物发展进入了生物药物阶段。利用分子生物学的理论和研究方法，药理学在研究和认识生命现象的本质及其与药物和生物大分子之间的相互作用方面得到了发展。

三、学习药理学的目的和方法

（一）药理学的学习目的

1. 学会合理用药，使临床用药安全有效。重点掌握药物的药理作用、临床用途，以及不良反应。

2. 为今后学习新药知识打下基础，以适应药理学知识不断更新及新药不断涌现的发展趋势。

（二）药理学的学习方法

1. 密切联系其他基础医学学科　注意药理学与其他基础医学学科的联系，从而对药物的作用和作用机制加深了解。

2. 注意药物的双重性　药物对机体既有有利的一面，也有有害的一面。因此，必须全面地掌握药物的治疗作用和不良反应，力求安全、有效的使用药物。

3. 理论学习和实验相结合　药理学是一门实验科学，通过实验，一方面可以使一些概念、规律和结论更加形象化，另一方面还可提高观察、分析、解决问题的能力。

4. 加强理解药理学的内在联系　注意掌握具有代表性的重点药，在此基础上，通过比较重点药和非重点药的异同，了解或熟悉非重点药的主要特点。

第二节　药物效应动力学

一、药物作用与药理效应

药物作用是药物与机体之间的初始作用，是动因，有其特异性。药理效应是机体对药物的反应表现，是结果。作用与效应意义相近，通常二者通用。

药物作用是通过改变机体的生理、生化功能而产生的，表现为原有功能的加强和减弱，前者称为兴奋，后者称为抑制。药理效应可以是药物直接对它所接触的器官、细胞产生作用，也可以通过机体反射机制或生理性调节间接产生。例如，去甲肾上腺素可以直接作用于血管上的 α 肾上腺素能受体，使血管收缩、血压升高，同时可通过机体的血压反射机制使心率减慢。

药理效应的专一性称为选择性。药物引起机体产生效应的范围与其选择性有关，选择性强的药物作用范围窄，选择性弱的药物作用范围广。例如，青霉素抑制革兰阳性菌细胞壁的合成，杀灭敏感菌的作用有很强的选择性，属窄谱抗生素。同一种药物在发挥作用的不同水平或环节其药理作用的选择性可能有很大差异。例如，阿托品特异性的阻断 M - 胆碱受体，但其药理效应选择性并不高，对心脏、血管、平滑肌、腺体及中枢神经系统都有影响，而且有的兴奋、有的抑制。一般来说，选择性强的药物临床应用时针对性强，不良反应少。但增加剂量时，往往会因生理性反应、生化反应失去平衡等机制使药理效应变得广泛。效应广泛的药物副反应较多。但广谱药物在多病因或诊断未明时可体现其方便之处，如广谱抗生素、广谱抗心律失常药等。

二、药物作用的主要类型

（一）局部作用与吸收作用

药物在用药局部接触机体的部位所产生的作用称为局部作用。吸收作用又称为全身作用，是指药物吸收入血之后分布到组织、器官所呈现的作用，如对乙酰氨基酚的解热镇痛作用，氢氯噻嗪的利尿作用等。

（二）选择性作用与非选择性作用

有些药物吸收后，对机体的器官或系统所产生的作用有明显的选择性，称为选择性作用。例如，呋塞米选择性作用于肾脏产生利尿作用。药物的选择性作用是相对的，这与用药剂量有关。有些药物小剂量时只作用于某一组织器官，大剂量时则引起较广泛的全身作用。例如巴比妥类药物在小剂量时有中枢抑制作用，随着剂量的增加，其中枢抑制作用由弱到强，大剂量则对心血管系统表现明显抑制作用，过量可致呼吸中枢麻痹。

另有一些药物对许多器官或系统都可产生作用，称为非选择性作用。例如，阿托品可作用于消化道、汗腺、眼、呼吸道、心血管系统等多种器官发挥作用。

（三）治疗作用与不良反应

1. 治疗作用　药物所产生的，符合临床用药目的的作用。根据治疗作用的效果可分为：①对因治疗，指针对病因的治疗（治本）。例如应用抗生素类杀灭或抑制致病原微生物，应用解毒药促进体内毒物消除等。②对症治疗，指改善症状的治疗（治标）。例如高热时应用解热镇痛药阿司匹林，降低体温解除发热给患者带来的痛苦。有时对症治疗在维持重要生命指标，赢得对因治疗的时机非常重要。对临床急症分秒必争地进行抢救，如休克、心力衰竭、脑水肿、惊厥等多属对症治疗。③补充疗法，又称替代疗法，可纠正发病原因并改善症状。但补充疗法并非针对原发病灶，亦不直接针对症状，与对因治疗和对症治疗均有区别。

2. 不良反应　药物所引起的不符合用药目的，并给患者带来痛苦或危害的反应称为不良反应。药物与毒物之间是没有明显界限的，药物的治疗作用和不良反应是其本身固有的双重性作用。药物的不良反应主要有以下几类：

（1）副作用 是非治疗目的的药理效应。指药物在治疗剂量时引起的，与治疗目的无关的作用，给患者带来轻微的不适或痛苦，多半是可以恢复的功能性变化。副作用是药物本身所固有的作用。产生副作用的原因是药物选择性作用差，作用所涉及的范围广泛。当其某一效应被用作治疗目的时，其他效应就成了副作用。副作用一般是可预料并可以避免或减轻的，例如麻黄碱在解除支气管哮喘时，也兴奋中枢神经系统，引起失眠，同时给予镇静药可对抗其中枢兴奋作用。

考点链接

下述哪种剂量时产生的不良反应是副作用
A. 中毒量　　B. 无效量　　C. 极量　　D. 半数致死量　　E. 治疗量
解析与答案：副作用是在治疗剂量时出现的与治疗目的无关的作用，故选 E。

（2）毒性反应 一般是用量过大或用药时间过长，药物在体内蓄积过多引起的严重不良反应。有时用药量不大，但机体对药物过于敏感也能出现毒性反应。绝大多数药物都有一定的毒性，例如治疗慢性心功能不全的药物地高辛过量可引起心律失常。短期内过量用药引起的毒性称急性毒性，多损害循环、呼吸及神经系统功能。长期用药时由于药物在体内蓄积而逐渐发生的毒性称为慢性毒性，常损害肝、肾、造血器官及内分泌等器官的功能。药物的三致（致癌、致畸胎、致突变）作用属于慢性毒性中的特殊毒性。

（3）后遗效应 是指停药后血浆药物浓度下降至阈浓度以下时残存的药理效应。例如服用巴比妥类催眠药后，次晨仍有困倦现象；长期应用肾上腺皮质激素后肾上腺皮质功能低下，数月内难以恢复等。注意区分副作用与后遗效应，两者浓度不同，作用性质不同。

（4）变态反应 是药物引起的免疫反应，包括免疫学中的各种免疫反应，反应性质与药物原有效应无关。

（5）停药反应 是指突然停药后原有疾病的加重，也称反跳。如长期服用可乐定，停药次日血压即急剧升高。

（6）特异质反应 某些药物可以使少数患者出现特异性的不良反应，反应性质可能与常人不同。特异质患者对某种药物反应异常增高。例如遗传性葡萄糖－6－磷酸脱氢酶（G－6－PD）缺乏者服用磺胺后可致溶血。

影响药物不良反应发生的原因包括机体的生理病理状况、性别、年龄、遗传因素、用药剂量、用药时间等诸多因素。此外，药物相互作用、环境因素以及机体自身内环境的稳定情况均可影响不良反应的发生。例如，头孢菌素类能增强氨基糖苷类的肾毒性。

三、药物剂量－效应关系

1. 量－效关系 药理效应与剂量在一定范围内成比例，这就是剂量－效应关系

（简称量－效关系）。以效应强度为纵坐标、药物剂量或药物浓度为横坐标作图则得量－效曲线（图1－1）。

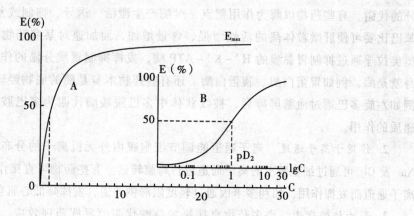

图1－1 药物作用的量－效关系曲线

A、B两图纵坐标均为效应浓度，A图横坐标为药物浓度，B图横坐标为对数浓度

2. 量－效曲线的意义

（1）量－效曲线表明剂量大小是药物效应强弱的决定因素之一 按药物效应强度由小到大依次分为：①无效量，即在体内不能引起明显药理作用的量。②最小有效量，指引起效应的最小药量或最低药物浓度。③治疗量，指最小有效量和极量之间的量，对机体发生治疗作用。④极量，又称最大治疗量，即出现最大的治疗作用，但尚未引起毒性反应的量。⑤中毒量，指引起毒性反应的量。⑥致死量，指引起死亡的量。

（2）比较药物的效能 效能是指在一定范围内增加药物剂量或浓度，效应强度随之增加。当效应增强到最大时，继续增加药物剂量或浓度，效应不再继续增强。这一药理效应的极限称为最大效应或效能，它反映了药物内在活性的大小，如强效利尿药呋塞米的效能大于中效利尿药氢氯噻嗪。

（3）药物的效价强度 是指能引起等效反应（一般采用50%效应量）的相对浓度或剂量。作用性质相同的药物之间进行等效剂量的比较，达到等效时所用药量较小者效价强度大，所用药量大者效价强度小。

（4）反应药物效应和毒性 测定能引起50%最大反应强度的药量，称为半数有效量（ED_{50}），它可反映治疗效应。如效应为死亡，则称为半数致死量（LD_{50}），反映药物的毒理效应。

（5）评价药物安全性 目前评价药物安全性的指标主要有两个：①治疗指数，是半数致死量与半数有效量的比值（LD_{50}/ED_{50}）。此值越大，药物的安全性越大。②安全范围，是指最小有效量和最小中毒量之间的范围。此范围愈大，用药愈安全。反之，此范围愈小，用药愈不安全。

四、药物作用的机制

药物作用机制是研究药物如何与机体细胞结合而发挥作用的问题。药物作用机制多样，主要表现为以下几个方面：

1. **酶的影响** 酶是由机体细胞产生的具有催化作用的蛋白质，能促进各种细胞成分的代谢。有些药物以酶为作用靶点，对酶产生激活、诱导、抑制或复活作用。例如，苯巴比妥可使肝微粒体酶的活性增强、含量增加，而加速对某些药物的生物转化。如奥美拉唑通过抑制胃黏膜的 $H^+ - K^+ - ATP$ 酶，发挥抑制胃酸分泌的作用。有些药物本身就是酶，例如胃蛋白酶、胰蛋白酶。还有些药物本身是酶的底物经转化后发挥作用，例如左旋多巴通过血脑屏障后，被纹状体中多巴脱羧酶代谢为多巴胺，发挥补充中枢递质的作用。

2. **作用于离子通道** 离子通道能调节细胞膜内外无机离子的分布，如 Ca^{2+}、K^+、Na^+ 及 Cl^- 可通过细胞膜上的离子通道进行跨膜转运。有些药物可直接作用于细胞膜上的离子通道而发挥作用，如利多卡因通过轻度阻滞钠通道，发挥降低心肌自律性的作用。

3. **影响核酸代谢** 许多药物直接影响核酸代谢而发挥药理效应，例如磺胺类抗菌药通过抑制细菌体内叶酸的代谢而干扰核酸的合成。

4. **作用于载体** 有些药物可通过对某种载体的抑制产生效应，例如利尿药呋塞米通过抑制肾小管对钠、钾、氯离子的重吸收而发挥利尿作用。

5. **影响免疫功能** 有些药物通过增强或抑制机体的免疫功能而发挥作用。如糖皮质激素类药能抑制机体的免疫功能，可用于防止器官移植时的免疫排斥反应。免疫增强药多作为辅助治疗药物用于免疫缺陷疾病如艾滋病、慢性感染及恶性肿瘤等。

6. **与受体结合**

（1）**受体的概念** 受体是对生物活性物质具有识别能力并可与之选择性结合的生物大分子。多数受体存在于细胞膜上，并镶嵌在双层脂质的膜结构中（胞膜受体），少数受体存在于细胞质内（胞浆受体）。与受体特异性结合的生物活性物质称为配体，受体都有内源性配体。配体与受体大分子中的一小部分结合，该结合部位叫做结合位点或受点。受体具有如下特性：①灵敏性，受体只需与很低浓度的配体结合就能产生显著的效应；②特异性，引起某一类型受体兴奋反应的配体的化学结构非常相似，不同光学异构体的反应可以完全不同，同一类型的激动药与同一类型的受体结合时产生的效应类似；③饱和性，受体数目是一定的，因此配体与受体结合的剂量反应曲线具有饱和性，作用于同一受体的配体之间存在竞争现象；④可逆性，配体与受体既可结合，又可解离，与受体解离后的配体性质没有改变；⑤多样性，同一受体可广泛分布到不同的细胞而产生不同效应。

（2）**药物与受体结合** 药物与受体结合引起生物效应尚需具备两个条件，即亲和力和内在活性。亲和力是指药物与受体结合能力的大小。内在活性指药物与受体结合时激动受体的能力。根据药物具有亲和力和内在活性的情况，把药物分为三类。药物对受体既有亲和力，又具有内在活性者称为受体激动药。药物对受体只有亲和力，而无内在活性者称为受体阻断药或拮抗药。药物对受体有较大的亲和力和较弱的内在活性，可与大量受体结合，只能引起较弱的生理效应，称为部分激动药。

（3）**药物与受体相互作用** 药物与受体结合，产生药理作用。药物与受体结合发挥作用具有高度特异性、高度敏感性、饱和性以及可逆性的特点。高度特异性指药物能准确识别并结合与其相适应的受体，并产生特定的生理效应。高度敏感性指由于受体分子只占细胞微小的部分，而药物－受体复合物能够激活一系列生物放大效应，使用微量的药物，就能引起高度生物活性。而饱和性是指由于受体数目有限，故药物与受体结合有饱和性。可逆性是指药物与受体的结合和分离处于动态平衡状态，与受体分离后的形式仍然是药物的原形，而不是代谢物。

（4）受体的调节 药物可影响受体反应性的高低。通常当激动药浓度过高或长期激动受体时，受体数目会减少，称为向下调节。反之，长期应用阻断药或内源性激动剂浓度低于正常时，受体数目会增加，称为向上调节。向下调节与机体对长期应用激动剂后敏感性下降或产生耐受性有关，而向上调节则与长期应用拮抗剂后敏感性增加或撤药症状有关。

第三节 药物代谢动力学

一、药物的跨膜转运

药物在体内被吸收、分布、代谢、排泄时都要通过各种细胞膜，都存在药物的转运过程。药物的跨膜转运方式包括被动转运、主动转运两种类型。

（一）被动转运

它是指药物依赖于膜两侧的浓度差从膜的高浓度一侧经生物膜向低浓度一侧转运的过程。该过程不消耗能量、无饱和现象、不被其他转运物质所抑制。被动转运有以下类型：

1. 简单扩散 又称为脂溶性扩散，脂溶性药物可溶于脂质而通过细胞膜。药物的解离度对简单扩散影响很大。非解离型药物极性小，脂溶性大，容易扩散；解离型药物极性大，脂溶性小，扩散困难。

2. 滤过 又称水溶扩散，指直径小于膜孔的水溶性的极性或非极性的药物，借助膜两侧的流体静压和渗透压差，由高压侧被水携带到低压侧的过程。如药物经肾小球的滤过。

3. 易化扩散 易化扩散与主动转运有相似之处，有饱和现象，也受代谢抑制物的影响；不同的是易化扩散不能逆浓度梯度移动，也不耗能。

（二）主动转运

它指药物借助于特殊的载体并消耗能量的跨膜转运，可以逆浓度差转运，有饱和性、竞争抑制性，如青霉素经肾小管的分泌性排泄。

二、药物的体内过程

（一）吸收

吸收是指药物从给药部位进入血液循环的过程。应注意药物吸收的速度和程度。

药物的吸收速度影响药物产生作用的快慢，而药物的吸收程度可影响其作用的强弱。根据给药方法与吸收部位不同，可将吸收分为消化道内吸收与消化道外吸收。

1. **消化道吸收** 口服给药，药物可在胃肠道被吸收，吸收的主要方式是简单扩散。在胃液的酸性环境中，弱酸性药物可被吸收，弱碱性药物则难吸收。药物经胃肠道吸收后，首先进入肝门静脉。某些药物在通过肠黏膜及肝脏时，部分可被代谢灭活，导致进入体循环的药量减少，此现象称为首关消除。首关消除较多的药物不宜口服给药。脂溶性较高用量较小的药物可舌下给药由口腔黏膜吸收。经肛门灌肠或栓剂直肠给药，药物则经直肠黏膜吸收。这两种给药途径，吸收面积虽小，但药物吸收迅速，且药物吸收不通过或大部分不通过肝门静脉，避免或减少了首关消除。

2. **注射部位的吸收** 静脉注射或静脉滴注，药物无吸收过程，可很快达到较高血药浓度。皮下或肌内注射，药物沿结缔组织或肌纤维扩散，穿过毛细血管壁进入血液循环。其吸收速度与局部血流量和药物制剂有关。由于肌肉组织比皮下组织血管丰富、血流速度快，因此肌内注射的吸收速度较皮下注射快。

3. **皮肤黏膜吸收** 完整皮肤黏膜吸收能力差。脂溶性大的药物可通过皮肤角质层。外用药物主要发挥局部的治疗作用。

4. **呼吸道吸收** 气体、挥发性液体及气雾剂等，可从肺泡上皮细胞迅速吸收。在吸入给药时要注意药物的颗粒直径大小。

（二）分布

分布指吸收入血的药物随血流转运至组织器官的过程。大部分药物的分布过程属于被动转运，少数为主动转运。药物的分布速率主要取决于药物的理化性质、各器官组织的血流量与对药物的通透性，以及药物在组织与血浆的分配比。

1. **药物的理化性质和体液 pH 值** 脂溶性药物和水溶性小分子药物均易透过毛细血管壁进入组织；水溶性大分子药物或离子型药物则难以透过血管壁进入组织。体液 pH 值也能影响药物的分布。在生理情况下细胞内液 pH 值为 7.0，细胞外液及血浆为 7.4。弱酸性药物在细胞外液解离型药物多，不易进入细胞内，因此，它们在细胞外液的浓度高于细胞内液。提升血液 pH 值可使弱酸性药物向细胞外转运，降低血液 pH 值则使其向细胞内浓集。在临床上给予碳酸氢钠使血及尿液碱化能促进巴比妥类弱酸性药物由脑细胞向血浆转运，并促进它从尿排出，因而可以解救巴比妥类药物中毒。

2. **药物与血浆蛋白的结合** 大多数药物在血浆中可与血浆蛋白结合，这种结合呈可逆性。与血浆蛋白结合的药物称结合型药物，未与血浆蛋白结合的药物称游离型药物。结合型药物不能通过细胞膜，暂时失去药理活性；游离型药物与结合型药物经常处在动态平衡之中。当游离型药物被转化或排泄，血药浓度降低时，结合型药物可自血浆蛋白释出呈游离型。药物不同，与血浆蛋白的结合能力也不同，结合率高的药物，生效慢、作用时间较长。故同时应用两种血浆蛋白结合率高的药物，应考虑相互置换作用，在临床上对用药剂量进行相应的调整。

3. **组织亲和力** 药物对某些组织或细胞成分具有较高的亲和力，使药物分布具有一定的选择性。例如，四环素和钙的络合物主要沉积于骨和牙齿。

4. **器官血流量和膜的通透性** 药物向高灌注器官如肝、肾、心、脑、肺的分布快且含量较高,向低灌注器官如脂肪、皮肤、肌肉的分布慢且含量低。

5. **体内屏障** 体内屏障包括血脑屏障和胎盘屏障。血脑屏障由血-脑、血-脑脊液、脑脊液-脑三种屏障组成。血脑屏障可阻止分子量较大、水溶性或解离型药物进入脑组织。脂溶性较高的药物可通过简单扩散方式透过血脑屏障。当脑膜发生炎症时,血脑屏障的通透性增加,使某些药物进入脑脊液中的量增多。胎盘屏障可阻止脂溶性低、解离型或大分子的药物通过胎盘。脂溶性高的药物易通过胎盘。有些药物对胎儿有毒性或者导致畸胎,故孕妇用药应慎重。

(三)药物代谢

药物代谢又称为生物转化或药物转化。肝是生物转化的主要部位,肾、胃肠道、肺、皮肤也可产生有意义的药物代谢作用。

药物体内代谢反应有氧化、还原、水解及结合等反应。药物生物转化可改变药物的药理活性。大多数药物经生物转化后药理活性降低,即由活性药物转化为无活性的代谢产物,称为灭活;某些无活性或活性较小的药物经生物转化形成活性代谢物,称为活化。

药物代谢依赖于酶的催化,最重要的催化酶是肝微粒体酶系统,简称肝药酶。某些药物可使肝药酶的活性增强或减弱,因而影响药物作用的疗效及与其他药物的相互作用。能提高肝药酶活性,从而增加药物代谢速率的药物称为酶诱导药。抑制肝药酶活性,从而减慢药物代谢速率的药物,称为酶抑制药。当合用药物时酶诱导药可使药物的效应较单用时减弱,酶抑制药可使药物效应较单用时增强。

(四)排泄

排泄是指药物及其代谢产物经机体的排泄器官或分泌器官排出体外的过程。机体的排泄或分泌器官主要是肾脏,其次是胆道、肠道、汗腺、肺等。

1. **肾脏** 药物及代谢物经肾脏排泄时有三种方式:肾小球滤过、肾小管重吸收、肾小管主动分泌。绝大多数游离型药物和代谢物均可经肾小球滤过。脂溶性大、极性小、非解离型的药物和代谢产物经肾小管上皮细胞重吸收入血。此时改变尿液 pH 值可以改变弱酸性或弱碱性药物的解离度,从而改变药物重吸收程度。如水杨酸中毒时,碱化尿液使药物解离度增大,重吸收减少,增加排泄。经肾小管分泌而排泄的药物属于主动转运过程,遵循主动转运的规律。肾小管上皮有两类转运系统:有机酸转运系统和有机碱转运系统。前者转运弱酸性药物,后者转运弱碱性药物。分泌机制相同的两类药物合用时,经同一载体转运可发生竞争性抑制。如丙磺舒与青霉素的排泄机制机制相同,二者合用后青霉素血药浓度增高,疗效增强。丙磺舒也可通过同样机制使对氨基水杨酸及头孢噻啶毒性反应增强。

肾脏排泄药物主要受血浆蛋白结合率和肾血流量的影响。肾脏在排泄提取率低的药物时受血浆蛋白结合率的影响较大,在排泄肾提取率高的药物时受肾血流量的影响较大。

2. **胆汁** 药物经肝脏转化形成极性较强的水溶性代谢物,而后经胆汁排泄。经胆汁排泄的药物需具有一定特殊化学集团、分子量在一般为 300~5000。药物由肝细胞转运到胆汁的过程是主动转运。有的药物在肝细胞内与葡萄糖醛酸结合后分泌到胆汁中，随后排泄到小肠中被水解，游离药物可经肠黏膜上皮细胞吸收，经肝门静脉重新进入体循环，这种在肝、胆汁、小肠间的循环称为肝肠循环，它可使血药浓度维持时间延长，如洋地黄毒苷、地高辛、地西泮等。

3. 肠道　经肠道排泄的药物主要来源于口服后肠道中未被吸收部分、随胆汁排泄到肠道的部分和肠黏膜分泌排入肠道的部分。

4. 其他途径　药物还可经乳汁、唾液、汗液、泪液及呼气中排出。药物经乳汁排泄，对乳儿可能产生不良影响，故哺乳期妇女用药应慎重。由于某些药物在唾液中的浓度与其血浆浓度平行，故唾液药物浓度测定可用于临床治疗的药物监测。

三、药物代谢动力学的一些基本概念（参数）

（一）时-量曲线（图1-2）

1. 概念　用药后血浆药物浓度随时间的推移而发生的变化，用时间为横坐标，血药浓度或对数浓度为纵坐标作图。

2. 时-量曲线的意义　升段反映药物吸收、分布的速度，快——陡，慢——坡度平；高度反映吸收量，剂量大、吸收多、峰值高；陡段反映消除速度。

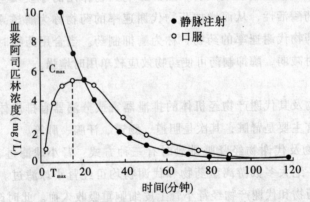

图1-2　同一患者分别口服和静脉注射阿司匹林650mg后的时-量曲线

（二）血药浓度-时间曲线下面积（AUC）

血药浓度-时间曲线下面积是指以血药浓度为纵坐标，时间为横坐标作图，所得曲线下的面积。AUC与吸收后体循环的药量成正比，它可由积分求得（图1-3）。

（三）生物利用度

生物利用度是指药物从某制剂吸收进入血液循环的相对数量和速度。即血管外给药后能被吸收进入体循环的分数或百分数。生物利用度是评价药物制剂质量的一个重要指标。生物利用度可分为绝对生物利用度与相对生物利用度。

绝对生物利用度指静脉注射药物的生物利用度是100%，把静脉注射（iv）与血管外途径给药（ev）时的AUC值进行比较即得，$F = AUCev/AUCiv \times 100\%$，以评价同一种药的不同给药途径的吸收程度。

相对生物利用度，即在同一给药途径下对不同制剂进行比较，F = AUC 受试制剂/AUC 标准制剂 × 100%，以评价不同厂家同一种制剂或同一厂家的不同批号药品间的吸收情况是否相近或等同。

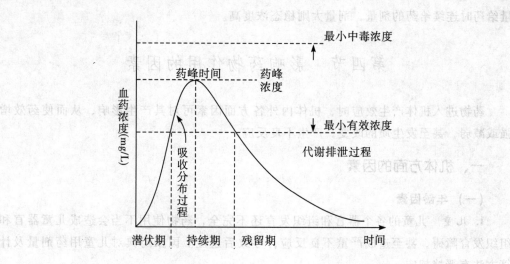

图 1-3　单次血管外给药后血药浓度－时间曲线下面积

（四）药物的消除

吸收入血液循环的药物由于分布、代谢和排泄，使血药浓度衰减，称为药物自血浆的消除。它包括两种类型：

1. **恒比消除**　是指药物在单位时间内消除的药物百分比不变，也就是单位时间内消除的药物量与血浆浓度成正比，称恒比消除（定比消除）。血浆药物浓度高，单位时间内消除的药物多；血浆药物浓度降低，单位时间内消除的药物也相应减少。

2. **恒量消除**　是指血中药物消除速率与血中药物浓度的零次方成正比。即血药浓度按恒定消除速度（单位时间消除的药量）进行消除，与血药浓度无关，称恒量消除（定量消除）。

（五）半衰期

一般是指血浆消除半衰期，它是指药物在体内达到平衡状态后血浆药物浓度下降一半所需的时间，是表述药物在体内消除速度的重要参数。

1. **半衰期的特点**　恒比消除的药物，半衰期是恒定的，不受血药浓度和给药途径的影响。生物转化功能和排泄功能低下时，半衰期延长。

2. **半衰期的意义**　作为药物分类的依据，确定给药间隔时间的依据，预测达到稳态血药浓度的时间和药物基本消除的时间。

（六）稳态血药浓度

以相同的间隔给予同样剂量的药物，在每次给药时总有上次存留的药物，多次给药后形成药物的不断蓄积，直至药物维持在一定水平，即剂量间隔内消除的药量等于给药剂量，此时的药物浓度称为稳态血药浓度。

稳态浓度特点：定比消除的药物恒量给药时，经 4～5 个半衰期的时间可达到稳态血药浓度。恒速静脉滴注，血药浓度可平稳达到稳态血药浓度。当单位时间内给药总量不变时，分次给药，血药浓度呈上下波动，延长或缩短给药间隔，并不影响达到稳态血药浓度的时间，但给药间隔越长，血药浓度活动越大。稳态浓度的高低取决于恒量给药时连续给药的剂量，剂量大则稳态浓度高。

第四节　影响药物作用的因素

药物进入机体产生效应时，机体内外各方面因素可对其产生影响，从而使药效增强或减弱，甚至发生质的改变，产生不良反应。

一、机体方面的因素

（一）年龄因素

1. 儿童　儿童的各个器官和组织发育还不完全，药物使用不当会造成儿童器官和组织发育障碍，甚至造成严重不良反应，导致后遗症。国家药典对儿童用药剂量及计算方法有严格规定。

2. 老年人　老年人的组织器官及其功能随年龄增长伴有生理性衰退，可对药效学和药动学产生影响。如肝肾功能随年龄增长而逐渐衰退，药物代谢和排泄速率相应减慢，因此老年人的用药剂量应以成人剂量为参考酌情减量。另外，多数老年人还有不同程度的老年病，对中枢神经系统药物、心血管系统药物比较敏感，易致药物不良反应，应慎用。

3. 性别　不同性别对药物的反应无明显差别，但女性在月经期、妊娠期、分娩期和哺乳期有其特殊生理特点，用药应慎重。

（二）精神因素

精神状态和思想情绪对药物的疗效具有很大的影响。如精神振奋和情绪激动时可影响降压药、镇静催眠药的效果。相反，精神萎靡和情绪低落可影响抗肿瘤药、抗菌药的治疗效果。心理活动对药物的治疗效果也有较大的影响，如护士的语言、态度、技术水平等，可影响药物的治疗效果，与患者的心理因素及承受能力有关。

（三）遗传因素

药物作用的差异有些是由遗传基因的差异决定的。这种差异主要表现为：种属差异、种族差异和个体差异。某些个体用药后出现与常人不同的异常反应，此类个体称为特异体质。对于这类患者，要慎用药物。

（四）病理状态

心衰时药物在胃肠道的吸收减少、分布容积减小、消除速率减慢。血浆蛋白含量下降可使血中游离药物浓度增加，而引起药物效应增加。对于肾脏疾病患者，如给予氨基糖苷类抗生素应调整给药剂量和给药时间，否则将会造成药物在体内的蓄积。

二、药物方面的因素

（一）药物理化性质

药物的溶解性使药物在水和油溶液中的分配比例不同，有机酸碱在水溶液中不溶，制成盐制剂后可溶于水。每种药物都有保存期限，超过期限的药物会发生性质改变而失效。

（二）药物剂型

每种药物都有与其相适应的剂型，采用合理剂型给药可产生理想药效。同种药物的不同剂型对药效的发挥也有影响。

（三）药物相互作用

两种或两种以上药物同时或先后序贯应用时，药物之间的相互影响和干扰，可改变药物的体内过程及机体对药物的反应性，从而使药物的药理效应或毒性发生变化。药物相互作用主要表现在两个方面：一是不影响药物在体液中的浓度，但改变药理作用，表现为药物效应动力学的相互作用；二是通过影响药物的吸收、分布、代谢和排泄，改变药物在作用部位的浓度而影响药物作用，表现为药物代谢动力学的相互作用。

综合测试

A1 型题

1. 作用选择性低的药物，在治疗量时往往呈现
   A. 毒性较大　　　　　　B. 副作用较多　　　　　　C. 过敏反应较剧
   D. 容易成瘾　　　　　　E. 以上都不对

2. 肌注阿托品治疗肠绞痛时，引起的口干属于
   A. 治疗作用　　　　　　B. 后遗效应　　　　　　C. 变态反应
   D. 毒性反应　　　　　　E. 副作用

3. 药物的常用量是指
   A. 最小有效量到极量之间的剂量　　　　B. 最小有效量到最小中毒量之间的剂量
   C. 治疗量　　　　　　　　　　　　　　D. 最小有效量到最小致死量之间的剂量
   E. 以上均不是

4. 治疗指数为
   A. LD_{50}/ED_{50}　　　　　B. LD_5/ED_{95}　　　　　C. LD_1/ED_{99}
   D. $LD_1 \sim ED_{99}$ 的距离　　E. 最小有效量和最小中毒量的距离

5. 安全范围为
   A. LD_{50}/ED_{50}　　　　　B. LD_5/ED_{95}　　　　　C. LD_1/ED_{99}
   D. $LD_1 \sim ED_{99}$ 的距离　　E. 最小有效量和最小中毒量之间的距离

6. 药物的首关消除可能发生于
   A. 舌下给药后　　　　　　B. 吸入给药后　　　　　　C. 口服给药后

D. 静脉注射后　　　　　　　E. 皮下给药后

7. 药物肝肠循环影响药物在体内的

A. 起效快慢　　　　　　　　B. 代谢快慢　　　　　　　　C. 分布

D. 作用持续时间　　　　　　E. 与血浆蛋白结合

8. 药物吸收到达稳态血药浓度时意味着

A. 药物作用最强　　　　　　　　　　B. 药物的消除过程已经开始

C. 药物的吸收过程已经开始　　　　　D. 药物的吸收速度与消除速度达到平衡

E. 药物在体内的分布达到平衡

9. 药物的生物利用度是指

A. 药物经胃肠道进入门脉的分量　　　B. 药物能吸收进入体循环的分量

C. 药物吸收后达到作用点的分量　　　D. 药物吸收后进入体内的相对速度

E. 药物吸收进入体循环的相对分量和速度

B 型题

(10～12 题共用备选答案)

A. 药物引起的反应与个体体质有关，与用药剂量无关

B. 在剂量过大或药物在体内蓄积过多时发生危害性反应

C. 突然停药后原有疾病复发或加重

D. 长期用药，需逐渐增加剂量，才能保持药效不减

E. 长期用药，产生生理上的依赖，停药后出现戒断症状

10. 停药反应是指

11. 毒性反应是指

12. 变态反应是指

（崔玉国）

第二章 传出神经系统药

第一节 概 述

一、传出神经系统的分类

（一）传出神经的解剖学分类

传出神经系统包括自主神经系统和运动神经系统（图 2 -1）。

1. **自主神经系统** 分为交感神经和副交感神经，主要支配心肌、平滑肌和腺体等效应器。自主神经自中枢发出后，均在外周神经节更换神经元，然后到达效应器。因此，自主神经有节前纤维和节后纤维之分。

2. **运动神经系统** 主要支配骨骼肌。运动神经自中枢发出后，中途不更换神经元，直接到达所支配的效应器，因此无节前纤维和节后纤维之分。

（二）传出神经按递质的分类

一般根据神经末梢所释放递质的不同，将传出神经分为胆碱能神经和去甲肾上腺素能神经两大类（图 2 -1）。

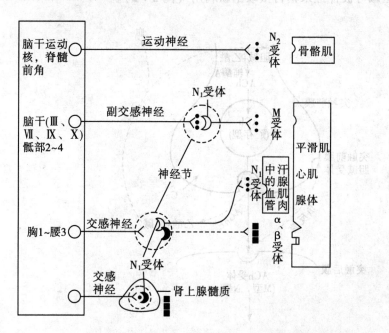

图 2 -1 传出神经系统的分类

1. 胆碱能神经　能合成乙酰胆碱，兴奋时释放乙酰胆碱的神经纤维，包括：

（1）全部交感神经和副交感神经的节前纤维。

（2）运动神经。

（3）全部副交感神经的节后纤维。

（4）极少数交感神经的节后纤维，如支配汗腺分泌的神经等。

2. 去甲肾上腺素能神经　能合成去甲肾上腺素，兴奋时释放去甲肾上腺素的神经纤维。包括大部分交感神经的节后纤维。

二、传出神经系统的递质

传出神经系统冲动在突触间隙的传递主要是通过递质实现的。突触是神经元之间或神经末梢与效应器之间的衔接处，由突触前膜、突触间隙和突触后膜三部分组成。当神经冲动传导到神经末梢时，释放递质到突触间隙，与突触后膜上的受体相结合，激动受体产生效应。在突触间隙起传递信息作用的特定化学物质，称为递质。传出神经的递质主要有两个：乙酰胆碱（acetylcholine）和去甲肾上腺素（noradrenaline）。

（一）乙酰胆碱的生物合成与代谢

乙酰胆碱是胆碱能神经的递质，在胆碱能神经末梢内由胆碱与乙酰辅酶 A 在胆碱乙酰化酶作用下合成，进入囊泡与 ATP 和蛋白共同贮存于囊泡中。当神经冲动到达末梢时，Ca^{2+} 内流增加，促使囊泡向突触前膜移动，与突触前膜融合，形成裂孔，以胞裂外排方式，将囊泡内的递质排至突触间隙。释放到突触间隙的乙酰胆碱作用于突触后膜的受体产生效应，同时又迅速被突触间隙的胆碱酯酶水解生成乙酸和胆碱而失效，故作用短暂。部分胆碱可被神经末梢再摄取重新利用（图 2-2）。

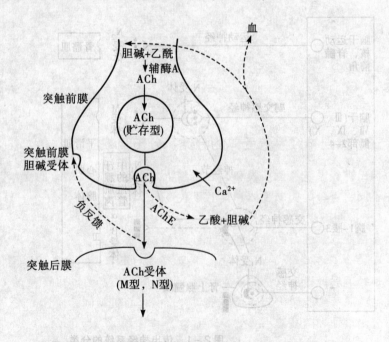

图 2-2　乙酰胆碱的生物合成与代谢

（二）去甲肾上腺素的生物合成与代谢

去甲肾上腺素是去甲肾上腺素能神经的递质，生物合成在去甲肾上腺素能神经末梢内进行，从血液进入神经元的酪氨酸，在酪氨酸羟化酶催化下生成多巴，再经多巴脱羧酶的催化，脱羧后生成多巴胺，进入囊泡，经多巴胺 β - 羟化酶的催化，转变为去甲肾上腺素，与 ATP 的嗜铬颗粒蛋白结合，贮存于囊泡中。当神经冲动到达末梢时，Ca^{2+} 内流增加，促使囊泡向突触前膜运动，与突触前膜融合，形成裂孔，以胞裂外排方式，将囊泡内的递质排至突触间隙。去甲肾上腺素作用消失主要靠突触前膜将其再摄取入神经末梢内，称为摄取 1，摄取量为释放量的 75% ~ 95%。非神经组织如心肌、平滑肌等也能摄取去甲肾上腺素，被细胞内的儿茶酚氧位甲基转移酶（COMT）和单胺氧化酶（MAO）所破坏，称为摄取 2。此外，尚有小部分去甲肾上腺素在突触间隙被 COMT 和 MAO 所破坏（图 2 - 3）。

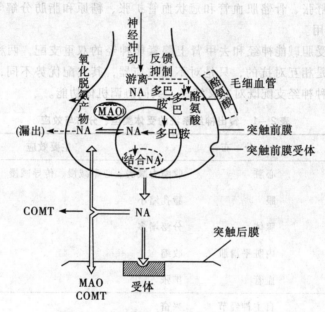

图 2 - 3　去甲肾上腺素的生物合成与代谢
COMT：儿茶酚氧位甲基转移酶；MAO：单胺氧化酶

三、传出神经系统受体的分类、分布及效应

传出神经系统突触前膜和突触后膜上均有能与递质结合的受体。根据对递质选择性的不同，可分为胆碱受体和肾上腺素受体。

（一）胆碱受体

是指能选择性与乙酰胆碱结合的受体。可分为：

1. **毒蕈碱型受体（M 受体）**　能选择性与毒蕈碱结合的胆碱受体。主要分布在副交感神经节后纤维所支配的效应器上，如心脏、胃肠道、血管和支气管平滑肌、腺体、瞳孔括约肌等细胞膜上。M 受体激动时，引起心脏抑制、血管扩张、内脏平滑肌收缩、腺体分泌增加和瞳孔缩小等效应，称为 M 样作用。

2. **烟碱型受体（N 受体）**　能选择性与烟碱结合的胆碱受体。N 受体又分 N_1 受体

和 N_2 受体。N_1 受体主要分布在自主神经节和肾上腺髓质，激动时引起神经节兴奋和肾上腺髓质分泌增加；N_2 受体主要分布在骨骼肌，激动时引起骨骼肌收缩等效应，称为 N 样作用。

（二）肾上腺素受体

是指能选择性与肾上腺素或去甲肾上腺素结合的受体。可分为：

1. α 肾上腺素受体（α 受体）　又分为 α_1 受体和 α_2 受体。α_1 受体主要分布在全身皮肤黏膜及内脏血管平滑肌，激动可引起皮肤黏膜及内脏血管收缩，瞳孔散大等 α 型效应。α_2 受体主要分布在肾上腺素能神经的突触前膜，激动时可抑制去甲肾上腺素的释放（负反馈调节），称为 α 样作用。

2. β 肾上腺素受体（β 受体）　又分为 β_1 受体和 β_2 受体。β_1 受体主要分布在心脏，激动时可引起心脏兴奋；β_2 受体主要分布在支气管平滑肌、骨骼肌血管和冠状血管，激动引起支气管舒张、骨骼肌血管和冠状血管扩张、糖原和脂肪分解等效应（表 2 - 1），称为 β 样作用。

多数效应器受胆碱能神经和去甲肾上腺素能神经的双重支配，两种神经对效应器支配的结果大多是相互对抗的，只是对不同效应器，其支配优势不同，在中枢神经系统的调节下，两种神经支配既对立又统一，共同协调机体功能。

表 2 - 1　传出神经系统的受体类型、分布与效应

受体类型		分　布	主要效应
胆碱受体	M 受体	心脏	收缩力减弱、心率减慢、传导减慢
		眼	瞳孔缩小
		腺体	分泌增多
		内脏平滑肌	收缩
		血管	扩张
	N 受体　N_1 受体	自主神经节	兴奋
		肾上腺髓质	分泌肾上腺素和去甲肾上腺素
	N_2 受体	骨骼肌	收缩
肾上腺素受体	α 受体　α_1 受体	血管	收缩
		眼	瞳孔扩大
	α_2 受体	突触前膜	抑制 NA 释放
	β 受体　β_1 受体	心脏	收缩力增强，心率加快、传导加快
		支气管平滑肌	扩张
		血管	扩张
	β_2 受体	肝、肌糖原	分解增加
		突触前膜	NA 释放增加

四、传出神经系统药物的作用方式

（一）直接作用于受体

传出神经系统药物能直接与胆碱受体或肾上腺素受体结合。结合后能激动受体，产生与神经递质效应相似作用的药物称为受体激动药，包括胆碱受体激动药和肾上腺素受体激动药；而结合后不能激动受体、并阻碍递质与受体结合，产生与神经递质相反作用的药物称为受体阻断药（受体拮抗药），包括胆碱受体阻断药和肾上腺素受体阻断药。

（二）影响递质代谢

正常情况下，胆碱能神经兴奋时释放的乙酰胆碱在发挥作用的同时，迅速被胆碱酯酶水解而灭活。而胆碱酯酶抑制药，如新斯的明通过抑制胆碱酯酶的活性、减少ACh 水解、使神经末梢的 ACh 堆积、激动胆碱受体而产生拟胆碱作用。有些药物还可以通过影响递质的合成、贮存和释放而产生作用。

五、传出神经系统药物分类

传出神经系统药物按其作用性质进行分类（表 2-2）。

表 2-2　传出神经系统药物的分类

分　类		代表药物
拟胆碱药	胆碱受体激动药	
	M、N 受体激动药	乙酰胆碱、卡巴胆碱
	M 受体激动药	毛果芸香碱
	N 受体激动药	烟碱
	胆碱酯酶抑制药	
	易逆性胆碱酯酶抑制药	新斯的明、毒扁豆碱
	难逆性胆碱酯酶抑制药	有机磷酸酯类
抗胆碱药	胆碱受体阻断药	
	M 受体阻断药	阿托品、山莨菪碱、东莨菪碱
	N_1 受体阻断药	美甲明
	N_2 受体阻断药	筒箭毒碱
	胆碱酯酶复活药	氯解磷定
拟肾上腺素药	α、β 受体激动药	肾上腺素、麻黄碱、多巴胺
	α 受体激动药	去甲肾上腺素、间羟胺
	β 受体激动药	异丙肾上腺素
抗肾上腺素药	α、β 受体阻断药	拉贝洛尔
	α 受体阻断药	酚妥拉明
	β 受体阻断药	普萘洛尔

第二节　拟胆碱药

一、胆碱受体激动药

（一）M、N 受体激动药

卡巴胆碱

卡巴胆碱又名氨甲酰胆碱（carbachocline），为人工合成的拟胆碱药，作用与乙酰胆碱相似，但其不易被胆碱酯酶水解，故持续时间较长。全身用药激动 M、N 受体，产生 M、N 样作用，因不良反应多，已不用于全身给药，仅作眼科局部使用。滴眼时可缩瞳、降低眼内压，用于治疗青光眼或单用毛果芸香碱过敏或无效的青光眼患者。

（二）M 受体激动药

毛果芸香碱

[药理作用]

毛果芸香碱（pilocarpine，匹鲁卡品）选择性激动 M 受体，产生 M 样作用，对眼和腺体的作用较强，为眼科常用药。

1. 对眼的作用

（1）缩瞳　激动瞳孔括约肌上的 M 受体，使瞳孔括约肌收缩，瞳孔缩小。

（2）降低眼压　缩瞳可使虹膜向中心牵拉，虹膜根部变薄，前房角间隙扩大，房水回流增加，而降低眼压。

（3）调节痉挛　激动睫状肌上的 M 受体，睫状肌向中心方向收缩，悬韧带松弛，晶状体变凸，屈光度增加，导致视近物清楚，视远物模糊（图 2-4），此作用称为调节痉挛。

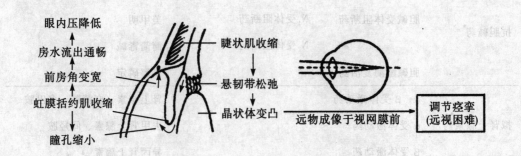

眼内压降低
房水流出通畅
前房角变宽
虹膜括约肌收缩
瞳孔缩小

睫状肌收缩
悬韧带松弛
晶状体变凸

远物成像于视网膜前

调节痉挛
(远视困难)

图 2-4　拟胆碱药对眼的作用

2. 其他作用　腺体分泌增加，以汗腺和唾液腺分泌增加最为明显。也可使支气管和胃肠道平滑肌收缩。

[临床应用]

1. 治疗青光眼 青光眼为常见的眼科疾病，其主要特征是眼内压间断或持续升高，可引起头痛、视力减退等症状，严重时可致失明，分为闭角型青光眼和开角型青光眼。毛果芸香碱缩瞳，使前房角变大，房水回流增加，眼内压迅速降低，从而缓解或消除闭角型青光眼症状。也可用于开角型青光眼，因为毛果芸香碱通过扩张巩膜静脉窦周围的小血管以及收缩睫状肌后，小梁网结构发生改变而使眼内压下降。常用 1%～2% 溶液滴眼，30～40 分钟作用达高峰，可维持 4～8 小时。滴眼时应压迫眼内眦，避免药液通过鼻泪管流入鼻腔吸收而产生副作用。

2. 治疗虹膜睫状体炎 与扩瞳药交替使用，可防止虹膜与晶状体粘连。

3. 阿托品类药物中毒的解救 可对抗 M 受体阻断药阿托品等中毒引起的外周症状，须全身给药。

[不良反应]

全身给药或滴眼吸收入血后可引起汗腺分泌、流涎、哮喘、恶心、呕吐、视物模糊、头痛等 M 样症状。

> **课堂互动**
> KE TANG HU DONG
>
> 试分析毛果芸香碱对何种类型的青光眼疗效较好？为什么？

[注意事项]

1. 支气管哮喘患者慎用。

2. 毛果芸香碱常用 1%～2% 滴眼剂或眼膏，浓度过高（超过 2%）可出现头痛、眼痛等症状。滴眼时应压迫眼内眦，避免药液经鼻泪管流入鼻腔，经鼻黏膜吸收而引起全身 M 样症状。

3. 用药时若患者出现恶心、呕吐、流涎等症状，说明药物过量吸收，可用 M 受体阻断药阿托品对抗。

4. 用药期间要定期检查眼压，并根据病情调整用药。

5. 本品遇光易变质，应避光保存。

案例分析 *Anlifenxi*

患者，女，50 岁。因剧烈头痛、左眼球胀痛，伴视物模糊、恶心，呕吐 2 天，急诊来院。检查：球结膜充血，角膜水肿，瞳孔中等度开大，眼压升高为 6.7kPa。房角镜检查：房角关闭。诊断：闭角型青光眼急性发作。医生给予的主要治疗措施是：用 2% 毛果芸香碱滴眼液滴眼，每次 2 滴，4/d。请问：该患者为什么用毛果芸香碱治疗？毛果芸香碱治疗闭角型青光眼的机制是什么？

解析：毛果芸香碱激动瞳孔括约肌上的 M 受体，瞳孔缩小，前房角变大，房水回流增加，眼内压迅速降低，从而缓解或消除闭角型青光眼症状。

二、胆碱酯酶抑制药

胆碱酯酶抑制药通过抑制胆碱酯酶活性，减少乙酰胆碱水解，使胆碱能神经末梢的乙酰胆碱堆积增多，激动 M、N 受体，产生 M、N 样作用。胆碱酯酶抑制药分为易逆性胆碱酯酶抑制药和难逆性胆碱酯酶抑制药，前者有新斯的明、毒扁豆碱等，后者主要是有机磷酸酯类农药。

（一）易逆性胆碱酯酶抑制药

新斯的明

[药理作用]

新斯的明（neostigmine，普洛斯的明），系易逆性胆碱酯酶抑制药，对骨骼肌兴奋作用最强，对胃肠道、膀胱平滑肌作用次之，对心脏、血管、腺体、眼睛、支气管等作用较弱。

1. M 样作用　兴奋胃肠道和膀胱的平滑肌，抑制心脏，减慢房室传导，减慢心率。对腺体、眼和支气管平滑肌作用较弱。

2. N 样作用　新斯的明对骨骼肌有强大兴奋作用。主要是通过：①抑制胆碱酯酶活性，乙酰胆碱堆积，激动 N_2 受体；②直接激动运动终板上的 N_2 受体；③促进运动神经末梢释放乙酰胆碱，激动 N_2 受体。

[临床应用]

1. 重症肌无力　新斯的明兴奋骨骼肌作用强大，是治疗重症肌无力的常规使用药物，常用来控制症状。也可用于筒箭毒碱等肌松药过量导致的骨骼肌松弛。

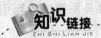

重症肌无力

重症肌无力是神经－肌肉接头传递功能障碍所致的自身免疫性疾病。该病在临床少见，发病率约为（6~10）/10 万，近年来有逐年上升的趋势。早期大多表现为眼睑下垂、复视、斜视等。此病进展很快，约有 40% 的患者在数月至两年内转化为全身性症状，出现严重的肌肉无力、萎缩。疾病发展至后期阶段，则会导致瘫痪、吞咽困难、构音障碍、呼吸困难，甚至严重缺氧，危及生命。

2. 术后腹胀气和尿潴留　新斯的明兴奋胃肠道和膀胱平滑肌，用于治疗术后肠麻痹或膀胱麻痹引起的腹胀气和尿潴留。

3. 阵发性室上性心动过速　新斯的明抑制心脏，减慢心率，治疗阵发性室上性心动过速。

[不良反应]

本药治疗量时不良反应较少，过量可引起流涎、恶心、呕吐、腹痛、心动过缓、呼吸困难等症状，可用 M 受体阻断药纠正。严重时出现"胆碱能危象"，表现为肌无力症状加重，伴有大量出汗、大小便失禁、瞳孔缩小、共济失调、惊厥、昏迷、焦虑不安、恐惧等，严重者可发生呼吸肌麻痹。

[注意事项]

1. 机械性肠梗阻、尿路梗阻和支气管哮喘患者禁用。

2. 若出现"胆碱能危象"，应立即停药并用阿托品对抗，可酌情重复给药，必要时用辅助呼吸装置改善患者的呼吸情况。

3. 氨基糖苷类、林可霉素类、多黏菌素类、利多卡因等可使骨骼肌张力减弱，拮抗新斯的明的作用，故不宜与上述药物合用。

毒扁豆碱

毒扁豆碱（physostigmine）又名依色林（eserine），系易逆性胆碱酯酶抑制药，因选择性差，不良反应多，故仅作眼科用药。局部滴眼，可缩瞳、降低眼压，且作用较强和持久，临床上用于治疗青光眼，滴药时应压迫眼内眦，以防吸收入血导致中毒。对眼部睫状肌收缩作用较强，常引起眼痛、头痛、视物模糊等副作用。毒扁豆碱水溶液刺激性较大，性质不稳定，见光易变色失效，应避光保存，溶液呈深红色时则不宜使用。

考点链接

患者，男，45岁。双眼睑下垂6~7天，渐加重，近一两天四肢活动无力，晨起轻，下午重。诊断考虑：重症肌无力。对该患者的治疗最好选用哪种药物

A. 毛果芸香碱　B. 毒扁豆碱　C. 新斯的明　D. 阿托品　E. 加兰他敏

解析与答案： 新斯的明激动 N_2 受体，兴奋骨骼肌作用强大，可缓解重症肌无力的症状，故选 C。

（二）难逆性胆碱酯酶抑制药

有机磷酸酯类化合物

有机磷酸酯类化合物（简称有机磷），是目前应用广泛的林农业杀虫剂，包括敌百虫、马拉硫磷、乐果、敌敌畏、对硫磷（1605）、内吸磷（1059）和甲拌磷（3911）等；有些则用作战争神经毒剂，如沙林、塔朋及梭曼等。有机磷对人畜均有剧烈毒性，极易引起中毒。

[中毒机制及临床表现]

有机磷酸酯类通过消化道、皮肤和呼吸道黏膜吸收引起中毒。有机磷酸酯类吸收后与胆碱酯酶相遇形成磷酰化胆碱酯酶，使胆碱酯酶失去水解乙酰胆碱的能力，突触间隙的乙酰胆碱大量蓄积，激动胆碱受体，产生中毒症状。

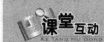

课堂互动

试分析有机磷酸酯类中毒可能出现的临床症状。

1. **M样症状** 由乙酰胆碱过度激动 M 受体所致，表现为瞳孔缩小、视物模糊、流涎、出汗、恶心、呕吐、腹痛、腹泻、大小便失禁、心率减慢、血压下降、呼吸困难等。

2. N 样症状　由乙酰胆碱过度激动 N 受体所致，表现为肌束颤动、抽搐、心率加快、血压升高等。

3. 中枢症状　乙酰胆碱激动中枢胆碱受体所致，表现为兴奋后抑制、烦躁不安、谵语、失眠以及全身肌肉抽搐，进而转入抑制状态，昏迷、循环和呼吸衰竭以致死亡。

有机磷酸酯类中毒根据中毒程度分为三类：以 M 样症状为主的轻度中毒，同时出现 M 样症状和 N 样症状的中度中毒，重度中毒除 M 样症状和 N 样症状外，还有明显中枢症状。

[中毒解救]

1. 清除毒物　经皮肤黏膜中毒者应立即脱去污染的衣服，并用大量的清水或肥皂水冲洗被污染的皮肤或头发，禁用热水或酒精擦洗。眼部污染者用生理盐水或 2% 碳酸氢钠连续冲洗。口服中毒者应立即用清水或 2% 碳酸氢钠或 1∶5000 高锰酸钾反复洗胃，然后用硫酸镁或硫酸钠导泻。敌百虫遇碱可转化为毒性更强的敌敌畏，故解救敌百虫中毒时，不宜使用碱性溶液洗胃。对硫磷遇高锰酸钾可被氧化为毒性更强的对氧磷，故不宜使用高锰酸钾洗胃。

2. 对症治疗　为减轻中毒症状，可配合吸氧、人工呼吸、补液等措施；还应及早使用 M 受体阻断药阿托品，以迅速解除有机磷酸酯类中毒时的 M 样症状和部分中枢症状，但对 N 样症状无效，须与胆碱酯酶复活药氯解磷定或碘解磷定合用。阿托品应早期、足量、反复使用，至阿托品化，可根据病情减量维持，待中毒症状基本消失后方可停药。阿托品化主要指征：瞳孔扩大，皮肤变干、颜面潮红；肺部啰音减少或消失；意识好转。阿托品用量应根据中毒程度而定。轻度中毒皮下注射阿托品 1～2mg，中度中毒静注 2～5mg，重度中毒静注 5～10mg，10～30 分钟重复使用，直到阿托品化。

3. 对因治疗　胆碱酯酶复活药氯解磷定等，可恢复胆碱酯酶的活性，促进乙酰胆碱水解，并直接与游离的有机磷结合成无毒的磷酰化解磷定，从肾脏排出，主要缓解 N 样症状，对骨骼肌震颤作用明显，对 M 样症状效果差，须合用 M 受体阻断药阿托品等。对不同有机磷中毒疗效不同：对马拉硫磷、对硫磷、内吸磷等疗效较好；对敌百虫、敌敌畏疗效较差；对乐果无效。因中毒时间较长后磷酰化胆碱酯酶结构发生改变而"老化"，难以恢复活性。用药要尽早、足量和反复。

考点链接

患者，女，23 岁。因服敌敌畏中毒，急送医院抢救，洗胃后给予阿托品和碘解磷定治疗，目前患者出现皮肤潮红，瞳孔扩大，心率加快，肺部啰音消失，应采取以下哪种措施

A. 加大阿托品用量　　　B. 加大解磷定用量　　　C. 停用阿托品

D. 用毛果芸香碱　　　　E. 阿托品逐渐减量至停药

解析与答案： 用阿托品解救有机磷中毒达阿托品化，应逐渐减量至停药。若继续加大阿托品用量可能导致阿托品中毒，故选 E。

第三节 抗胆碱药

一、M胆碱受体阻断药

阿 托 品

[药理作用]

阿托品（atropine）通过阻断M受体对抗乙酰胆碱或某些有关药物的M样作用，选择性差，作用广泛。

1. **抑制腺体分泌** 对不同的腺体抑制分泌作用强度不同，对汗腺、唾液腺的抑制作用最强，其次是泪腺、呼吸道腺体，大剂量可减少胃酸分泌。

2. **对眼的作用**

（1）**扩瞳** 阻断虹膜括约肌上M受体，使瞳孔括约肌松弛，瞳孔扩大。

（2）**升高眼内压** 因瞳孔扩大，虹膜退向外周，虹膜根部变厚，使前房角间隙变小，房水回流受阻，眼内压升高，故青光眼患者禁用。

（3）**调节麻痹** 阻断睫状肌上M受体，睫状肌松弛退向外周，悬韧带拉紧，晶状体变扁平，屈光度减低，视远物清楚，视近物模糊不清（图2-5），此作用称为调节麻痹。

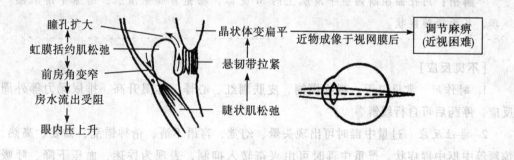

图2-5 抗胆碱药对眼的作用

3. **松弛平滑肌** 阿托品阻断M受体，对多种内脏平滑肌有松弛作用，尤其对过度收缩或痉挛状态的平滑肌作用明显，其中对胃肠道平滑肌作用最强，对尿道和膀胱逼尿肌作用次之，对胆道、支气管和子宫平滑肌作用较弱。

4. **兴奋心脏** 较大剂量（1~2mg）阿托品解除迷走神经对心脏的抑制，提高窦房结自律性，心率加快，房室传导加快。

5. **扩张血管** 较大剂量阿托品可扩张外周血管，解除小血管痉挛，改善微循环。扩张血管作用与M受体阻断无关，可能是机体对阿托品引起体温升高的散热反应，也可能是直接作用于血管使血管扩张。

6. **解救有机磷酸酯类中毒** 大剂量阿托品可解除有机磷酸酯类中毒的M样症状和

部分中枢症状，对中、重度中毒须合用胆碱酯酶复活药。

[临床用途]

1. 抑制腺体分泌　用于麻醉前给药，减少呼吸道腺体及唾液腺的分泌，防止分泌物阻塞气管及吸入性肺炎的发生，也可用于严重的盗汗和流涎症。

2. 眼科　与缩瞳药交替使用治疗虹膜睫状体炎，预防虹膜与晶状体粘连。扩瞳可检查眼底和用于儿童验光配眼镜。滴眼时，应压迫内眦，防止吸收中毒。

3. 解除平滑肌痉挛　用于各种内脏绞痛，对胃肠绞痛及膀胱刺激症状如尿频、尿急等疗效较好。对胆绞痛和肾绞痛疗效较差，需与阿片类镇痛药合用。

4. 治疗缓慢型心律失常　用于迷走神经过度兴奋所致的窦性心动过缓、房室传导阻滞等。

5. 抗休克　大剂量用于治疗中毒性菌痢、中毒性肺炎、暴发型流行性脑脊髓膜炎等引起的感染性休克。

6. 解救有机磷酸酯类中毒　详见本章第二节。

案例分析 *Anlifenxi*

患者，男，35岁。一天前因进食不洁饮食后出现上腹及脐周不适，为持续性隐痛，阵发性加剧，伴恶心、呕吐、腹泻。诊断为急性胃肠炎。医生给予阿托品0.5mg肌内注射，氨苄西林皮试阴性后肌内注射，每次0.5g，每日2次。请问：该患者为什么选用阿托品治疗？

解析： 阿托品阻断内脏平滑肌上的M受体，松弛胃肠平滑肌，解除平滑肌痉挛，从而缓解症状。

[不良反应]

1. 副作用　常见口干、视物模糊、皮肤潮红、心悸、体温升高、排尿无力等外周反应，停药后可自行缓解。

2. 毒性反应　过量中毒时可出现头晕、幻觉、言语不清、精神错乱、谵妄、高热、惊厥等中枢中毒症状。严重中毒时可由兴奋转入抑制，表现为昏迷、血压下降、呼吸抑制，重者因呼吸肌麻痹而死亡。

[注意事项]

1. 青光眼及有眼压升高倾向、前列腺增生、高热患者禁用。心动过速患者，老年人，妊娠期、哺乳期妇女慎用。

2. 体温在39℃以上的患者，若使用本药，应先降温，后应用。反之，则本药抑制腺体分泌，使散热困难，可导致体温升得更高。

3. 如出现明显呼吸加快、瞳孔散大、心动过速、中枢兴奋、体温升高等症状，多提示阿托品中毒，应及时做出处理。如属口服中毒，应即洗胃、导泻，以促进毒物排出，并可用毛果芸香碱、新斯的明、毒扁豆碱等对抗其外周症状；中枢兴奋症状可用地西泮等对抗，但剂量不宜过大，以免与阿托品导致的中枢抑制作用产生协同作用；

呼吸抑制时，可采用人工呼吸及吸氧等措施抢救。

考点链接

患者，男，45 岁。因右侧上腹部剧烈疼痛、伴面色苍白、出冷汗 1 小时，来院急诊。B 超检查：胆结石。患者宜用何药止痛

A. 阿托品 B. 哌替啶 C. 阿托品合用哌替啶
D. 吗啡 E. 阿托品合用阿司匹林

解析与答案： 因单用哌替啶或吗啡可兴奋胆道括约肌，使胆汁排出受阻，胆囊压力增高，加重胆绞痛，需与阿托品合用，故选 C。

山莨菪碱

山莨菪碱（anisodamine）的人工合成品称 654－2。阻断 M 受体，作用与阿托品相似，有以下特点：①对血管平滑肌和内脏平滑肌的解痉作用选择性较高；②抑制腺体分泌和扩瞳作用弱；③不易透过血脑屏障，不良反应少。临床上主要用于代替阿托品治疗感染性休克和胃肠绞痛。禁忌证同阿托品。

东莨菪碱

东莨菪碱（scopolamine）阻断 M 受体呈现抗胆碱作用，外周作用与阿托品相似，中枢作用与阿托品不同，呈现抑制作用，随剂量增加依次出现镇静、催眠，甚至麻醉作用，对呼吸中枢有兴奋作用。临床上主要用于麻醉前给药，因抑制呼吸道腺体分泌作用较强，对中枢有镇静作用，且兴奋呼吸中枢，故疗效优于阿托品；防晕止吐，对晕动病、妊娠呕吐和放射病呕吐有效；治疗帕金森病，有中枢抗胆碱作用，可缓解流涎、肌肉强直和震颤等症状；其他：用于治疗有机磷中毒及感染性休克等。禁忌证同阿托品。

溴丙胺太林

溴丙胺太林（propantheline bromide，普鲁本辛）为人工合成季胺类解痉药，阻断 M 受体作用与阿托品相似，有以下特点：①对胃肠道平滑肌选择性高，解痉作用强且持久，能延缓胃排空，并能抑制胃酸分泌；②不易透过血脑屏障，中枢作用不明显。临床上用于治疗胃、十二指肠溃疡及缓解胃肠绞痛。

后马托品

后马托品（homatropine）为阿托品的合成代用品，扩瞳和调节麻痹作用较弱，作用维持时间较短，视力恢复较快，用于检查眼底及验光配镜。注意：①滴眼时按压眼内眦，防止药液流入鼻腔吸收中毒。②青光眼患者禁用。

二、N 胆碱受体阻断药

N 受体阻断药分为 N_1 和 N_2 受体阻断药。N_1 受体阻断药不良反应多且严重，现已少用。

N_2 受体阻断药可引起骨骼肌松弛，又称骨骼肌松弛药，简称肌松药。按其作用机制的不同，可分为除极化型肌松药和非除极化型肌松药两类。

琥珀胆碱

[药理作用]

琥珀胆碱（succinylcholine，司可林），为除极化型肌松药，选择性地与 N_2 受体结合，产生与 ACh 相似但较为持久的去极化作用，使运动终板失去对 ACh 的反应性，从而导致骨骼肌先兴奋后松弛。静脉给药后先出现短暂的肌束颤动，1 分钟内出现肌肉松弛，2 分钟达高峰，5 分钟肌松作用消失。静脉滴注可延长肌松作用的时间。

[临床应用]

因起效快、维持时间短，主要作外科麻醉辅助药。静脉注射用于气管内插管、气管镜和食管镜检查等短时操作。

[不良反应]

可出现肌肉酸痛、血钾升高、眼内压升高等反应，剂量过大可引起窒息感，甚至呼吸肌麻痹。中毒时禁用新斯的明解救，因新斯的明抑制胆碱酯酶，使琥珀胆碱不易被水解，加重中毒症状。青光眼患者禁用。

筒箭毒碱

筒箭毒碱（tubocurarine）为非除极化型肌松药，通过阻断 N_2 受体，对抗 ACh 对运动终板的去极化作用，导致骨骼肌肉松弛，主要作为外科麻醉辅助用药，因来源有限、不良反应较多，目前已少用。过量中毒引起呼吸肌麻痹，用新斯的明解救。

三、胆碱酯酶复活药

氯解磷定

[药理作用]

氯解磷定（pyraloxime chloride）可与磷酰化胆碱酯酶的磷酰基结合为磷酰化解磷定，游离出胆碱酯酶，使其恢复水解 ACh 活性；也可与游离的有机磷结合成无毒的磷酰化解磷定，从肾脏排出，防止有机磷继续抑制胆碱酯酶。氯解磷定水溶液较稳定，使用方便，可肌内注射或静脉给药。

[临床应用]

主要用于解救有机磷酸酯类中毒，可明显减轻 N 样症状，缓解骨骼肌震颤，但对 M 样症状疗效较差，须与阿托品合用，以全面缓解中毒症状。用药要尽早、足量和反复，因经一定时间后磷酰化胆碱酯酶结构发生改变而"老化"，难以恢复活性。中毒36小时以上者疗效差。

[不良反应]

毒性较小，但静脉注射过快或过量可出现头痛、眩晕、视物模糊、恶心、呕吐及心动过速等，过量可抑制胆碱酯酶，加重有机磷酸酯类中毒症状。

碘解磷定

碘解磷定（pralidoxime iodide）作用与氯解磷定相似。对不同有机磷酸酯类中毒疗效存在差异，如对内吸磷、马拉硫磷和对硫磷中毒疗效较好，对敌百虫和敌敌畏中毒疗效稍差，对乐果中毒则无效。由于碘解磷定含碘，刺激性较大，须静脉给药，且不良反应多，作用弱，故目前已较少使用。

第四节 拟肾上腺素药

一、α、β受体激动药

肾上腺素

[药理作用]

肾上腺素（adrenaline，AD）激动 α 和 β 受体，产生 α 样和 β 样作用。

1. 兴奋心脏 激动心脏的 β_1 受体，使心肌收缩力加强，传导加快，心率加快，心输出量增加，心肌耗氧量增加。剂量过大或静脉注射过快时，易引起心律失常。

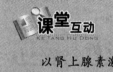
以肾上腺素激动 α、β 受体分析推导出肾上腺素的药理作用。

2. 收缩或舒张血管 肾上腺素对血管有双重调节作用。激动 α_1 受体使皮肤、黏膜、内脏的血管收缩；激动 β_2 受体使骨骼肌血管和冠脉血管舒张。

3. 对血压的影响 治疗量兴奋心脏，心输出量增加，收缩压升高；舒张血管作用抵消或超过收缩血管的作用，舒张压不变或稍降。大剂量或静注速度过快，以激动 α_1 受体为主，血管收缩，收缩压和舒张压均升高。如预先使用 α_1 受体阻断药，对抗其缩血管作用，再用原来升压剂量肾上腺素，则其激动 β_2 受体扩张血管的作用得以充分体现，血压不但不升高反而下降，这种现象称肾上腺素升压作用的翻转。故 α 受体阻断药引起的低血压不能用肾上腺素升压，以免血压降得更低。

4. 扩张支气管 激动支气管平滑肌上的 β_2 受体，松弛支气管平滑肌，扩张支气管；激动支气管黏膜血管上的 α_1 受体，收缩血管，可减轻黏膜水肿和充血；还能抑制肥大细胞释放组胺、白三烯等过敏物质。

5. 对代谢影响 肾上腺素能提高机体代谢率和耗氧量，促进糖原、脂肪分解，升高血糖和血中游离脂肪酸含量。

[临床应用]

1. 抢救心脏骤停　用于抢救麻醉、手术意外、溺水、急性传染病、药物中毒等引起的心脏骤停。常与利多卡因、阿托品组成"心脏复苏三联针"（阿托品、肾上腺素各1mg，利多卡因50～100mg），做心内注射或静脉注射。

2. 抢救过敏性休克　肾上腺素兴奋心脏、升高血压、扩张支气管、减少过敏介质释放，可迅速缓解过敏性休克的症状，是抢救过敏性休克的首选药物。

知识链接
ZHI SHI LIAN JIE

过敏性休克

过敏性休克是由药物、血清制剂或疫苗等引发的严重 I 型超敏反应。发生 I 型超敏反应时，肥大细胞释放出大量组胺和缓激肽，引起小血管扩张和毛细血管通透性增高，致使有效循环血量不足而引起休克。主要表现为呼吸系统和心血管系统的损害，以血压下降和呼吸困难为特征。若处理不及时，常可危及生命。

3. 与局麻药配伍　在局麻药中加入少量的肾上腺素（浓度1∶250 000），收缩血管，延缓局麻药的吸收，延长局麻作用时间，并可防止局麻药吸收中毒。

4. 治疗支气管哮喘急性发作　肾上腺素扩张支气管、减少过敏介质的释放、收缩血管以减轻黏膜水肿等作用，可迅速缓解症状。皮下或肌内注射能于数分钟内奏效，但维持时间较短。

5. 局部止血　用浸有0.1%肾上腺素溶液的棉球或纱布填塞局部用于鼻黏膜或牙龈出血时止血。

案例分析 *Anlifenxi*

患儿，女，12岁。因畏寒，发热，咽痛2天由母陪同就医。体查，扁桃体Ⅱ度肿大，有脓点。血象：WBC升高。诊断：急性扁桃体炎。给予青霉素治疗，皮试（－）。注射青霉素后约10分钟，患儿觉心里不适，面色苍白，出冷汗，心率加快，血压下降至50/30mmHg。诊断：青霉素过敏性休克，医生立即给予肾上腺素0.5mg皮下注射及一系列治疗措施。请问：为什么过敏性休克首选肾上腺素抢救？

解析：肾上腺素兴奋心脏、增加心输出量，收缩血管、升高血压，扩张支气管、缓解呼吸困难，减少过敏介质释放，迅速缓解过敏性休克的症状，是抢救过敏性休克的首选药。

[不良反应]

一般剂量可引起心悸、不安、头痛等。剂量过大产生剧烈的搏动性头痛，血压剧烈上升，有诱发脑出血的危险，亦可引起心律失常，甚至心室纤颤，故应严格掌握剂量。

[注意事项]

1. 器质性心脏病、高血压、脑动脉硬化、甲状腺功能亢进、糖尿病、心源性哮喘及 α 受体阻断药引起的低血压患者禁用。老年人慎用。

2. 肾上腺素化学性质不稳定，遇光易分解，变成红色或棕色即失效不可再用。宜避光阴凉处保存。

3. 本药不宜与氧化剂、碱性药物合用，以免失效。

4. 用药后密切观察患者的血压、脉搏及情绪变化。

5. 本药口服无效，皮下注射吸收缓慢，作用维持 1 小时左右；肌内注射吸收较快，作用维持约 10 ~ 30 分钟。

6. 与局麻药合用时，每次剂量不要超过 0.3mg，以免使局部组织供血不足及引起其他不良反应。

麻 黄 碱

麻黄碱（ephedrine）可直接激动 α 受体和 β 受体，也可促进交感神经末梢释放去甲肾上腺素，产生 α 样和 β 样作用，但作用比肾上腺素弱、起效慢、维持时间长。特点为：性质稳定，可口服，也可肌内注射。不易引起少尿及心律失常；对中枢兴奋作用较强；反复使用易产生快速耐受性。临床上主要用于：①防治硬膜外麻醉和蛛网膜下腔麻醉引起的低血压；②预防支气管哮喘的发作；③治疗缓解鼻黏膜充血引起的鼻塞，减轻荨麻疹和血管神经性水肿的皮肤黏膜症状。有中枢兴奋作用，可致不安、失眠等，应避免在睡前给药，必要时用镇静催眠药对抗。禁忌证同肾上腺素。

考点链接

患者，男，35 岁。因手术需行蛛网膜下腔麻醉，麻醉过程中出现心率过缓，血压下降，此时应用何药升高血压

A. 阿托品　B. 毛果芸香碱　C. 麻黄碱　D. 异丙肾上腺素　E. 肾上腺素

解析与答案：麻黄碱升压作用缓慢、温和，维持时间长，不易引起少尿及心律失常，故选 C。

多 巴 胺

[药理作用]

多巴胺（dopamine，DA）激动 β_1 受体、α_1 受体和多巴胺受体（DA 受体），产生相应的作用。

1. 兴奋心脏　激动心脏的 β_1 受体，使心肌收缩力加强，心输出量增加，治疗量对心率影响不明显，大剂量可加快心率，但较少引起心律失常。

2. 舒缩血管　激动 α_1 受体，使皮肤、黏膜血管收缩，激动 DA 受体，扩张脑、肾、

肠系膜及冠脉血管。

3. 升高血压 治疗剂量兴奋心脏，心输出量增加，收缩压升高，舒张压因血管的双向调节作用不变或稍增加；大剂量血管收缩占优势，外周阻力增加，收缩压和舒张压均升高。

4. 改善肾脏功能 激动 DA 受体，使肾血管舒张，肾血流量及肾小球滤过率均增加，改善肾功能，增加尿量。

[临床应用]

1. 抗休克 是临床较为理想的抗休克药，可用于感染性休克、心源性休克和出血性休克等，特别适用于伴有心肌收缩力减弱、心排出量和尿量减少的休克，用药前须扩充血容量及纠正酸中毒。

2. 治疗急性肾衰竭 与高效能利尿药合用，使尿量增加，改善肾脏功能。

[不良反应]

一般较轻，偶见恶心、呕吐。如剂量过大或静滴过快可出现心动过速、心律失常、肾血管收缩引致肾功能下降、头痛等，一旦发生，应减慢滴注速度或停药。

[注意事项]

嗜铬细胞瘤患者禁用，室性心律失常、心肌梗死、动脉硬化和高血压患者慎用。

二、α 受体激动药

去甲肾上腺素

[药理作用]

去甲肾上腺素（noradrenaline，NA）主要激动 α 受体，对 β_1 受体作用较弱，对 β_2 受体几乎无作用。口服在肠道被碱性肠液破坏而失效。皮下或肌内注射因血管强烈收缩，吸收很少，且易发生局部组织坏死，严禁皮下或肌内注射，通常采用静脉滴注给药。

1. 收缩血管 激动 α_1 受体，使全身所有的小动脉和小静脉收缩，以皮肤黏膜血管收缩最明显，其次为肾脏血管，但冠脉血管扩张，可能因为心脏兴奋使代谢产物腺苷增多所致。

2. 兴奋心脏 激动心脏的 β_1 受体，使心肌收缩力加强，心率加快，传导加快，心输出量增加。

3. 升高血压 兴奋心脏，心输出量增加，收缩压升高；收缩血管，外周阻力增加，舒张压升高。因其对 β_2 受体几乎无作用，不被 α 受体阻断药所翻转，故 α 受体阻断药引起的低血压可用该药治疗。

[临床应用]

1. 治疗休克 用于神经源性休克早期、过敏性休克、应用血管扩张药无效的感染性休克以及药物中毒引起的低血压。

2. 上消化道出血 去甲肾上腺素 1～3mg 稀释后口服，可收缩食管和胃内黏膜血管产生局部止血作用。

[不良反应]

1. 局部组织缺血坏死　静滴浓度过高、时间过长或药液漏出血管，使局部血管强烈收缩，导致组织缺血坏死。防治措施：静滴时防止药液外漏，注意观察注射部位，若发生皮肤苍白和疼痛，应立即停止注射或更换注射部位，局部热敷，并用普鲁卡因或 α 受体阻断药酚妥拉明作局部浸润注射，以扩张血管，防止局部组织缺血、坏死。

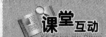

去甲肾上腺素口服在肠道被碱性肠液破坏而失效，为何治疗上消化道出血时，需口服给药？

2. 急性肾衰竭　用量过大或用药时间过长使肾血管剧烈收缩，肾血流量减少，出现少尿、无尿等急性肾衰竭表现。

3. 心血管反应　剂量过大或用药时间过长，可引起血压升高、心律失常。

[注意事项]

1. 高血压、动脉硬化症、器质性心脏病患者禁用。用药时应监测血压和尿量，尿量至少保持在 25ml/h 以上，对少尿及肾功能不全者慎用或禁用。

2. 去甲肾上腺素化学性质不稳定，遇光易分解，变成红色或棕色即失效不可再用。宜避光阴凉处保存。

3. 口服因收缩胃黏膜血管而影响吸收，且在肠内易被碱性肠液破坏而无效；皮下和肌内注射，因血管剧烈收缩吸收很少，且易发生局部组织坏死，故一般采用静脉滴注给药。

4. 长时间静脉滴注时勿突然停药，应逐渐减量或减速后再停药，以免血压下降。

考点链接

　　某男，24 岁。因患精神分裂症入院治疗，1 小时前因兴奋、躁狂，医生给予静注氯丙嗪 200mg 处理，患者出现昏睡，血压下降。请问，此时应用何种升压药物抢救

　　A. 肾上腺素　B. 去甲肾上腺素　C. 异丙肾上腺素　D. 多巴胺　E. 麻黄碱

　　解析与答案：氯丙嗪阻断 α 受体，扩张血管，使血压下降，若用肾上腺素纠正，因翻转作用，会使血压更加下降，故选 B。

间 羟 胺

间羟胺（metaraminol）主要激动 α 受体，对 β₁ 受体作用较弱，还可促进去甲肾上腺素能神经末梢释放递质。特点为：①收缩血管、升高血压作用较弱而持久；②对肾血管的收缩作用较弱，较少引起急性肾衰竭；③对心率影响不明显，较少引起心律失常；④性质稳定，可静脉给药，也可肌内注射。临床上作为去甲肾上腺素良好代用品，用于治疗各种休克或防治低血压。

去氧肾上腺素

去氧肾上腺素（phenylephrine）主要激动 α_1 受体，收缩血管，升高血压，反射性减慢心率，但作用较弱而持久，可用于治疗阵发性室上性心动过速。激动瞳孔开大肌上的 α_1 受体，使瞳孔扩大，起效快维持时间短，用于眼底检查。收缩眼部血管，减少房水产生，降低眼压，可作为开角型青光眼的辅助治疗药物。

三、β 受体激动药

异丙肾上腺素

[药理作用]

异丙肾上腺素（isoprenaline）主要激动 β 受体，产生 β 样作用，对 β_1 和 β_2 受体无明显选择性，对 α 受体几乎无作用。

1. 兴奋心脏　激动心脏 β_1 受体，心肌收缩力增强，心率及传导加快，心输出量增加。对窦房结兴奋作用较强，可引起心律失常，但较肾上腺素少见。

2. 舒张血管　激动 β_2 受体，主要扩张骨骼肌血管和冠脉血管，对肾、肠系膜血管作用较弱。

3. 影响血压　心脏兴奋，心输出量增加，收缩压升高；血管扩张，外周阻力下降，舒张压下降，脉压增大。

4. 扩张支气管　激动 β_2 受体，松弛支气管平滑肌、扩张支气管，可抑制过敏介质释放，作用较肾上腺素强，但无收缩支气管黏膜血管作用。

5. 促进代谢　促进糖原和脂肪分解，使血糖和血中游离脂肪酸升高；增加组织耗氧量。

[临床应用]

1. 抢救心脏骤停用于各种原因引起的心跳骤停，如溺水、手术意外或药物中毒等引起的心跳骤停。$0.5 \sim 1mg$ 做心内注射，以兴奋心脏，恢复心跳。

2. 治疗房室传导阻滞舌下或静脉滴注给药可兴奋心脏、加速房室传导，治疗房室传导阻滞。

3. 治疗休克心脏兴奋、心排出量增加，并扩张血管、改善微循环，适用于中心静脉压高、心排出量低的感染性休克，注意用药前应补充血容量。因内脏微循环改善不明显、心肌耗氧量增加和心率加快，对休克不利，目前临床已少用。

4. 治疗支气管哮喘舌下或气雾吸入给药能迅速控制哮喘急性发作，疗效快而强。

[不良反应]

心悸、头痛、面色潮红等，大剂量可致心律失常。哮喘患者吸入剂量过大或过于频繁可出现心悸、室性心动过速或室颤等，长期使用可产生耐受性。

[注意事项]

1. 冠心病、心肌炎和甲亢患者禁用。

2. 本药口服无效，气雾吸入或舌下给药吸收较快，亦可静脉滴注。

3. 用药期间应监测患者心率，若心率超过每分钟 120 次或出现心律失常时，应及时减量或停药。

4. 哮喘患者长期大量使用本药有引起猝死的可能，应予注意，切勿滥用。

多巴酚丁胺

多巴酚丁胺（dobutamine）为人工合成药，口服无效，一般静脉注射给药。能选择性激动 β_1 受体，使心肌收缩力增强，心排出量增加，对心率影响较少。主要用于治疗心肌梗死并发心力衰竭、顽固性心力衰竭等。可引起血压升高、心悸、头痛、气短等不良反应，剂量过大可致室性心律失常。梗阻型肥厚性心肌病患者禁用。

第五节　抗肾上腺素药

一、α 受体阻断药

酚妥拉明

[药理作用]

酚妥拉明（phentolamine，苄胺唑啉，立其丁），能选择性的与 α 受体结合，不能激动受体，并阻断神经递质或受体激动药与 α 受体结合，从而产生拮抗 α 受体激动的效应。

1. 扩张血管阻断 α_1 受体，皮肤、黏膜血管舒张，外周阻力下降，血压下降。可翻转肾上腺素的升压作用。

2. 兴奋心脏因血压下降，反射性引起交感神经兴奋，并能阻断交感神经末梢突触前膜的 α_2 受体，使去甲肾上腺素递质释放增加，从而兴奋心脏，表现为心肌收缩力增强、心率加快、心输出量增加。

3. 其他拟胆碱作用使胃肠平滑肌兴奋，组胺样作用使胃酸分泌增加、皮肤潮红等。

[临床应用]

1. 治疗外周血管痉挛性疾病利用扩张血管作用，可治疗肢端动脉痉挛的雷诺综合征、血栓闭塞性脉管炎等。局部浸润注射用于防治去甲肾上腺素静滴外漏引起的局部组织缺血和坏死。

2. 抗休克酚妥拉明兴奋心脏、增加心输出量、扩张血管、改善微循环，可用于感染性休克，用药前须补充血容量，以防血压下降。

3. 顽固性心力衰竭酚妥拉明扩张血管，减轻心脏前、后负荷，并可增加心肌收缩力，使心输出量增加，对顽固性心力衰竭有一定疗效。

4. 诊治嗜铬细胞瘤嗜铬细胞瘤可分泌大量的肾上腺素和去甲肾上腺素，收缩血管，升高血压。酚妥拉明可翻转肾上腺素的升压效应，使血压明显下降，用于帮助嗜铬细

35

胞瘤的诊断，并用于嗜铬细胞瘤所致的高血压危象及术前治疗。

考点链接

临床上用于治疗外周血管痉挛性疾病的药物是

A. 多巴胺　　B. 酚妥拉明　　C. 东莨菪碱　　D. 普萘洛尔　　E. 哌唑嗪

解析与答案： 酚妥拉明阻断 α_1 受体，扩张血管，用于治疗外周血管痉挛性疾病，故选 B。

[不良反应]

1. 胃肠道反应　恶心、呕吐、腹痛、腹泻、胃酸增多等，可诱发溃疡病。

2. 心血管反应　直立性低血压、心动过速、心律失常、心绞痛等。

[注意事项]

1. 低血压、冠心病、消化性溃疡患者慎用。

2. 用药过程中注意监测血压、脉搏的变化。

3. 注射给药后应嘱患者静卧 30 分钟，起立时动作要慢，以防体位性低血压的发生。一旦引起低血压，可使患者头低位仰卧，用去甲肾上腺素或间羟胺升压，禁用肾上腺素。

试分析酚妥拉明引起的体位性低血压，可用去甲肾上腺素或间羟胺升压，禁用肾上腺素的原因。

酚苄明

酚苄明（phenoxybenzamine）为长效 α 受体阻断药，起效缓慢，作用强大而持久。主要用于外周血管痉挛性疾病、抗休克、治疗嗜铬细胞瘤和良性前列腺增生。常见的不良反应为直立性体位低血压、心悸等；刺激性较大，不宜作皮下或肌内注射，静滴给药时防药液外漏。

妥拉唑啉

妥拉唑啉（tolazoline）作用与酚妥拉明相似，但阻断 α 受体作用较弱。可用于治疗外周血管痉挛性疾病，对抗去甲肾上腺素静滴外漏引起的血管收缩，以防局部组织缺血和坏死。因拟胆碱和组胺样作用较强，可治疗术后肠麻痹及胃酸缺乏症。不良反应与酚妥拉明相似，但发生率较高。

二、β 受体阻断药

β 受体阻断药选择性与 β 受体结合，竞争性阻断去甲肾上腺素能神经递质或肾上腺素受体激动药与 β 受体结合，从而拮抗其 β 型拟肾上腺素的作用。根据选择性不同，β 受体阻断药分为非选择性 β 受体阻断药，可同时阻断 β_1 和 β_2 受体，常用药物有普萘洛尔、噻吗洛尔、吲哚洛尔等；选择性 β_1 受体阻断药，如美托洛尔、阿替洛尔等。

[药理作用]

1. β 受体阻断作用

（1）心血管系统　①抑制心脏：阻断心脏 $β_1$ 受体，可使心率减慢，心肌收缩力减弱，心输出量减少，心肌耗氧量下降，血压稍降低。②阻断血管 $β_2$ 受体，且心脏抑制，反射性兴奋交感神经，引起血管收缩和外周阻力增加，肝、肾和骨骼肌等血流量减少。

（2）收缩支气管平滑肌　阻断支气管平滑肌上的 $β_2$ 受体，使支气管平滑肌收缩，呼吸道阻力增加，对支气管哮喘的患者，可诱发或加重哮喘的急性发作。选择性 $β_1$ 受体阻断药此作用较弱。

（3）减少肾素释放　通过阻断肾小球近球细胞的 $β_1$ 受体，抑制肾素的释放。

2. 内在拟交感活性　有些 β 受体阻断药在阻断 β 受体同时，尚有较弱的激动 β 受体作用，称内在拟交感活性，但这种作用较弱，一般被其 β 受体阻断作用所掩盖。当临床应用内在拟交感活性较强的药物时，其抑制心脏和收缩支气管作用一般较不具内在拟交感活性的药物弱。

3. 膜稳定作用　有些 β 受体阻断药可降低细胞膜对钠离子的通透性，从而稳定神经细胞膜和心肌细胞膜，产生局麻作用和奎尼丁样的作用，称为膜稳定作用。β 受体阻滞药对离体心肌细胞的膜稳定作用仅在高于临床有效血浓度几十倍时才能发挥，此外，无膜稳定作用的 β 受体阻断药仍然对心律失常有效，因此认为这一作用在常用量时与其治疗作用的关系不大。

4. 影响代谢　β 受体阻断药可抑制交感神经兴奋所引起的脂肪分解。当 β 受体阻断药与 α 受体阻断药合用时可拮抗肾上腺素的升高血糖的作用。普萘洛尔不影响正常人的血糖水平，也不影响胰岛素的降低血糖作用，但能延缓用胰岛素后血糖水平的恢复。β 受体阻断药会掩盖低血糖症状如心悸等，故对某些有低血糖或有低血糖倾向的患者应慎用。

[临床应用]

主要用于治疗高血压、快速型心律失常、心绞痛及心肌梗死、甲状腺功能亢进、甲状腺危象及充血性心力衰竭等。

[不良反应]

一般不良反应有恶心、呕吐、轻度腹泻等消化道症状，停药后可消失。偶见过敏反应如皮疹、血小板减少等。严重可诱发急性心力衰竭。$β_2$ 受体阻断药可增加呼吸道阻力，诱发支气管哮喘。

[注意事项]

1. 心功能不全、窦性心动过缓、重度房室传导阻滞和支气管哮喘等患者禁用，心肌梗死患者慎用。

2. 长期使用本类药物，若突然停药，可产生反跳现象，使原来病症加重，应逐渐减量至停药。

3. 本类药物可掩盖低血糖休克所引起的心悸、出汗等症状，糖尿病患者使用本类药物应予以注意。

4. 用药前应备好阿托品、肾上腺素药，以防患者因对药物敏感而出现低血压或虚脱。用药期间应注意监测呼吸、心率、血压等。若出现呼吸困难、心力衰竭或血压下降等情况，应及时处理。

考点链接

普萘洛尔的禁忌证是

A. 快速型心律失常　　B. 心绞痛　　C. 原发性高血压

D. 甲状腺功能亢进　　E. 支气管哮喘

解析与答案：普萘洛尔阻断 β_2 受体，使支气管平滑肌收缩，禁用于支气管哮喘，故选 E。

药物的制剂和用法用量

毛果芸香碱　注射剂：2mg/ml。滴眼剂：1% ~ 2%。青光眼：滴眼 1 ~ 2 滴/次，3 ~ 4/d 或酌情增加次数。睡前用 1% ~ 2% 眼膏。

新斯的明　片剂：15mg。每次 15mg，3/d。注射剂：0.5mg/ml、1mg/2ml。每次 0.5 ~ 1mg，皮下或肌内注射，1 ~ 3/d。

毒扁豆碱　滴眼液 0.25% ~ 0.5%。用于青光眼，滴眼 2 ~ 3/d，睡前用 0.25% 眼膏。

阿托品　片剂：0.3mg。每次 0.3 ~ 0.6mg，小儿一次 0.01mg/kg，3/d。注射剂：0.5mg/ml、1mg/ml、5mg/ml、10mg/ml，每次 0.5mg，小儿一次 0.01mg/kg；极量一次 2mg。皮下注射、肌内注射或静脉注射。

山莨菪碱　片剂：5mg、10mg。注射液：每支 5mg/ml、10mg/ml、20mg/ml。口服：3/d，1 次 5 ~ 10mg。肌注或静注，成人一般剂量 5 ~ 10mg，1 ~ 2/d，也可稀释后静滴。

东莨菪碱　片剂：0.2mg。注射液：每支 0.3mg/ml、0.5mg/ml。口服：每次 0.2 ~ 0.6mg，0.6 ~ 1mg/d，极量：每次 0.6mg，2mg/d。皮下注射：每次 0.2 ~ 0.5mg，极量：每次 0.5mg，1.5mg/d。

溴丙胺太林　片剂：15mg，口服，每次 15mg，3/d，餐前 30 ~ 60 分钟口服，睡前口服 30mg；治疗遗尿症，睡前口服 15 ~ 45mg。

后马托品　滴眼剂：1% ~ 5%。滴眼，次数按需要而定。

氯解磷定　注射剂：0.25g/2ml、0.5g/5ml。用量及给药次数根据有机磷酸酯类中毒程度而定。

肾上腺素　注射剂：0.5mg/0.5ml、1mg/ml。每次 0.25 ~ 1.0mg，皮下或肌内注射。必要时心室内注射，每次 0.25 ~ 1.0mg。极量：皮下注射，每次 1mg。

麻黄碱　片剂：15mg、25mg、30mg。注射液：每支 30mg/ml、50mg/ml。滴眼剂：1%。滴鼻剂：0.5% ~ 1%。支气管哮喘：口服：成人每次 25mg，3/d；儿童每次 0.5 ~

1mg/kg，3/d。皮下注射或肌注：成人每次 15～30mg。鼻塞：0.5%～1% 滴鼻液滴鼻，3/d，2～3 滴/次。

多巴胺 注射剂：10mg/ml，20mg/2ml。每次 20mg，用 5% 葡萄糖注射液 200～300ml 或生理盐水稀释后静脉滴注。

去甲肾上腺素 注射剂：2mg/ml，10mg/2ml。每次 1～3mg，加入适量冷盐水服下，3/d。

间羟胺 注射剂：10mg/ml 间羟胺（相当于重酒石酸间羟胺 19mg）；50mg/5ml 间羟胺（相当于重酒石酸间羟胺 95mg）。肌注，每次 10～20mg，每 0.5～2 小时 1 次。静滴：以 15～100mg 加入生理盐水或 5%～10% 葡萄糖液 250～500ml 中滴注，20～30 滴/分。

去氧肾上腺素 注射剂：10mg/ml。滴眼剂：1%～2.5%。肌注：每次 5～10mg，每 1～2 小时 1 次，极量：每次 10mg，50mg/d。静滴：10～20mg 稀释于 5% 葡萄糖液 500ml 中缓滴。

异丙肾上腺素 注射剂：1mg/2ml。每次 0.5～1mg，稀释后静脉滴注。气雾剂：每瓶 35mg/14g。气雾吸入：每次 0.1～0.4mg，2～4/d。

酚妥拉明 片剂：25mg。注射剂：5mg/ml；10mg/ml。口服：每次 25～100mg，4～6/d；肌注或静注：每次 5mg，1～2/d；静滴：每次 5mg，以 0.3mg/min 速度滴注。

普萘洛尔 片剂：10mg。注射剂：5mg/5ml。抗心绞痛及抗高血压，口服，每次 10mg，3/d，每 4～5 日增加 10mg，直至每日 80～100mg，或至症状明显减轻或消失。抗心律失常，口服，每次 10～20mg，3/d。静脉滴注每次 2.5～5mg，以 5% 葡萄糖液 100ml 稀释静滴，按需要调整滴速。

综合测试

A1 型题

1. 乙酰胆碱作用的消失

    A. 主要靠心肌、平滑肌组织摄取

    B. 主要是被神经末梢处的胆碱乙酰化酶水解

    C. 主要是被神经突触部位的胆碱酯酶水解

    D. 主要从突触间隙扩散到血液中

    E. 主要被突触前膜将其摄入神经末梢

2. 毛果芸香碱临床上主要用于治疗

    A. 重症肌无力   B. 青光眼   C. 术后腹胀气

    D. 房室传导阻滞   E. 有机磷农药中毒

3. 新斯的明最强的作用是

    A. 兴奋胃肠道平滑肌   B. 兴奋膀胱平滑肌   C. 缩小瞳孔

    D. 兴奋骨骼肌   E. 增加腺体分泌

4. 有机磷酸酯类中毒的机制是

A. 抑制磷酸二酯酶　　　　B. 抑制单胺氧化酶　　　　C. 抑制胆碱酯酶

D. 抑制腺苷酸环化酶　　　　E. 直接激动胆碱受体

5. 阿托品抗休克的主要机制是

A. 加快心率，增加输出量　　　　　　B. 扩张支气管，改善缺氧状态

C. 扩张血管，改善微循环　　　　　　D. 兴奋中枢，改善呼吸

E. 收缩血管，升高血压加快心率，增加输出量

6. 抢救青霉素引起的过敏性休克首选

A. 去甲肾上腺素　　　　B. 异丙肾上腺素　　　　C. 肾上腺素

D. 多巴胺　　　　E. 麻黄碱

7. 对尿量已减少的中毒性休克最好选用

A. 异丙肾上腺素　　　　B. 多巴胺　　　　C. 去甲肾上腺素

D. 肾上腺素　　　　E. 麻黄碱

8. 外周血管痉挛性疾病可选用何药治疗

A. 山莨菪碱　　　　B. 异丙肾上腺素　　　　C. 间羟胺

D. 普萘洛尔　　　　E. 酚妥拉明

9. 静滴去甲肾上腺素发生外漏，最佳的处理方式是

A. 局部注射局部麻醉药　　　　B. 局部注射阿托品　　　　C. 局部注射酚妥拉明

D. 局部注射心得安　　　　E. 局部注射多巴胺

10. 临床上取代去甲肾上腺素用于休克早期低血压的药物是

A. 麻黄碱　　　　B. 肾上腺素　　　　C. 多巴胺

D. 多巴酚丁胺　　　　E. 间羟胺

11. 碘解磷定解救有机磷酸酯类中毒症状最明显的是

A. 瞳孔缩小　　　　B. 流涎　　　　C. 肌束颤动

D. 腹痛　　　　E. 呼吸困难

12. 用新斯的明治疗重症肌无力，产生了胆碱能危象

A. 表示药量不足，应增加用量　　　　B. 表示药量过大，应减量停药

C. 应用中枢兴奋药对抗　　　　　　　D. 应该用琥珀胆碱对抗

E. 应该用阿托品对抗

A2 型题

13. 患者，男，患青光眼，医生给予毛果芸香碱滴眼治疗，通过缩瞳、降低眼压产生作用。此作用是利用毛果芸香碱的

A. M 样作用　　　　B. N 样作用　　　　C. α 型作用

D. β 型作用　　　　E. 以上均不是

14. 患者，男，25 岁。有机磷农药中毒，经碘解磷定和阿托品治疗后，患者出现颜面潮红，脉搏加快，烦躁不安，瞳孔散大，对此应采取哪项措施

A. 立即停用阿托品　　　　B. 立即停用碘解磷定　　　　C. 加大阿托品的用量

D. 加大碘解磷定用量　　　　E. 阿托品逐渐减量至停

15. 患者，女，25 岁。因心脏手术，麻醉药过量，患者出现呼吸、心跳停止，此时除进行人工呼吸及心脏按压外，应采取哪项急救措施

    A. 静注毛花苷 C　　　　　B. 静滴去甲肾上腺素　　　　C. 阿托品心内注射

    D. 肾上腺素心内注射　　　E. 异丙肾上腺素静注

16. 患者，男，18 岁。因寒战、发热、咽痛来诊。经检查：体温 39℃，双侧扁桃体肿大Ⅱ度，诊断为急性扁桃体炎，决定用青霉素。青霉素皮试（－）。但注射青霉素后，患者突感头晕，恶心，呕吐，全身湿冷，面色苍白，血压已测不到，此时该用何药抢救

    A. 去甲肾上腺素　　　　　B. 多巴胺　　　　　　　　　C. 肾上腺素

    D. 间羟胺　　　　　　　　E. 山莨菪碱

17. 患者，男，37 岁。在心脏手术过程中，心电图监测发生Ⅲ度房室传导阻滞，紧急处置措施是

    A. 静注阿托品　　　　　　B. 静滴异丙肾上腺素　　　　C. 静注肾上腺素

    D. 静滴山莨菪碱　　　　　E. 静滴去甲上肾上腺素

18. 患者，男，45 岁。在硬膜外麻醉中出现血压下降，最好用哪种药物纠正

    A. 肾上腺素　　　　　　　B. 多巴胺　　　　　　　　　C. 间羟胺

    D. 去甲肾上腺素　　　　　E. 麻黄碱

19. 患者，女，50 岁。患风湿性心脏病，心功能不全Ⅱ度。经用地高辛治疗 4 周后病情缓解，但出现恶心，呕吐，黄视等，心电图：P－P 和 P－R 间期延长，心率 50/min，诊断为地高辛中毒。除立即停药外，还应给下列哪种药物

    A. 利多卡因　　　　　　　B. 阿托品　　　　　　　　　C. 苯妥英钠

    D. 普萘洛尔　　　　　　　E. 普鲁卡因胺

20. 患者，男。右侧臀部深部脓肿，拟在局部浸润麻醉下施行手术切开引流。为防止局麻药吸收中毒，应采取下列哪项措施

    A. 在局麻药中加少量的 1% 肾上腺素

    B. 宜用高浓度的局麻药，以减少药液体积

    C. 限制局麻药的用量

    D. 手术后吸氧

    E. 手术前给予东莨菪碱

（田小娟　辛雅菊）

第三章　麻醉药

麻醉是机体或机体的一部分暂时失去对外界刺激反应性的一种状态。良好的麻醉效果是进行外科手术的必要条件。麻醉药根据其作用及给药方式，可分为局部麻醉药和全身麻醉药。

第一节　局部麻醉药

局部麻醉药简称局麻药，是局部应用于神经末梢或神经干能在用药部位可逆地暂时阻断神经冲动的产生和传导，在患者意识清醒的状态下使局部痛觉暂时消失的药物。

一、局麻药的药理作用

（一）局麻作用

局麻药作用于用药局部神经纤维，使神经细胞膜内侧上的 Na^+ 通道被阻断，抑制了动作电位的产生和神经冲动的传导。首先镇痛，继之冷、温、触、压觉消失，最后是运动麻痹。恢复则按相反的顺序进行。

（二）吸收作用

局麻药从给药部位吸收入血并达到一定浓度后引起全身作用，实际上是局麻药的不良反应。

1. 中枢神经系统　先兴奋后抑制，随着浓度的增加，可出现不安、头痛、恶心、呕吐、震颤、惊厥等症状，继而昏迷、呼吸麻痹，可因呼吸衰竭而死亡。

2. 心血管系统抑制　主要是抑制作用，出现血管扩张、血压下降、心肌收缩力减弱、心动过缓等。

在局麻药中加少量的肾上腺素 1:（100 000～200 000），可收缩血管，延长作用时间和预防吸收中毒，但肢体末梢端部位（指、趾端等）手术用药时禁加肾上腺素以免致坏死。心脏病、高血压、甲亢患者行局麻时禁加肾上腺素。

二、局麻药的给药方法

1. 表面麻醉　又称黏膜麻醉，是将穿透力强的局麻药液涂抹、滴或喷于黏膜表面，使黏膜下的神经末梢麻醉，用于口、眼、鼻、咽喉、气管、尿道等部位手术或检查。常选用丁卡因、利多卡因。

案例分析 *Anlifenxi*

患者，女，30 岁。停经 50 天，因下腹剧痛入院，经体检及相关检查，诊断为宫外孕破裂大出血。行硬膜外麻醉手术治疗局麻药选用 2% 利多卡因 + 1 : 200 000 肾上腺素溶液。

思考：局麻药中为何加入少量肾上腺素？

解析：在局麻药中加少量的肾上腺素〔1 :（100 000 ~ 200 000）〕，可收缩血管，延长作用时间和预防吸收中毒。

2. **浸润麻醉** 是将局麻药液注入皮下或手术野附近组织，使局部神经末梢麻醉。麻醉效果好，但用药量大，适用于浅表小手术。常选用利多卡因、普鲁卡因。

3. **传导麻醉** 又称神经干阻滞麻醉，是将局麻药液注射于外周神经干周围，阻断神经冲动传导，使该神经所分布的区域麻醉。用药量小麻醉区域大，常用于口腔、面部及四肢等手术。常选用利多卡因、普鲁卡因和布比卡因。

4. **蛛网膜下腔麻醉** 又称腰麻，是将局麻药液经腰椎间隙注入蛛网膜下腔，麻醉该部位的脊神经根。常用于下腹部或下肢手术。常选用利多卡因、普鲁卡因。可应用麻黄碱防治麻醉时引起的低血压。

5. **硬脊膜外腔麻醉** 又称硬膜外麻醉，是将局麻药液注于硬脊膜外腔，麻醉通过此腔间隙的脊神经根。用药量比腰麻时大 5 ~ 10 倍，麻醉范围广，常用于胸腹部手术。也可应用麻黄碱防治麻醉时引起的低血压。

三、常用的局麻药

（一）酯类局麻药

普鲁卡因（procaine，奴佛卡因）

常用其盐酸盐。水溶液不稳定，宜避光保存。

[**药理作用和临床应用**]

1. **局部麻醉**局麻作用迅速、亲脂性低对黏膜穿透力弱，一般不用于表面麻醉；维持时间短（30 ~ 45 分钟），加少量的肾上腺素时间后可延长 20%；毒性小，吸收后有一定镇静、镇痛和抗心律失常作用。

广泛用于浸润麻醉、传导麻醉、腰麻、硬膜外麻醉，是常用的局麻药之一。

2. **局部封闭** 用 0.25% ~ 0.5% 的药液注射于病灶或损伤周围，使发炎或损伤部位的症状缓解，促进病变痊愈。

[**不良反应**]

1. **过敏反应** 极少数人用药后可能发生皮疹、哮喘，甚至过敏性休克。对本药过敏者可用利多卡因代替。

2. **毒性作用** 治疗量较少见，主要见于用量过大或意外注入血管所出现的吸收后作用，因此在用药过程中要掌握好用药间隔时间和用药剂量，并避免药物误入血管，及时发现早期中毒症状，若出现惊厥可静注地西泮。

3. 低血压 腰麻和硬膜外麻醉时，因局部交感神经被抑制，静脉血管失去神经支配而产生扩张，导致血压下降，术中出现低血压静脉推注麻黄碱 10～15mg，2～3 次推注后血压回升不明显则改用其他升压药。术前可肌注麻黄碱预防，腰麻术后应保持轻度头低位 12 小时。

[注意事项]

1. 普鲁卡因在体内的水解产物可拮抗磺胺类药物的抗炎作用或增加强心苷对心脏的毒性，应避免合用。不宜与葡萄糖液（局麻作用降低）、碱性药液配伍。

2. 用药前应询问有无过敏史，首次使用必须做皮试，阳性者禁用；用药期间应监测呼吸、血压、心率和中枢神经系统反应。

考点链接

普鲁卡因不用于
A. 表面麻醉　　　B. 传导麻醉　　　C. 蛛网膜下腔麻醉
D. 硬膜外麻醉　　E. 浸润麻醉
解析与答案： 表面麻醉要求药液穿透力强，而普鲁卡因穿透力弱，故不用于表面麻醉，故选 A。

丁卡因（tetracaine，地卡因）

局麻作用和毒性均比普鲁卡因大 10 倍，对黏膜穿透性强，且作用持久时间为 2～3 小时。常用于表面麻醉，也可用于传导麻醉、腰麻和硬膜外麻醉。因毒性大、吸收快，故禁用于浸润麻醉。用于表面麻醉时也要注意控制用药量。

（二）酰胺类局麻药

利多卡因（lidocaine，塞罗卡因）

常用其盐酸盐。是目前临床应用最多的局麻药，具有显效快，对黏膜穿透力强，作用强而持久及安全范围较大等特点，同时无扩张血管作用及及对组织几乎没有刺激性，可用于各种形式的局部麻醉，故又称全能麻醉药。作用持续时间为 1～2 小时。主用于传导麻醉和硬膜外麻醉。本药的弥散力较强，用于腰麻时要慎重，以防药液向上扩散进颅腔。毒性比普鲁卡因大。本品还有抗心律失常作用（见第五章）。

考点链接

利多卡因慎用于
A. 传导麻醉　　　B. 表面麻醉　　　C. 腰麻
D. 硬膜外麻醉　　E. 浸润麻醉
解析与答案： 利多卡因的弥散力较强，用于腰麻时要慎重，以防药液向上扩散进颅腔，故选 C。

布比卡因（bupivacaine，麻卡因）

属酰胺类局麻药，局麻作用及毒性较利多卡因强 4～5 倍，持续时间长可达 5～10 小时，为长效局麻药。因为其心脏毒性作用强，一旦发生，抢救成功几率小，现多被罗哌卡因替代。

常用局麻药比较见表 3-1。

表 3-1　常用局麻药比较

药物名称	维持时间（小时）	相对强度	相对毒性	穿透力	主要用途
普鲁卡因	0.5～1	1	1	弱	除表面麻醉外的各种局麻
利多卡因	1～2	2	2	强	各种局麻，但腰麻要慎用
丁卡因	2～3	10	10～12	强	除浸润麻醉外的各种局麻
布比卡因	5～10	10	4～6	弱	浸润、传导、硬膜外麻

第二节　全身麻醉药

一、概述

全身麻醉药简称全麻药，是一类能抑制中枢神经系统功能，从而可逆地使意识、感觉（特别是痛觉）和各种反射消失，骨骼肌松弛或部分松弛，以便于进行外科手术的药物。

全麻药作用机制比较复杂，因全麻药的化学结构差异很大，故认为全麻药不是通过特异性受体起作用。目前认为其具有高脂溶性，因此全麻药脂溶性越高麻醉作用越强，故认为全麻药的作用点可能在神经细胞膜的脂质。容易控制麻醉深度、诱导期短苏醒快而易于护理，是全麻药的发展方向。按给药途径不同全麻药可分为吸入麻醉药与静脉麻醉药。

二、全麻药分类及常用药物

（一）吸入麻醉药

吸入麻醉药是一类挥发性的液体或气态类药物，采用吸入法给药。其通过呼吸道持续给药控制麻醉深度和维持麻醉时间。现多用含氟的液体麻醉药，如氟烷、恩氟烷和异氟烷等。

氟烷（halothane）

不燃不爆，有香味，无色透明的挥发性液体，麻醉作用强，诱导期短，苏醒快，肌松和镇痛作用差，对呼吸道几乎无刺激，安全范围小，一般用于诱导麻醉、短时小手术的浅麻醉。能增强心肌对儿茶酚胺的敏感性，易诱发心律失常，故禁与肾上腺素合用。反复应用偶致肝坏死，可使子宫松弛引起产后出血。难产和剖宫产患者禁用。

恩氟烷（enflurane，安氟醚）和异氟烷（isoflurane，异氟醚）

恩氟烷和异氟烷是同分异构体，稳定性比氟烷好，与氟烷相比麻醉诱导平稳、迅速和舒适，苏醒也快，肌肉松弛良好，均具有明显镇痛作用，并且不增加心肌对儿茶酚胺的敏感性，反复使用无明显副作用，偶有恶心、呕吐，是目前较为常用的吸入性麻醉药之一。尤其适用于颅脑手术。

氧化亚氮（nitrous oxide，N_2O，笑气）

为无色、无刺激性，有甜味，性质稳定的气体吸入麻醉药。麻醉时患者感觉舒适、愉快，镇痛作用强，诱导期短，苏醒快，麻醉力弱，无肌松作用，主要用于诱导麻醉或与其他全麻药合用。

麻醉乙醚（anesthetic ether）

为无色澄明易挥发液体，有臭味，易燃易爆，遇空气、光易氧化，使毒性增加。麻醉分期明显，深度易控制，镇痛和肌松作用强，对呼吸、循环抑制轻，安全性大、毒性小。因诱导期和苏醒期长、对呼吸道有较强刺激等缺点，易发生意外，现已少用。

（二）静脉麻醉药

静脉麻醉药是一类由静脉给药的非挥发性药液，入血后透过血-脑屏障，作用于中枢神经系统，产生全身麻醉效果。与吸入麻醉药相比，其用法简便，作用快。但维持时间短，麻醉分期不明显，肌松差，消除较慢，不易掌握麻醉深度。本类药物多作为其他麻醉药的辅助用药。

硫喷妥钠（thiopental sodivm）

属超短效巴比妥类药。脂溶性很高，易通过血脑屏障，静脉给药后很快进入脑组织立即产生全麻作用，由于脑组织的药物很快随血流再分布到脂肪或肌肉组织，故维持时间短（约维持15分钟）。镇痛效果和肌松作用差，对呼吸中枢有明显抑制作用，可诱发喉痉挛。临床主要用于诱导麻醉、基础麻醉或短时间小手术的全麻。休克、心功能不全、支气管哮喘者及新生儿、大出血禁用。

氯胺酮（katamine）

氯胺酮既能抑制痛觉神经冲动向中枢传导，又能兴奋脑干网状结构及大脑边缘系统。在产生镇痛效果的同时，意识消失，但仍伴有睁眼、肌张力增加、血压升高。这种抑制与兴奋并存的麻醉状态称为"分离麻醉"（dis sociative anesthesia）。该药在静脉麻醉药中是唯一具有明显的镇痛作用（其中，对体表镇痛明显，内脏镇痛较差，但诱导迅速）的药物，虽然有梦幻、谵妄、狂躁、呼吸抑制等副作用，但因具有较强的镇痛作用和对呼吸、循环抑制较轻等特点，仍不失为较好的静脉麻醉药。用于体表短时小手术、复合麻醉。严重高血压、青光眼及动脉硬化、颅内高压及脑出血者禁用。

三、复合麻醉

为了克服全麻药单独应用的缺点，使达到更满意、安全的麻醉效果或外科手术条件，常在麻醉前或麻醉过程中同时或先后联合用药，以达到上述要求，这样的麻醉方法叫复合麻醉。常用复合麻醉方法有：

1. 麻醉前给药　指患者进入手术室前所应用的药物，有消除紧张情绪所用的镇静药、增强麻醉效果的阿片类镇痛药和减少呼吸道的分泌物或喉痉挛的阿托品类抗胆碱药等。

2. 基础麻醉　在患者进手术室前，给予较大剂量的催眠药，如巴比妥类等，使患者处于深睡状态，在此基础上进行麻醉，可减少麻醉药用量并使麻醉过程平稳。此称为基础麻醉，主要用于小儿或不合作的患者。

3. 诱导麻醉　为缩短全麻药的诱导期，减少诱导期不良反应，常用作用迅速的硫喷妥钠、氧化亚氮使患者快速进入外科麻醉期，然后再改用其他全麻药维持麻醉，此即为诱导麻醉。

4. 合用肌松药　在全麻时合用骨骼肌松弛药，如琥珀胆碱、筒箭毒碱等。以满足手术对骨骼肌松弛的要求。

5. 低温麻醉　合用氯丙嗪加物理降温使体温降至较低水平（28℃～30℃），降低心、脑等重要器官的耗氧量。以利于心脏直视手术的进行。

6. 控制性降压　加用短时作用的血管扩张药硝普钠或钙拮抗剂使血压适度适时下降，并抬高手术部位，以减少出血。常用于止血比较困难的颅脑手术。

7. 神经安定镇痛术　芬太尼与氟哌利多合用，使患者达到意识模糊、朦胧，镇痛安静但不入睡的特殊麻醉状态，适用于外科小手术。如同时加用氧化亚氮及肌松药则可达到满意的外科麻醉效果，又称为神经安定麻醉。

药物的制剂和用法用量

盐酸普鲁卡因　注射剂：25mg/10ml、50mg/10ml、100mg/10ml。浸润麻醉用0.25%～0.75%溶液；传导麻醉用1%～2%溶液，1次不超过1g；腰麻用3%～5%，1次不超过0.15g；硬膜外麻醉用2%溶液。

盐酸丁卡因　注射剂：50mg/5ml。表面麻醉用1%溶液，喷雾或涂抹；传导麻醉用0.1%～0.3%溶液，极量：1次0.1g；腰麻用10～15mg注入；硬膜外麻醉用0.15%～0.3%溶液，与盐酸利多卡因合用时最高浓度为0.3%。

盐酸利多卡因　注射剂：200mg/10ml、400mg/20ml。表面麻醉用2%～4%溶液，1次不超过0.1g；浸润麻醉用0.25%～0.5%溶液；传导麻醉用1%～2%溶液，不超过0.4g；硬膜外麻醉用1%～2%溶液。

盐酸布比卡因　注射剂：12.5mg/5ml、25mg/5ml、37.5mg/5ml。浸润麻醉用0.1%～0.25%溶液，传导麻醉、硬膜外麻醉用0.5%～0.75%溶液，腰麻用0.25%溶液，常用量：1次1～3mg/kg，极量：1次200mg，400mg/d。

麻醉乙醚　100ml、150ml、250ml。吸入气内药物浓度：诱导麻醉10%～30%，维持 4% ~5%。

氟烷 20ml。吸入气内药物浓度：诱导麻醉 1% ~4%，维持 0.5% ~20%。

恩氟烷 20ml（瓶）、250ml（瓶）。吸入气内药物浓度：诱导麻醉 2% ~2.5%，维持麻醉 1.5% ~2%。

氧化亚氮 钢瓶装液化气体。诱导麻醉 80%，维持麻醉 50% ~70%。

硫喷妥钠 注射剂：0.5g、1g。临用前用注射用水配制成 2.5% 的溶液后缓慢静注。极量：1 次 1g。小儿 1 次 15 ~20mg/kg，深部肌注。

盐酸氯胺酮 注射剂：10mg/ml、50mg/ml。全麻诱导 1 ~2mg/kg 缓慢静注。小儿基础麻醉，1 次 4 ~8mg/kg，肌注。极量：静注 4mg/（kg·min），肌注每次 13mg/kg。

综合测试

A1 型题

1. 治疗量局麻药发挥局麻作用的机制是
   A. 阻止 Ca^{2+} 内流　　　　B. 阻止 Na^+ 内流　　　　C. 阻止 K^+ 外流
   D. 阻止 Cl^- 内流　　　　E. 降低静息膜电位

2. 腰麻和硬膜外麻醉时合用麻黄碱的目的是
   A. 预防麻醉时出现低血压　　B. 延长局麻时间　　　　C. 缩短起效时间
   D. 防止中枢抑制　　　　E. 防止过敏反应

3. 易出现过敏反应的局麻药是
   A. 丁卡因　　　　　　　　B. 普鲁卡因　　　　　　C. 布比卡因
   D. 利多卡因　　　　　　　E. 硫喷妥钠

A2 型题

4. 患者，男，30 岁。因交通事故导致上肢骨折，需用利多卡因麻醉手术，采用下列哪种麻醉方法合适
   A. 浸润麻醉　　　　　　　B. 表面麻醉　　　　　　C. 传导麻醉
   D. 腰麻　　　　　　　　　E. 硬膜外麻醉

5. 患者，女，40 岁。右侧乳房内发现一良性肿瘤，医师决定实行浸润麻醉，应选用
   A. 利多卡因 + 少量肾上腺素　B. 普鲁卡因 + 少量间羟胺　C. 丁卡因
   D. 布比卡因　　　　　　　E. 以上均不对

6. 急性阑尾炎行阑尾切除术，需用普鲁卡因腰麻，麻醉师要求患者先做普鲁卡因皮试，以避免出现下列哪种不良反应
   A. 后遗效应　　　　　　　B. 副作用　　　　　　　C. 过敏效应
   D. 药物依赖性　　　　　　E. 毒性反应

（杨莉莉）

第四章　中枢神经系统药

第一节　镇静催眠药

镇静催眠药是一类对中枢神经系统有广泛抑制作用的药物，一般小剂量时呈现镇静作用，较大剂量时呈现催眠作用。随着剂量的增加，多数药物还可产生抗惊厥作用。

常用的镇静催眠药按化学结构分为三类：苯二氮䓬类（benzodiazepines，BZ）、巴比妥类（barbiturates）和其他类。

一、苯二氮䓬类

苯二氮䓬类是临床最为常用的镇静催眠药，根据半衰期的长短分为长效、中效和短效三类。

地　西　泮

地西泮（diazepam，安定）为长效苯二氮䓬类，半衰期20~70小时，主要通过与中枢神经系统内的苯二氮䓬BZ受体结合，增强GABA（γ-氨基丁酸）能神经传递功能和突触抑制效应，从而发挥镇静催眠作用。

[作用和用途]

1. 抗焦虑作用　小剂量即有显著的抗焦虑作用，可明显改善患者紧张、不安、忧虑、恐惧等症状。临床上可作为治疗焦虑症的首选药。

2. 镇静催眠作用　增大剂量呈现镇静催眠作用，可缩短入睡时间，延长睡眠持续时间。对快动眼（REM）睡眠时相影响较小，醒后无明显后遗效应，加大剂量不引起全身麻醉。临床用于各种失眠、麻醉前给药。

3. 抗惊厥和抗癫痫作用　大剂量具有较强的抗惊厥和抗癫痫作用，临床用于破伤风、子痫、小儿高热惊厥和药物中毒所致惊厥；也用于治疗各种癫痫，静脉注射地西泮是治疗癫痫持续状态的首选药。

4. 中枢性肌肉松弛作用　具有较强的中枢性肌肉松弛作用，对大脑损伤所致肌肉僵直有缓解作用。临床用于脑血管意外或脊髓损伤引起的中枢性肌强直，也可用于腰肌劳损、内窥镜检查等所致的肌肉痉挛。

[不良反应]

毒性小，安全范围大。常见嗜睡、眩晕、乏力、记忆力下降等，大剂量可致暂时性记忆缺失，偶见共济失调；静脉注射速度过快可引起呼吸和循环系统功能抑制。长期应用可产生耐受性和依赖性，突然停药可出现反跳现象和戒断症状。

[注意事项]

1. 为第二类精神药品，应严格按照《麻醉药品和精神药品管理条例》进行管理。

2. 与其他中枢抑制药、乙醇合用时，中枢抑制作用增强，可出现昏睡、呼吸抑制、昏迷，严重时可致死亡。

3. 过量中毒可用苯二氮䓬类受体拮抗药氟马西尼（fumazenil）抢救。

考点链接

地西泮的作用特点为

A. 安全范围较小 　　 B. 对快动眼睡眠影响大 　　 C. 不引起全身麻醉

D. 无明显的抗焦虑作用 　　 E. 停药后代偿性反跳较重

解析与答案：本题的考点是地西泮的作用特点。与巴比妥类药物比较，地西泮的主要特点是：安全范围大，不引起全身麻醉，对快动眼睡眠时相影响较小，醒后无明显后遗效应，依赖性较轻，有抗焦虑作用，故选C。

艾司唑仑

艾司唑仑（estazolam）为中效苯二氮䓬类，半衰期 10 ～ 24 小时。其镇静催眠作用比地西泮强，临床适用于焦虑、失眠、紧张、恐惧及癫痫大、小发作，也可用于麻醉前给药。不良反应与地西泮相似，但首次服用初期可能出现过敏性休克和血管性水肿。长期应用会产生依赖性。

阿普唑仑

阿普唑仑（alprazolam）为中效苯二氮䓬类，半衰期 12 ～ 15 小时。药理作用与地西泮相似，其抗焦虑作用比地西泮强 10 倍，此外还具有抗抑郁作用。临床适用于治疗焦虑症、抑郁症、失眠，也可作为抗惊恐药，并能缓解急性乙醇戒断症状。不良反应较小，长期应用会产生依赖性。

三　唑　仑

三唑仑（triazolam）为短效苯二氮䓬类，半衰期 2 ～ 3 小时。主要特点为起效快，维持时间短。临床主要用于镇静、催眠，特别适用于入睡困难的患者。首次服用初期也可能出现过敏性休克和血管性水肿。长期应用会产生依赖性。

二、巴比妥类

为巴比妥酸的衍生物，包括长效的苯巴比妥（phenobarbital，鲁米那）、中效的异戊巴比妥（amobarbital）、短效的司可巴比妥（secobarbital）和超短效的硫喷妥钠（thiopental sodium）等。主要抑制中枢神经系统，随着剂量的增加，依次出现镇静、催眠、抗惊厥和麻醉作用，过量可麻痹呼吸中枢而致死。

由于安全性较差、较易产生依赖性、可缩短 REM 睡眠时相而致停药困难，目前临床已较少用于镇静催眠。苯巴比妥主要用于抗惊厥和抗癫痫，硫喷妥钠主要用于静脉麻醉。

常见不良反应为后遗效应，表现为服药次晨出现眩晕、困倦、精神不振等。偶可致剥脱性皮炎。急性中毒时表现为昏迷、血压下降、制呼吸中枢等。易产生耐受性和依赖性。因可诱导肝药酶，与其他药物合用时应加以注意。

三、其他类

水合氯醛

水合氯醛（chloral hydrate）具有镇静、催眠和抗惊厥作用。口服或灌肠约15分钟起效，作用维持6~8小时，不缩短 REM 睡眠时相醒后无不适感，不易蓄积中毒。临床主要用于顽固性失眠，也可用于子痫、破伤风和小儿高热所致的惊厥。本药对胃肠道刺激大，须稀释后口服，消化性溃疡及胃炎患者要慎用或禁用。长期服用可产生耐受性和依赖性。

唑吡坦

唑吡坦（zolpidem）为咪唑吡啶类镇静催眠药，作用与苯二氮䓬类药物类似，但抗焦虑、抗惊厥、中枢性肌肉松弛作用很弱，临床仅用于镇静催眠。安全范围大，中毒时可用氟马西尼抢救。不良反应主要表现为幻觉、谵妄、行为紊乱、意识模糊、头晕、嗜睡、梦游症等，严重时表现为肝功能异常、精神分裂样反应等。

佐匹克隆

佐匹克隆（zopiclone）为环吡咯酮类镇静催眠药，能缩短入睡时间，显著改善睡眠质量，减少觉醒次数。本药作用迅速，重复给药无蓄积作用，适用于各种类型的失眠症，尤其适用于不能耐受次晨后遗作用的患者。

第二节 抗癫痫药和抗惊厥药

一、抗癫痫药

癫痫是由多种原因引起脑局部病灶神经元异常高频放电并向周围正常组织扩散而导致的大脑功能短暂失调综合征。根据癫痫发作的临床表现，可将其分为单纯部分性发作（局限性发作）、复杂部分性发作（精神运动性发作）、全身强直-阵挛性发作（大发作）、失神性发作（小发作）、肌阵挛性发作和癫痫持续状态等。

抗癫痫药主要通过抑制病灶神经元异常高频放电或遏制异常放电向周围正常组织扩散，从而控制癫痫发作。

苯妥英钠

苯妥英钠（phenytoin sodium，大仑丁）口服吸收缓慢而不规则，连续用药需 6~10 天达稳态血浓度。个体差异较大，给药时要注意剂量个体化，最好在血药浓度监控下使用。

[作用和用途]

1. 抗癫痫作用　主要通过遏制异常放电向周围正常组织扩散，从而呈现抗癫痫作用。临床上可作为大发作和局限性发作的首选药，对精神运动性发作也有效，缓慢静脉注射可有效缓解癫痫持续状态。但对小发作无效，有时甚至使小发作恶化。

2. 治疗中枢疼痛综合征　对于三叉神经痛和舌咽神经痛等中枢疼痛综合征，苯妥英钠可减轻疼痛，减少发作的次数。

3. 抗心律失常作用　主要用于强心苷中毒所致的心律失常（见第五章第四节）。

[不良反应]

1. 局部刺激性　口服可引起食欲减退、恶心、呕吐、上腹部疼痛等胃肠道反应，饭后服用可以减轻。静脉注射可引起静脉炎，宜选用较粗大的血管缓慢注射。

2. 牙龈增生　约20%患者可出现牙龈增生，多见于青少年，一般停药 3~6 个月后可自行消退。注意口腔卫生，经常按摩牙龈可减轻牙龈增生。

3. 神经系统反应　用药量过大或用药时间过长可致眩晕、共济失调、头痛、眼球震颤等，严重者可出现精神错乱，甚至昏睡或昏迷等。

4. 血液系统反应　久服因抑制二氢叶酸还原酶，可致巨幼红细胞性贫血，宜补充甲酰四氢叶酸。偶见粒细胞缺乏、血小板减少、再生障碍性贫血等，长期服用应定期血象检查。

5. 过敏反应　可见药热、皮疹，偶见剥脱性皮炎等，一旦出现应立即停药。

6. 急性中毒　因用药过量或增量过快所致，当血药浓度达 20μg/ml 左右时即可出现毒性反应，如眼球震颤、眩晕、共济失调等；当血药浓度大于 40μg/ml 则出现精神错乱；剂量再大可致昏睡、昏迷等。

7. 其他　妊娠早期用药偶致畸胎，孕妇慎用。可加速维生素 D 代谢，小儿长期服用易引起软骨病，可服用维生素 D 预防。

[注意事项]

为肝药酶诱导剂，可加速避孕药等多种药物的代谢而降低其疗效。

卡马西平

[作用和用途]

1. 抗癫痫作用　卡马西平（carbamazepine，酰胺咪嗪）具有较强的抗癫痫作用，尤其适用于伴有精神症状的癫痫，是精神运动性发作的首选药，也是大发作和局限性发作的首选药之一。

苯妥英钠对何种类型的癫痫发作无效

A. 大发作　　　　B. 癫痫持续状态　　　C. 小发作

D. 精神运动性发作　　E. 局限性发作

解析与答案：本题的考点是苯妥英钠的临床应用。苯妥英钠对大发作、局限性发作可作首选，对癫痫持续状态、精神运动性发作也有效，但对小发作无效，有时甚至使病情恶化，故选 C。

2. 治疗中枢性疼痛综合征　对三叉神经痛和舌咽神经痛疗效优于苯妥英钠。

3. 抗躁狂抑郁作用　对躁狂症及抑郁症均有明显治疗作用，对锂盐无效的躁狂症也有一定疗效。

[不良反应]

用药早期可见视物模糊、眩晕、恶心、呕吐和共济失调等，亦可见皮疹和心血管反应，一般不需中断治疗，一周左右逐渐消退。少数患者可有骨髓抑制、肝损害，用药期间应定期检查血象和肝功能。

[注意事项]

为肝药酶诱导剂，可加速苯妥英钠、丙戊酸钠、氯硝西泮等多种药物的代谢速率。

苯巴比妥

苯巴比妥既能抑制病灶神经元异常高频放电，又能遏制异常放电向周围正常组织扩散。临床对大发作及癫痫持续状态疗效较好，对精神运动性发作有一定疗效，但对小发作疗效差。具有起效快、疗效好、毒性小、价格低廉等优点，但因中枢抑制作用明显，一般不作首选。

乙 琥 胺

乙琥胺（ethosuximide）仅对小发作有效，为治疗小发作的首选药。常见不良反应有恶心、呕吐、上腹不适、食欲不振、嗜睡、眩晕、头痛等，偶见粒细胞减少、再生障碍性贫血，长期用药应定期检查血象。

苯二氮䓬类

苯二氮䓬类中用于抗癫痫的药物主要有地西泮、硝西泮（nitrazepam）和氯硝西泮（clonazepam）等。静脉注射地西泮是控制癫痫持续状态的首选药之一，特点是快速有效、安全，但剂量过大或静脉注射速度过快可引起呼吸抑制，宜缓慢注射。硝西泮对肌阵挛发作和婴儿痉挛有较好疗效。氯硝西泮是本类中抗癫痫谱较广的药物，对肌阵挛发作、婴儿痉挛疗效强而快，静脉注射可用于癫痫持续状态，与其他药合用对局限性发作和大发作也有一定疗效。

丙戊酸钠

丙戊酸钠（sodium valproate）为广谱抗癫痫药，对各型癫痫均有一定疗效。对大发作疗效不及苯妥英钠和苯巴比妥；对小发作疗效优于乙琥胺，但因其肝脏毒性不作首选；对精神运动性发作的疗效与卡马西平相似。是大发作合并小发作时的首选药。不良反应有食欲不振、恶心、呕吐等，宜饭后服用。可致肝损害，应定期检查肝功能。

临床用药原则根据发作类型选药情况见表4－1。

表4－1　临床用药原则根据发作类型选药

发作类型	用　药
全身性发作	常选苯妥英钠、丙戊酸钠、卡马西平、苯巴比妥
失神性发作	首选乙琥胺、次选氯硝西泮或丙戊酸钠
单纯部分性发作	首选卡马西平、次选苯妥英钠
复杂部分性发作	常选苯妥英钠、卡马西平
肌阵挛发作	首选丙戊酸钠
婴儿痉挛症	氯硝西泮
对混合型癫痫	联合或选用广谱抗癫痫药
癫痫持续状态	首选地西泮

二、抗惊厥药

惊厥是多种原因引起的中枢神经过度兴奋的一种症状，表现为全身骨骼肌不自主的强烈收缩，常见于小儿高热、破伤风、癫痫大发作、子痫和中枢兴奋药中毒等。常用抗惊厥药有巴比妥类、苯二氮䓬类、水合氯醛和硫酸镁（见第九章第五节）等。

第三节　抗精神失常药

精神失常是多种原因引起的精神活动障碍一类疾病，包括精神分裂症、抑郁症、躁狂症和焦虑症。治疗这类疾病的药物统称为抗精神失常药，根据其临床用途，分为抗精神病药、抗躁狂症药、抗抑郁症药、抗焦虑症药。常用的抗焦虑症药的是苯二氮䓬类。

一、抗精神病药

抗精神病药主要用于治疗精神分裂症，对其他精神失常的躁狂症状也有效。根据化学结构分为四类：吩噻嗪类、硫杂蒽类、丁酰苯类及其他类。

（一）吩噻嗪类

氯　丙　嗪

氯丙嗪（chlorpromazine，冬眠灵）主要通过阻断多巴胺受体而发挥作用。此外，

亦可阻断 α 肾上腺素受体和 M 胆碱受体。

[药理作用]

1. 对中枢神经系统的作用

(1) 镇静安定和抗精神病作用 正常人服用治疗量氯丙嗪后，出现安静、活动减少、感情淡漠、注意力下降、对周围事物不感兴趣，在安静环境下易入睡，但易被唤醒。精神病患者服用后则呈现抗精神病作用，能迅速控制躁狂症状，大剂量连续用药可使幻觉、妄想等症状逐渐消失，理智恢复，生活自理。

目前认为精神分裂症主要与中脑－边缘通路和中脑－皮质通路的多巴胺系统功能亢进有关。氯丙嗪是多巴胺受体阻断药，通过阻断这两条通路的多巴胺受体而发挥抗精神病作用。

(2) 镇吐作用 氯丙嗪具有较强的镇吐作用，小剂量抑制催吐化学感受区的多巴胺受体，大剂量直接抑制呕吐中枢，但对前庭刺激所致的呕吐无效。

(3) 对体温调节的影响 氯丙嗪抑制下丘脑体温调节中枢，使体温调节能力减弱，致使体温随周围环境温度变化而变化。在物理降温配合下，可使体温降至正常范围以下，还可使正常人体温略降（34℃或更低）；在周围环境温度过高时，可使体温升高。

(4) 加强中枢抑制药的作用 氯丙嗪可加强麻醉药、镇静催眠药、镇痛药及乙醇的作用，合用时应适当调整剂量，以免中枢抑制过度。

2. 对自主神经系统的影响 氯丙嗪能阻断 α 受体和 M 受体。阻断 α 受体可使血管扩张、血压下降，阻断 M 受体可引起口干、便秘、视物模糊。

3. 对内分泌系统的影响 氯丙嗪阻断结节－漏斗通路的多巴胺受体而影响多种激素的释放，如抑制促皮质激素、促性腺激素及生长素的分泌，促进催乳素的分泌。

[临床应用]

1. 精神病 主要用于各种精神分裂症，对急性患者效果较好，但无根治作用，需长期甚至终身用药；还可用于躁狂症及其他精神病伴有兴奋、紧张及妄想的患者。

2. 呕吐及顽固性呃逆 可用于多种疾病（如尿毒症、胃肠炎、恶性肿瘤）和药物引起的呕吐，也可治疗顽固性呃逆。但对晕动病所致的呕吐无效。

3. 低温麻醉及人工冬眠 氯丙嗪配合物理降温可用于低温麻醉，使机体代谢率降低，提高组织对缺氧及阻断血流情况下的耐受能力。氯丙嗪与哌替啶、异丙嗪等中枢抑制药合用组成冬眠合剂，可使患者深睡，降低体温、基础代谢率及组织耗氧量，增强患者耐缺氧的能力，并使自主神经传导阻滞及中枢神经系统反应性降低，此种状态称为"人工冬眠"，有利于机体度过危险期，为进行其他有效的对因治疗争取时间。"人工冬眠"多用于创伤性休克、感染性休克、烧伤、高热及甲状腺危象等的辅助治疗。

[不良反应]

1. 一般不良反应 常见嗜睡、乏力、口干、便秘、视物模糊、鼻塞、心动过速等中枢神经及自主神经系统副作用。长期应用可致乳腺增大、泌乳、月经停止和儿童生长发育缓慢等。大剂量注射可见直立性低血压，故注射给药后应嘱患者卧床休息 1~2 小时后方可缓慢起立。

2. **锥体外系反应**　是长期大剂量治疗精神病时最常见的副作用，表现为：①帕金森综合征：表现为肌张力增高、面容呆板、动作迟缓、肌肉震颤、流涎等；②急性肌张力障碍：表现为强迫性张口、伸舌、斜颈、呼吸运动障碍及吞咽困难等；③静坐不能：表现为坐立不安，反复徘徊；④迟发性运动障碍：表现为口－面部不自主的刻板运动、舞蹈样手足徐动症。

前面三种反应是由于氯丙嗪阻断黑质－纹状体通路的多巴胺受体，使纹状体中 DA 功能减弱，ACh 功能增强而引起的，可用中枢抗胆碱药苯海索缓解；第四种反应可能与氯丙嗪长期阻断突触后 DA 受体，使 DA 受体数目增加有关，用抗胆碱药治疗反可使之加重。

3. **其他**　可见皮疹、接触性皮炎等过敏反应，少数患者出现肝损害、粒细胞减少，可引起角膜和晶状体浑浊、眼压升高。

[注意事项]

1. 若发生直立性低血压，可静滴去甲肾上腺素或间羟胺，使血压回升，禁用肾上腺素。

2. 氯丙嗪能降低惊厥阈，诱发癫痫，有惊厥、癫痫史者禁用。

其他吩噻嗪类药物

其他常用吩噻嗪类药物有奋乃静（perphenazine）、氟奋乃静（fluphenazine）、三氟拉嗪（trifluoperazine）、硫利达嗪（thioridazine）等。前三种药物抗精神病作用较氯丙嗪强，但锥体外系反应亦多见；硫利达嗪抗精神病作用与氯丙嗪相似，锥体外系反应少见，应用较为广泛。

（二）硫杂蒽类

硫杂蒽类的基本结构与吩噻嗪类相似，其基本药理作用也与吩噻嗪类极为相似，常用药物有氯普噻吨（chlorprothixene，泰尔登）、氟哌噻吨（flupentixol）等。氯普噻吨有较弱的抗抑郁作用，适用于伴有焦虑或抑郁症的精神分裂症、更年期抑郁症等。氟哌噻吨有特殊的激动效应，禁用于躁狂症患者。

（三）丁酰苯类

丁酰苯类的化学结构与吩噻嗪类完全不同，但药理作用和临床应用与吩噻嗪类相似，常用药物有氟哌啶醇（haloperidol）、氟哌利多（droperidol）等。氟哌啶醇锥体外系反应较为多见且严重，但对心血管及肝功能的影响较小。氟哌利多在体内代谢快，维持时间短，临床上可用于控制精神患者的攻击行为，此外还与镇痛药芬太尼配伍用于神经安定镇痛术。

考点链接

氯丙嗪引起锥体外系反应的主要原因是

A. 阻断黑质－纹状体的多巴胺受体

B. 阻断结节－漏斗通路的多巴胺受体

C. 阻断中脑－边缘和中脑－皮质通路的多巴胺受体

D. 阻断中枢 M 胆碱受体

E. 阻断中枢 α 肾上腺素受体

解析与答案：本题的考点是氯丙嗪的作用机制。氯丙嗪阻断不同部位的多巴胺受体引起不同的作用。其阻断中脑－边缘和中脑－皮质通路的多巴胺受体而具有抗精神病作用，阻断结节－漏斗通路的多巴胺受体而影响内分泌系统，阻断黑质－纹状体的多巴胺受体而引起锥体外系反应，故选 A。

（四）其他类

其他常用的抗精神病药有五氟利多（penfluridol）、舒必利（sulpiride）、氯氮平（clozapine）、利培酮（risperidone）等。五氟利多是口服长效抗精神病药，一次用药疗效可维持一周。舒必利有较强的镇吐作用，并有一定抗抑郁作用，锥体外系反应少见。氯氮平起效快，几无锥体外系反应和内分泌紊乱等不良反应，且对迟发性运动障碍有明显改善作用，但可引起粒细胞减少。利培酮低剂量时可阻断中枢的 5－羟色胺（5－HT）受体，大剂量时还可阻断 DA 受体，对精神分裂症的阳性症状和阴性症状均有良效，起效快，锥体外系反应轻，治疗依从性高。

二、抗躁狂症药

抗躁狂症药主要治疗躁狂症，其典型代表药物是锂制剂，抗精神病药中的氯丙嗪、氟奋乃静、氟哌啶醇、氯氮平等及抗癫痫药中的卡马西平、丙戊酸钠等对躁狂症也有效。

碳酸锂

[作用和用途]

治疗剂量的碳酸锂（lithium carbonate）对正常人的精神活动没有明显影响，但对躁狂症患者有显著疗效，特别是对急性躁狂和轻度躁狂疗效显著。长期重复使用不仅可以减少躁狂复发，对预防抑郁复发也有效，故又称为"心境稳定剂"。

临床主要用于治疗躁狂症，对躁狂和抑郁交替发作的双相情感性精神障碍有很好的治疗和预防复发作用，对反复发作的抑郁症也有预防发作作用。

[不良反应]

锂盐不良反应多，安全范围窄，用药期间应定期测定血锂浓度。常见不良反应有恶心、呕吐、腹痛、腹泻、双手细微震颤等，严重时可出现意识模糊、反射亢进、明显震颤、惊厥，直至昏迷、死亡。

[注意事项]

由于锂在近曲小管与钠竞争重吸收，增加钠盐摄入可促进其排泄，故用药期间应保持正常食盐摄入量。

三、抗抑郁症药

抗抑郁症药主要用于治疗抑郁症和各种抑郁状态。常用抗抑郁症药分为非选择性单胺再摄取抑制药、选择性 NA 再摄取抑制药、选择性 5 – HT 再摄取抑制药及其他抗抑郁药。

（一）非选择性单胺再摄取抑制药

本类药物按化学结构亦称为三环类抗抑郁药，包括丙米嗪（imipramine，米帕明）、阿米替林（amitriptyline）、氯米帕明（clomipramine）、多塞平（doxepin）等，主要抑制触前膜对 NA 及 5 – HT 的再摄取而呈现明显的抗抑郁作用。

丙 米 嗪

[作用和用途]

能明显提高抑郁症患者的情绪，消除自卑、自责、自罪感及自杀冲动和减轻运动抑制。起效慢，需连续用药 2～3 周后疗效才显著。临床可用于各种原因引起的抑郁症。对内源性、更年期抑郁症疗效较好，对反应性抑郁症疗效次之，对精神分裂症的抑郁状态疗效较差。

此外还具有镇静、抗胆碱和降压作用。

[不良反应]

常见口干、便秘、视物模糊、心悸等阿托品样副作用，还可引起乏力、肌肉震颤等中枢神经症状，极少数患者出现皮疹、粒细胞缺乏、黄疸等过敏反应。

[注意事项]

1. 与单胺氧化酶抑制剂（MAOI）合用，可引起血压明显升高、高热、惊厥等严重不良反应。用 MAOI 者需至少 14 日后方可用本类药物。

2. 因易致眼内压升高和尿潴留，青光眼、前列腺增生患者禁用。

（二）选择性 NA 再摄取抑制药

包括地昔帕明（desipramine）、马普替林（maprotiline）等，能选择性抑制 NA 的再摄取，临床主要用于 NA 减少为主的抑郁症。与三环类抗抑郁药比较，本类药物起效快，镇静、抗胆碱和降压作用较弱。

（三）选择 5 – HT 再摄取抑制药

包括氟西汀（fluoxetine）、帕罗西汀（paroxetine）、舍曲林（setraline）等，能选择性抑制 5 – HT 的再摄取，临床主要用于 5 – HT 减少为主的抑郁症。与三环类抗抑郁药比较，本类药物很少引起镇静作用，对心血管和自主神经功能影响很小，不良反应轻，作用维持时间长，治疗依从性高。

（四）其他抗抑郁药

主要有单胺氧化酶抑制剂苯乙肼（phenelzine）、吗氯贝胺（moclobemide）和非典型抗抑郁药米塔扎平（mirtazapine）、曲唑酮（trazodone）等。

第四节　抗帕金森病药

帕金森病又称震颤麻痹，临床主要症状为静止性震颤、肌肉强直和运动迟缓等。目现认为帕金森病是因纹状体内多巴胺减少或缺乏所致，主要病变在黑质－纹状体多巴胺能神经通路。帕金森病患者因黑质病变，多巴胺合成减少，使纹状体内多巴胺含量降低，造成黑质－纹状体通路多巴胺能神经功能减弱，而胆碱能神经功能相对占优势，因而出现肌张力增高等症状。

常用抗帕金森病药按作用机制分为拟多巴胺类药和抗胆碱药两类。

一、拟多巴胺类药

左旋多巴

左旋多巴（levodopa，L－dopa）是多巴胺的前体。多巴胺不易透过血脑屏障，对帕金森病没有治疗效应。

[作用和用途]

左旋多巴在脑内经多巴脱羧酶作用转化为多巴胺，补充纹状体中多巴胺的不足而发挥抗帕金森病作用。其作用特点是：①对轻症及较年轻患者疗效好，对重症及年老体弱患者疗效较差；②对肌肉僵直及运动困难疗效较好，对肌肉震颤疗效差；③起效慢，一般需用药2~3周才出现体征改善，1~6个月后获得最大疗效。

临床主要用于帕金森病和帕金森综合征。但对吩噻嗪类等抗精神病药所引起的帕金森综合征无效。

[不良反应]

1. 外周神经系统反应　主要是由于左旋多巴在外周转变为多巴胺所致，表现为：①胃肠道反应：治疗初期约80%患者出现恶心、呕吐、食欲减退等，可用多潘立酮对抗，偶见溃疡出血或穿孔；②心血管反应：治疗初期约30%患者出现轻度直立性低血压，此外，因多巴胺可激动β受体，少数患者可出现心律不齐，可用β受体阻断药治疗。

2. 中枢神经系统反应　①运动过多症：长期用药可引起头、面部、舌、上肢和身体上部的不自主异常运动，服用2年以上发生率达90%；②"开－关"现象：长期用药部分患者突然由多动不安（开）转为全身强直不动（关），二者交替出现，有时一日内可出现数个周期的"开－关"现象，服用2年以上发生率约40%；③精神障碍：长期用药可出现幻觉、妄想、抑郁等精神症状，可用氯氮平治疗。

[注意事项]

1. 维生素B_6是多巴脱羧酶的辅基，能加速左旋多巴在外周转化成多巴胺，增强其外周不良反应，降低疗效。

2. 拟肾上腺素药可加重左旋多巴在心血管方面的不良反应；抗精神病药能阻断黑质－纹状体多巴胺通路而对抗左旋多巴的作用。

卡比多巴

卡比多巴（carbidopa）是 α－甲基多巴肼的左旋体，不易通过血脑屏障，为外周多巴脱羧酶抑制剂。与左旋多巴合用时，仅能抑制外周左旋多巴的脱羧作用，减少左旋多巴外周脱羧为多巴胺，使进入脑内的左旋多巴浓度明显升高，同时也使其不良反应明显减少。单独应用时并无治疗意义，临床主要与左旋多巴合用治疗各种原因引起的帕金森病。

苄丝肼

苄丝肼（benserazide）亦为外周多巴脱羧酶抑制剂，作用类似卡比多巴，常与左旋多巴按 1:4 配伍治疗帕金森病。

司来吉兰

司来吉兰（selegiline）为选择性单胺氧化酶－B 抑制剂，主要通过抑制多巴胺的降解而延长多巴胺作用时间。与左旋多巴合用，可增强左旋多巴的作用并减轻左旋多巴引起的"开－关"现象。也可单用治疗早期帕金森病。

金刚烷胺

金刚烷胺（amantadine）为抗病毒药，因通过促进多巴胺释放等多种方式加强多巴胺的功能而兼有抗帕金森病作用，疗效不及左旋多巴，但优于中枢抗胆碱药。长期用药时常见下肢皮肤出现网状青斑，可能是由儿茶酚胺释放引起外周血管收缩所致。

溴隐亭

溴隐亭（bromocriptine）为多巴胺受体激动药。小剂量激动结节－漏斗通路的多巴胺受体，抑制催乳素和生长激素的分泌，可用于治疗闭经泌乳综合征和肢端肥大症；大剂量激动黑质－纹状体通路的多巴胺受体而发挥抗帕金森病作用，疗效优于金刚烷胺。高剂量长期使用可能发生腹膜和胸膜纤维化。

二、抗胆碱药

苯海索

苯海索（trihexyphenidyl，安坦）为中枢抗胆碱药，可阻断黑质－纹状体的 M 胆碱受体，对帕金森病的震颤和僵直有效，但对动作迟缓无效。疗效不如左旋多巴，但对吩噻嗪类等抗精神病药所引起的帕金森综合征有效。副作用与阿托品相似但较轻。老年患者慎用。

考点链接

不宜与左旋多巴合用的药物是

A. 苯海索　　　　　B. 维生素 B_6　　　　　C. 金刚烷胺

D. 卡比多巴　　　　E. 司来吉兰

解析与答案：本题的考点是左旋多巴的药物相互作用。左旋多巴常与等外周多巴脱羧酶抑制剂合用，亦可与其他抗帕金森病药合用，但与维生素 B_6 合用可降低疗效且增强外周不良反应，故选 B。

第五节　镇痛药

镇痛药是作用于中枢神经系统，选择性地缓解或消除疼痛的药物。多数镇痛药连续使用可产生依赖性，故又称为麻醉性镇痛药。根据药物作用机制，镇痛药分为阿片受体激动药、阿片受体部分激动药和其他镇痛药三类。

一、阿片受体激动药

吗　啡

吗啡（morphine）是阿片中的主要生物碱，可激动大脑中枢不同部位的阿片受体而呈现强大的药理作用。

[药理作用]

1. 中枢神经系统

（1）镇痛镇静作用　具有强大的镇痛作用，对所有疼痛均有效，对持续性慢性钝痛的作用强于间断性锐痛，对神经性疼痛效果较差。此外，还具有明显的镇静作用，用药后能消除由疼痛引起的焦虑、紧张、恐惧等症状，患者在安静环境中易于入睡。

（2）抑制呼吸　治疗量时可抑制呼吸中枢，使呼吸频率减慢，潮气量降低，每分钟通气量减少。急性中毒时呼吸频率可减慢至 3～4/min。呼吸抑制是吗啡急性中毒致死的主要原因。

（3）镇咳作用　可直接抑制延髓咳嗽中枢，呈现强大镇咳作用。

（4）其他作用　可兴奋延髓催吐化学感受区，引起恶心、呕吐；可兴奋支配瞳孔的副交感神经，使瞳孔缩小，中毒时可呈现针尖样瞳孔。

2. 平滑肌

（1）胃肠道　能提高胃肠道平滑肌和括约肌张力，使肠蠕动减慢，可引起便秘。

（2）胆道　能使胆道括约肌收缩，胆汁排出受阻，胆囊内压力增高，可致上腹不适甚至胆绞痛。

（3）其他　可提高膀胱括约肌张力，导致排尿困难、尿潴留；可降低妊娠末期子宫张力、收缩频率和收缩幅度，延长产程；较大剂量可提高支气管平滑肌兴奋性，诱发或加重哮喘。

3. 心血管系统　可扩张血管平滑肌，引起直立性低血压；因抑制呼吸使体内二氧化碳蓄积，引起脑血管扩张、颅内压升高。

［临床应用］

1. 镇痛　临床主要用于其他镇痛药无效的急性锐痛，如严重创伤、战伤、烧伤、晚期癌症等疼痛，用于内脏平滑肌痉挛引起的绞痛，如胆、肾绞痛，应与阿托品等解痉药合用；心肌梗死引起的剧痛，血压正常者方可使用。禁用于分娩止痛和哺乳期妇女止痛

2. 心源性哮喘　对于左心衰竭突发急性肺水肿所致的心源性哮喘，除应用强心苷、氨茶碱和吸氧外，静注吗啡可获良效。其作用机制可能是：①扩张外周血管，降低外周阻力，减轻心脏前、后负荷；②镇静作用可消除患者的紧张、恐惧情绪；③降低呼吸中枢对二氧化碳的敏感性，使急促浅表的呼吸得以缓解。

考点链接

以下哪一种情况可以使用吗啡

A. 诊断未明急腹症疼痛　　B. 颅脑外伤疼痛　　C. 分娩止痛

D. 心源性哮喘　　E. 支气管哮喘

解析与答案：本题的考点是吗啡的适应证与禁忌证。镇痛药可掩盖病情、延误诊断且具有依赖性，对诊断未明急腹症疼痛不宜应用。吗啡能降低妊娠末期子宫张力，同时对抗催产素对子宫的兴奋作用而延长产程，禁用于分娩止痛；可抑制呼吸及抑制咳嗽反射以及释放组胺而致支气管收缩，禁用于支气管哮喘及肺心病患者；可扩张脑血管导致脑血流增加颅内压增高，禁用于颅脑损伤和颅内压增高倾向患者，故选 D。

［不良反应］

1. 副作用　可引起嗜睡、眩晕、恶心、呕吐、便秘、排尿困难、体位性低血压、呼吸抑制等。

2. 耐受性和依赖性　连续使用易产生耐受性和依赖性。依赖性产生后一旦停药即可出现戒断症状，并有明显强迫性觅药行为。

3. 急性中毒　用量过大可致急性中毒，主要表现为昏迷、呼吸深度抑制、针尖样瞳孔，常伴有发绀、体温降低及血压下降，可因呼吸麻痹而死亡。可采用人工呼吸、吸氧和注射阿片受体拮抗剂纳洛酮等措施进行抢救，必要时给予呼吸兴奋药尼可刹米。

［注意事项］

1. 为麻醉药品，应严格按照《麻醉药品和精神药品管理条例》进行管理。

2. 忌用于不明原因的疼痛，以防掩盖症状，贻误诊治。

3. 禁用于孕妇、哺乳期妇女、新生儿和婴儿。

4. 支气管哮喘、肺源性心脏病、颅内高压或颅脑损伤、肝功能严重减退患者禁用。

哌 替 啶

哌替啶（pethidine，度冷丁）为人工合成的阿片受体激动药。

[药理作用]

药理作用与吗啡基本相同。与吗啡比较，其镇痛作用较弱（约为吗啡的1/10），持续时间较短（2～4小时），无明显镇咳作用；能增加胃肠道平滑肌及括约肌张力，减慢肠蠕动，但由于作用时间短，一般不引起便秘；对妊娠末期子宫收缩活动无影响，也不对抗缩宫素的作用，故不延长产程。

[临床应用]

1. 镇痛　因依赖性较小，常取代吗啡可用于创伤、手术后以及晚期癌症等各种剧痛，胆、肾绞痛患者需与阿托品等解痉药合用，可用于分娩止痛，但因新生儿对哌替啶抑制呼吸作用极为敏感，故临产前2～4小时内不宜使用。

2. 心源性哮喘　可替代吗啡用于心源性哮喘。

3. 麻醉前给药　可消除患者术前的紧张和恐惧感，减少麻醉药用量并缩短诱导期。

4. 人工冬眠　与氯丙嗪、异丙嗪配伍组成冬眠合剂，用于人工冬眠疗法。

[不良反应]

治疗量时所引起的不良反应与吗啡相似，如眩晕、出汗、口干、恶心、呕吐、心悸和直立性低血压等。剂量过大可致呼吸抑制、震颤、肌肉痉挛、反射亢进甚至惊厥，解救时可配合使用抗惊厥药。连续用药可致依赖性。

美 沙 酮

美沙酮（methadone）作用与吗啡相似，但起效慢、作用维持时间长，适用于创伤性、癌症剧痛及外科手术后镇痛。此外，由于耐受性及依赖性发生较慢，戒断症状略轻，也常用于各种阿片类药物的戒毒治疗，尤其是用于海洛因依赖。但长期应用亦可产生依赖性，且脱瘾较难，应予警惕。

考点链接

以下何种药物可作为吗啡、海洛因等药物依赖的脱毒治疗

A. 美沙酮　　B. 芬太尼　　C. 哌替啶　　D. 罗通定　　E. 喷他佐辛

解析与答案：美沙酮耐受性及依赖性产生较慢，戒断症状略轻，口服美沙酮后再注射吗啡、海洛因不能引起原有的欣快感。故临床广泛用于吗啡、海洛因等毒品的戒毒治疗，故选A。

芬 太 尼

芬太尼（fentanyl）镇痛作用较吗啡强80～100倍，作用迅速，维持时间短，属短

效镇痛药。主要用于麻醉辅助用药和静脉复合麻醉，也用于手术前、后及术中等各种剧烈疼痛。不良反应较吗啡小，反复用药可产生依赖性。

二、阿片受体部分激动药

喷他佐辛

喷他佐辛（pentazocine，镇痛新）为阿片受体部分激动药，镇痛作用为吗啡的1/3，呼吸抑制作用约为吗啡的1/2。剂量超过 30mg 时，其呼吸抑制作用并不随剂量增加而加重，故相对较为安全。主要用于各种慢性剧痛。常见不良反应有眩晕、恶心、出汗等。其依赖性很小，不列为麻醉药品管理范围，但长期应用仍可产生，不可滥用。

三、其他镇痛药

曲 马 多

曲马多（tramadol）为非阿片类中枢性镇痛药，主要通过抑制神经突触对 NA 和 5 – HT 再摄取而发挥作用，此外也具有很弱的阿片受体激动作用。镇痛作用强度与喷他佐辛相似，治疗量时不抑制呼吸，对胃肠道无影响，适用于中、重度急慢性疼痛，如手术、创伤、分娩及晚期癌症疼痛等。不良反应有多汗、头晕、恶心、呕吐、口干等，可引起癫痫。长期使用可产生依赖性。

布 桂 嗪

布桂嗪（bucinnazine，强痛定）镇痛作用约为吗啡的1/3，起效快，为速效镇痛药。对皮肤、黏膜和运动器官的疼痛有明显抑制作用，对内脏器官的疼痛效果较差。主要用于偏头痛、三叉神经痛、炎症性及外伤性疼痛、关节痛、痛经及晚期癌症疼痛等。呼吸抑制、胃肠道反应较轻。长期使用可产生依赖性。

罗 通 定

罗通定（rotundine，颅通定）具有镇痛和镇静催眠作用，其镇痛作用不如哌替啶，但较解热镇痛抗炎药强。对慢性持续性钝痛效果较好，对急性锐痛（如手术后疼痛、创伤性疼痛等）、晚期癌症疼痛效果较差。适用于胃肠道及肝胆系统等疾病所引起的钝痛、一般性头痛及脑震荡后头痛、痛经和分娩止痛等，也可用于紧张性疼痛或因疼痛所致的失眠患者。用于镇痛时可出现嗜睡，偶见眩晕、乏力、恶心和锥体外系症状。无依赖性。

【附】阿片受体阻断药

纳 洛 酮

纳洛酮（naloxone）为阿片受体阻断药，与阿片受体的亲和力比吗啡大，但无内在活性，可完全逆转阿片受体激动药的所有作用。临床适用于阿片类药物急性中毒的解救，也可用于阿片类药物依赖者的鉴别诊断及急性乙醇中毒的解救。

第六节 解热镇痛抗炎药

一、概述

解热镇痛抗炎药是一类具有解热、镇痛作用，而且大多数还具有抗炎、抗风湿作用的药物。目前认为它们共同的作用机制是抑制体内环氧化酶（cycloxygenase，COX）活性而减少局部组织前列腺素（prostaglandin，PG）的生物合成。

（一）解热作用

能使发热患者体温下降至正常，但对正常人体温几无影响。

下丘脑体温调节中枢通过调节产热及散热过程，使机体体温维持相对恒定水平。人体发热可能是由于在内热原的作用下，使体温调节中枢内 PGE_2 的合成与释放增多，而 PGE_2 是强致热物质，它可促使体温调定点上调，体温升高。本类药能抑制 PG 合成酶，使下丘脑体温调节中枢 PG 合成减少，从而发挥解热作用。

（二）镇痛作用

具有中等程度镇痛作用，对慢性钝痛如头痛、牙痛、神经痛、肌肉痛、关节痛及痛经等效果良好，对创伤性剧痛及内脏平滑肌绞痛无效，无依赖性。

本类药物镇痛作用部位主要在外周。当组织损伤或发炎时，局部产生和释放的某些致痛物质（如缓激肽、PG、5－HT 等）作用于痛觉感受器而引起疼痛。其中，PG 既是一种致痛物质，又可使痛觉感受器对缓激肽等致痛物质的敏感性增强。本类药可抑制炎症时 PG 的合成，消除其致痛和痛觉增敏效应而呈现镇痛作用。

（三）抗炎、抗风湿作用

本类药物大多数都具有抗炎、抗风湿作用。其抗炎作用机制主要是抑制 PG 的合成，减弱 PG 对缓激肽等致炎介质的增敏作用；也与其抑制某些细胞黏膜分子的活性表达有关。抗风湿作用除与抗炎作用有关，也与解热、镇痛作用有关。

由于化学结构不同于糖皮质激素等甾体抗炎药，本类药物又称为非甾体抗炎药（NSAIDs）。

二、常用解热镇痛抗炎药

阿司匹林

阿司匹林（aspirin，乙酰水杨酸）为水杨酸类药物，是常用解热镇痛抗炎药。

[作用和用途]

1. 解热镇痛及抗炎抗风湿作用　一般剂量有较强的解热镇痛作用，临床用于头痛、牙痛、神经痛、肌肉痛、痛经及感冒发热等，常与其他解热镇痛药配成复方制剂。大剂量有较强的抗炎抗风湿作用，适用于急性风湿热、风湿性和类风湿关节炎，目前仍为首选药。

2. 抑制血小板聚集作用　小剂量阿司匹林能抑制血小板的 COX，减少血栓素 A_2（TXA_2）的生成，呈现抑制血小板聚集和防止血栓形成作用。但大剂量阿司匹林还可抑制血管壁中 COX，减少前列环素（PGI_2）的合成，促进血栓形成。因此，临床采用小剂量阿司匹林预防心、脑血管疾病的发作及人工心脏瓣膜、动静脉瘘或其他手术后的血栓形成。

考点链接

小剂量阿司匹林预防血栓形成是因为它能抑制

A. PGE_2 的合成　　　B. PGI_1 的合成　　　C. PGI_2 的合成

D. $PGF_{2\alpha}$ 的合成　　E. TXA_2 的合成

解析与答案：小剂量阿司匹林抑制血小板、预防血栓形成的机制是抑制 COX 活性，从而减少血栓素 A_2（TXA_2）的生成，故选 E。

[不良反应]

1. 胃肠道反应　常见恶心、呕吐、上腹部不适或疼痛等，停药后多可消失。长期或大剂量服用可诱发或加重胃溃疡及无痛性胃出血。饭后服药或同服抗酸药可减轻胃肠道反应；合用米索前列醇可减少溃疡的发生率。

2. 凝血障碍　一般剂量可延长出血时间，大剂量还可抑制凝血酶原的形成，引起凝血障碍，加重出血倾向。维生素 K 可防治。

3. 过敏反应　少数患者可出现哮喘、荨麻疹、血管神经性水肿和过敏性休克。哮喘大多严重而持久，常称为"阿司匹林哮喘"，肾上腺素治疗无效，可联合应用抗组胺药和糖皮质激素治疗。

4. 水杨酸反应　剂量过大可引起水杨酸中毒，表现为头痛、眩晕、恶心、呕吐、耳鸣、视、听力减退，称为水杨酸反应。严重者时可出现过度呼吸、酸碱平衡失调，甚至精神错乱，应立即停药，并静滴碳酸氢钠溶液加速其排泄。

5. 瑞夷综合征（Reye's syndrome）　病毒感染伴有发热的儿童和青少年服用阿司匹林后，偶可引起急性肝脂肪变性 - 脑病综合征（瑞夷综合征），以肝衰竭合并脑病为突出表现，虽少见，但预后恶劣，可致死。故病毒感染患儿不宜用阿司匹林，可用对乙酰氨基酚代替。

6. 肝、肾功能损害　与剂量大小有关，尤其是剂量过大使血药浓度达 $250\mu g/ml$ 以上时易发生。损害均是可逆性的，停药后可恢复。但有引起肾乳头坏死的报道。

[注意事项]

1. 活动性溃疡病或其他原因引起的消化道出血、出血体质、有阿司匹林或其他非甾体抗炎药过敏史的患者禁用。有哮喘病史者慎用。

2. 与某些血浆蛋白结合率高的药物联合应用时，可发生竞争性置换的相互作用。

与双香豆素抗凝药合用易致出血；与磺酰脲类口服降糖药合用易致低血糖反应；与肾上腺皮质激素合用，不仅能竞争性与血浆蛋白结合，又有药效协同作用，更易诱发溃疡和出血。

3. 与呋塞米、青霉素、甲氨蝶呤合用，可因竞争肾小管分泌的载体而增加各自的游离血药浓度。

对乙酰氨基酚

对乙酰氨基酚（paracetamol，扑热息痛）为苯胺类药物，解热作用与阿司匹林相似，镇痛作用较弱，几无抗炎抗风湿作用。临床主要用于退热和镇痛，可用于不宜使用阿司匹林的患者。不良反应较少，无明显胃肠道刺激作用，不引起胃肠出血。偶见皮疹、药热等过敏反应。剂量过大可致肝损害。

考点链接

具有解热镇痛作用，但几乎无抗炎、抗风湿作用的药物是
A. 阿司匹林　　B. 布洛芬　　C. 对乙酰氨基酚
D. 吲哚美辛　　E. 萘普生
解析与答案： 在解热镇痛抗炎药中，除对乙酰氨基酚外，都具有抗炎抗风湿作用，故选C。

吲哚美辛

吲哚美辛（indomethacin，消炎痛）为人工合成的吲哚衍生物，有显著的抗炎和解热作用，对炎性疼痛镇痛效果明显。可用于风湿性及类风湿关节炎、强直性脊椎炎、骨关节炎，对癌性发热也有效，但因不良反应较多且重，一般仅用于其他药物不能耐受或疗效不显著的病例。

布　洛　芬

布洛芬（ibuprofen）为芳基丙酸类药物，具有较强的解热镇痛及抗炎抗风湿作用，吸收后在关节液浓度较高，主要用于风湿性关节炎、类风湿关节炎、骨关节炎、强直性脊椎炎、急性肌腱炎、滑液囊炎等，也可用于痛经。常见恶心、呕吐、胃烧灼感或轻度消化不良等胃肠道反应，一般不必停药，继续服用可耐受，但长期服用仍要注意胃溃疡和出血。也可见头痛、眩晕、耳鸣等神经系统不良反应。与阿司匹林有交叉过敏性，对阿司匹林过敏的患者禁用。

萘　普　生

萘普生（naproxen）结构与布洛芬相似，均为芳基丙酸类药物，具有相似的药理作用和临床应用。但萘普生半衰期较长。

尼美舒利

尼美舒利（nimesulide）为选择性 COX-2 抑制药。目前认为 COX 有 COX-1 和 COX-2 两种同工酶，阿司匹林等非选择性 COX 抑制药对 COX-2 的抑制是其发挥解热镇痛抗炎作用的基础，而其对 COX-1 的抑制是产生胃肠道等不良反应的主要原因。尼美舒利选择性抑制 COX-2，而对 COX-1 影响较小，故其具有抗炎、镇痛和解热作用，而胃肠道等不良反应少而轻微。但由于存在肝损害及其他严重不良反应，目前仅在至少一种其他非甾体抗炎药治疗失败的情况下使用。临床可用于慢性关节炎（如骨关节炎等）的疼痛、手术和急性创伤后的疼痛、原发性痛经的症状治疗。禁用于 12 岁以下儿童。

药物的制剂和用法用量

地西泮 片剂：2.5mg、5mg。抗焦虑，每次 2.5~10mg，2~4/d；催眠，每次 5~10mg，睡前服。

阿普唑仑 片剂：0.25mg、0.4mg、0.5mg、1mg。抗焦虑，每次 0.4mg，3/d，用量按需递增；抗抑郁，每次 0.8mg，3/d；镇静催眠，每次 0.4~0.8mg，睡前服。

艾司唑仑 片剂：1mg、2mg。镇静、抗焦虑，每次 1~2mg，3/d；催眠，每次 1~2mg，睡前服；抗癫痫，每次 2~4mg，3/d。

苯巴比妥 片剂：10mg、15mg、30mg、100mg。镇静、抗癫痫：每次 15~30mg，3/d；催眠，每次 30~90mg，睡前服。

苯巴比妥钠 注射液：50mg、100mg、200mg。抗惊厥，每次 100~200mg，肌内注射；癫痫持续状态，每次 100~200mg，缓慢静脉注射。

异戊巴比妥 片剂：0.1g。催眠，每次 0.1~0.2g，睡前服。

水合氯醛 溶液剂：10%。催眠，每次 5~10ml，睡前稀释后服；抗惊厥，每次 10~20ml，稀释后灌肠。

唑吡坦 片剂：5mg、10mg。每次 5~10mg，睡前服。

佐匹克隆 片剂：3.75mg、7.5mg。每次 7.5mg，睡前服。

苯妥英钠 片剂：50mg、100mg。每次 50~100mg，2~3/d，或于晚上一次顿服。极量：每次 300mg，500mg/d。

卡马西平 片剂：0.1g、0.2g、0.4g；胶囊剂：0.2g。0.3~1.2g/d，2~4/d。

乙琥胺 胶囊剂：0.25g；糖浆剂：5%。每次 0.5g，2~3/d。

丙戊酸钠 片剂：0.1g、0.2g。每次 0.2~0.4g，2~3/d。

盐酸氯丙嗪 片剂：5mg、12.5mg、25mg、50mg；注射液：10mg/ml、25mg/ml、50mg/2ml。治疗精神病，口服，50~600mg/d，2~3/d；肌内或静脉注射，每次 25~100mg。用于呕吐，口服，每次 12.5~50mg，2~3/d；肌内或静脉注射，每次 25~50mg。

奋乃静 片剂：2mg、4mg。治疗精神病，开始每次 2~4mg，2~3/d，逐渐增至

20 ~ 60mg/d, 维持剂量 10 ~ 20mg/d; 用于呕吐, 每次 2 ~ 4mg, 2 ~ 3/d。

盐酸氟奋乃静 片剂: 2mg、5mg。开始每次 2mg, 1 ~ 2/d, 逐渐增至 10 ~ 20mg/d。

盐酸三氟拉嗪 片剂: 1mg、5mg。开始每次 5mg, 2 ~ 3/d, 逐渐增至 15 ~ 30mg/d。

盐酸硫利达嗪 片剂: 25mg、50mg、100mg。开始每次 25mg, 3/d, 逐渐递增, 最多 800mg/d。

氟普噻吨 片剂: 12.5mg、25mg、50mg。开始每次 25 ~ 50mg, 2 ~ 3/d, 逐渐增至 400 ~ 600mg/d。

氟哌啶醇 片剂: 2mg、4mg; 注射液: 5mg/ml。口服, 每次 2 ~ 10mg, 2 ~ 3/d; 肌内注射, 每次 5 ~ 10mg, 2 ~ 3/d。

氟哌利多 注射液: 5mg/ml。治疗精神分裂症, 10 ~ 30mg/d, 1 ~ 2/d, 肌内注射; 神经安定镇痛术, 每次 5mg, 加入芬太尼 0.1mg, 在 2 ~ 3 分钟内缓慢静脉注入, 5 ~ 6 分钟内如未达一级浅麻状态, 可追加半倍至一倍剂量。

舒必利 片剂: 100mg。开始每次 100mg, 2 ~ 3/d, 逐渐增至 600 ~ 1200mg/d。

碳酸锂 片剂: 12.5mg、25mg。开始每次 12.5 ~ 25mg, 3/d, 逐渐增至 0.9 ~ 1.8g/d。

盐酸丙米嗪 片剂: 12.5mg、25mg、50mg。每次 25 ~ 75mg, 3/d。年老体弱者 12.5mg/d 开始, 逐渐增量。

盐酸氟西汀 胶囊: 20mg。每次 20mg, 1/d, 早餐后服。

左旋多巴 片剂: 50mg、100mg、250mg。开始每次 0.1 ~ 0.25g, 2 ~ 4/d。以后每隔 2 ~ 4 日将 1 日量增加 0.125 ~ 0.5g。维持量 3 ~ 6g/d, 分 4 ~ 6 次服用。

卡比多巴 片剂: 25mg。开始卡比多巴每次 10mg, 左旋多巴每次 100mg, 4/d, 以后递增至每日量卡比多巴 200mg, 左旋多巴 2g 为限。

盐酸苄丝肼 片剂: 25mg。开始盐酸苄丝肼每次 25mg, 左旋多巴每次 100mg, 2/d, 以后递增至每日量盐酸苄丝肼 250mg, 左旋多巴 1000mg 为限。

盐酸司来吉兰 片剂: 5mg。开始每日早晨 5mg, 需要时增至 10mg/d, 早晨一次服用或分 2 次服用。

盐酸金刚烷胺 片剂: 10mg。每次 100mg, 早晚各服一次, 最大剂量限制为 400mg/d。

甲磺酸溴隐亭 片剂: 2.5mg。开始每次 0.625mg, 2/d, 以后递增, 最大剂量限制为 30mg/d。

盐酸苯海索 片剂: 2mg。开始 1 ~ 2mg/d, 以后递增, 最大剂量限制为 20mg/d。

盐酸吗啡 片剂: 5mg、10mg; 注射液: 5mg/0.5ml、10mg/ml。口服, 每次 5 ~ 15mg, 15 ~ 60mg/d; 皮下注射, 每次 5 ~ 15mg, 15 ~ 40mg/d。极量: 口服每次 30mg, 100mg/d; 皮下注射每次 20mg, 60mg/d。

盐酸哌替啶 片剂: 25mg、50mg; 注射液: 50mg/ml、100mg/2ml。口服, 每次 50 ~ 100mg, 200 ~ 400mg/d; 肌内注射, 每次 25 ~ 100mg, 100 ~ 400mg/d。极量: 每次

150mg，600mg/d。

  盐酸美沙酮 片剂：2.5mg、7.5mg；注射液：5mg/ml、7.5mg/2ml。口服，每次5～10mg，2～3/d，肌内注射，每次2.5～5mg，10～15mg/d。极量：每次10mg，20mg/d。

  枸橼酸芬太尼 注射液：0.1mg/2ml、0.5mg/10ml。每次0.05～0.1mg，皮下或肌内注射。

  盐酸喷他佐辛 片剂：25mg、50mg。每次25～50mg。

  乳酸喷他佐辛 注射液：30mg/ml。每次30mg，皮下或肌内注射。

  盐酸曲马多 胶囊剂：50mg；注射液：50mg/2ml、100mg/2ml。口服，每次50mg，3/d；静脉滴注，50～200mg/d。

  盐酸布桂嗪 片剂：30mg、60mg；注射液：50mg/2ml、100mg/2ml。口服，每次30～60mg，3～4/d。皮下或肌内注射，每次50～100mg，1～2/d。

  盐酸罗通定 片剂：30mg、60mg。每次60～120mg，3/d。

  硫酸罗通定 注射液：60mg/2ml。每次60～90mg，肌内注射。

  盐酸纳洛酮 注射液：0.4mg/ml。每次0.4～0.8mg，肌内或静脉注射。

  阿司匹林 片剂：0.05g、0.3g、0.5g。解热镇痛每次0.3～0.6g，3/d，饭后服；抗风湿3～5g/d，分4次饭后服，症状控制后逐渐减量；抑制血小板聚集每次50～75mg，1/d。

  对乙酰氨基酚 片剂：0.3g、0.5g。每次0.3～0.6g，3～4/d。

  吲哚美辛 肠溶片剂：25mg。开始时每次25mg，2～3/d，饭时或饭后立即服，以后可递增至100～150mg/d，3～4/d。

  布洛芬 片剂：0.1g、0.2g；缓释胶囊：0.3mg。每次0.2～0.4g，3/d，餐中服。

  萘普生 片剂：0.1g、0.125g、0.25g。每次0.2～0.3g，2/d。

  尼美舒利 片剂：50mg、100mg。每次100mg，2/d，餐后服。

综合测试

A1 型题

1. 下列有关地西泮的叙述，错误的是

  A. 小于镇静催眠剂量时即有显著的抗焦虑作用

  B. 大剂量可致暂时性记忆缺失

  C. 久服可产生依耐性，应避免滥用

  D. 对快动眼睡眠时相影响较小

  E. 安全范围大，静注速度过快也不易引起呼吸抑制

2. 苯妥英钠不宜用于

  A. 癫痫大发作   B. 癫痫持续状态   C. 癫痫小发作

  D. 精神运动性发作   E. 局限性发作

3. 氯丙嗪翻转肾上腺素的升压作用是由于该药能

  A. 兴奋 M 受体   B. 兴奋 β 受体   C. 阻断多巴胺受体

D. 阻断 α 受体　　　　　　　　　E. 阻断 β 受体

4. 丙米嗪对以下哪种情况疗效较差
   - A. 精神分裂症伴发的抑郁状态　　　　　B. 伴有焦虑症状的抑郁症
   - C. 内源性抑郁症　　　　　　　　　　　D. 反应性抑郁症
   - E. 更年期抑郁症

5. 用左旋多巴治疗帕金森病，不能缓解的症状是
   - A. 肌肉强直　　　　　　B. 静止性震颤　　　　　C. 动作缓慢
   - D. 面部表情呆板　　　　E. 随意运动减少

6. 吗啡中毒不会出现以下何种症状
   - A. 针尖样瞳孔　　　　　B. 昏迷　　　　　　　　C. 惊厥
   - D. 呼吸深度抑制　　　　E. 血压下降

7. 哌替啶须与阿托品合用治疗胆绞痛，是因为哌替啶
   - A. 可引起恶心、呕吐等胃肠反应　　　　B. 抑制呼吸
   - C. 易产生依赖性　　　　　　　　　　　D. 镇痛作用弱
   - E. 可使胆道括约肌痉挛，提高胆内压

8. 临床常选用对乙酰氨基酚治疗
   - A. 感冒发热　　　　　　B. 急性痛风　　　　　　C. 类风湿关节炎
   - D. 急性风湿热　　　　　E. 预防血栓形成

9. 小剂量阿司匹林预防血栓形成的机制是
   - A. 激活抗凝血酶　　　　　　　　　B. 抑制环加氧酶，减少 TXA_2 生成
   - C. 抑制凝血酶的生成　　　　　　　D. 阻断血小板糖蛋白受体
   - E. 抑制维生素 K 促凝血的作用

10. 下列药物长期应用不会产生依赖性的是
   - A. 哌替啶　　　　　　　B. 艾司唑仑　　　　　　C. 苯巴比妥
   - D. 苯妥英钠　　　　　　E. 地西泮

A2 型题

11. 患者，女，25 岁。因工作紧张经常失眠，晚上十点半就寝，往往到午夜两三点才迷迷糊糊入睡，有时甚至到天亮还不能入睡。可选用
   - A. 卡马西平　　　　　　B. 硫喷妥钠　　　　　　C. 艾司唑仑
   - D. 氯丙嗪　　　　　　　E. 吗啡

12. 患者，女，65 岁。因误服大量地西泮出现共济失调、昏迷和呼吸抑制。入院后给予清除胃内残留药物处理，同时应给予的特效解救药物是
   - A. 苯海索　　　　　　　B. 纳洛酮　　　　　　　C. 氟马西尼
   - D. 利多卡因　　　　　　E. 鱼精蛋白

13. 患者，男，42 岁。有哮喘病史。1 天前因发热服用阿司匹林 250mg，用药后 30 分钟哮喘严重发作，大汗，发绀，强迫坐位。以下哪种说法正确
   - A. 这是由于发热引发了哮喘　　　　　B. 这是由于阿司匹林诱发了哮喘
   - C. 这是阿司匹林中毒的表现　　　　　D. 可用肾上腺素治疗
   - E. 可改用布洛芬治疗

14. 患者，女，6 岁。头痛、倦怠，躯干、头、腰等多处见米粒至豌豆大的圆形紧张水疱，体温 39℃，诊断为水痘。不宜选用的药是
    A. 阿司匹林   B. 对乙酰氨基酚   C. 无环鸟苷
    D. 阿糖腺苷   E. 地西泮

B 型题

（15~18 题共用备选答案）
    A. 乙琥胺   B. 卡马西平   C. 丙戊酸钠
    D. 苯妥英钠   E. 地西泮

15. 癫痫持续状态首选
16. 癫痫小发作首选
17. 精神运动性发作首选
18. 癫痫大发作合并小发作首选

（19~22 题共用备选答案）
    A. 阿托品   B. 哌替啶   C. 阿托品 + 哌替啶
    D. 阿司匹林   E. 卡马西平

19. 胆绞痛选用
20. 胃肠绞痛选用
21. 骨折引起剧痛应选用
22. 三叉神经痛应选用

（章 龙）

第五章　心血管系统药

第一节　抗高血压药

抗高血压药是指能降低动脉血压，用于治疗高血压病的药物，又称降压药。2003年世界卫生组织－国际高血压学会以及2005年中国高血压联盟认定，成人在静息状态下，且未用过降压药时的动脉血压≥140/90mmHg（18.7/12.0kPa）为高血压。高血压分为原发性高血压和继发性高血压，前者发病率高。高血压病现已经成为危害人类健康的常见病，高血压可损伤人体重要器官的结构和功能，是多种心血管病的初始诱因，可导致脑血管意外、心肌梗死、心衰、肾衰等严重并发症。应用降压药是治疗高血压的主要方法，合理使用降压药不仅能控制血压，延缓病情发展，更重要的是可以减少心、脑、肾等并发症的发生，降低病死率，延长寿命。

原发性高血压病的发病机制目前尚不清楚，但已知血压的调节与交感神经系统和肾素－血管紧张素－醛固酮系统有关。导致血压升高的直接因素是血容量增多和血管收缩使外周阻力增加。抗高血压药物主要通过作用于交感神经系统、肾素血管紧张素系统或直接作用于血管，最终达到扩张血管，降低外周阻力；减少血容量或减少心输出量从而降低血压的作用。

一、抗高血压药的分类

根据药物的作用部位和机制，可将抗高血压药分五大类：

1. 利尿药　氢氯噻嗪、氯唑酮等。

2. 钙拮抗药　如硝苯地平等。

3. 肾素－血管紧张素系统抑制药

（1）血管紧张素转化酶（ACE）抑制药　如卡托普利。

（2）血管紧张素Ⅱ受体阻断药　如氯沙坦。

4. 交感神经抑制药

（1）中枢交感神经抑制药　如甲基多巴、可乐定等。

（2）神经节阻断药　如美加明等。

（3）去甲肾上腺素能神经末梢阻滞药　如利血平、胍乙啶等。

（4）肾上腺素受体阻断药　①α受体阻断药：如哌唑嗪；②β受体阻断药：如普萘洛尔；③α、β受体阻断药：如拉贝洛尔。

5. 血管扩张药　如肼屈嗪和硝普钠等。

目前我国治疗高血压的第一线药是利尿药、钙拮抗药、β受体阻断药、ACE抑制药和血管紧张素Ⅱ受体阻断药等五大类。

二、常用抗高血压药物

(一) 利尿药

各类利尿药均有降低血压作用，但临床常用中效利尿药噻嗪类，因其小剂量应用于降压时不良反应少，安全有效，而作为一线抗高血压药。大规模的临床试验表明，噻嗪类利尿药可降低高血压并发症如脑卒中和心衰的发病率和病死率。高效利尿药排钠作用较强，且不降低肾血流量，但其副作用大，不作为轻症高血压的一线药，仅短期用于高血压危象及伴有慢性肾功能不良的高血压患者，对合并有氮质血症或尿毒症的患者也可选用高效利尿药呋塞米。

氢氯噻嗪（hydrochlorothiazide）

[药理作用]

氢氯噻嗪（又称双氢克尿噻）的降压作用机制，一般认为用药初期降压是通过排钠利尿，使细胞外液和血容量减少而降压。长期用药的作用机制在于排钠利尿后，使细胞内钠减少，结果导致：①血管平滑肌细胞内钠的含量降低，促使 $Na^+ - Ca^{2+}$ 交换增加，细胞内 Na^+ 增加而细胞内 Ca^{2+} 减少，因而使血管平滑肌舒张；②细胞内钙的减少使血管平滑肌对收缩血管物质，如去甲肾上腺素等的反应性降低；③诱导动脉壁产生扩血管物质，如激肽、前列腺素等而参与降低血压。降压特点为缓慢、温和、持久。

[临床应用]

作为基础降压药，可单独用于治疗轻度高血压，或与其他降压药合用治疗中、重度高血压。

[不良反应]

长期大剂量应用可引起低血钾、高血糖、血脂升高、高尿酸血症等。故推荐使用小剂量以减少不良反应的发生。

[用药注意事项]

①与保钾利尿药、血管紧张素转化酶抑制剂合用，可减轻低血钾的副作用。②用药期间要控制高脂饮食。③应小剂量给药，一般用12.5mg即有降压作用，超过25mg降压作用并不一定增强，反而可能使不良反应发生率增加。若用25mg仍不能降压则应合用或换用其他降压药。④糖尿病、严重肝肾功能不良、痛风患者慎用。

吲哒帕胺（indapamide）

吲哒帕胺属于非噻嗪类利尿药。其降压作用温和、持久，并具有逆转左室肥厚而对心脏有保护作用。不良反应较少，不引起血脂改变。其降压机制可能是刺激 PGE_2、PGI_2 生成和钙拮抗而使血管扩张，血压下降。用于轻、中度高血压，适用于不宜用氢氯噻嗪的伴高血脂的高血压患者。

（二）钙拮抗药

心肌和血管的收缩均有赖于细胞内钙离子，钙拮抗药通过阻断血管平滑肌细胞钙离子内流，使细胞内钙离子减少，从而松弛血管平滑肌，降低外周阻力而降低血压，钙拮抗药是治疗高血压病的一类重要药物。钙拮抗药还能选择性阻断心脏、脑细胞钙离子通道，减少细胞内钙总量，对缺血性心肌、脑有保护作用。长期应用能有效逆转心肌和血管平滑肌细胞增殖肥厚，从而有效减少心脑血管疾病的并发症和病死率。钙拮抗药品种繁杂，结构各异，对心脏和血管选择性不同，硝苯地平、氨氯地平、尼莫地平等对血管选择性较高；维拉帕米对心脏作用最强；地尔硫草介于两者之间。

硝苯地平（nifedipine，心痛定）

[药理作用]

硝苯地平作用于心血管细胞膜 L－型钙通道，通过阻滞钙离子从细胞外进入细胞内，降低血管平滑肌及心肌细胞内钙离浓度，减弱兴奋－收缩偶联，致使小动脉扩张，外周阻力降低；心肌收缩力减弱，心输出量减少，血压下降。降压特点是作用强、显效快、维持时间较短，对血脂、血糖无不良影响。长期应用还有抗动脉粥样硬化作用。

[临床应用]

适用于治疗各型高血压，尤其可用于合并有心绞痛或肾脏疾病、糖尿病、哮喘、高脂血症及恶性高血压患者。目前主张用其缓释剂或控释剂等长效制剂，以延长其作用时间并减轻迅速降压造成的反射性交感活性增强。

[不良反应]

主要是开始用药时有反射性交感活性增强，引起心率加快、头痛、颜面潮红、踝部水肿等。长期应用可引起牙龈增生。

[用药注意事项]

药物相互作用：与血浆蛋白结合率高的药物如苯妥英钠、洋地黄毒苷、奎尼丁及双香豆素等合用，可使这些药物血中游离浓度发生改变；与其他抗高血压药及抗心绞痛药合用，可使降压及抗心绞痛作用增强；西咪替丁会显著地引起硝苯地平血药浓度升高，使硝苯地平作用增强。

尼群地平（nitrendipine）

尼群地平作用与硝苯地平相似，但对血管的选择性较高，降压作用温和而持久。适用于各型高血压，特别是高血压并发心绞痛、胃溃疡、哮喘者。不良反应与硝苯地平相似。

氨氯地平（amlodipine）

氨氯地平属于长效钙通道阻滞药，通过阻断血管平滑肌钙离子内流，使血管平滑肌细胞钙离子减少，从而使血管平滑肌松弛，血压下降。其降压作用较硝苯地平持久、平缓，1~2周内明显降压，6~8周达到最大降压效果，对心率、房室传导、心肌收缩力均无明显影响，且能减轻或逆转左室肥厚。用于治疗高血压，也可用于治疗心绞痛。每天给药一次可使药效维持24小时。不良反应有头痛、水肿、心悸、头晕、恶心、腹痛等。

（三）肾素－血管紧张素系统抑制药

肾素－血管紧张素系统（RAS）在调节心血管活动和保持内环境稳定方面起着重要作用，在血压调节及高血压发病机制中有着重要影响。

1. **血管紧张素转化酶抑制药（ACEI）** 血管紧张素Ⅱ是由血管紧张素Ⅰ在血管紧张素Ⅰ转化酶的作用下，水解产生的多肽物质。血管紧张素Ⅱ（AngⅡ）是已知最强的缩血管活性物质之一，AngⅡ的作用有：①作用于血管紧张素Ⅱ受体，使小动脉收缩；②刺激肾上腺皮质球状带分泌醛固酮；③通过交感神经末梢突触前膜的正反馈使去甲肾上腺素分泌增加；④促心血管细胞增殖肥大作用。这些作用均有助于升高血压。血管紧张素转化酶抑制药通过抑制血管紧张素Ⅰ转化酶活性，减少血管紧张素Ⅱ的产生，以及减少缓激肽的降解，而降低血压。该类药物具有良好的降压效果，还能阻止或逆转心肌肥厚、血管增生性肥厚的心血管重构变化。对高血压患者的并发症及一些伴发疾病亦具有良好防治效果，是伴有糖尿病、左心室肥厚、左心功能障碍及急性心肌梗死的高血压患者的首选药物。主要药物有卡托普利（captopril）、依那普利（enalapril）、赖诺普利（lisinopril）、贝那普利（benazepril）、福辛普利（fosinopril）等。

卡托普利（captopril）

[药理作用]

卡托普利（开博通）是第一个用于治疗高血压的血管紧张素转化酶抑制药，主要作用有：

（1）降血压 其降压机制为抑制血管紧张素Ⅰ转化酶，减少血管紧张素Ⅱ的生成，同时抑制缓激肽的降解，扩张外周血管，降低血压。降压时心排血量无明显改变，不伴反射性心率加快，能降低肾血管阻力而增加肾血流量。

（2）改善心功能 能扩张动静脉，降低心脏前后负荷，改善心脏泵血功能。

（3）增加胰岛素敏感性 减少糖尿病、肾病患者肾小球损伤。

[临床应用]

适用于各型高血压。目前是治疗高血压病的一线药物之一。本品尤其适用于合并有糖尿病及胰岛素抵抗、左心室肥厚、心力衰竭、急性心肌梗死的高血压患者，无耐受性，连续用药一年以上疗效不会下降，而且停药不反跳。卡托普利可与β受体阻断药或利尿药合用治疗难治性高血压疗效较好。此外，可用于顽固性充血性心衰的治疗。

[不良反应]

常见有干咳、皮疹、血管神经性水肿、味觉迟钝、高血钾等；开始剂量过大容易出现低血压。该药可通过胎盘影响胎儿发育。

[用药注意事项]

（1）药物相互作用 ①合用利尿药可增强降压效果，并减少锌的排泄。②吲哚美辛、布洛芬、阿司匹林等非甾体类抗炎药可减弱卡托普利的降压效果，可能与吲哚美辛等抑制前列腺素合成有关。③与地高辛合用，可使地高辛的血浆浓度升高等。④与含钾药物合用可引起血钾升高。应定期监测血肌酐和血钾水平。

（2）禁忌证　高血钾症、双侧肾动脉狭窄患者及孕妇禁用；不宜与保钾利尿药合用。

其他的转换酶抑制剂有依那普利、赖诺普利、贝那普利、福辛普利、培哚普利、西拉普利等，它们具有高效、长效等特点，每天只需服用一次，使用方便。

考点链接

关于卡托普利，下列哪种说法是错误的

A. 降低外周血管阻力　　　　　　B. 可用于治疗心衰

C. 与 β 受体阻断药合用可加强其作用　　D. 可增加体内醛固酮水平

E. 适用于急性心梗的高血压

解析与答案： 卡托普利的降压机制为抑制血管紧张素 I 转化酶，减少血管紧张素 II 生成，从而降低血管阻力，同时能减少醛固酮的分泌，减轻水钠潴留，降低血压。因能扩张血管，减轻心脏负荷，可治疗心衰，故选 D。

2. 血管紧张素 II 受体阻断药　　血管紧张素 II 受体（AT_1 受体）拮抗药在受体水平阻断 RAS，与 ACEI 比较，具有作用专一的特点。通过阻断 AT_1 受体，使血管紧张素 II（Ang II）收缩血管与刺激肾上腺释放醛固酮的作用受到抑制，导致血管扩张并增加肾脏对水、钠的排泄，减少血容量，从而降低血压。长期应用可阻止 Ang II 的促心血管细胞增殖肥大作用而保护心血管。与 ACEI 相比，AT_1 受体阻断药能阻断来自各种途径生成的 Ang II 作用，因而阻断 Ang II 的作用更彻底，具有良好的降压作用。而没有 ACEI 的血管神经性水肿、干咳等不良反应，是一类新型的抗高血压药。常用药物有氯沙坦（losartan）、缬沙坦（valsartan）、厄贝沙坦（irbesartan）、坎替沙坦（candesartan）、替米沙坦（telmisartan）等。

氯沙坦（losartan）

[药理作用]

氯沙坦是第一个用于临床的 AT_1 受体阻断药。主要作用是竞争性地阻断 AT_1 受体，对抗 Ang II 的收缩血管和醛固酮分泌作用，使血管扩张、血容量减少，血压下降。氯沙坦在体内的代谢产物 EXP-3174 仍然具有较强的阻断 AT_1 受体作用，其拮抗 AT_1 受体作用比氯沙坦强 10~40 倍。氯沙坦对高血压合并肾功能不全患者有保护作用。它还有促进尿酸排泄作用，对减轻高血压患者应用利尿药后可能引起的高尿酸血症有利。长期用氯沙坦也能抑制左室肥厚和血管壁增厚。

[临床应用]

可用于各型高血压，对伴有糖尿病、肾病和慢性心功能不全患者有良好疗效。与利尿药合用，可增强降压效果。

[不良反应]

不良反应少而轻，少数患者用药后出现眩晕、头痛、高血钾等。

[用药注意事项]

高血钾症、孕妇及哺乳期妇女、肾动脉狭窄者禁用。严重肾功能不全、肝病患者慎用。应避免与补钾或留钾利尿药合用。

（四）β受体阻断药

β受体阻断药是一类常用的降压药，虽然它们在脂溶性、β受体的选择性、内在拟交感活性以及膜稳定作用等方面有较大差异，但均有不同程度的降压作用。其降压作用机制与阻断β受体有关：①阻断中枢β受体，降低外周交感张力；②阻断心肌β$_1$受体，使心脏抑制，心输出量减少；③阻断外周突触前膜β$_2$受体，抑制其正反馈作用，减少去甲肾上腺素释放；④促进前列腺素合成。本类药物主要有普萘洛尔、阿替洛尔等。

普萘洛尔（propranolol，心得安、萘心安）

[体内过程]

普萘洛尔口服吸收完全，但生物利用度较低（约25%），且个体差异较大，口服后1~3小时血药浓度达高峰，易透过血脑屏障和胎盘屏障，经肝代谢后肾脏排泄。

[药理作用]

普萘洛尔为非选择性β受体阻断药，无内在拟交感活性。通过阻断β受体而产生降压作用，其降压作用缓慢、平稳，不容易产生耐受性。

[临床应用]

用于各种程度的原发性高血压，可作为抗高血压的一线药单独应用，也可与其他抗高血压药合用。对心输出量及肾素活性偏高者疗效较好，对高血压伴有心率快、心绞痛、偏头痛、焦虑症等尤为适用。

[不良反应]

1. 心血管反应　抑制心脏功能，导致心动过缓、心肌收缩力减弱，甚至可引起心功能不全；外周血管收缩、痉挛，导致手足冰冷，皮肤苍白或发绀等。长期用药可导致血脂升高。

2. 诱发或加重支气管炎哮喘。

3. 反跳现象　长期用药突然停药，可使血压反跳性升高，病情复发或加重。因此停药前10~14天宜逐步减量。

4. 其他　少数人可出现低血糖。个别患者出现幻觉、失眠、抑郁症状。偶见眼－皮肤黏膜综合征。

[用药注意事项]

1. 长期用药需要停药者，停药前要逐渐减量，不能突然停药。

2. 药物相互作用　普萘洛尔能增强降糖药的作用并掩盖低血糖的症状，造成严重后果；与维拉帕米合用，可加重对心脏的抑制作用及降压作用；与地高辛合用，可使心率明显减慢，而致心动过缓；与吲哚美辛、水杨酸合用可使其降压作用减弱；与西咪替丁合用可使其在肝内代谢减少，半衰期延长；

3. 禁忌证　禁用于心动过缓、房室传导阻滞、支气管哮喘、急性心衰。精神抑郁者慎用。

拉贝洛尔（labetalol）

拉贝洛尔能同时阻断 α 和 β 受体，其阻断 β 受体的作用较阻断 $α_1$ 受体的作用强。其降压作用温和，口服、注射均可，对心排血量无明显影响。适用于各型高血压。也可用于高血压急症、妊娠期高血压、嗜铬细胞瘤、麻醉或手术时高血压。合用利尿药可增强其降压效果。大剂量可致直立性低血压，少数患者用药后可引起疲乏、眩晕、上腹部不适等症状。

卡维地洛（carvedilol）

卡维地洛也是 α、β 受体阻断药，在阻断 β 受体的同时具有扩张血管的作用，能扩张冠状血管和肾血管。口服首过消除明显，生物利用度较低，但药效可维持 24 小时。不影响血脂代谢，适用于治疗轻、中度高血压或伴有肾功能不全、糖尿病高血压患者。

（五）其他抗高血压药

1. $α_1$ 受体阻断药　本类药物选择性阻断血管平滑肌 $α_1$ 受体，使血管扩张，血压下降。对 $α_2$ 受体无作用，不易引起反射性心率加快。对肾血流量无明显影响，对血脂代谢有良好作用。可用于各种程度的高血压治疗，但其对轻、中度高血压有明显疗效，与利尿药及 β 受体阻断剂合用可增强其降压作用。其主要不良反应为首剂现象（直立性低血压），一般服用数次后这种首剂现象即可消失。为避免出现首剂现象，嘱患者第一次服药应减量并选在睡前服，给药前一天禁用利尿药。该类药物用于临床的有哌唑嗪（prazosin）、特拉唑嗪（terazosin）、多沙唑嗪（doxazosin）等。

2. 中枢交感神经抑制药

可乐定（clonidine）

[药理作用]

可乐定降压作用中等偏强，起效快。其降低血压的机制是：选择性激动延髓孤束核抑制性神经元突触后膜 $α_2$ 受体及延髓腹外侧嘴部的 I_1 - 咪唑啉受体，降低血管运动中枢的紧张性，使支配心血管系统的外周交感神经活性降低，扩张小动脉使外周阻力降低，血压下降。过大剂量可乐定可兴奋外周血管平滑肌上的 $α_2$ 受体，使血管收缩，降压作用减弱。

[临床应用]

临床用于治疗中、重度高血压。适用于肾性高血压或合并消化性溃疡的高血压患者，通常在其他药物无效时使用。可与利尿药、血管扩张药合用。此外，可用于预防偏头痛，或作为吗啡类成瘾者的戒毒药。

[不良反应]

常见不良反应为口干、嗜睡、抑郁、便秘、心动过缓、头晕等。久用可导致水钠潴留，合用利尿药可纠正。突然停药可出现交感神经功能亢进导致血压骤升，可用 α 受体阻断药酚妥拉明治疗。

[用药注意事项]

可乐定能加强其他中枢抑制药的作用，应慎合用；三环类药物如丙咪嗪等在中枢可与可乐定发生竞争性拮抗，取消可乐定的降压作用，不宜合用。因有嗜睡作用，驾驶员、高空作业者工作时不宜用。

利美尼定（rilmenidine）、莫索尼定（moxonidine）是咪唑啉受体激动药，降压作用与可乐定相当，为第二代中枢性降压药，对心率、心排出量影响较小，可使左心室肥厚逆转，抑制心律失常，改善心力衰竭预后等，不良反应较少，无明显中枢镇静作用。

3. 神经节阻断药 本类药物对交感神经和副交感神经均有阻断作用，其对效应器的具体效应则视两类神经对该器官的支配以何者占优势而定。由于交感神经对血管的支配占优势，用神经节阻断药后，可使血管特别是小动脉扩张，总外周阻力下降，加上静脉扩张，回心血量和心排血量减少，结果使血压显著下降。但肠道、眼、膀胱等平滑肌和腺体主要受副交感神经支配，因此用药后常出现便秘、扩瞳、口干、尿潴留等。本类药物曾广泛用于高血压的治疗，但因其副作用较多，降压作用过强过快，现已仅用于一些特殊情况，如高血压危象、主动脉夹层动脉瘤、外科手术中的控制性低血压等。本类药物主要有樟磺咪芬（trimethaphan, camsylate）、美卡拉明（mecamylamine）、六甲溴铵（hexamethonium bromide）等。

4. 去甲肾上腺素能神经末梢阻断药

利血平（reserpine）

利血平与肾上腺素能神经末梢囊泡膜上胺泵呈难逆性结合，抑制单胺类摄取，使交感神经递质耗竭，交感神经冲动传递受阻而发挥降压作用。降压作用缓慢、温和、持久，并具有中枢镇静作用。适用于轻、中度高血压，对伴有心率增快和精神紧张者适用。不良反应多，目前已不单独使用。本药常与氢氯噻嗪合用，以提高疗效，减少不良反应。

胍乙啶（guanethidine）

胍乙啶通过阻止去甲肾上腺素的释放，耗竭囊泡内的递质，扩张外周血管而降压，同时伴有心率减慢。不良反应较多，目前主要与其他抗高血压药合用治疗顽固性高血压。

5. 血管扩张药 本类药物共同作用是直接作用于小动脉，松弛血管平滑肌，降低外周阻力，产生较强的降压作用。主要用于治疗重度高血压。

肼屈嗪（hydralazine）

[药理作用]

肼屈嗪直接扩张周围血管，主要松弛小动脉平滑肌，降低外周阻力。降压作用强而快，持续时间短，降低舒张压作用强于收缩压。

[临床应用]

用于中、重度高血压。一般不单独使用，与利尿药及交感神经抑制药合用可减轻不良反应。

[不良反应]

本品易产生耐受性，单用有较多的不良反应，常见有头痛、眩晕、心悸、颜面潮红、恶心，长期大量应用，可引起类风湿关节炎、红斑狼疮等不良反应。禁用于冠状动脉病变、心动过速及心绞痛患者。

硝普钠（sodium nitroprusside）

[药理作用]

硝普钠直接松弛小动脉、静脉平滑肌，降低血压，降压作用强而迅速，持续时间短，只能静脉给药，静脉点滴可维持降压效果。硝普钠通过扩张小动静脉而减轻心脏前、后负荷，改善心功能。其作用机制是在体内促进血管内皮细胞释放 NO，激活血管平滑肌细胞鸟苷酸环化酶，使 cGMP 增加致使血管平滑肌松弛而产生降压作用。

[临床应用]

主要用于重症高血压如高血压危象、高血压脑病；可用于高血压合并心衰的治疗；还可用于强心苷、利尿剂治疗无效的充血性心衰的治疗。

三、抗高血压药的合理应用

1. 有效治疗与终生治疗　高血压治疗的目标不仅是有效控制患者血压，更重要的是保护和改善靶器官的功能，降低并发症的发生率和死亡率。有效治疗即一般将高血压患者血压控制在 140/90mmHg 以下。糖尿病、慢性肾病、心力衰竭或病情稳定的冠心病合并高血压患者，血压控制目标值 < 130/80mmHg；对于老年收缩期高血压患者，收缩压控制在 150mmHg 以下，如果能够耐受可降至 140mmHg 以下。有效治疗可大幅度减少并发症的发生，延长寿命，提高生活质量。高血压患者需终生治疗，减少对靶器官的损伤。高血压的靶器官损伤包括心肌肥厚、肾小球硬化和小动脉重构。ACEI、长效钙通道阻断药、AT$_1$ 受体拮抗药都有较好的器官保护作用。

2. 平稳降压　平稳降压可减少器官损伤，更有效预防心血管并发症。短效降压药使血压波动增大，长效制剂效果较好。提倡服用缓释或控释制剂，每天给药一次能持续 24 小时的降压作用。目前用谷峰比值来衡量疗效。药物的谷峰比值应在 50% 以上（第 1 天安慰剂，第 2 天治疗药，药效最大时两天的差值为"峰"，下一次给药前的差值为"谷"）。

3. 个体化给药　高血压治疗应根据患者的年龄、性别、种族、病情程度、并发症等情况制定给药方案。选药个体化，剂量也应个体化，应从小剂量开始，逐渐增加剂量。同一患者在不同病程时期，所需剂量不同。由于遗传多态性，病情相似的不同患者，所需剂量也不同。

4. 联合用药　对单独用药效果不佳的患者，可采用联合用药的方法，应选用作用机制不同的药物，既可减少药物用量，取长补短，提高疗效，又可降低不良反应的发生率。

[抗高血压药服用时间]

一般认为人体的血压在 24 小时呈现节律性变化：呈"两峰一谷"的状态波动，即 9：00—11：00 时和 16：00—18：00 时最高，从 18：00 时起开始缓慢下降，至次日凌晨 2：00—3：00 时最低。清晨醒后数小时内血压迅速升至峰值，即所谓的晨峰血压，半夜至凌晨降至谷值。通常夜间血压低于白天血压的 10%，一般低于 10～15mmHg，变化节律呈勺形曲线。部分高血压患者的血压波动规律与正常人相似，这种昼夜变化特别是晨峰血压是导致出血性心脑血管事件的主要原因，而夜间过低的血压则易导致发生缺血性卒中。但部分患者的血压波动规律与正常人不同，呈反勺形曲线，即白天血压低，晚上血压高。所以有条件者，应先为患者进行 24 小时动态血压监测以了解患者的血压波动规律，然后充分了解所用药物的起效时间和达峰时间，把二者结合起来，尽量使降压作用达峰时间与患者的血压峰值时间重合。

一般降压药服用后约半小时起效，2～3 小时达峰值。因此，勺形高血压患者以上午 7：00 时和下午 14：00 时两次服药为宜，使药物作用达峰时间正好与血压自然波动的两个高峰期吻合。若血压变化是反勺形曲线者，服药时间可选在临睡前。但大部分人夜间入睡时血压比白天下降 20% 左右，故睡前服用降压药，容易导致血压大幅度下降，造成心、脑、肾等的器官供血不足，因此是否睡前用药一定要在血压监测的基础用或咨询医生后再用。

第二节　抗心绞痛药

心绞痛是冠心病的常见症状，是冠状动脉因供血不足引起的心肌急剧的、暂时的缺血与缺氧综合征，其典型临床表现为阵发性的胸骨后压榨性疼痛并向左上肢放散。临床上将心绞痛分为三种：①稳定型心绞痛：多在劳累或情绪激动时发作；②不稳定型心绞痛：不定时发作，有加重的趋势；③变异型心绞痛：多在静息或睡眠时发作，主要是冠状动脉痉挛所致。

心绞痛的主要病理生理机制是心肌需氧与供氧的平衡失调，致心肌暂时性缺血缺氧，代谢产物（乳酸、丙酮酸、组胺、类似激肽样多肽、K^+ 等）聚积心肌组织，刺激心肌自主神经传入纤维末梢引起疼痛。任何引起心肌组织对氧的需求量增加和（或）冠脉狭窄、痉挛致心肌组织供血供氧减少的因素都可成为诱发心绞痛的诱因。因此，增加心肌组织供血、降低心肌组织对氧的需求量是治疗心绞痛的主要措施。另外，冠状动脉粥样硬化斑块变化、血小板聚集和血栓形成是诱发不稳定型心绞痛的重要因素。临床应用抗血小板药、抗血栓药，也有助于心绞痛的防治。目前抗心绞痛药的基本作用是扩张冠状动脉、改善心肌能量代谢，增加心肌供氧；扩张外周血管，抑制心脏，减少心肌耗氧量。从而使心肌的需氧与供氧平衡，缓解心绞痛。心绞痛发病机制及抗心绞痛药的基本作用见（图5-1）。

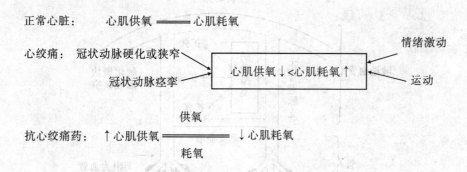

图5-1 心绞痛发病机制及抗心绞痛药基本作用示意图

一、硝酸酯类

本类药物具有共同的硝酸多元酯结构，分子中—O—NO$_2$是主要的活性基团，化学性质较活泼，应注意避光、低温保存。各药作用机制相同，体内过程略有不同。本类药物有硝酸甘油、硝酸异山梨醇酯、单硝酸异山梨醇酯、戊四硝酯等 。其中硝酸甘油因具有显效快、疗效肯定、使用方便、经济等优点而成为最常用的药，是本类药物代表药。

硝酸甘油（nitroglycerin）

［药理作用］

硝酸甘油的基本作用是松弛血管平滑肌，包括扩张体循环血管及冠状血管，能迅速缓解心绞痛。其作用机制主要是硝酸甘油作为一氧化氮（NO）的供体，在平滑肌细胞内释放出NO，该物质是内源性舒血管物质，见图5-2。具体作用如下：

1. **降低心肌耗氧量** 小剂量硝酸甘油可明显扩张静脉血管，减少回心血量，使心室内压降低，心室壁张力减小，射血时间缩短，心肌耗氧量减少。稍大剂量也可显著舒张动脉血管，降低心脏的射血阻力，从而降低了左室内压和心室壁张力，降低心肌耗氧。

2. **增加心肌供氧** 硝酸甘油扩张冠状动脉较大的输送血管和侧支血管增加冠脉灌注量，从而增加心肌供氧。

3. **增加缺血区血液灌注** 一方面，硝酸甘油扩张动静脉血管，回心血量减少，使心室壁张力下降，心室内压降低，从而增加了心外膜向心内膜的有效灌注压，有利于血液从心外膜流向心内膜缺血区。另一方面，缺血区因缺氧代谢产物堆积使血管扩张，从而使非缺血区小血管阻力较缺血区大，这样在输送血管和侧支血管选择性扩张时，血液容易从非缺血区流向缺血区，这种血液的重新分布，有利于改善缺血区供血。

4. **保护缺血心肌，减轻缺血区损伤** 硝酸甘油释放一氧化氮（NO），促进内源性的前列腺素PGI$_2$、降钙素基因相关肽（CDRP）等物质生成和释放，这些物质对心肌具有直接保护作用。

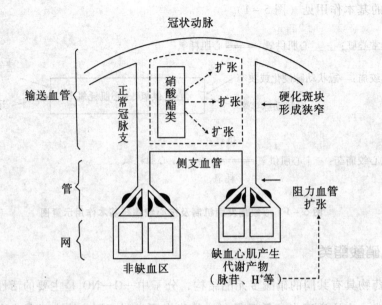

图 5-2　冠脉循环与硝酸酯类的作用部位

5. 抑制血小板聚集，防止血栓形成　硝酸甘油释放 NO 能活化血小板中的鸟苷酸环化酶，使 cGMP 生成增多，有效抑制血小板聚集，防止血栓形成而进一步有效减轻缺血损伤，减小心肌梗死范围和心肌缺血并发症危险，降低死亡率。

[体内过程]

硝酸甘油首关消除明显，口服无效，舌下含服其生物利用度为 80%。硝酸甘油脂溶性高，舌下含服后 1~2 分钟起效，作用持续 20~30 分钟。可以用 2% 硝酸甘油软膏或贴膜剂睡前涂抹在前臂皮肤或贴在胸部皮肤经皮吸收，药效持续 4~8 小时，一般用于预防心绞痛发作。该药经肝脏代谢后由肾排泄。

考点链接

硝酸甘油发挥抗心绞痛作用的主要机制是什么

A. 增加心肌供氧　　　B. 收缩外周血管　　　C. 抑制心肌收缩力

D. 释放一氧化氮　　　E. 减慢心率而降低耗氧量

解析与答案：硝酸甘油抗心绞痛的基本作用是松弛血管平滑肌，包括扩张外周血管和冠状血管。扩张外周血管使室壁张力降低而减少心肌耗氧；扩张冠状血管增加心肌供血。而硝酸甘油松弛血管平滑肌的机制是它能在血管平滑肌细胞内释放舒血管物质 NO 从而扩张血管，故选 D。

[临床应用]

1. 各种类型心绞痛的防治　舌下含服硝酸甘油能迅速缓解心绞痛急性发作，在预计可能发作前用药也可预防发作。对急性心肌梗死者，多静脉给药，不仅能降低心肌耗氧量、增加缺血区供血，还可抑制血小板聚集和黏附，从而缩小梗死范围。

2. **心功能不全** 硝酸甘油可降低心脏前、后负荷，改善心功能。

3. **急性呼吸衰竭及肺动脉高压症** 可舒张肺血管、降低肺血管阻力，改善肺通气。

[**不良反应**]

1. **血管扩张反应** 表现为面颊部皮肤潮红，心悸、搏动性头痛，眼内压升高等。连续用药数日逐渐减轻。大剂量可出现直立性低血压及晕厥；并可反射性兴奋交感神经，使心肌耗氧量增加而加重心绞痛发作。

2. **高铁血红蛋白血症** 超剂量时引起，表现为呕吐、呼吸困难、发绀等。

3. **快速耐受性** 一般连续用药2周左右即可出现，同类药间有交叉耐药性，停药1～2周后可恢复敏感性。

[**用药注意事项**]

1. **药物相互作用** 该药物与抗高血压药物合用，可使降压作用增强，易发生直立性低血压，故应减少其用量；与肝素合用可减弱肝素抗凝作用；与阿司匹林合用，可减少硝酸甘油在肝脏的消除，使硝酸甘油血药浓度升高；与乙酰半胱氨酸合用时，能减缓硝酸酯类药物耐受性的产生。

2. **禁忌证** 有颅内压升高和青光眼患者禁用本药。

3. **用药指导** 因有快速耐受性，宜间歇给药，并从小剂量开始。心绞痛发作含服硝酸甘油应采取坐位或半卧位，改变体位不宜过快、过猛。症状缓解后半卧位静息30分钟。用药期间要经常测量血压、脉搏，一般血压下降不要超过2kPa（15mmHg）。硝酸甘油过热见光都极易分解失效，故应放玻璃瓶内，旋紧盖密闭保存。硝酸甘油可放在15℃～30℃的室温下，也可以保存在冰箱中，携带硝酸甘油，切勿放在贴身的衣服兜里，以免受体温影响降低药效。硝酸甘油的有效期一般为1年，如患者每天反复开盖取药，药物受温度、湿度和光线的影响，其有效期只有3～6个月。因此，使用硝酸甘油要注意失效期，每次取药时应快开、快盖用后盖紧。对随身携带的药物更要及时更换。硝酸甘油是应急抢救药物，每次更换药物都应确定其有效性。舌下含服，如果舌尖无麻刺肿胀感为失效。

硝酸异山梨酯、单硝酸异山梨酯、戊四硝酯

硝酸异山梨酯（消心痛）和戊四硝酯属于长效硝酸酯类，它们作用较硝酸甘油弱，但较持久，舌下含化2～3分钟生效，持续2～3小时，可用于缓解心绞痛急性发作，但效果不如硝酸甘油可靠。口服15～30分钟起效，持续2～5小时，用于预防心绞痛发作。单硝酸异山梨酯是硝酸异山梨酯的活性代谢产物，作用和应用与硝酸异山梨酯相似。

二、β受体阻断药

普萘洛尔（propranolol）

[**药理作用**]

普萘洛尔因其对β受体的阻断作用，临床用于治疗心绞痛、心律失常和高血压等

多种疾病，本节只介绍其抗心绞痛作用。普萘洛尔可减少心绞痛发作的次数，增加患者的运动耐量，减少心肌耗氧量，改善缺血区代谢，缩小心肌梗死范围。其抗心绞痛作用机制如下：

1. 降低心肌耗氧量 普萘洛尔可使心率减慢，心脏舒张期延长；减弱心肌收缩力，降低血压，减少心脏做功，降低心肌耗氧量。这是此类药物抗心绞痛作用的主要机制。

2. 增加缺血区血液供应 使用普萘洛尔后减少了心肌耗氧量，通过冠脉血管的自身调节机制，非缺血区的血管阻力增高，而缺血区的血管则因缺氧呈代偿性扩张状态，促使血液更多地流向缺血区；同时心率减慢使心脏舒张期延长，增加冠脉的灌注时间，有利于提高缺血区的血液灌流。

3. 改善心肌代谢 心肌缺血时，肾上腺素分泌增加，使游离脂肪酸增多，其代谢时需消耗大量的氧，加重心肌缺血、缺氧的程度。普萘洛尔引起的脂肪分解，减少游离脂肪酸的生成，同时增加心肌缺血区对葡萄糖的摄取和改善葡萄糖的利用而加强糖代谢，使心肌耗氧量降低。

4. 改善冠脉循环 本类药物尚能抑制由二磷酸腺苷（ADP）、肾上腺素、胶原和凝血酶诱导的血小板聚集作用，有利于改善冠脉循环。

[临床应用]

普萘洛尔是治疗心绞痛的有效药物，但对不同类型的心绞痛具有不同的作用。

1. 主要治疗稳定型心绞痛 多用于对硝酸酯类不敏感或疗效差的稳定型心绞痛患者。比较适用于伴有心率快和高血压的心绞痛患者。与硝酸酯类药物合用能取长补短，提高疗效，减少不良反应，对控制稳定型心绞痛有良好疗效。但两者均可降压，对心绞痛不利，合用时应减少用量。普萘洛尔因阻断 β_2 受体有冠脉收缩倾向，故不宜用于变异型心绞痛。

2. 可治疗无禁忌证的不稳定型心绞痛 普萘洛尔可减少心肌耗氧量，改善冠脉血流量，增加缺血心肌的供血。

[不良反应及注意事项]

不良反应见本章第一节。长期用普萘洛尔治疗心绞痛应，不能突然停药，以免导致心绞痛复发，严重诱发心肌梗死。

三、钙通道阻滞药

本类药物是治疗心血管疾病的重要药物，可治疗高血压、心律失常、心绞痛等。临床用于治疗心绞痛的主要有硝苯地平、维拉帕米、地尔硫䓬、氨氯地平、普尼拉明及哌克昔林等。

[抗心绞痛作用及机制]

钙通道阻滞药通过阻滞心肌和血管平滑肌细胞 Ca^{2+} 通道，抑制 Ca^{2+} 内流，使心肌和血管平滑肌细胞内 Ca^{2+} 浓度降低，心肌收缩力减弱、血管扩张而产生抗心绞痛作用。

1. 降低心肌耗氧量 一方面，通过扩张外周血管，减轻心脏前后负荷，降低室壁张力；另一方面，抑制心肌收缩力，减慢心率从而降低心肌的耗氧量。

2. 增加心肌的血液供应 本类药物能扩张冠状血管，特别是对处于痉挛状态的冠状动脉有显著地扩张作用，从而增加心肌血液供应。此外，还可增加侧支循环，改善缺血区的供血供氧。

3. 抑制血小板聚集 钙通道阻滞药阻滞 Ca^{2+} 内流，降低血小板内 Ca^{2+} 浓度，抑制血小板聚集，有利于防治心绞痛。因为不稳定型心绞痛的发生与血小板黏附和聚集、冠状动脉血流量减少有关。

4. 保护缺血的心肌细胞 心肌缺血时，可增加细胞膜对 Ca^{2+} 的通透性，使细胞内 Ca^{2+} 积聚，特别是线粒体内 Ca^{2+} 超负荷，从而失去氧化磷酸化的能力，促使细胞死亡。钙通道阻滞药通过抑制细胞外 Ca^{2+} 内流，减轻缺血心肌细胞内 Ca^{2+} 含量，防止心肌细胞坏死，从而保护心肌。

[临床应用]

可用于各型心绞痛，治疗变异型心绞痛疗效显著，对急性心肌梗死也有效。硝苯地平对变异型心绞痛疗效最好，对稳定型心绞痛也有效。维拉帕米对稳定型心绞痛有效，对变异型心绞痛疗效差。地尔硫䓬对变异型、稳定型、不稳定型均可应用。

考点链接

下列哪个药是治疗变异型心绞痛的首选药

A. 硝酸甘油　　B. ACEI　　C. β 受体阻断药　　D. 钙拮抗药　　E. 肝素

解析与答案：变异型心绞痛主要是因为冠状动脉痉挛所致，以上药物中以钙拮抗药扩张冠状动脉的作用最为显著，故选 D。

联合应用钙通道阻滞药与 β 受体阻断药治疗心绞痛，可产生协同作用，特别是硝苯地平与 β 受体阻断药合用更安全，两者合用不但协同降低心肌耗氧量，且互相抵消各自缺点，硝苯地平可抵消 β 受体阻断药的冠脉收缩作用，而 β 受体阻断药可抵消硝苯地平引起反射性心率加快。对心绞痛伴高血压及运动时心率过快者最适宜。

第三节 抗心律失常药

心律失常是指由于心脏电活动异常，导致心脏冲动的节律、频率、传导速度或激动的次序异常。心律失常严重时心脏泵血功能发生障碍，影响全身器官的供血。心律失常按其发生原理，分为冲动形成异常和冲动传导异常两大类；按心率的快慢，可分为快速型和缓慢型，快速型心律失常包括房性和室性早搏、房颤、房扑、阵发性室上性心动过速、室性心动过速和心室颤动等；缓慢型心律失常包括窦性心动过缓、房室传导阻滞。药物治疗在抗心律失常方面发挥着重要作用，缓慢型心律失常主要用阿托品和异丙肾上腺素治疗，而快速型心律失常主要用本节所述及的药物治疗。

一、心律失常的电生理学基础

心脏活动有赖于心肌正常电活动，心肌细胞动作电位的整体协调平衡是心脏电活动正常的基础。正常心脏冲动起源于窦房结，经过心房、房室结、房室束、浦肯野纤维，最终到达心室肌，引起心脏的节律性收缩。心肌细胞动作电位包括除极和复极两个过程，按其发生顺序分为五个时相（图5-3）。

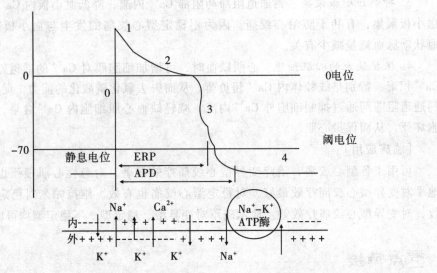

图5-3　心肌细胞膜电位与离子转运示意图

ERP：有效不应期；APD：动作电位时程

二、心律失常发生机制

1. 冲动形成异常

（1）窦性冲动异常　当窦房结发出的冲动每分钟超过100次或低于60次即为异常，分别引起窦性心动过速或窦性心动过缓，如窦房结发出的冲动不规则，则引起窦性心律不齐。

（2）异位冲动的产生　当冲动是从窦房结以外的心房、房室结区或心室发出的即为异位冲动。任何原因导致窦房结以外的心肌细胞自律性增高，均可产生异位冲动。而原来没有自律性的心肌细胞如心房、心室肌细胞，在病理状态下出现了异常自律性。如心肌缺血、药物、电解质紊乱等可导致自律性异常增高而形成心律失常。

某些情况下，心肌细胞在一个动作电位后产生一个提前的除极化，称为后除极。若后除极的振幅增高达到阈值，便可引起反复的激动，持续的反复激动将引起快速型心律失常。后除极有两种：①早后除极，是一种发生在完全复极之前的后除极，常发生在2、3相复极中，动作电位时程过度延长时易发生。延长动作电位时程的因素如药物、胞外低钾等有诱发早后除极的危险。②滞后除极，是细胞内钙超载时发生的在动作电位完全或接近完全复极时的一种短暂的振荡型除极。诱发滞后除极的因素有强心苷中毒、心肌缺血、细胞外高钾等。

2. 冲动传导异常

（1）单纯性传导障碍　包括传导减慢、传导阻滞。

　　（2）折返激动　折返是指一次冲动下传后，又可顺着另一环形通路折回再次兴奋原已兴奋过的心肌，是引发快速型心律失常的重要机制之一。产生折返的基本条件是：①心脏两个或多个部位的传导性与不应期各不相同，相互连接成一个闭合环。②其中一条通道发生单向阻滞。③另一条通道传导缓慢，使原先发生阻滞的通道有足够的时间恢复兴奋性。④原先阻滞的通道再次激动，从而完成一次折返激动。单次折返引起期前收缩，连续多次的折返激动可引起快速的心律失常。折返可分为功能性折返和解剖性折返两类。解剖性折返发生在房室结或房室间，表现为阵发性室上性心动过速；发生在心房内，表现为心房扑动或心房纤颤。而功能性折返在无明显解剖环路时即可发生，如急性心肌梗死后细胞间耦联改变所致的折返型室性心动过速。

　　折返形成机制见图 5 - 4。

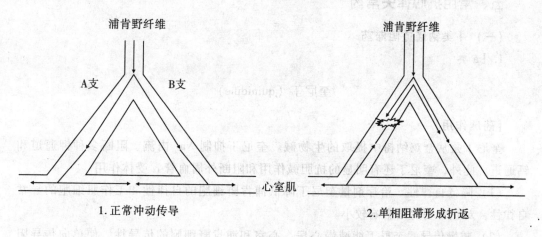

图 5 - 4　折返形成机制示意图

三、抗心律失常药的基本作用机制

　　目前抗心律失常药主要通过作用于心肌细胞的离子通道如阻滞钠通道、钾通道、钙通道，或拮抗交感神经效应，达到降低心肌异常的自律性、减少后除极、调节传导性或有效不应期、消除折返等，从而发挥抗心律失常作用。抗心律失常药影响心脏多种离子通道，故有潜在的致心律失常作用。

　　1. 降低自律性　抗心律失常药通过降低动作电位 4 相斜率、提高动作电位的发生阈值、增加静息电位绝对值、延长动作电位时程等方式降低异常自律性。

　　2. 减少后除极　钠通道或钙通道阻滞（如奎尼丁或维拉帕米）可减少滞后除极的发生，缩短动作电位时程的药物可减少早后除极的发生。

　　3. 消除折返　有些抗心律失常药可以通过改变膜反应性而改变传导性，终止或取消折返激动。如钙通道阻滞药和 β 受体阻断药可减慢房室传导，从而消除房室结折返所致的室上性心动过速。另有一些抗心律失常药可通过延长有效不应期终止或防止折返的发生。

四、抗心律失常药的分类

1. Ⅰ类钠通道阻滞药　根据复活时间的长短，又将本类药物分为三个亚类：

Ⅰa类：适度阻滞钠通道的药。代表药有奎尼丁、普鲁卡因胺等。

Ⅰb类：轻度阻滞钠通道的药。代表药有利多卡因、苯妥英钠等。

Ⅰc类：明显阻滞钠通道的药。代表药有氟卡尼、普罗帕酮等。

2. Ⅱ类β肾上腺素受体阻断药　代表药有普萘洛尔等。

3. Ⅲ类延长动作电位时程药　代表药有胺碘酮等。

4. Ⅳ类钙通道阻滞药　代表药有维拉帕米等。

五、常用抗心律失常药

（一）Ⅰ类钠通道阻滞药

1. Ⅰa类

奎尼丁（quinidine）

[药理作用]

奎尼丁是从金鸡纳树中提取的生物碱。奎尼丁抑制 Na^+ 内流、阻断多种钾通道和钙通道。此外，奎尼丁还有明显的抗胆碱作用和阻断外周血管 α 受体作用。

（1）降低自律性　治疗剂量奎尼丁降低浦肯野细胞的自律性和工作肌细胞的异常自律性，对正常窦房结影响较小。

（2）减慢传导　奎尼丁能减慢心房、心室和浦肯野细胞的传导性，使单向传导阻滞变为双向传导阻滞而消除折返。

（3）延长不应期　奎尼丁阻滞钾通道，抑制 K^+ 外流，延长心房、心室和浦肯野细胞的动作电位时程和有效不应期。

（4）对心电图的影响　奎尼丁减慢室内传导，心电图显示 Q－T 间期延长，易诱发早后除极而致心律失常。

[临床应用]

奎尼丁是广谱抗心律失常药。用于心房扑动、心房纤颤、室上性和室性心动过速的转复和预防，治疗频发室上性和室性期前收缩。

[不良反应]

最常见胃肠道反应，恶心、呕吐、腹泻等。血药浓度过高可出现"金鸡纳反应"，表现为头痛、耳鸣、腹泻、恶心、视物模糊症状。对心脏毒性较大，中毒浓度可致房室及室内传导阻滞，严重导致尖端扭转型心动过速。因阻断 α 受体可使血压下降；而抗胆碱作用可使窦性心动过速、加快房室传导，使心室率加快。因此用奎尼丁治疗心房颤动或心房扑动时，应先用强心苷、钙通道阻滞药或 β 受体阻断药以减慢房室传导，降低心室率，以免导致心室颤动。奎尼丁晕厥或猝死是偶见的严重不良反应，发作时突然意识丧失、四肢抽搐、呼吸停止等，一旦发生应立即采取人工呼吸、胸外心脏按压、电复律等抢救措施，可静滴异丙肾上腺素、阿托品等。

[用药注意事项]

药物相互作用：①奎尼丁与地高辛合用，使地高辛的肾清除率降低而增加其血药浓度；②奎尼丁与双香豆素、华法林合用，可竞争血浆蛋白结合，使后者抗凝作用增强。

普鲁卡因胺（procainamide）

[药理作用]

普鲁卡因胺是局麻药普鲁卡因的衍生物。普鲁卡因胺降低浦肯野纤维的自律性，减慢传导，使单向传导阻滞变为双向传导阻滞而终止折返。延长心房、心室和浦肯野纤维的动作电位时程和有效不应期。作用与奎尼丁相似而较弱，无明显抗胆碱和阻断 α 受体作用。

[临床应用]

适应证与奎尼丁相同，静脉注射或静脉滴注用于室上性和室性心律失常危急患者的抢救。

[不良反应]

口服有胃肠道反应，静脉给药可引起低血压。过敏反应较常见，可出现皮疹、药物热、白细胞减少、肌痛等。还可出现中枢不良反应如幻觉、精神失常等。长期应用有少数患者出现红斑狼疮综合征。血药浓度过高也可致尖端扭转型心动过速。

2. Ⅰb类

利多卡因（1idocaine）

[药理作用]

利多卡因主要作用于浦肯野纤维和心室肌，抑制钠离子内流，促进钾离子外流。心房肌细胞动作电位时程短，钠通道失活状态时间短，利多卡因作用弱，因此对房性心律失常疗效差。

（1）降低心肌自律性　治疗量选择作用于浦肯野纤维，促进 4 相自动除极钾离子外流，同时轻度抑制钠离子内流，使浦肯野纤维 4 相除极速率降低；从而降低其自律性。

（2）改善传导性　治疗量的利多卡因对浦肯野纤维动作电位 0 相上升速率影响较小，不影响传导性。然而，当心肌缺血时利多卡因能明显抑制浦肯野纤维动作电位 0 相上升速率，减慢传导。而当静息膜电位下降是血钾降低或部分牵张浦肯野纤维引起的，利多卡因可促进钾外流而升高静息膜电位，从而加速传导，消除传导阻滞，有利于终止折返性心律失常。

（3）相对延长有效不应期　利多卡因促进动作电位 3 相复极时钾离子外流，使复极过程加快，所以能缩短浦肯野纤维和心室肌的动作电位时程和有效不应期，但缩短动作电位时程更为显著，而使有效不应期相对延长，有利于消除折返。

[体内过程]

首关消除明显，生物利用度低，口服无效，只能注射给药。静脉注射 1 ~ 2 分钟显效，但因消除快，维持时间短，需静脉滴注维持作用。约 70% 与血浆蛋白结合，几乎全部经肝脏代谢，血浆半衰期为 2 小时。

[临床应用]

利多卡因主要用于治疗室性心律失常，尤其是心脏手术、心导管术、急性心肌梗死、强心苷中毒引起的室性心动过速或心室颤动，为首选药。

[不良反应]

肝功能不良患者静脉注射过快，可出现头昏、嗜睡或激动不安、感觉异常等。剂量过大可引起心率减慢、房室传导阻滞和低血压。眼球震颤是利多卡因中毒的早期症状。

[用药注意事项]

心衰、肝功能不全者长期滴注后可产生药物蓄积，儿童或老年人应适当减量。西咪替丁和普萘洛尔可增加利多卡因的血药浓度。Ⅱ、Ⅲ度房室传导阻滞患者禁用。

苯妥英钠（phenytoin sodium）

[药理作用]

苯妥英钠作用与利多卡因相似，抑制钠离子内流和促进钾离子外流，抑制浦肯野纤维 4 相自发除极速率，降低其自律性。也能与强心苷竞争 $Na^+ - K^+ - ATP$ 酶，抑制强心苷中毒所致的滞后除极。

[临床应用]

主要用于治疗室性心律失常，特别对强心苷中毒引起室性心律失常有效。亦可用于心肌梗死、心脏手术、心导管术等所引发的室性心律失常。

[不良反应]

苯妥英钠快速静注容易引起低血压，高浓度可引起心动过缓、传导阻滞甚至心脏停搏。中枢不良反应常见有头昏、眩晕、震颤、共济失调等，严重者出现呼吸抑制。

[用药注意事项]

①肝药酶抑制剂异烟肼、氯霉素、西咪替丁可抑制苯妥英钠的代谢，增高其血药

浓度。②肝药酶诱导剂抗癫痫药卡马西平可加快苯妥英钠的代谢。③苯妥英钠能加速奎尼丁、美西律、地高辛、茶碱、雌激素和维生素 D 的代谢。④禁忌证：窦性心动过缓及Ⅱ、Ⅲ度房室传导阻滞者禁用；有致畸作用，孕妇禁用。低血压或心肌抑制时慎用。

美西律（mexiletine）

美西律电生理作用与利多卡因相似。本药口服吸收迅速而完全，口服后 3 小时血药浓度达峰值，作用维持 8 小时，半衰期约 12 小时，生物利用度为 90%。用于室性心律失常，特别对心肌梗死后急性室性心律失常有效。不良反应与剂量相关，可出现胃肠道不适，长期口服有神经症状，如震颤、共济失调、复视、精神失常等。房室传导阻滞、窦房结功能不全、心室内传导阻滞、癫痫病史、低血压或肝病者慎用。

3. Ⅰc 类

普罗帕酮（propafenone）

[药理作用]

（1）主要作用于浦肯野纤维，明显抑制钠离子内流，减慢传导速度，延长动作电位时程和有效不应期，从而降低自律性、消除折返。

（2）普罗帕酮化学结构与普萘洛尔相似，有弱的 β 受体阻断作用。

（3）减慢传导的作用超过延长动作电位时程和有效不应期的程度，易引起折返而有致心律失常作用。

[临床应用]

可用于防治室性或室上性心动过速心律失常，包括室上性和室性期前收缩、室上性或室性心动过速等。

[不良反应]

消化道反应常见恶心、呕吐、味觉改变等。心血管系统不良反应常见房室传导阻滞，加重充血性心衰。因有 β 受体拮抗作用，有导致窦性窦性心动过缓和诱发支气管痉挛的可能。还可引起体位性低血压。

[用药注意事项]

肝肾功能不全时应减量，心电图 QRS 延长超过 20% 以上或 Q－T 间期明显延长者，宜减量或停药。不宜与其他抗心律失常药合用，以免抑制心脏。

（二）Ⅱ类 β 肾上腺素受体阻断药

普萘洛尔

[药理作用]

普萘洛尔可竞争性地阻断 β 受体，大剂量时具有膜稳定用，抑制 Na^+ 内流，而产生抗心律失常作用。

1. 降低自律性　普萘洛尔阻断 β 受体，降低窦房结、心房和浦肯野纤维自律性，在运动及情绪激动时作用明显。

2. 减慢传导 血药浓度超过 100mg/ml 时，具有膜稳定作用，可降低 0 相上升速率，减慢房室结及浦肯野纤维的传导速度。

3. 延长房室结有效不应期 治疗浓度能缩短浦肯野纤维的动作电位时程和有效不应期，高浓度则延长之。对房室结的有效不应期有明显的延长作用。

4. 能减少儿茶酚胺所致的滞后除极，防止触发活动。

[临床应用]

主要用于室上性心律失常。对于交感神经兴奋性过高、甲状腺功能亢进及嗜铬细胞瘤等引起的窦性心动过速效果良好。心肌梗死患者应用本品，可减少心律失常的发生，缩小心肌梗死范围，降低死亡率。普萘洛尔还可用于运动或情绪变动所引发的室性心律失常，减少肥厚型心肌病所致的心律失常。与强心苷或地尔硫䓬合用，对控制心房颤动、心房扑动及阵发性室上性心动过速时的心室率过快有较好的疗效。

[不良反应]

本药可致窦性心动过缓、房室传导阻滞，并可能诱发心力衰竭和哮喘、低血压、精神压抑、记忆力减退等。长期应用对脂类代谢和糖代谢有不良影响。突然停药可产生反跳现象。

[用药注意事项]

西咪替丁使普萘洛尔的清除率显著降低，易导致毒性反应。禁用于心动过缓、房室传导阻滞、支气管哮喘等。高脂血症、糖尿病患者应慎用。

（三） Ⅲ类延长动作电位时程药

胺碘酮 （amiodarone）

[药理作用]

胺碘酮化学结构与甲状腺素相似，具有广泛的药理作用，其抗心律失常及毒性反应与其作用于细胞核甲状腺素受体有关。抗心律失常作用有广谱、高效、长效等特点。

1. 降低自律性、减慢传导 胺碘酮抑制 Na^+、Ca^{2+} 通道，降低异位起搏点自律性；减慢心房、窦房结、浦肯野纤维传导。

2. 延长不应期 胺碘酮对多种钾通道有抑制作用，明显延长动作电位时程和有效不应期。

3. 胺碘酮有非竞争性拮抗 α、β 肾上腺素能受体作用和舒张血管平滑肌作用，能扩张冠状动脉，增加冠脉流量，减少心肌耗氧量。

胺碘酮无翻转使用依赖性。翻转使用依赖性是指心率快时药物延长动作电位时程的作用不明显，而心率慢时却使动作电位时程明显延长。该作用易诱发尖端扭转型室性心动过速。

[临床应用]

胺碘酮是广谱抗心律失常药，可用于室上性和室性心动过速。对心房扑动、心房纤颤和室上性心动过速效果好，对预激综合征效果更好；对传统药物治疗无效的室上性心律失常、室性心动过速、室性期前收缩亦有效。

[不良反应]

1. 心脏反应 常见窦性心动过缓、房室传导阻滞及 Q-T 间期延长，偶见尖端扭转型室性心动过速。

2. 影响甲状腺功能 因其含有碘，长期应用可致甲状腺功能亢进；另外胺碘酮能抑制外周 T_4 向 T_3 转化，少数患者可发生甲状腺功能减退。

3. 其他 长期应用可见角膜褐色微粒沉着，一般不影响视力，停药后可逐渐消失。个别患者出现间质性肺炎或肺纤维化。可引起光敏性皮炎。神经毒性表现为震颤、共济失调、头痛等。

[用药注意事项]

西咪替丁与胺碘酮合用可使胺碘酮的血药浓度增加，利福平则可降低胺碘酮的血药浓度。长期应用必须定期监测肺功能和血清 T_3、T_4。

禁忌证：房室传导阻滞及 Q-T 间期延长者禁用。

（四）Ⅳ类钙通道阻滞剂

维拉帕米 （verapamil）

[药理作用]

维拉帕米主要阻滞钙通道，也抑制钾通道。

1. 降低自律性 降低窦房结自律性及缺血时心房、心室和浦肯野纤维的异常自律性，减少或取消后除极所引发的触发活动。

2. 减慢传导性 减慢窦房结、房室结传导性，此作用除可终止房室结折返，尚能防止心房扑动、心房纤颤引起的心率加快。

3. 延长不应期 延长窦房结、房室结的有效不应期，大剂量延长浦肯野纤维的动作电位时程和有效不应期。

[临床应用]

维拉帕米主要用于治疗室上性和房室结折返引起的心律失常。是治疗阵发性室上性心动过速首选药。

[不良反应]

口服可出现便秘、腹胀、腹泻、头痛、瘙痒等。静脉给药可引起血压降低、暂时窦性停搏。

[用药注意事项]

维拉帕米不宜与 β 受体阻断药和地高辛合用，与 β 受体阻断药普萘洛尔合用可导致严重的低血压和心动过缓；与地高辛合用可发生严重的房室传导阻滞。

禁忌证：Ⅱ、Ⅲ度房室传导阻滞、心功能不全、心源性休克患者禁用，老年人、肾功能不良者慎用。

第四节 治疗心力衰竭的药物

心力衰竭（HF）是由各种心脏病导致心功能不全的一种临床综合征。绝大多数情况下是指心肌收缩力减弱使心排血量减少，导致器官、组织供血不足，不能满足机体代谢的需要，同时出现体循环和（或）肺循环瘀血的表现。少数情况下心肌收缩力尚可维持正常心排血量，但由于异常增高的左心室充盈压，导致肺静脉回流受阻，肺循环瘀血，称舒张型心力衰竭，常见于冠心病、高血压心脏病心功能不全早期或原发性肥厚型心肌病。心力衰竭时常伴有体循环和（或）肺循环被动充血，故称为充血性心衰（CHF）。

治疗心衰的目标一方面是缓解症状，改善血流动力学变化；另一方面是防止并逆转心室肥厚，延长患者生存期，降低死亡率和改善预后。

一、心力衰竭的病理生理学

（一）心力衰竭时心肌功能和结构的变化

1. **心肌功能变化** 出现两种改变，收缩功能障碍和舒张功能障碍。前者表现为心肌收缩力减弱，心输出量减少，组织器官灌注不足，收缩功能障碍型心衰可用正性肌力药、ACEI 治疗，不宜用 β 受体阻断药。后者表现为心室的充盈异常，心室舒张受限和不协调，心室顺应性降低，心输出量减少，心室舒张末期血压增高，体循环和（或）肺循环瘀血，其射血分数下降不明显甚至可以维持正常，对正性肌力药疗效差，可用 β 受体阻断药、ACEI 治疗。

2. **心脏结构变化** 在心衰发病过程中，心肌长期处于超负荷状态，心肌缺血、缺氧、肌细胞能量生成障碍，心肌过度牵张，心肌细胞内钙超载等病理生理改变引发心肌细胞肥大、凋亡，心肌细胞外基质堆积，胶原量增加，胶原网受到破坏，心肌组织纤维化等，使心肌组织发生重构，表现为心肌肥厚、心脏扩大、心脏的收缩功能和舒张功能障碍。

（二）心衰时神经内分泌变化

1. **交感神经系统激活** 心衰时心肌收缩力减弱，心输出量减少，反射性引起交感神经系统活性增高。这种交感神经系统激活在心衰早期可起到一定的代偿作用，但长期的交感神经系统激活可使心肌后负荷和耗氧量增加，促进心肌肥厚，诱发心律失常甚至猝死。高浓度的去甲肾上腺素尚可直接导致心肌细胞凋亡、坏死，使病情恶化。

2. **肾素–血管紧张素–醛固酮系统（RASS）激活** 心衰时，肾血流量减少，激活了 RASS，在心衰早期也起到一定的代偿作用，长期的 RASS 激活，使全身小动脉强烈收缩，促进肾上腺皮质释放醛固酮而导致水钠潴留、低钾，增加心脏负荷加重心衰，RASS 的激活可促进多种生长因子基因的表达，促进细胞生长，促原癌基因表达及增加细胞外基质合成，从而引起心肌肥厚、心室重构。

3. **精氨酸加压素（AVP）增多** 心衰时患者血中 AVP 含量增加，AVP 通过特异受体（V_1）与 G 蛋白偶联，激活磷脂酶 C（PLC），产生 IP_3 和 DAG，使血管平滑肌细胞内钙离子增加而收缩血管，增加心脏负担。

4. **血液及心肌组织内皮素（ET）增多** 心衰时多种刺激因素如低氧、氧自由基、Ang Ⅱ 等都能促使心内膜产生内皮素，产生强烈的收缩血管作用和正性肌力作用。内皮素还有明显的促生长作用而引起心室重构。

心衰时心房利钠肽（ANP）和脑利钠肽（BNP）、肾上腺髓质素分泌增多，产生舒血管、减少水钠潴留等对改善心衰病理变化有益的作用。

心力衰竭的病理生理过程及药物作用环节（图5-5）。

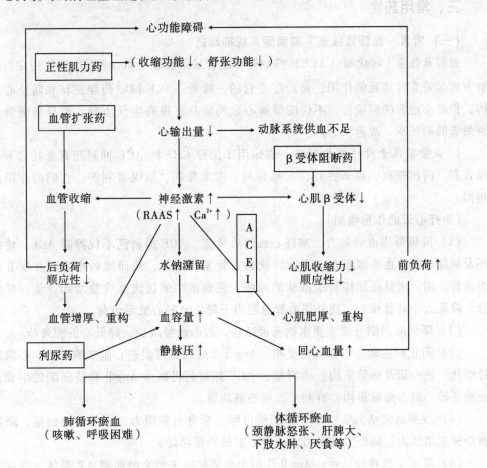

图5-5 心力衰竭的病理生理过程及药物作用环节

二、治疗心衰药物分类

根据药物作用及作用机制，将治疗心衰的药分为六类：

1. 肾素－血管紧张素－醛固酮系统抑制药

（1）血管紧张素Ⅰ转化酶抑制药 卡托普利等。

（2）血管紧张素Ⅱ受体拮抗药 氯沙坦。

（3）醛固酮拮抗药 螺内酯。

2. 利尿药 呋塞米、氢氯噻嗪。

3. β受体阻断药 美托洛尔、卡维地洛等。

4. 正性肌力药

（1）强心苷类药 地高辛。

（2）非苷类正性肌力药 米力农、维司力农。

5. 扩血管药　硝普钠、硝酸异山梨酯、肼屈嗪、哌唑嗪等。

6. 钙通道阻滞药　氨氯地平。

三、常用药物

（一）肾素－血管紧张素－醛固酮系统抑制药

血管紧张素Ⅰ转化酶（ACE）抑制药和血管紧张素Ⅱ受体（AT₁）拮抗药在治疗心衰方面起着非常重要的作用，是治疗心衰的一线药。ACE抑制药能逆转和防止心肌重构，提高心血管的顺应性，不仅能缓解心衰的症状、提高生活质量，而且显著降低心衰患者的病死率、改善预后。

1. 血管紧张素转化酶抑制药　临床用于治疗 CHF 的 ACE 抑制药有卡托普利、依那普利、西拉普利、福辛普利、贝那普利、雷米普利、培哚普利等，它们的作用基本相似。

[治疗心衰的作用机制]

（1）降低外周血管阻力，减轻心脏的后负荷　ACE 抑制药不仅抑制 ACE，使体循环及局部组织中血管紧张素Ⅰ不能转化为血管紧张素Ⅱ，从而减弱血管紧张素Ⅱ的收缩血管作用；而且还能抑制缓激肽的降解，使血液中的缓激肽含量增加，从而扩张血管，降低大小动脉张力，使外周血管总阻力下降，减轻心脏后负荷。

（2）降低醛固酮分泌　使水钠潴留减轻，回心血量减少，降低心脏前负荷。

（3）阻止或逆转心肌和血管重构　AngⅡ及醛固酮可促进心肌细胞增生、心肌间质纤维化、使心肌及血管重构。小剂量的 ACE 抑制药可减少 AngⅡ和醛固酮的生成，阻止或逆转心脏与血管重构，有利于改善心脏功能。

（4）改善血流动力学　ACE 抑制药可降低全身血管阻力，增加心搏出量，降低左室舒张末期压力，降低室壁张力，改善心脏的舒张功能。

（5）降低交感神经活性　AngⅡ作用于交感神经末梢突触前膜 AT₁受体，促进去甲肾上腺素释放，并可促进交感神经节的神经传递功能。AngⅡ也可作用于中枢神经系统的 AT，受体，促进中枢交感神经的神经冲动传递，进一步加重心肌负荷及心肌损伤。ACE 抑制药可通过抗交感神经作用改善心脏功能：ACE 抑制药能恢复下调的 β 受体的数量，增加 Gs 蛋白量而增强腺苷酸环化酶的活性，直接或间接降低血中儿茶酚胺和精氨酸加压素的含量，提高副交感神经张力。

[临床应用]

用于治疗各种心衰，收缩功能障碍型及舒张功能障碍型心衰均可用。

[不良反应及用药注意事项]

详见本章第一节。

2. 血管紧张素Ⅱ受体拮抗药　本类药物可直接阻断 AngⅡ与其受体的结合，产生拮抗作用。因拮抗 AngⅡ的促生长作用，也能预防及逆转心血管的重构。

本类药物常用的有氯沙坦、缬沙坦及厄贝沙坦。本类药物对 CHF 的作用与 ACE 抑制药相似，不良反应较少，不易引起咳嗽、血管神经性水肿等。常作为对 ACE 抑制药不耐受者的替代品。

3. 抗醛固酮药

螺 内 酯

充血性心衰患者血中醛固酮浓度明显升高，大量的醛固酮除了保钠排钾，还有明显的促生长作用，导致心血管重构，使心衰加重。此外，醛固酮还可阻止心肌摄取递质 NA，使 NA 浓度升高，诱发冠状动脉痉挛和心律失常，增加心衰时室性心律失常和猝死的可能性。

螺内酯具有拮抗醛固酮作用。临床研究表明，在常规治疗心衰的基础上，加用螺内酯可明显降低充血性心衰的病死率，防止左室肥厚，改善血流动力学和临床症状。单用螺内酯治疗心衰疗效差，一般与 ACE 抑制药合用，可同时降低 Ang Ⅱ 及醛固酮水平，提高治疗效果。

（二）利尿药

利尿药在治疗心衰中起着重要的作用，目前仍作为一线药广泛用于各种心衰的治疗。

[治疗心衰的作用机制]

利尿药的主要作用机制是抑制肾小管的重吸收，促进钠、水排出，减少血容量，降低心脏的前负荷，改善心功能；同时，降低静脉压，缓解体循环和肺瘀血引起的水肿。

[临床应用]

利尿药可用于治疗各种 CHF 患者。不同利尿药的选择取决于 CHF 的病情，轻度 CHF 可选用噻嗪类利尿药，如氢氯噻嗪、环戊噻嗪，可间断应用，每周 2～4 次。对严重的 CHF，尤其是急性左心功能不全、肾小球滤过率低于每分钟 30ml 时，噻嗪类反应欠佳或无效，可选用强效利尿药静脉注射，如呋塞米、布美他尼等。严重的 CHF 患者因伴有高醛固酮血症，应选用具有抗醛固酮作用的保钾利尿药，如螺内酯不仅能减少钾离子的排出，还能减少心肌钾离子的外流，对预防强心苷中毒引起的心律失常有一定的意义。

[不良反应]

主要是水电解质紊乱，大剂量利尿药可减少有效循环血量，降低心排血量，并可引起反射性交感神经兴奋，加重组织器官灌注不足，加重心衰。

排钾利尿药易引起低血钾，诱发心律失常，特别是与强心苷合用更容易诱发强心苷中毒，导致心律失常。

[用药注意事项]

用药期间应注意监测血钾，使用排钾利尿药应适当地补钾或合并使用具有保钾利尿药。

（三）β 受体阻断药

心衰时应用 β 受体阻断药虽有抑制心肌收缩力，加重心衰的可能，但自 20 世纪 70 年代中期应用 β 受体阻断药治疗充血性心衰有效后，对卡维地洛、比索洛尔、美托洛尔的临床试验证明，长期应用可以改善 CHF 的症状，提高射血分数，改善患者生活质量，降低死亡率。目前已被推荐作为治疗慢性心衰的常规用药。

[治疗心衰的作用机制]

1. 拮抗交感、肾素活性　在 CHF 的进程中，交感神经系统与 RASS 被激活，高浓度儿茶酚胺和 AngⅡ可直接损伤心肌，同时使心肌细胞表面的 β 受体下调。β 受体阻断药，一方面可阻断交感神经张力及儿茶酚胺对心肌的毒性作用，从而保护心肌。另一方面 β 受体阻断药还可通过减少肾素分泌，抑制肾素 - 血管紧张素 - 醛固酮系统的活性，防止高浓度的 AngⅡ对心肌的损害。此外，β 受体阻断药可上调 β 受体数量，恢复其信号转导能力，改善 β 受体对儿茶酚胺的敏感性。

考点链接

有一患者因心慌、气促、咳嗽，不能平卧而入院，经诊断为急性左心衰肺水肿，请问应立即使用什么药来改善患者的症状

A. 地高辛　　B. 呋塞米　　C. 卡托普利　　D. 普萘洛尔　　E. 氢氯噻嗪

解析与答案：患者心慌、气促、咳嗽，不能平卧是因为出现了肺水肿，强效利尿药呋塞米除了有强大的利尿作用，迅速减低血容量，减轻心脏负荷外，还能扩张外周血管，降低外周阻力，减少回心血量，从而减轻左心负荷，减轻肺水肿。地高辛、卡托普利虽然也能改善心衰症状，但显效较慢；而氢氯噻嗪为中效利尿药，对轻中度水肿疗效较好，但对肺水肿疗效差。普萘洛尔禁用于急性左心衰，故选 B。

2. 抗心肌缺血及抗心律失常　β 受体阻断药具有明显的抗心肌缺血及抗心律失常作用，可预防 CHF 伴发的心律失常，改善预后，降低 CHF 患者猝死的发生率。

[临床应用]

β 受体阻断药主要用于治疗扩张型心肌病及缺血性 CHF 者。长期用药可阻止症状恶化、改善心功能，降低猝死及心律失常的发生率。

[用药注意事项]

1. 用药初期可使心率减慢、充盈压上升、心输出量减少，使心功能恶化，故应从小剂量开始，逐渐增加至患者既能耐受又不加重病情的剂量。

2. 改善心功能需长期用药，一般平均用药 3 个月。

3. 应与其他治疗心衰的药合用以提高疗效。

4. 对舒张功能障碍型心衰疗效较好，对收缩功能障碍型心衰疗效差。

（四）强心苷（cardiac glycosides）

强心苷是一类具有强心作用的苷类化合物，包括毛花苷 C（cedilanid）、地高辛（digoxin）、洋地黄毒苷（digitoxin）、毒毛花苷 K（strophanthin K）等药物。

[药理作用及机制]

1. 对心脏的作用

（1）正性肌力作用　强心苷选择性作用于心脏，加强心肌收缩力。其正性肌力作用有三个显著特点：一是缩短收缩期，相对延长舒张期，不但使心肌收缩有力而敏捷，而且使心脏得以充分休息。二是可增加衰竭心脏输出量，既减轻室壁张力，又缓解动

脉系统供血不足的症状。三是不增加心肌耗氧量，甚至降低心肌耗氧量。强心苷可使心肌收缩力增强，心肌耗氧量增多，但这种正性肌力作用使射血时间缩短，心室内残余血量减少，心室容积缩小，室壁张力下降以及负性频率的综合作用，心肌总耗氧量并不增加。这是强心苷类有别于儿茶酚胺类药物的显著特点。

作用机制：目前认为，强心苷与心肌细胞膜上的强心苷受体 $Na^+ - K^+ - ATP$ 酶结合并抑制其活性，导致钠泵失灵，使细胞内 Na^+ 量增加，K^+ 减少，通过 $Na^+ - Ca^{2+}$ 双向交换机制，或使 Na^+ 内流减少，Ca^{2+} 外流减少；或使 Na^+ 外流增多，Ca^{2+} 内流增多，最终导致心肌细胞内 Ca^{2+} 增加，心肌收缩力加强。

（2）负性频率即减慢心率 治疗量的强心苷对心功能不全伴有心率加快者，可显著减慢心率。其减慢心率作用继发于正性肌力作用，由于心肌收缩力加强和心排出量增多，反射性引起迷走神经兴奋而使心率减慢。强心苷类还可增强心肌对迷走神经的敏感性性从而产生负性频率作用。因此，强心苷过量所致的心动过缓和传导阻滞可用阿托品对抗。

（3）对心肌电生理特性的影响 强心苷对心肌传导组织的影响是复杂的，依作用部位和用药剂量的不同而不同。在治疗剂量下对窦房结、房室传导及心房的作用，可降低窦房结的自律性，减慢房室传导速度及缩短心房有效不应期。

2. 对血管的作用 强心苷能直接收缩血管平滑肌，使外周阻力上升，这一作用与交感神经系统及心排血量的变化无关。但 CHF 患者用药后，因交感神经活性降低的作用超过直接收缩血管的效应，因此血管阻力下降、心排血量及组织灌流量增加、动脉血压不变或略升。

3. 对神经内分泌系统的作用 中毒剂量的强心苷可兴奋延髓极后区催吐化学感受区引起呕吐；可兴奋交感神经中枢，使外周交感神经兴奋，导致快速型心律失常；可兴奋脑干副交感神经中枢，使心率减慢。强心苷还可抑制肾素－血管紧张素系统，降低血浆肾素活性，进而减少血管紧张素Ⅱ及醛固酮的分泌，对心功能不全时过度激活的肾素－血管紧张素系统产生拮抗作用。

4. 利尿作用 强心苷的利尿作用机制，一方面是强心苷改善心功能后，使肾血流量增加，肾小球滤过增多，使尿量增加；另一方面是强心苷可直接抑制肾小管 $Na^+ - K^+ - ATP$ 酶，减少肾小管对 Na^+ 的重吸收，促进水钠排出，产生利尿作用。

［体内过程］

强心苷类药因化学结构相似，作用性质相同，但因侧链的差异，使它们的体内过程不同。洋地黄毒苷脂溶性高，口服吸收完全，大多数经肝脏代谢后经肾脏排泄，也有相当一部分经胆道排出形成肝肠循环，血浆半衰期 5～7 天，故作用时间较长，属于长效类。地高辛口服生物利用度个体差异大，大多数以原形经肾排泄，半衰期 33～36 小时，属于中效类。毛花苷 C 及毒毛花苷 K 口服不吸收，需注射给药，显效快，绝大多数以原形从肾排泄，维持时间短，属于速效类。强心苷类药体内过程比较见表 5-1。

［临床应用］

1. 治疗心力衰竭 主要用于以收缩功能障碍为主，对利尿药、ACE 抑制药、β 受体阻断药疗效欠佳者。对不同原因所致的心衰疗效不一：对伴有心房纤颤和心室率快的心衰疗效最好；对某些先天性心脏病、心瓣膜病、风湿性心脏病（高度二尖瓣狭窄除外）、冠心病、高血压性心脏病等所致心衰疗效较好；对肺源性心脏病、活动性心肌炎、严重心肌损伤所致心衰疗效较差，且容易中毒；对严重二尖瓣狭窄、缩窄性心包炎基本无效；对舒张功能障碍型心衰，扩张型心肌病、心肌肥厚者不宜用。

表5-1 常用强心苷类药体内过程比较

分 类	药 物	口服吸收率（%）	蛋白结合率（%）	肝肠循环（%）	主要消除方式	血浆半衰期
慢效	洋地黄毒苷	90～100	97	26	肝代谢	5～7 天
中效	地高辛	50～80	25	7	肾排泄	33～36 小时
速效	毒毛花苷K	3～10	5	少	肾排泄	21 小时

2. 治疗某些心律失常

（1）心房颤动 心房颤动的主要危害是心室率过快，强心苷能抑制房室传导，使较多的冲动不能通过房室结下传到心室而隐匿在房室结中，减慢心室率，增加心输出量，改善循环障碍。但多数患者不能终止心房纤颤。

（2）心房扑动 心房扑动时冲动更容易传入心室，导致心室率过快。强心苷可不均一地缩短心房的有效不应期，使心房扑动转为心房颤动，更好地抑制房室传导，从而减慢心室率。有部分病例在转为心房颤动后，停用强心苷可能恢复窦性节律。因为此时停用强心苷就等于取消它的缩短心房不应期的作用，即心房有效不应期延长，使折返冲动落在不应期内而消除折返，窦性节律即可恢复。

（3）阵发性室上性心动过速 强心苷通过反射性兴奋迷走神经，降低心房的兴奋性而使阵发性室上性心动过速得以终止。在采用压迫颈动脉窦等方法未奏效时，可使用强心苷治疗。但必须注意强心苷禁用于室性心动过速。

考点链接

强心苷治疗心衰的主要适应证是
A. 高度二尖瓣狭窄诱发的心衰
B. 肺源性心脏病引起的心衰
C. 由瓣膜病、高血压、先天性心脏病引起的心衰
D. 贫血性心脏病诱发的心衰
E. 甲状腺功能亢性心脏病诱发的心衰

解析与答案：强心苷对不同原因所致的慢性心功能不全疗效不同：对高血压病、轻度瓣膜病、先天性心脏病引起的低输出量心功能不全疗效较好；对瓣膜病伴有心房颤动而室率过快者，效果最好；对严重贫血、继发性甲状腺功能亢进、维生素B₁缺乏症引起的心功能不全疗效较差；对缩窄性心包炎、严重二尖瓣狭窄引起的心功能不全疗效差，甚至无效；对肺源性心脏病、严重心肌损伤、活动性心肌炎引起的心功能不全，应用强心苷不仅疗效差，且易发生中毒，故选C。

[不良反应]

强心苷安全范围小，一般治疗量已接近中毒量的60%，且个体差异较大，容易发生中毒。

1. 强心苷的毒性反应

（1）胃肠道反应　是最常见的早期中毒症状，可见厌食、恶心、呕吐及腹泻等。剧烈呕吐可因丢钾而引起强心苷中毒，应减量或停药。

（2）中枢神经系统反应　可见眩晕、头痛、失眠、疲倦及谵妄等症状。黄视、绿视及视力不佳的症状，可能与强心苷分布于视网膜有关。视觉障碍属中毒先兆，是停药的指征。

（3）心脏反应　是强心苷最严重，也是最危险的不良反应。表现为出现各种类型的心律失常：①快速型心律失常：以室性早搏为最常见，也可出现二联律、三联律、室性心动过速甚至心室颤动。②缓慢型心律失常：可引起窦性心动过缓、房室传导阻滞。

2. 中毒的防治

（1）预防　首先应明确中毒先兆，可根据临床症状及心电图的改变作初步诊断；有条件者可测定强心苷的血药浓度有助于及早发现中毒。要注意诱发中毒的各种因素，如低血钾、低血镁、高血钙、心肌缺氧、肾功能不全等，尤其要注意防止低血钾的出现。用药过程严密观察有无中毒先兆，如出现频发性室性早搏、二联律、窦性心动过缓（心率低于60/min）、色觉异常等症状，都应及时停用强心苷及排钾利尿药。

（2）治疗　一旦出现中毒应及时停药，纠正心律失常。对快速型心律失常，血钾低、轻度心律失常者可口服或静脉滴注氯化钾；重者使用苯妥英钠或利多卡因治疗。对缓慢型心律失常如窦性心动过缓和房室传导阻滞可选用阿托品治疗，禁止补钾。对极严重的地高辛中毒者可用地高辛抗体Fab片段静脉注射，可达明显效果。

[给药方法]

1. 经典给药方法　此给药方法分为两步。第一步，先给全效量（又称洋地黄化量）即在短期内给予足量的强心苷使其充分显效。第二步，再给维持量，即逐日给予补充每日消除的剂量以维持疗效。依据患者的病情，全效量的给法又可分为速给法和缓给法。速给法是指24小时内给全效量，适用于病情急、重患者，一般选用毒毛花苷K。缓给法是指2～3天给全效量，适用于慢性轻症患者，一般选用地高辛，洋地黄毒苷。

2. 逐日给恒定剂量疗法　对病情不急者，每日给予维持量的地高辛，经4～5个半衰期，可能使血药浓度达到稳态而发挥疗效。目前已广泛采用此给药方法，可明显降低毒性反应的发生率。

[用药注意事项]

药物相互作用：①强心苷与排钾利尿药合用，可导致低血钾而易诱发中毒，故与排钾利尿药合用时应根据患者肾功能状态适宜地补钾。②地高辛与钙通道阻滞药维拉帕米、抗心律失常药胺碘酮合用时，可使地高辛血药浓度提高。如地高辛与维拉帕米合用，可使地高辛的血药浓度升高70%，引起缓慢型心律失常等，应减少地高辛用量的50%。③地高辛与奎尼丁合用时，能使90%患者的地高辛血药浓度提高一倍，合用时应酌情减少地高辛用量的1/3～1/2，否则容易中毒。④考来烯胺、新霉素在肠中与地高辛结合，妨碍其吸收。⑤拟肾上腺素药可提高心肌自律性，使心肌对强心苷的敏感性增强，易导致强心苷中毒。

（五）非强心苷类正性肌力药

1. β受体激动药　β受体激动药因可激动心肌的β受体，使心脏兴奋，也能产生正性肌力作用。但充血性心衰时，心肌对儿茶酚胺类药物及β受体激动药的敏感性降低，易引起心率加快，心肌耗氧量增加而加重心衰。因此，β受体激动药不宜用于充血性心衰的常规治疗，主要用于强心苷疗效不佳或禁忌证者，适用于伴有心率减慢或房室传导阻滞者。

多巴酚丁胺（dobutamine）

多巴酚丁胺选择性地激动心脏 $β_1$ 受体，使心肌收缩力增强，心输出量增加，对心率影响较小，改善心脏泵血功能。对 $β_2$ 受体也有一定的激动作用，轻度扩张外周血管，降低心脏后负荷；并能使肾血流量增加，尿量增多，有利于改善心衰。

主要用于对强心苷反应不佳的严重左心室功能不全和心肌梗死后心功能不全。

2. 磷酸二酯酶抑制药（PDEI）　磷酸二酯酶Ⅲ（PDE－Ⅲ）是 cAMP 的降解酶，磷酸二酯酶抑制药通过抑制 PDE－Ⅲ，使 cAMP 降解减少，从而提高心肌细胞内 cAMP 的含量，cAMP 激活蛋白激酶，使钙通道磷酸化而促进 Ca^{2+} 内流，增强心肌收缩力。另外，cAMP 还能扩张动脉、静脉，降低心脏前后负荷，降低心肌耗氧量。因此，磷酸二酯酶抑制药具有正性肌力和扩血管双重作用，可以缓解充血性心衰的症状。但因对其能否降低心衰患者的病死率尚有争论，故目前主要用于心衰时短期支持疗法，尤其适用于对强心苷、利尿药及血管扩张药疗效不佳者。

氨力农（amrinone）

氨力农是最早应用的 PDE－Ⅲ抑制剂，具有增加心肌收缩力和扩张血管的作用，可明显改善心功能。但氨力农的不良反应较严重，除了常见的食欲不振、恶心、呕吐等消化系统的症状外，心律失常的发生率也较高，尚可见血小板减少及肝功能的损伤等。因此仅供短期用药治疗急性心衰。

米力农（milrinone）

米力农是氨力农的替代品，作用与氨力农相似，但抑制 PDE－Ⅲ的作用强于氨力农20倍以上。不良反应比氨力农少，仍可见心律失常、低血压、头痛及心绞痛等症状。现已取代氨力农用于严重 CHF 的短期静脉给药治疗。

（六）血管扩张药

血管扩张药通过扩张外周血管，降低心脏前后负荷，改善血流动力学，能迅速缓解急性心衰的症状。目前临床常用于治疗心衰的血管扩张药有：

1. 硝酸酯类 硝酸甘油和硝酸异山梨酯主要扩张静脉，降低心脏前负荷，减轻肺瘀血，缓解呼吸急促。也可舒张小动脉，降低心脏的后负荷；还能扩张冠状血管，增加冠脉流量，提高心肌的收缩和舒张功能。适用于冠心病、肺静脉压升高引起的 CHF 患者。

2. 硝普钠 对小动脉和小静脉均有舒张作用，用药后心脏前后负荷均有明显地降低，对急性心肌梗死和高血压所致的 CHF 效果较好。

3. 肼屈嗪 主要舒张小动脉，降低后负荷，用药后使心排出量增加。主要用于肾功能不全或对对 ACE 抑制药不能耐受者。

4. 哌唑嗪 舒张静脉和动脉，用药后心脏后负荷下降，心排出量增加，肺楔压下降，对缺血性心脏病的 CHF 效果较好。

血管扩张药的减负荷作用，可导致体液的潴留，由此可产生耐受性，因此，应合并应用利尿药物。由于血管扩张药种类较多，作用机制不同，对心血管的效应又各异，所以应根据 CHF 患者的血流动力学改变选择适宜的药物。

（七）钙通道阻滞药

钙通道阻断药因阻断血管平滑肌钙离子内流，有显著的扩张血管作用，从理论上讲，应有益于心衰患者的治疗，其治疗心衰的特点是：①扩张外周动脉的作用强，降低总外周阻力，减轻心脏后负荷，改善心衰的血流动力学；②具有扩张冠脉作用，改善心肌缺血；③改善舒张功能障碍，缓解钙超载。

临床研究表明，钙通道阻滞药对收缩期心室功能障碍者并不降低病死率。目前，不主张将钙离子通道拮抗药作为心力衰竭治疗的一线药物，主要用于舒张期功能障碍型心力衰竭。尤其适用于冠心病、高血压引起的心衰。心衰伴有房室传导阻滞、低血压、及严重的收缩功能障碍者不宜使用钙通道阻滞药。

第五节 抗动脉粥样硬化药

动脉粥样硬化（AS）是导致冠心病、脑血管病及周围血管病的主要病理学基础，其发生与脂代谢紊乱、高脂蛋白血症有关。

一、调血脂药

血脂是血浆或血清中所含脂类的总称，包括胆固醇（Ch）、甘油三酯（TG）、磷脂（PL）及游离脂肪酸（FFA）等。Ch 又分为胆固醇酯（CE）和游离胆固醇（FC），两者之和为总胆固醇（TC）。血脂与载脂蛋白（apo）结合，形成易于转运和代谢的血浆脂蛋白（LP），LP 可分为乳糜微粒（CM）、极低密度脂蛋白（VLDL）、中间密度脂蛋白（IDL）、低密度脂蛋白（LDL）、高密度脂蛋白（HDL）。某些血脂或脂蛋白高出正常水平称为高脂血症。按血浆脂蛋白升高的不同，又将其分 6 型（表 5－2）。

表 5 - 2　高脂血症的分型

分　型	脂蛋白变化	脂质变化
I	CA ↑	TC ↑ TG ↑ ↑ ↑
IIa	LDL ↑	TC ↑ ↑
IIb	VLDL、LDL ↑	TC ↑ ↑ TG ↑ ↑
III	IDL ↑	TC ↑ ↑ TG ↑ ↑
IV	VLDL ↑	TG ↑ ↑
V	CM、VLDL ↑	TC ↑ ↑ TG ↑ ↑

对于血浆脂蛋白代谢紊乱的患者，首先要采用饮食控制以及避免和纠正其他的心血管危险因子。如血脂水平仍不正常，或有动脉粥样硬化的症状，或患者有其他心血管疾病危险因素存在，则可采用调血脂药。抗动脉粥样硬化药通过调节血脂、改变脂蛋白组成而发挥作用，凡是能 LDL、VLDL、TC、TG、apoB、LP（a）降低，或使 HDL、apo A 升高的药物，均具有动脉粥样硬化作用。

（一）羟甲基戊二酸单酰辅酶 A 还原酶抑制药（他汀类）

羟甲基戊二酸单酰辅酶 A（HMG - CoA）还原酶抑制药是目前最强的降低血浆胆固醇的他汀类药物，临床常用的有：洛伐他汀、普伐他汀、辛伐他汀、氟伐他汀、阿伐他汀等。

[药理作用]

1. 调脂作用及作用机制　在治疗剂量下，他汀类有明显的调脂作用，以对低密度脂蛋白 - 胆固醇（LDL - C）的降低作用最明显，其次为 TC，对 TG 的作用较弱。而对高密度脂蛋白 - 胆固醇（HDL - C）则有轻度升高作用。调脂作用呈剂量依赖性。他汀类药物的调血脂作用机制主要是抑制胆固醇合成过程中的限速酶 HMG - CoA 还原酶，抑制内源性胆固醇的合成，降低血浆总胆固醇水平。

2. 非调脂作用　改善血管内皮功能，抑制血管平滑肌细胞（VSMCs）的增殖和迁移，诱导 VSMCs 凋亡；保持动脉粥样硬化（atherosclerosis，AS）斑块稳定性；另可抑制血小板聚集、提高纤溶活性及减少血栓形成等。这些作用均有助于抗 AS，也是本类药物用于预防心血管病的重要原因。

[临床应用]

本类药适用于治疗以胆固醇升高为主的高脂蛋白血症，尤其对伴有 LDL 升高的患者，即杂合子家族性或非家族性 IIa 型高脂蛋白血症疗效最好。对病情严重者可与胆汁酸结合树脂合用。

[不良反应]

他汀类不良反应较少而轻，少数患者有：①轻度胃肠道反应、皮肤潮红和头痛等。②偶见无症状性转氨酶升高，停药后即可恢复。③偶有肌痛、无力、肌酸磷酸激酶（CPK）升高等横纹肌溶解症，以辛伐他汀和西立伐他汀（拜斯亭）引起肌病的发生率高，氟伐他汀的发生率较少。用药期间应定期检测肝功能，有肌痛者应检测肌酸磷酸激酶（CPK），必要时停药。孕妇、哺乳妇女及转氨酶持续升高者禁用。

（二）胆汁酸结合树脂

胆汁酸结合树脂为碱性阴离子交换树脂，不溶于水，也不易被消化酶破坏，进入肠道后不被吸收，与胆汁酸牢固结合，阻止胆汁酸的肝肠循环和反复利用，从而大量消耗 Ch 使血浆 TC 和 LDL－C 水平降低。常用的药物有考来烯胺（消胆胺）和考来替泊（降胆宁）。

[药理作用]

本类药能降低 TC 和 LDL－C，其强度与剂量有关；对 TG 和 VLDL 的影响较小，几乎不影响 HDL。

[作用机制]

胆固醇在肝内经 7－α 羟化酶转化为胆汁酸排入肠道，约90%又被肠道重吸收形成肝肠循环；胆汁酸可反馈抑制 7－α 羟化酶而减少胆汁酸的合成；肠道胆汁酸有利于胆固醇的吸收。本类药物口服后与肠道中的胆汁酸牢固结合，促进胆汁酸从肠道排泄，使肠道中的胆汁酸减少，一方面，既可减少食物中脂类（包括胆固醇）的吸收，又阻滞胆汁酸的肝肠循环；另一方面，由于胆汁酸的大量减少，促使肝内胆固醇经酶转化成胆汁酸。从而使内源性和外源性的胆固醇均减少，达到降低血脂的作用。但由于肝内胆固醇水平降低，可能使 HMG－CoA 还原酶继发性活性增加，若与他汀类合用，可提高疗效。

[临床应用]

主要用于治疗以 TC 和 LDL－C 升高为主的高胆固醇血症，如Ⅱa、Ⅱb 型及家族性杂合子高脂蛋白血症。对Ⅱb 型高脂蛋白血症，应合用降 TG 和 VLDL 的药物。对纯合子家族性 Ch 血症无效。与他汀类合用可治疗严重的高 Ch 血症，起到增加 LDL 受体功能和阻断肝细胞自身合成 Ch 增多的双重作用，且可减少两类药的各自用量和减轻药物的不良反应。

[不良反应]

常致恶心、腹胀、嗳气、便秘等消化道反应，一般在两周后可消失。偶可出现转氨酶升高、高氯酸血症或脂肪痢等。

[用药注意事项]

本类药可影响脂溶性维生素、噻嗪类、香豆素类、洋地黄类药、保泰松、苯巴比妥、叶酸、铁剂等的吸收，应尽量避免合用，必要时应在本类药用前 1 小时或用后 4 小时服用上述药物。

（三）贝特类（fibrates）

贝特类为苯氧芳酸衍生物，氯贝特（氯贝丁酯）是最早应用的贝特类药物，降脂作用明显，但不良反应多而严重，现已少用。目前应用的新型贝特类，药效强而不良反应减少，常用的有吉非贝齐、苯扎贝特、非诺贝特、环丙贝特等。

[药理作用]

贝特类能降低血浆 TG、VLDL - C、TC、LDL - C，升高 HDL - C，以对 TG 和 VLDL - C 作用最明显。还具有抗凝血、抗血栓和抗炎等作用，协同发挥抗 AS 效应。贝特类的调脂作用机制可能与减少脂肪酸从脂肪组织进入肝脏合成 TG 及 VLDL；加速 CM 和 VLDL 的分解代谢；增加 HDL 的合成，减慢 HDL 的清除；促进 LDL 颗粒的清除等因素有关。

[临床应用]

主要用于治疗以 TG 或 VLDL 升高为主的高脂血症，如 Ⅱb、Ⅲ、Ⅳ 型高脂血症，尤以对 Ⅲ 型效果更好；也用于伴 2 型糖尿病的高脂血症。

[不良反应]

常见的是胃肠道反应，也有乏力、头痛、失眠、皮疹、阳痿等；偶致肌痛、转氨酶升高、尿素氮增加等，停药后可恢复。

[用药注意事项]

贝特类可增强口服抗凝药的作用，与他汀类合用可增加肌病的发生率。肝胆疾病患者、孕妇、儿童及肾功能不全者禁用。

（四）烟酸类

烟酸（nicotinic acid）

烟酸属于 B 族维生素，是广谱调血脂药。

[药理作用]

口服大剂量烟酸降低血脂，用药 1~4 日可使血浆 VLDL 和 TG 降低，用药 5~7 日可使 LDL - C 下降，而 HDL - C 升高，若与胆汁酸结合树脂合用，降 LDL 作用增强。烟酸还能降低血浆 LP（a）。此外，烟酸还具有抑制血小板聚集和扩张血管的作用。其调血脂作用可能与抑制脂肪酶活性，使血中 FFA 降低，肝脏合成 TG 的原料减少而使 VLDL 合成减少，继而引起 LDL 生成较少有关。

[临床应用]

可用 Ⅱ、Ⅲ、Ⅳ、Ⅴ 型高脂血症和心肌梗死的治疗。对 Ⅱb 和 Ⅳ 型疗效最好。对混合型高脂血症、高 TG 血症、低 HDL 血症及高 LP（a）血症均适用。若与他汀类或贝特类合用，可提高疗效。

[不良反应]

常见的为治疗开始出现血管扩张反应如皮肤潮红、瘙痒、头痛等，刺激胃黏膜引起恶心、呕吐、腹泻等胃肠道反应，大剂量可引起高血糖、高尿酸血症及肝功能异常，长期应用可致皮肤干燥、色素沉着或棘皮症。

[用药注意事项]

与阿司匹林合用可减轻其扩张血管的不良反应，餐时或饭后服可减轻其对胃黏膜的刺激。溃疡病、糖尿病及肝功能异常者禁用。

降血脂药辛伐他汀服用最佳时间是

A. 早上 7 点　　B. 中午 12 点　　C. 下午 3 点　　D. 睡前　　E. 空腹时

解析与答案：他汀类药物的调血脂作用机制，主要是抑制胆固醇合成过程中的限速酶 HMG－CoA 还原酶，抑制内源性胆固醇的合成，降低血浆总胆固醇水平。而人体内肝脏合成胆固醇多在夜间睡眠中进行，晚间服药有利于抑制胆固醇的合成，故选 D。

二、抗氧化药

氧自由基可使血管内皮损伤，对 LDL 进行氧化修饰，在促进动脉粥样硬化的发生、发展过程中起了重要的作用。抗氧化药如维生素 C、维生素 E、普罗布考等具有较强的抗氧化作用，对防治动脉粥样硬化产生良好的效果。

普罗布考

[药理作用]

普罗布考是疏水性抗氧化剂，其抗氧化作用强，进入体内分布于各脂蛋白，被氧化为普罗布考自由基，阻断脂质过氧化，减少脂质过氧化物的产生，减缓动脉粥样硬化病变的一系列过程。同时，普罗布考能降低血浆中的 TC、LDL－C，提高 HDL 数量和活性。由此可知，普罗布考是通过抗氧化和调血脂而发挥其抗动脉粥样硬化的作用。

[临床应用]

可用于各型高胆固醇血症，包括纯合子和杂合子家族性高胆固醇血症。对继发于肾病综合征或糖尿病的 Ⅱ 型脂蛋白血症也有效。

[不良反应]

不良反应少而轻，仅少数患者有恶心、腹痛、腹泻、腹胀等胃肠道反应，偶有嗜酸性粒细胞增多、感觉异常、血管神经性水肿、高尿酸血症、高血糖、肌病等。个别患者心电图 Q－T 延长。

[用药注意事项]

用药期间注意检查心电图，不宜与延长 Q－T 的药合用，Q－T 间期延长者慎用，近期有心肌损伤者、孕妇及小儿禁用。

维生素 E

维生素 E 苯环的羟基失去电子或 H^+，可以清除氧自由基和过氧化物或抑制磷脂酶 A2 和脂氧酶，减少氧自由基的生成，中断过氧化物和丙二醛的生成。维生素 E 生成的生育酚，可被维生素 C 或氧化还原系统复原，继续发挥作用。能防止脂蛋白的氧化修饰及其所引起的一系列动脉粥样硬化病变过程，从而抑制动脉粥样硬化发展，降低缺血性心脏病的发病率和病死率。

三、多烯脂肪酸类

多烯脂肪酸又称多不饱和脂肪酸，根据不饱和键在脂肪链中开始出现的位置不同分为 n-3 和 n-6 两类。

（一）n-3 类多烯脂肪酸

二十碳五烯酸（EPA）、二十二碳六烯酸（DHA）。

[药理作用]

EPA、DHA 主要存在于海洋生物藻、鱼、贝壳类中。流行病学调查发现，格陵兰爱斯基摩人心血管病发病率低主要与食用海鱼等海生动物有关，后经研究证实，这些动物的油脂中富含 n-3 多烯脂肪酸，具有调血脂和抗动脉粥样硬化作用。

EPA、DHA 能明显降低 TG 及 VLDL-TG，并升高 HDL，也使 TC 及 LDL 有所下降。此外，还能抑制血小板聚集；使全血粘度下降，增加红细胞的可变性，改善微循环；抑制血管平滑肌细胞增殖和迁移等。长期服用能预防动脉粥样硬化斑块形成，或使斑块消退；也抑制移植血管的增厚，有预防血管再造术后再梗阻作用。目前国内外已有鱼油或纯 EPA、DHA 制品。

[临床应用]

适用于高 TG 性高脂血症，对心肌梗死患者的预后有明显的改善。

[不良反应]

一般无不良反应，但长期或大剂量应用，可使出血时间延长，免疫反应降低。

（二）n-6 类多烯脂肪酸

n-6 类多烯脂肪酸主要存在于植物油中，有亚油酸和 γ-亚麻酸。常用月见草油和亚油酸。n-6 类多烯脂肪酸也有调血脂和抗血小板聚集作用，但作用较弱。常做成丸剂或与其他调血脂药和抗氧化剂制成多种复方制剂应用。

四、黏多糖和多糖类

黏多糖是由氨基己糖或其衍生物与糖醛酸构成的二糖单位多次重复组成的长链，典型代表就是肝素。肝素的作用有：①降低 TC、LDL、TG、VLDL，升高 HDL；②中和多种血管活性物质，保护动脉内皮；③抑制白细胞向血管内皮黏附及其向皮下转移的炎症反应；④阻滞血管平滑肌细胞的增殖及迁移；⑤抗血栓形成等。肝素从以上多个方面发挥抗动脉粥样硬化作用。但由于肝素抗凝作用太强，且口服无效，使用不便，人们便研究出类似肝素的抗动脉粥样硬化作用的黏多糖和多糖类药物。

低分子肝素

低分子肝素是由肝素解聚而成，分子量小，生物利用度高，抗凝作用较弱，而抗血栓形成作用强。主要用于不稳定型心绞痛、急性心肌梗死、经皮冠状动脉腔内血管成形术（PTCA）后再狭窄者。常用药物有：依诺肝素、替地肝素、弗希肝素、洛吉肝素等。

天然类肝素

天然类肝素是存在于生物体类似肝素结构的一类物质，如硫酸乙酰肝素、硫酸皮肤素、硫酸软骨素及冠心舒（脑心舒）等。它们同样具有调血脂、抗血小板、保护血管内皮和阻滞动脉粥样硬化斑块形成的作用。用于缺血性心脑血管疾病的防治。

药物的制剂和用法用量

氢氯噻嗪　片剂：25mg。口服，每次 25～50mg，1～2/d。

硝苯地平　片剂（心痛定片）：10mg。高血压，每次 5～10mg，3/d，口服。心绞痛，每次 10～20mg，3/d，口服。缓释片，每次 20mg，1～2/d，避光密闭保存。

尼群地平　片剂：10mg、20mg。口服，每次 10～20mg，1～2/d，维持量 10～20mg/d。

氨氯地平　片剂（络活喜）：5mg。口服，每次 5～10mg，1/d。

盐酸普萘洛尔　片剂：10mg。口服，每次 10～20mg，3～4/d，以后每周增加剂量 10～20mg，直至达到满意疗效，一般每日用量以不超过 300mg 为宜，遮光密闭保存。

阿替洛尔　片剂：25mg、50mg、100mg。口服，每次 50～100mg，1/d。

卡托普利　片剂：25mg、50mg、100mg。口服，开始每次 25mg，3/d，饭前服，逐增至每次 50mg，3/d；最大剂量：450mg/d。

氯沙坦　片剂：25mg、50mg。口服，每次 25mg，2/d。

利血平　片剂：0.25mg。口服，0.25～0.5mg/d，分两次服用。注射剂：1mg/ml。肌注，每次 1～2mg，必要时 6 小时重复一次。

盐酸可乐定　片剂：0.075mg。口服，每次 0.075～0.15mg，1～3/d，根据病情可逐渐增加剂量，极量：每次 0.4～0.6mg。注射剂：0.15mg/ml，肌注或静注，每次 0.15～0.3mg，必要时每 6 小时重复一次。遮光密闭保存。

盐酸肼屈嗪　片剂：10mg、25mg、50mg。口服，最初剂量：每次 10～25mg，3/d，以后按需要增至每次 50mg，3/d。最大剂量不能超过 200mg/d。应遮光、密闭、干燥处保存。

硫酸胍乙啶　片剂：10mg、25mg。口服，开始，每次 5～10mg，1～2/d，以后每周递增 10mg/d，血压控制后改为维持量，一般每日用量 20～80mg。

硝普钠　粉针剂：每支 50mg。静滴：50mg 以 5% 葡萄糖溶液 2～3ml 溶解，然后根据所需浓度再稀释于 250ml/500ml 或 1000ml 的 5% 葡萄糖溶液中，缓慢静滴（容器避光），根据临床症状与血压调整药量，滴速不超过 3μg/（kg·min）。配制时间超过 4 小时的溶液不宜使用。本品为鲜红色透明结晶性粉末，遮光（并加黑纸包裹）、密闭保存。

硝酸甘油　片剂：0.3mg、0.5mg、0.6mg。每次 0.3～0.6mg，舌下含化。贴剂，在 24 小时内可分别吸收 5mg 及 10mg 硝酸甘油，宜夜间贴用，1/d，贴皮时间不超过 8 小时。

硝酸异山梨酯 片剂（消心痛）：2.5mg、5mg、10mg。缓解心绞痛每次 5～10mg，舌下含化。预防心绞痛每次 5～10mg，3/d，口服。

维拉帕米 片剂：40mg；注射剂：5mg/2ml。口服，每次 40～120mg，3～4/d；稀释后缓慢静脉注射或静脉滴注，每次 5～10mg，症状控制后改用片剂口服维持。

洛伐他汀 片剂：10mg、20mg。口服，开始根据病情用 10mg/d 或 20mg/d，晚餐时一次顿服，四周后根据血脂变化调整剂量，最大量为 40mg/d。

辛伐他汀 片剂：5mg、10mg。口服每次 10mg，1/d。

普伐他汀 片剂：5mg、10mg。口服 5～10mg/d，分 2 次服。

阿伐他汀 片剂：10mg。初始剂量口服 10mg/d，必要时 4 周后可增加剂量，最多可达 80mg/d。

考来烯胺 粉剂：每罐 378g，4g 金属箔包装。口服，一般每次 4～5g，3/d，饭前或饭时加于饮料中混合服。

考来替泊 粉剂：瓶装 500g；袋装 5g。口服，每次 4～5g，3/d，服法同考来烯胺。

吉非贝齐 片剂：每片 600mg；胶囊剂：每胶囊 300mg。每次 600mg，2/d。

非诺贝特 100mg。每次 100mg，3/d。

苯扎贝特 片剂：200mg、400mg。口服，每次 200mg，3/d。缓释片：每次 400mg。

烟酸 片剂：0.1g、0.5g。由小剂量开始（每次 0.1g，3/d），逐渐增至 1～2g/d，3/d，饭后服用。

硫酸奎尼丁 片剂：0.22g。用于心房扑动或心房颤动时，先试服硫酸奎尼丁 0.1g，如无不良反应，次日每 2～4 小时一次，每次 0.2g，连续 5 次。如第 1 日未转为窦律，又无毒性反应，第 2 日用每次 0.3g，每 2 小时 1 次，共 5 次，仍未转为窦律可再服 1 日，然后改为每次 0.4g，每日量不超过 2g；转为窦律后，用维持量，每次 0.2g，每 6 小时一次，2～3/d。用于频发室性早搏，每次 0.2g，3～4/d。极量：口服每次 0.6g，3/d。用本药复律时患者必须住院，每次服药前要检查血压、心率和心电图，如收缩压 90mmHg、心率减慢（60/min）、QRS 延长 25%～50% 或发生其他不良反应时，均应停药观察。

盐酸普鲁卡因胺 片剂：0.125g、0.25g。口服每次 0.25～0.5g，每 4～6 小时一次。缓释剂每 12 小时一次。注射剂：0.1g/ml，0.2g/2ml，0.5g/5ml。紧急复律时，每 5 分钟静脉注入 100mg 或 20 分钟内注入 200mg，直至有效或剂量达 1～2g。有效后用静滴维持，速度为 1～4mg/min。

盐酸利多卡因 注射剂：0.1g/5ml，0.4g/20ml。转复室性心理失常时，可一次静注 50～100mg（1～1.5mg/kg），如 10 分钟内无效，可再静注 1 次，但累积量不宜超过 300mg，有效后，以 1～2mg/min 的速度静注，以补充消除量，但每小时药量不宜超过 100mg。

苯妥英钠 片剂：50mg、100mg。口服，第 1 日 0.5～1g，第 2、3 日 500mg/d，分 3～4 次服，之后 300～400mg/d 维持。静注 0.125～0.25g，用注射用水溶解后缓慢注射，不超过 0.5/d。注射剂呈强碱性，对组织刺激性大，不宜静滴或肌注。

美西律 片剂：50mg、100mg。口服一次 50~200mg，每 6~8 小时一次，维持量每次 100mg，3/d。注射剂：100mg/2ml，紧急复律时，静注 100~250mg（溶于 25% 葡萄糖注射液 20ml 中），10~15 分钟注完。

普罗帕酮 片剂：100mg、150mg。口服 150mg，3/d，3~4 天后剂量可增至每次 300mg，2/d。注射剂：35mg/10ml，静脉注射每次 70mg，稀释后在 3~5 分钟内注完；如无效，20 分钟后再注射 1 次，1 日总量不超过 350mg。

胺碘酮 片剂：100mg、200mg。口服，一般每次 200mg，3/d（最大剂量可达 1000~1500mg/d），有效后用维持量 100~400mg/d。注射剂：150mg/3ml，对快速心律失常并需要立即复律者，可静注，也可 600~1000mg 溶于葡萄糖溶液中静脉滴注。

洋地黄毒苷 片剂：0.1mg。口服，全效量 0.7~1.2mg，用法见正文。维持量 0.05~0.1mg，1/d。极量每次 0.4mg，1mg/d。

地高辛 片剂：0.25mg。口服，一般首剂 0.25~0.75mg，以后 0.25~0.5mg/6h，直到洋地黄化，再改用维持量（0.25~0.5mg/d）。轻型慢性病例：0.5mg/d。

毒毛花苷 K 注射液：0.25mg/ml。静滴，每次 0.25mg，0.5~1mg/d。极量为每次 0.5mg，1mg/d。

盐酸多巴酚丁胺 注射剂：20mg/2ml。静滴，一次 250mg 加入 5% 葡萄糖注射液 500ml 稀释，以每分钟 2.5~10μg/kg 静滴。

氨力农 片剂：100mg。口服，每次 100~200mg，3/d。注射剂：50mg/2ml、100mg/2ml。静脉滴注，每次 0.5~3mg/kg，滴速为每分钟 5~10μg/kg，每日最大量不超过 10mg/kg。

米力农 片剂：2.5mg。口服，每次 2.5~7.5mg，4/d。注射剂：0.05g/ml。静滴，每次 1mg/kg，每分钟 12.5~75μg/kg。

综合测试

A1 型题

1. 伴有血脂异常的高血压患者不宜选用
   A. 硝苯地平　　　　　　　B. 卡托普利　　　　　　　C. 氢氯噻嗪
   D. 依那普利　　　　　　　E. 哌唑嗪

2. 长期用药的过程中，突然停药易引起严重高血压，这种药物最可能是
   A. 哌唑嗪　　　　　　　　B. 肼屈嗪　　　　　　　　C. 普萘洛尔
   D. 甲基多巴　　　　　　　E. 利血平

3. 首次应用需防止出现严重直立性低血压的药物是
   A. 硝苯地平　　　　　　　B. 氢氯噻嗪　　　　　　　C. 哌唑嗪
   D. 阿替洛尔　　　　　　　E. 卡托普利

4. 高血压合并支气管哮喘者应避免使用
   A. 普萘洛尔　　　　　　　B. 可乐定　　　　　　　　C. 甲基多巴

    D. 卡托普利   E. 硝苯地平

5. 卡托普利的降压作用机制不包括

    A. 抑制局部组织中肾素－血管紧张素－醛固酮系统（RAAS）

    B. 抑制循环中 RAAS

    C. 减少缓激肽的降解

    D. 引发血管增生

    E. 促进前列腺素的合成

6. 硝酸甘油没有的不良反应是

    A. 头痛   B. 升高眼内压   C. 升高颅内压

    D. 心率过快   E. 心率过慢

7. 变异型心绞痛最好选用

    A. 普萘洛尔   B. 硝苯地平   C. 硝酸甘油

    D. 硝酸异山梨酯   E. 洛伐他汀

8. 对强心苷类药物中毒所致的心律失常最好选用

    A. 奎尼丁   B. 普鲁卡因胺   C. 苯妥英钠

    D. 胺碘酮   E. 妥卡尼

9. 急型心肌梗死所致的室速或是室颤最好选用

    A. 苯妥英钠   B. 利多卡因   C. 普罗帕酮

    D. 普萘洛尔   E. 奎尼丁

10. 早期用于心肌梗死患者可防止室颤发生的药物是

    A. 利多卡因   B. 普萘洛尔   C. 维拉帕米

    D. 苯妥英钠   E. 奎尼丁

11. 强心苷首选用于治疗

    A. 肺源性心脏病引起的心衰   B. 严重二尖瓣病变引起的心衰

    C. 严重贫血引起的心衰   D. 甲状腺功能亢进引起的心衰

    E. 高血压性心衰伴有房颤

12. 下列哪种药物能增加地高辛的血药浓度

    A. 米力农   B. 卡托普利   C. 苯妥英钠

    D. 奎尼丁   E. 氯化钾

13. 强心苷中毒最常见的早期症状是

    A. 缓慢型心律失常   B. 快速型心理失常   C. 胃肠道反应

    D. 视觉障碍   E. 头痛、眩晕

14. 使用强心苷期间禁忌

    A. 钙盐静注   B. 镁盐静注   C. 钾盐静滴

    D. 钠盐静滴   E. 葡萄糖静注

15. 强心苷中毒引起快速心型心律失常是由于心肌细胞内

    A. K^+ 过高   B. K^+ 过低   C. Ca^{2+} 过高

D. Ca^{2+} 过低　　　　　　　　E. Na^+ 过低

16. 能逆转心肌肥厚，降低病死率的抗慢性心功能不全药是

　　A. 地高辛　　　　　　　　B. 卡托普利　　　　　　C. 扎莫特罗

　　D. 硝普钠　　　　　　　　E. 肼屈嗪

17. 抗心绞痛药的共同作用是

　　A. 降低心肌收缩力　　　　B. 缩短射血时间　　　　C. 增加冠脉血流量

　　D. 扩张血管　　　　　　　E. 降低心肌耗氧量

18. 变异型心绞痛不宜单独应用

　　A. 硝酸甘油　　　　　　　B. 硝酸异山梨酯　　　　C. 普萘洛尔

　　D. 硝苯地平　　　　　　　E. 地尔硫草

19. 下列不属于硝酸甘油的不良反应是

　　A. 心率加快　　　　　　　B. 搏动性头痛　　　　　C. 直立性低血压

　　D. 升高眼压　　　　　　　E. 支气管哮喘

20. 降低胆固醇作用最明显的药物是

　　A. 氯贝丁酯　　　　　　　B. 烟酸　　　　　　　　C. 考来烯胺

　　D. 非诺贝特　　　　　　　E. 烟酸肌醇

21. 有关考来烯胺降血脂的作用描述错误的是

　　A. 促进胆酸排泄　　　　　　　　　　B. 促进胆固醇向胆酸转化

　　C. 减少食物中胆固醇的吸收　　　　　D. 促进胆固醇经肠排泄

　　E. 降低血中 LDL 水平和减少肝细胞表面 LDL 受体

22. 可能会引起横纹肌溶解症的药是

　　A. 卡托普利　　　　　　　B. 硝苯地平　　　　　　C. 洛伐他汀

　　D. 氢氯噻嗪　　　　　　　E. 烟酸

23. 肝脏合成胆固醇的关键酶是

　　A. HMG－CoA 合酶　　　　B. HMG－CoA 还原酶　　C. HMG－CoA 裂解酶

　　D. 柠檬酸裂解酶　　　　　E. 鲨烯合酶

24. HMG－CoA 还原酶抑制剂可能出现的最严重的不良反应是

　　A. 腹痛　　　B. 腹泻　　　C. 肌病　　　D. 皮疹　　　E. 水肿

25. 以下有关治疗高血压的叙述中，不正确的是

　　A. 要考虑患者的并发症　　B. 采用最小有效量　　　C. 最好选用长效制剂

　　D. 可以采用联合用药　　　E. 首选血管扩张药

26. 一般情况下，高血压患者服用一日一次的长效降压药的最佳时间是

　　A. 早晨 5 点　　　　　　　B. 早晨 7 点　　　　　　C. 上午 10 点

　　D. 傍晚 7 点　　　　　　　E. 晚间 10 点

27. 治疗高胆固醇血症首选的药是

　　A. 吉非贝齐　　　　　　　B. 烟酸　　　　　　　　C. 考来替泊

　　D. 普伐他汀　　　　　　　E. 阿昔莫司

A2 型题

28. 患者，女，55岁。长期单独应用一种抗高血压药进行治疗，疗效欠佳，今日血压为 22.6/14.6kPa（170/110mmHg），下肢轻度可凹性水肿，考虑采用联合用药，以提高降压效果，请问下述哪一种联合用药最为适宜

    A. 氢氯噻嗪＋螺内酯＋美托洛尔　　　　B. 氢氯噻嗪＋硝苯地平＋维拉帕米

    C. 氢氯噻嗪＋美托洛尔＋肼屈嗪　　　　D. 氢氯噻嗪＋哌唑嗪＋肼屈嗪

    E. 硝苯地平＋哌唑嗪＋肼屈嗪

29. 患者，女，55岁。由于劳累、过度兴奋而突发心绞痛，请问服用下列哪种药效果好

    A. 口服硫酸奎尼丁　　　　B. 舌下含服硝酸甘油　　　　C. 注射盐酸利多卡因

    D. 口服盐酸普鲁卡因胺　　E. 注射苯妥英钠

30. 患者，女，35岁。有甲状腺功能亢进病史，经内科治疗好转，近日来因感冒又出现心慌、胸闷、不安，睡眠差，心电图显示窦性心动过速。请问对该患者应选用的抗心律失常药为

    A. 利多卡因　　　　B. 苯妥英钠　　　　C. 普萘洛尔

    D. 维拉帕米　　　　E. 普罗帕酮

31. 患者，女，46岁。有风湿性心脏病。二尖瓣狭窄，经常自觉气短，来医院诊为慢性心功能不全，并给予地高辛每日维持量治疗，但该患者不久发生强心苷中毒，分析原因可能是

    A. 患者发生低血钾，低血镁　B. 合用呋塞米（速尿）　　C. 合用奎尼丁

    D. 合用维拉帕米　　　　E. 以上均可能

32. 患者，男，47岁。于每日清晨醒来时自觉心前区不适，胸骨后阵发性闷痛来医院就诊。查心电图无明显异常。拟考虑用抗心绞痛药治疗，请问下述何种药物不宜选用

    A. 硝酸甘油　　　　B. 硝酸异山梨酯　　　　C. 硝苯地平

    D. 普萘洛尔　　　　E. 维拉帕米

33. 患者，男，35岁。因手术需要进行蛛网膜下腔阻滞麻醉，麻醉过程中出现心率过缓，应用何药可纠正其心律失常

    A. 阿托品　　　　B. 毛果芸香碱　　　　C. 新斯的明

    D. 异丙肾上腺素　　E. 肾上腺素

34. 患者，女，40岁。劳累后心悸、气促2年，4天前因过度劳累后心悸、气促加重，夜间不能平卧，并咳少量粉红色泡沫痰而入院。临床诊断：左心衰竭Ⅲ度伴心房颤动。应选用什么药既能控制心衰又能减慢心率

    A. 洋地黄毒苷　　　　B. 地高辛　　　　C. 毛花苷C

    D. 多巴胺　　　　E. 多巴酚丁胺

35. 患者，女，69岁。有风湿性心脏病多年，2天前因感冒，出现乏力、心悸、咳痰、

双下肢水肿等来医院就诊，诊断为充血性心衰，下列哪个药无减轻心脏负荷的作用

A. 呋塞米 B. 卡托普利 C. 酚妥拉明

D. 甘露醇 E. 硝酸甘油

36. 患者，男，53 岁。肥胖，半年来常感到头痛、头晕。体检：血压为 165/105mmHg。诊断为原发性高血压病 2 级。选用下列哪个降压药较好

A. 依那普利 B. 氢氯噻嗪 C. 硝苯地平

D. 硝普钠 E. 哌唑嗪

37. 患者，男，45 岁。因头晕、头痛来医院门诊就诊，经诊断为轻度高血压，医嘱中，下列哪一项是最正确的

A. 合理安排膳食 B. 戒烟酒 C. 控制体重

D. 增加体育运动 E. 提倡健康的生活方式

38. 患者，男，62 岁。主诉头晕头痛半年，近日加重并出现心悸、失眠，到医院就诊，检查心率 106/min，血压 22.3/14.2kPa，诊断为中度高血压，医嘱口服硝苯地平治疗。请问治疗初期可能出现什么不良反应

A. 消化道反应 B. 首剂现象 C. 反跳性血压升高

D. 中枢神经系统症状 E. 头痛、面色潮红、心悸等

39. 患者，女，65 岁。因先天性心脏病引起充血性心衰住院，医嘱给予地高辛治疗，在用地高辛过程中，出现什么情况仍可继续用药

A. 恶心、呕吐加重 B. 视觉障碍 C. 心率 70/min

D. 室性早搏呈二联律 E. 频发室性早搏

40. 患者，男，55 岁。肥胖，因健康体检发现血脂高，检查结果：TC↑LDL↑。诊断为Ⅱa 高脂血症，选用什么药降血脂较好

A. 烟酸 B. 氯贝丁酯 C. 辛伐他汀

D. 考来烯胺 E. 维生素 E

41. 患者，女，60 岁。患有冠心病多年，时有心绞痛发作，常备硝酸甘油片。使用硝酸甘油片时，哪一项的错误的

A. 注意有效期 B. 确认药物是否有效 C. 口服时以坐位为宜

D. 应避光密闭保存 E. 宜从小剂量开始

42. 患者，女，50 岁。风湿性心脏病五年，用强心苷和利尿药维持治疗。昨夜突然感到呼吸困难，心悸，咳粉红色泡沫痰。查体：端坐呼吸，两肺布满湿啰音，心率 120/min。此时可加用何药治疗

A. 异丙肾上腺素 B. 麻黄碱 C. 吗啡

D. 阿托品 E. 肾上腺素

43. 患者，男，50 岁。患原发性高血压多年，现在又发现有双肾动脉狭窄，请问不能用什么降压药

A. 硝苯地平 B. 卡托普利 C. 硝酸甘油

D. 利尿药 E. 普萘洛尔

44. 患者，男，60 岁。患高血压 10 年，近日到医院检查，发现心肌肥厚。医生该给患

者用什么药降压为好

 A. 钙拮抗剂   B. β受体阻断剂

 C. 血管紧张素转化酶抑制剂 D. 利尿药

 E. 血管扩张药

A3 型题

(45 ~ 46 题共用题干)

  患者，男，45 岁。肥胖。近半年来常感到头痛、头晕。体检发现血压 160/105mmHg，经诊断为原发性高血压 2 级。

45. 非药物治疗中不包括

 A. 禁止体育运动 B. 减少食盐摄入 C. 减少脂肪摄入

 D. 戒烟酒   E. 增加运动

46. 降压药可选用

 A. 依那普利   B. 硝苯地平   C. 哌唑嗪

 D. 氢氯噻嗪   E. 硝普钠

(47 ~ 50 题共用题干)

  患者，男，60 岁。感觉头晕头痛半年，近日加重并出现心悸、失眠，到医院就诊，检查心率 104/min，血压 22.3/14.2kPa，诊断为中度高血压，医嘱口服硝苯地平治疗。请回答以下问题

47. 硝苯地平又称为

 A. 心痛定 B. 消心痛 C. 心得安 D. 降压灵 E. 镇痛新

48. 硝苯地平的降压机制是阻断

 A. 钠内流 B. 钾内流 C. 钙内流 D. 钙外流 E. 钠外流

49. 应用硝苯地平初期可出现

 A. 消化道反应   B. 首剂现象   C. 失眠

 D. 反跳性血压升高 E. 头痛、心悸、颜面潮红

50. 圣通平是硝苯地平的缓释片，服用时应

 A. 舌下含服   B. 嚼碎吞服   C. 整片吞服

 D. 与碳酸氢钠同服 E. 与氯化铵同服

(51 ~ 52 题共用题干)

  患者，女，60 岁。患风湿性心脏病多年，今因心慌气短、下肢水肿、不能平卧，来医院就诊，经诊断为慢性心功能不全。

51. 改善心功能不全应主要用哪种药治疗

 A. 强心苷 B. 硝普钠 C. 利尿药 D. 肾上腺素 E. 卡托普利

52. 如果用强心苷治疗一段时间后，出现室性早搏，应该

 A. 停用强心苷，改用利尿药 B. 可继续服用强心苷

 C. 减少强心苷用量   D. 加用利尿药

 E. 停用强心苷，血钾低者给予补钾

B 型题

（53～56 题共用备选答案）

    A. 钙拮抗剂   B. 影响血容量的降压药

    C. 血管紧张素转换酶抑制剂   D. β 受体阻滞剂

    E. 神经节阻断药

53. 硝苯地平为

54. 氢氯噻嗪为

55. 普萘洛尔为

56. 依那普利

（57～59 题共用备选答案）

    A. 维拉帕米   B. 苯妥英钠   C. 普萘洛尔

    D. 利多卡因   E. 地高辛

57. 急性心肌梗死所致室性心律失常首选

58. 阵发性室上性心动过速首选

59. 由强心苷中毒所致快速型心律失常首选

（60～62 题共用备选答案）

    A. 耳鸣、眼花   B. 甲状腺功能紊乱   C. 红斑狼疮综合征

    D. 惊厥   E. 嗜睡

60. 胺碘酮久用可致

61. 普鲁卡因胺久用可致

62. 奎尼丁过量可致

（63～65 题共用备选答案）

    A. 依那普利   B. 氢氯噻嗪   C. 氯沙坦

    D. 普萘洛尔   E. 硝苯地平

63. 高血压伴脑血管病者宜选用

64. 高血压合并糖尿病者宜选用

65. 高血压合并痛风者不宜选用

（66～68 题共用备选答案）

    A. 福辛普利   B. 洛沙坦   C. 尼群地平

    D. 肼屈嗪   E. 螺内酯

66. 属于血管紧张素 II 受体阻断药的是

67. 属于血管扩张药的是

68. 属于抗醛固酮的药是

（69～71 题共用备选答案）

    A. 烟酸   B. 阿昔莫司   C. 贝丁酸类

    D. 胆酸螯合剂 + 贝丁酸类   E. HMG－CoA 还原酶抑制剂

69. 治疗高胆固醇血症宜选用的药物是

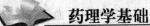

70. 治疗高三酰甘油血症宜选用的药物是

71. 治疗胆固醇、三酰甘油均高者（混合型）宜选用的药物是

(72~75 题共用备选答案)

    A. 烟酸类   B. 贝丁酸类

    C. 胆酸螯合剂   D. HMG-CoA 还原酶抑制剂

    E. 胆固醇吸收抑制剂

72. 辛伐他汀属于

73. 考来替泊属于

74. 阿昔莫司属于

75. 非诺贝特属于

（吴润田）

第六章　利尿药与脱水药

水肿是肾炎、心功能不全、肝硬化等多系统的一些常见病、多发病以及外伤等都可引起的临床常见临床表现，而利尿药、脱水药是缓解、消除各型水肿的临床常用药物，本章主要介绍呋塞米、氢氯噻嗪、螺内酯等常用的利尿药及甘露醇等常用的脱水药的药理作用、临床应用、不良反应、用药注意事项等，目的是让同学们通过学习和掌握相关理论知识，并对各种常用利尿药、脱水药的作用特点加以比较，为在未来的临床工作中合理地临床应用利尿药、脱水药以及对药物疗效、不良反应等的观察和评价打下相应的理论基础。

第一节　利尿药

利尿药是作用于肾脏，增加水和电解质的排出，使尿量增多的药物。临床上主要用于各种水肿症的治疗。

一、尿液生成的生理过程及利尿药的作用部位

尿液生成过程包括肾小球滤过、肾小管的重吸收和分泌。常用的利尿药主要通过抑制肾小管和集合管对水和电解质的重吸收而产生利尿作用（图 6 - 1）。

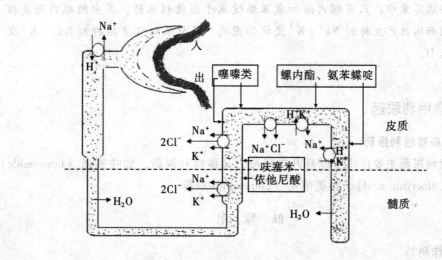

图 6 - 1　肾小管的转运系统及利尿药作用部位

（一）肾小球

正常成年人肾小球滤过率为 125ml/min，每日生成的原尿量约 180L，但正常成人每日尿量为 1～2L，表明约 99% 的原尿被肾小管和集合管重吸收，所以利尿药对肾小球滤过的影响临床实际意义不大。

（二）肾小管

1. 近曲小管　原尿中 60%～65% 的 Na^+ 在此段被重吸收，约有 90% HCO_3^- 和部分 Cl^- 在此段被重吸收。强心苷因抑制 Na^+-K^+-ATP 酶，减少 Na^+、Cl^- 的重吸收而具有相应的利尿作用；乙酰唑胺则抑制碳酸酐酶，减少 H^+ 生成，进一步使 Na^+-H^+ 交换减少，抑制 Na^+ 重吸收而产生利尿作用。

2. 髓袢升支粗段髓质部和皮质部　原尿中 30%～35% 的 Na^+ 在此段被重吸收。高效能利尿药呋塞米等因作用于此段，阻断 $Na^+-K^+-2Cl^-$ 共同转运体，抑制 NaCl 的重吸收，降低肾脏的稀释及浓缩功能，产生强大的利尿作用。中效能利尿药噻嗪类等因作用于髓袢升支粗段的皮质部和远曲小管，也是阻断 $Na^+-K^+-2Cl^-$ 共同转运体，抑制 NaCl 的重吸收，产生中等强度的利尿作用。

3. 远曲小管和集合管　原尿中 5%～10% 的 Na^+ 和 20% 的水在此段被重吸收。重吸收的方式除继续进行 Na^+-H^+ 交换外，同时也有 Na^+-K^+ 交换，这是在醛固酮调节下进行的。因髓质间质保持高渗，在抗利尿激素的影响下大量水分在集合管再重吸收，使尿液浓缩。螺内酯、氨苯蝶啶、阿米洛利等，能抑制 Na^+-K^+ 交换或 Na^+-H^+ 交换而产生稍弱的利尿作用。

考点链接

以下利尿药，因直接抑制远曲小管和集合管的 Na^+-K^+ 交换而产生利尿作用者
A. 呋塞米　　B. 螺内酯　　C. 氢氯噻嗪　　D. 氨苯蝶啶　　E. 利尿酸

解析与答案： 图 6-1 说明，作用于远曲小管和集合管的利尿药是弱效利尿药，在供选答案中，只有螺内酯和氨苯蝶啶属于弱效利尿药，其中的螺内酯是拮抗醛固酮而间接产生抑制 Na^+-K^+ 交换作用的，而氨苯蝶啶直接抑制 Na^+-K^+ 交换，故选 D。

二、常用利尿药

（一）高效能利尿药

高效能利尿药主要作用于髓袢升支粗段，又称袢利尿药，如呋塞米（furosemide）、依他尼酸（etacrynic acid）、布美他尼（bumetanide）等。

呋 塞 米

[药理作用]

1. 利尿作用　作用机制是抑制髓袢升支粗段 $Na^+-K^+-2Cl^-$ 共同转运体，使 NaCl

重吸收减少，降低肾的稀释与浓缩功能，排出大量接近等渗的尿液，Na^+、K^+、Ca^{2+}、Mg^{2+}、HCO_3^- 排出都增加。呋塞米利尿作用强大而迅速，属于排钾利尿药。

2. **扩张血管祥**　利尿药对血管有直接扩张作用，呋塞米能扩张肾血管，增加肾血流量，改变肾血流分布。对充血性心衰者，呋塞米和依他尼酸可扩张小静脉，减轻心脏负荷，降低左室充盈压，减轻肺水肿。

[临床应用]

1. **治疗各类水肿**　可用于心、肝、肾性水肿，因利尿作用强大，一般不宜首选，多用于其他利尿药无效的严重水肿患者。对左心功能不全而引起的急性肺水肿，静注后能迅速解除症状，是急性肺水肿的首选治疗措施。由于利尿作用，致使血液浓缩，血浆渗透压增高，也有利于消除脑水肿，对脑水肿合并心衰者尤为适用。

2. **急、慢性肾衰竭**　急性肾衰时，祥利尿药可增加尿量和 K^+ 的排出，冲洗肾小管，减少肾小管的萎缩和坏死，对甘露醇无效的急性少尿者，或因左心衰而忌用甘露醇者可获良效。对慢性肾衰，应用大剂量呋塞米（$100 \sim 2000mg/d$），可使尿量明显增加。

3. **高钙血症**　呋塞米可抑制 Ca^{2+} 重吸收，降低血钙。高钙血症危象时，可静注呋塞米 $40 \sim 80mg$。

4. **加速某些毒物的排泄**　对急性药物中毒的患者，配合静脉输液，可加速毒物随尿排出。常用于巴比妥类及水杨酸类药物中毒时的抢救。

5. **消除腹水**　临床上以呋塞米和多巴胺合用，作腹腔交替注射，对肝硬化腹水有较好的治疗效果。

考点链接

以下水肿宜首选呋塞米注射的是
A. 慢性心衰轻度水肿　　　B. 肝硬化腹水　　　C. 左心衰急性肺水肿
D. 低蛋白性水肿　　　　　E. 脑水肿
解析与答案：呋塞米较易引起水和电解质平衡紊乱，在水肿症的治疗中主要适用于于严重水肿，而左心衰急性肺水肿的治疗首选呋塞米，故选C。

[不良反应]

1. **水与电解质紊乱**　呋塞米及其他高效能利尿药，常因过度利尿引起，易引起水、电解质平衡紊乱，表现为低血容量、低血钾、低血钠、低氯性碱血症等，其中低血钾最为常见，一般在用药后 $1 \sim 4$ 周出现，其症状为恶心、呕吐、腹胀、乏力及心律失常等。

2. **耳毒性**　长期大剂量静脉给药，可引起耳鸣、听力下降或耳聋。这可能与药物引起内耳淋巴液电解质成分改变与耳蜗管内基底膜上的毛细胞受损有关，当肾功能不全时较易出现。三药比较，依他尼酸耳毒性最强，呋塞米次之，布美他尼耳毒性最小。

3. **高尿酸血症**　利尿后血容量降低、细胞外液容积减少，致使尿酸经近曲小管的重吸收增加；又因本类药与尿酸竞争有机酸分泌途径，故长期用药时多数患者可出现高尿酸血症。

4. 其他 可有恶心、呕吐、上腹部不适等胃肠道反应，大剂量可引起胃肠道出血，亦可出现过敏反应，如表现为皮疹、皮炎，偶见血小板减少、粒细胞缺乏、溶血性贫血、间质性肾炎等。

[注意事项]

因呋塞米等高效能利尿药的一些不良反应，临床应用时，应注意以下事项及重视相应的用药指导。

1. 对症用药，防水、电解质紊乱 对轻、中度水肿尽可不用，而对严重水肿，应用时，定其测定血液生化指标，如血钾、血钠、血氯、血钙、血镁等，必要时适当补钾补镁或与保钾利尿药合用。

2. 注意防止耳毒性 呋塞米等高效能利尿药应用期间，要注意患者的听力改变，有严重听力损害者，应及时停药并合理调整水、电解质；此外，高效能利尿药不宜与氨基苷类抗生素合用。

3. 合理饮食 呋塞米等高效能利尿药在用药期间，患者宜食用富含钾的食物（如香蕉、西红柿等）而不宜食用富含嘌呤食物（如动物内脏、海鲜、豆制品等），前者可防低血钾，后者防止痛风发生。

考点链接

1. 呋塞米没有的不良反应是

A. 低钾血症   B. 低镁血症   C. 低钠血症

D. 血尿酸浓度降低   E. 低氯性碱中毒

解析与答案：呋塞米的不良反应包括水和电解质紊乱（出现低血容量、低血钾、低血钠及低氯性碱中毒），高尿酸血症，耳毒性，胃肠道反应等，故选 D。

2. 血液检查以下表现与应用呋塞米无关的是

A. 低血钾   B. 低血钠   C. 低血氯

D. 低血镁   E. 低尿酸

解析与答案：呋塞米的不良反应中包括高尿酸血症，故选 E。

3. 对多次使用呋塞米患者的用药指导不对的是

A. 注意听力改变   B. 不宜合用氨基苷类抗生素

C. 多进食动物肝脏   D. 少吃豆制品

E. 多吃香蕉等水果

解析与答案：呋塞米的不良反应中包括高尿酸血症，而动物内脏嘌呤含量高，进食后易引起高尿酸血症，故选 C。

[药物相互作用]

氨基糖苷类抗生素可增强高效利尿药的耳毒性，应避免合用。吲哚美辛可减弱或抑制它们的排 Na^+ 作用。华法林、氯贝特等可与它们竞争血浆蛋白的结合部位而增加药物毒性。

（二）中效能利尿药

中效能利尿药主要作用于远曲小管近端。本类药临床应用广泛，最常用的药物为氢氯噻嗪（hydrochlorothiazide），常用的还有氯噻嗪（chlorothiazide）。还有一些利尿药，虽然化学结构与噻嗪类不同，但利尿作用与噻嗪类相似，如吲达帕胺（indapamide）、氯噻酮（chlortalidone，氯酞酮）、美托拉宗（metolazone）、喹乙宗（quinethazone）等。

氢氯噻嗪

[药理作用]

1. 利尿作用 机制是抑制远曲小管近端 Na^+-Cl^- 共同转运体，使该段 NaCl 重吸收受抑制，降低肾的稀释功能。由于转运至远曲小管的 Na^+ 增加，促进了 Na^+-K^+ 交换。属于保钾利尿药。噻嗪类对碳酸酐酶有一定的抑制作用，故略增加 HCO_3^- 的排泄。

2. 抗利尿作用 氢氯噻嗪等噻嗪类因排钠利尿，使血浆渗透压降低，减轻口渴感，缓解尿崩症患者的多饮症状，从而减少尿量。

3. 降压作用 氢氯噻嗪等噻嗪类药物在用药早期，是通过利尿使血容量减少而降压，长期用药因排钠利尿，降低血中 Na^+ 浓度，使外周血管对缩血管物质的敏感性降低，间接地扩张外周血管作用而降压。

[临床应用]

1. 水肿 对轻、中度心源性水肿疗效较好。治疗心源性水肿与强心苷合用时，应及时补充钾盐，因强心苷对低血钾的患者易引起中毒。对肾性水肿的疗效与肾功能损害程度有关，受损轻者疗效较好。肝源性水肿应用时要补钾或与保钾利尿药合用，以防低血钾诱发肝性脑病。

2. 高血压病 对轻度高血压，可单独用氢氯噻嗪，也常与其他降压药合用，以增强疗效和减少不良反应。

3. 尿崩症 主要用于肾性尿崩症及加压素无效的垂体性尿崩症。

[不良反应]

1. 电解质紊乱 如低血钾、低血镁、低血钠、低氯性碱血症等。

2. 高尿酸血症 在肾小管，噻嗪类药可与尿酸的分泌产生竞争，使尿酸的分泌速率降低，导致高尿酸血症。

3. 代谢变化 如高血糖症、高脂血症等。

4. 其他 可见皮疹、瘙痒症、光敏性皮炎等过敏反应。偶见溶血性贫血、血小板减少、急性胰腺炎等。噻嗪类药和磺胺类药有交叉过敏反应。少数人出现恶心、呕吐、腹泻等胃肠道反应。

[注意事项]

1. 监测血液相关指标，防水、电解质紊乱等　长期应用，应定期血液生化相关各项指标（具体与呋塞米相似），此外还需注意血糖、血脂及血尿酸的变化，必要时适当补钾补镁。

2. 指导饮食　长期用药，合理进行饮食指导（具体与呋塞米相似）。

3. 防过敏　嘱患者在用药期间，注意防晒以防过敏。

考点链接

1. 氢氯噻嗪的作用不包括

A. 利尿作用　　　　　B. 抗利尿作用　　　　　C. 降血压

D. 抑制尿酸排泄　　　E. 保钾利尿

解析与答案：供选答案的前四项均属于氢氯噻嗪的作用，而此药的利尿特点为排钾利尿，故选 E。

2. 氢氯噻嗪长期使用，用药指导不合理的是

A. 定期测血钾　　　　　B. 不能用于尿崩症的治疗以防尿量增多病情加重

C. 少吃动物内脏　　　　D. 注意防晒

E. 多吃水果

解析与答案：氢氯噻嗪多次使用后，因排钠利尿，降低血浆晶体渗透压，缓解尿崩症患者的口渴感，使其多饮症状缓解，尿量减少，此药可用于尿崩症治疗，故选 B。

[药物相互作用]

应用 β 受体阻断药和血管扩张药等降压时，如与本药合用，可因后者降低血容量，增强降压效果。

（三）低效能利尿药

这类利尿药作用于远曲小管远端和集合管，如螺内酯、氨苯蝶啶、阿米洛利及碳酸酐酶抑制药乙酰唑胺。

螺　内　酯

螺内酯（spironolactone）又称安体舒通，是人工合成的甾体化合物。

[药理作用]

螺内酯的化学结构与醛固酮相似，可与醛固酮竞争远曲小管和集合管细胞上的盐皮质激素受体，阻止醛固酮－受体复合物的形成，从而抑制 Na^+ 重吸收和减少 K^+ 的分泌，呈现保钾排钠的利尿作用。螺内酯的利尿作用弱而缓慢、持久，口服吸收不完全，服后一日显效，2~3 日后达高峰，停药后持续 2~3 日。

[临床应用]

1. 水肿治疗　螺内酯用于与醛固酮升高有关的顽固性水肿，对肝硬化和肾病综合

征水肿的患者较为有效。

2. 充血性心力衰竭 螺内酯既可拮抗醛固酮所引起的水钠潴留，还可抑制心肌细胞胶原增生和心肌纤维化作用，在心衰的治疗中具有重要意义，可缓解病情，降低病死率。小剂量螺内酯可使心衰患者心室功能恢复，提高运动耐力。本药能抑制地高辛从肾排出，如两药合用则减少地高辛的剂量。

3. 低钾血症的预防 与排钾利尿药合用，增强利尿效果并预防低钾血症。

[**不良反应与注意事项**]

螺内酯毒性较低，但长期单独使用，可因 K^+ 的排出减少而引起高血钾症。因此注意监测血钾，肾功能不全时尤应慎用。

氨苯蝶啶及阿米洛利

氨苯蝶啶（triamterene）和阿米洛利（amiloride）具有相同的药理作用，均作用于远曲小管远端和集合管，通过阻滞管腔膜 Na^+ 通道而减少 Na^+ 的重吸收。同时由于减少 Na^+ 的重吸收，使管腔的负电位降低，导致驱动 K^+ 分泌的动力减少，抑制了 K^+ 分泌，因而产生排钠保钾利尿作用，同时促进尿酸排泄。此作用于醛固酮无关。两药起效较快，口服 2 小时起效，4~8 小时达作用高峰，氨苯蝶啶利尿作用可维持 12~16 小时，阿米洛利可维持 24 小时左右。临床上常与排钾利尿药合用治疗顽固性水肿，也用于对氢氯噻嗪或螺内酯无效的病例。两药的不良反应少，偶见嗜睡、恶心、呕吐、腹泻等消化道症状。长期服用可致高钾血症，严重肝、肾功能不全、有高钾血症倾向者禁用。两药不宜与螺内酯并用，因两者留钾作用相加，更易引起高血钾症。因氨苯蝶啶有酶促作用，可使洋地黄毒苷的代谢加快，使用时使后者的疗效降低。因有保钾作用，与强心苷合用时，无须常规补钾。

乙酰唑胺

乙酰唑胺（acetazolamide）又名醋唑磺胺（diamox）。它能抑制肾小管（主要是近曲小管）细胞的碳酸酐酶，使碳酸形成减少，H^+ 的分泌及 $Na^+ - H^+$ 交换随之减少，结果 HCO_3^-、Na^+、K^+ 和水的排出增多而利尿。由于利尿作用较弱，其治疗水肿的用途已被噻嗪类等利尿药所代替。乙酰唑胺可降低眼压治疗青光眼。其作用机制可能是没有足够的 HCO_3^- 生成，这样睫状体上皮细胞就没有足够的 HCO_3^- 主动转运至后房水中，影响房水渗透压的升高，睫状体中的水难以进入后房，使房水形成减少，故眼压降低。不良反应较轻。但长期服用，由于 K^+、Na^+、HCO_3^- 的排出，可引起低血钾症和代谢性酸中毒，故应加服氯化钾和碳酸氢钠。

1. 螺内酯的利尿作用与以下何项相关
A. 抑制碳酸酐酶　　　B. 抑制 Na^+-K^+-ATP 酶　　C. 阻断醛固酮受体
D. 抑制 Na^+-H^+ 交换　　E. 扩张肾血管
解析与答案：螺内酯的为醛固酮受体拮抗剂，其利尿作用与此相关，故选 C。
2. 长期应用易引起低血钾的是
A. 氢氯噻嗪　B. 阿米洛利　C. 氨苯蝶啶　D. 卡托普利　E. 螺内酯
解析与答案：氢氯噻嗪为中效能利尿药，属排钾利尿，可引起低血钾，故
选 A。

第二节　脱水药

脱水药是一类静脉给药后能迅速提高血浆渗透压使组织脱水的药物。由于有渗透利尿作用，又称渗透性利尿药。多数脱水药的特点是：①静脉注射后不易从血管透入组织液中；②易经肾小球滤过；③不易被肾小管重吸收；④在体内不易被代谢。常用药有甘露醇、山梨醇和葡萄糖。

甘　露　醇

甘露醇（mannitol）是一种己六醇，为白色结晶性粉末，易溶于水，临床主要用20%的高渗溶液静脉注射或静脉点滴。

[药理作用]
甘露醇因给药途径不同，产生不同的药理作用。

1. 脱水　静脉注射后，迅速提高血浆渗透压，使组织间液水分向血浆转移而产生组织脱水作用，可降低颅内压和眼内压。

2. 利尿　静脉给药后，一方面因增加血容量，使肾小球滤过增加；另一方面它从肾小球滤过后，几乎不被肾小管重吸收。并且在管腔液中由于渗透压的作用，阻止水的再吸收，故能利尿。

3. 泻下　口服或灌肠给药，因甘露醇难于被吸收，造成肠液渗透压增高，从而妨碍肠内水的吸收，同时使肠壁渗透脱水至肠腔，增加肠内容物的量及其含水量，促进肠蠕动而产生泻下。

[临床应用]
1. 脑水肿及青光眼　甘露醇是目前降低颅内压安全而有效的首选药，用于脑外伤、脑瘤及脑组织缺氧等引起的水肿，必要时加压静滴给药。本药也减少青光眼病患者的房水量及降低眼内压，短期用于青光眼急性发作及患者术前降低眼压。

2. 预防急性肾衰竭　在少尿时，通过甘露醇的脱水作用，可减轻肾间质水肿，同时渗透性利尿效应可维持足够的尿量，稀释肾小管内的有害物质，从而保护肾小管免

于坏死。此外，还能改善急性肾衰早期的血流动力学变化，对肾衰伴有低血压者有较好疗效。

3 清洁肠道及防治肝性脑病、急性中毒 甘露醇常以灌肠给药，用于术前或洁肠纤维镜等检查前清洁肠道；肝性脑病、急性中毒，做保留灌肠。

[不良反应及注意事项]

甘露醇不育反应较少见，注射过快可引起一过性头痛、眩晕和视物模糊。甘露醇静滴，因可增加循环血量，诱发心衰，故心功能不全者禁用。活动性颅内出血，若用甘露醇，可因颅内压下降而致出血增多，故活动性颅内出血禁用。

考点链接

1. 甘露醇用于脑水肿治疗时，应

A. 肌注   B. 加压静滴   C. 口服   D. 灌肠   E. 外用

解析与答案：甘露醇静脉给药，方能产生脱水作用而降低脑水肿患者的颅内压，故选 B。

2. 甘露醇静滴不宜用于

A. 脑出血颅内高压   B. 防急性肾衰竭   C. 脑炎颅内高压

D. 心源性水肿   E. 青光眼

解析与答案：心源性水肿因心功能不全引起，而甘露醇静滴因组织脱水，循环血量增多，加重心脏负荷，可诱发可加重心功能不全，故选 D。

3. 医生给患者行结肠纤维镜检查，检前拟用甘露醇清洁肠道，应如何给药

A. 静滴   B. 肌注   C. 静注   D. 灌肠   E. 外用

解析与答案：清洁肠道用甘露醇，目的是增加和稀化肠内容物，促进排便，应口服或灌肠给药，故选 D。

山 梨 醇

山梨醇（sorbitol）是甘露醇的同分异构体，作用与应用同甘露醇，但其水溶性较高，一般可制成25%高渗液使用。进入体内大部分在肝内转化为果糖，作用较弱，但价廉。

高渗葡萄糖

50%的高渗葡萄糖（hypertonic glucose）也有脱水和渗透性利尿作用，但因其可部分地从血管弥散进入组织中，且易被代谢，故作用时间短。一般与甘露醇合用治疗脑水肿和急性肺水肿。

药物的制剂和用法用量

呋塞米 片剂：20mg。口服：每次 20 ~ 40mg，3/d，为避免发生电解质紊乱，应从小剂量给药，即服用 1 ~ 3 日，停药 2 ~ 4 日。注射剂：20mg/2ml，肌内或稀释后缓慢静脉注射，每次 20mg，隔日 1 次。

布美他尼　片剂：1mg。口服：每次 0.5 ~ 1.0mg，1/d，必要时可 4 ~ 6/d。注射液肌内或稀释后静脉注射，每次 0.5 ~ 2.0mg。

依他尼酸　片剂：25mg。口服：起始剂量为 50mg/d，一般有效剂量为 50 ~ 100mg/d，最大剂量为 400mg/d。

氢氯噻嗪　片剂：25mg。口服：每次 25 ~ 50mg，2/d，可依不同的病情，调整用药次数。

氯噻酮　片剂：50mg。口服：每次 25 ~ 100mg，1/d；或每次 100 ~ 200mg，隔日 1 次。

螺内酯　胶囊：20mg。口服：每次 20mg，3 ~ 4/d。

氨苯蝶啶　片剂：50mg。口服：每日 50 ~ 100mg，分两次服用，最大剂量不超过 300mg/d。

乙酰唑胺　片剂：0.25g。口服：治疗青光眼和脑水肿每次 0.25g，2 ~ 3/d。利尿每次 0.25g，1/d 或隔日 1 次。

甘露醇　注射液：20g/100ml、50g/250ml。静脉滴注，1.0g ~ 2.0g/kg，一般为 20% 溶液 250 ~ 500ml。

山梨醇　注射液：25g/100ml。静脉滴注，1 次 25% 溶液 250 ~ 500ml，在 20 ~ 30 分钟内输入。

高渗葡萄糖　注射液：50% 溶液，每支 20ml。50% 注射液静脉注射，每次 40 ~ 60mg。

综合测试

A1 型题

1. 可用来加速毒物排泄的药物是
    A. 呋塞米　　　　　　　　　B. 氢氯噻嗪　　　　　　　　　C. 氨苯蝶啶
    D. 螺内酯　　　　　　　　　E. 吲哒帕胺

2. 治疗左心衰竭引起的急性肺水肿可首选
    A. 呋塞米　　　　　　　　　B. 氢氯噻嗪　　　　　　　　　C. 螺内酯
    D. 乙酰唑胺　　　　　　　　E. 氯酞酮

3. 不属于呋塞米适应证的是
    A. 充血性心力衰竭　　　　　B. 急性肺水肿　　　　　　　　C. 低血钙症
    D. 肾性水肿　　　　　　　　E. 急性肾衰竭

4. 与呋塞米合用，使其耳毒性增强的抗生素是
    A. 青霉素类　　　　　　　　B. 磺胺类　　　　　　　　　　C. 四环素类
    D. 大环内酯类　　　　　　　E. 氨基糖苷类

5. 竞争性拮抗醛固酮的利尿药是
    A. 氢氯噻嗪　　　　　　　　B. 螺内酯　　　　　　　　　　C. 呋塞米
    D. 氨苯蝶啶　　　　　　　　E. 氯噻酮

6. 肝硬化并轻度水肿，宜用

A. 螺内酯   B. 呋塞米   C. 氢氯噻嗪

D. 氨苯蝶啶   E. 依他尼酸

A2 型题

7. 患者，男，45岁。因上消化道大出血来诊，入院诊断为肝硬化门脉高压，食管胃底静脉破裂出血，立即给予手术治疗，术后持续导尿监测2小时，尿量不足20ml，此时应选用的利尿药为

 A. 乙酰唑胺 + 呋塞米   B. 螺内酯 + 呋塞米   C. 阿米洛利 + 螺内酯

 D. 甘露醇 + 螺内酯   E. 氢氯噻嗪 + 呋塞米

8. 患者，男，34岁。建筑工人，一次事故严重外伤，大量出血，血压下降少尿，经抢救低血压和血容量已纠正后，尿量仍很少，为避免肾功衰竭的进展，应给哪种药物

 A. 氢氯噻嗪   B. 呋塞米   C. 螺内酯

 D. 氨苯蝶啶   E. 卡托普利

9. 患者，男，44岁。高血压脑病合并慢性心功能不全。此时不宜使用

 A. 氢氯噻嗪   B. 呋塞米   C. 甘露醇

 D. 硫酸镁   E. 卡托普利

10. 一患者，体检发现血压偏高，为145/95mmHg（轻度高血压），以前未用过降压药。现医生拟利尿降压，宜用

 A. 氢氯噻嗪   B. 呋塞米   C. 利尿酸

 D. 布美他尼   E. 甘露醇

11. 一患者，肾功能不全少尿期，以呋塞米注射给药，反复用药多日后，患者以下何项表现与本药应用有关

 A. 肌麻痹   B. 腹胀气   C. 尿量增多

 D. 血压下降   E. 以上都是

B 型题

(12 ~ 14 题共用备选答案)

 A. 噻嗪类利尿药   B. 袢类利尿药   C. 甘露醇

 D. 螺内酯   E. 氨苯蝶啶

12. 可治疗尿崩症

13. 可治疗高钙血症

14. 可治疗脑水肿和青光眼

(15 ~ 17 题共用备选答案)

 A. 呋塞米   B. 螺内酯   C. 乙酰唑胺

 D. 氨苯蝶啶   E. 氢氯噻嗪

15. 对抗醛固酮作用的药物是

16. 抑制碳酸酐酶活性最强的药物是

17. 治疗青光眼可选用的药物是

（钟德强）

第七章 抗过敏药

生活中有时会遇到这样的现象：有的人吃了海鲜后，发生腹痛、腹泻、呕吐，或是皮肤奇痒难熬；有的人吸入花粉或尘土后，会发生鼻炎或哮喘；有的人吃了某些药物后会发生荨麻疹；也有人注射青霉素后会发生休克。这些都是过敏反应的表现。

抗过敏药（antiallergic drugs）顾名思义就是抵抗、削弱机体某些过敏反应的药物，又称抗变态反应药，包括抗组胺药、钙剂、糖皮质激素类药和肾上腺素受体激动药等。本章主要介绍抗组胺药和钙剂。

第一节 抗组胺药

组胺（histamine）是广泛存在于人体组织的自体活性物质，主要存在于肥大细胞和嗜碱性粒细胞中。当机体受到理化刺激或发生变态反应时，可导致组胺释放并与其受体结合而产生生物效应。目前认为组胺受体主要有 H_1、H_2 和 H_3 三种亚型，它们的分布及效应，见表 7-1。抗组胺药能竞争性阻断组胺受体，对抗由组胺引起的病理反应。根据药物选择性的不同，抗组胺药可分为 H_1 受体阻断药、H_2 受体阻断药和 H_3 受体阻断药。本节主要介绍 H_1 受体阻断药。

表 7-1 组胺受体分布及效应

受体类型	受体分布	主要效应	阻断药
H_1	支气管、胃肠、子宫等平滑肌	收缩	苯海拉明
	皮肤血管、毛细血管	扩张、通透性增加	异丙嗪
	心房肌	收缩增强	氯苯那敏
	房室结	传导减慢	阿司咪唑等
	中枢	觉醒反应	—
H_2	胃壁细胞	胃酸分泌增加	西咪替丁
	血管	扩张	雷尼替丁
	心室肌	收缩增强	法莫替丁等
	窦房结	心率加快	—
H_3	中枢与外周神经末梢	负反馈调节组胺合成与释放	硫丙咪胺

H₁受体阻断药有三代药物供临床使用的。第一代药物：苯海拉明（diphenhydramine，苯那君）、异丙嗪（promethazine，非那根）、曲吡那敏（pyribenzamine，扑敏宁）、氯苯那敏（chlorpheniramine，扑尔敏）、多塞平（doxepin）等。中枢活性强、受体特异性差，具有明显的镇静和抗胆碱作用，表现出"（困）倦、耐（药）、（作用时间）短、（口鼻眼）干"的缺点。

第二代药物：西替利嗪（cetirizine，仙特敏）、美喹他嗪（mequitazine，甲喹酚嗪）、阿司咪唑（astemizole，息斯敏）、阿伐斯汀（acrivastine，新敏乐）、左卡巴斯汀（levocabastin，立复汀）及咪唑斯汀（mizolastine）等，具有：①大多长效；②无嗜睡作用；③对喷嚏、清涕和鼻痒效果好，而对鼻塞效果较差的特点。

第三代抗组胺药，如地氯雷他定、非索非那定、左西替利嗪等，副作用更轻，不同于第二代的是与红霉素、酮康唑等合用也不会产生心脏毒性。

[药理作用]

1. 抗 H₁ 受体作用　可完全对抗 H₁ 受体引起的支气管、胃肠和子宫平滑肌收缩。对H₁受体直接引起的局部毛细血管扩张和通透性增加（水肿）有很强的抑制作用。

2. 中枢抑制作用

（1）镇静睡眠　可能与阻断中枢 H₁ 受体，拮抗了内源性组胺介导的觉醒反应有关。作用强度：苯海拉明＞异丙嗪＞吡苄明＞氯苯那敏。阿司咪唑等第二代药物因不易透过血脑屏障，治疗量几乎无中枢抑制作用。

（2）防晕止吐　其中枢抗胆碱作用具有防晕止吐效应。

3. 其他　多数具有外周抗胆碱作用，如苯海拉明、异丙嗪等具有阿托品样作用；较弱的局麻作用及奎尼丁样作用。

常用 H₁ 受体阻断药作用比较，见表 7 - 2。

表 7 - 2　常用 H₁ 受体阻断药物特点比较

药　物	镇静催眠	防晕止吐	抗胆碱作用	作用时间（小时）	临床应用
苯海拉明	＋＋＋	＋＋	＋＋	4 ~ 6	皮肤黏膜过敏、晕动
异丙嗪	＋＋＋	＋＋	＋＋＋	4 ~ 6	皮肤黏膜过敏、晕动
曲吡那敏	＋＋	－	－	4 ~ 6	皮肤黏膜过敏
氯苯那敏	＋	－	＋＋	4 ~ 6	皮肤黏膜过敏
布可立嗪	＋	＋＋＋	＋	16 ~ 18	防晕、止吐
赛庚啶	＋＋	－	＋	3	过敏、偏头痛
阿伐斯汀	－	－	－	4 ~ 6	皮肤黏膜过敏
阿司咪唑	－	－	－	10（天）	过敏性鼻炎
西替利嗪	－	－	－	12 ~ 24	皮肤黏膜过敏、荨麻疹
特非那定	－	－	－	12 ~ 24	皮肤黏膜过敏、荨麻疹

注：＋＋＋表示强效；＋＋表示中效；＋表示弱效；－表示无效

息斯敏事件

从1988年上市起，息斯敏在中国已经销售了17年，可谓是家喻户晓的抗过敏药物。它最突出的特点是服后不会打瞌睡，可照常工作、学习。其后它陆续进入全球100多个国家，并被广泛使用。但随后，息斯敏的药品副作用开始显现。我国最先于1991年报道了息斯敏导致药物性皮炎和诱发心绞痛的不良反应病例。息斯敏主要的严重不良反应有心律失常、过敏性休克、体重增加、皮疹、眩晕、转氨酶升高等。

1999年，息斯敏从美国市场退出。

2002年7月1日，国家药品不良反应检测中心公布了第二期《药品不良反应信息通报》，阿司咪唑在九种被视作有不良反应安全隐患的药品之列。

2003年底，上海的多家医院收到西安杨森的一份《关于阿司咪唑片拟修改说明书的提示》，称公司正在修改说明书，息斯敏将不再用于皮肤过敏治疗，而是只能治过敏性鼻炎。

[临床应用]

1. **皮肤黏膜过敏性疾病** 对组胺释放引起的荨麻疹、过敏性鼻炎、花粉症等可作为首选药，现多用第二代药物；对血管神经性水肿、血清病、药疹、接触性皮炎及昆虫叮咬引起的瘙痒和水肿效果良好；对支气管哮喘疗效差，可选择氯马斯丁、曲吡那敏；对过敏性休克无效。

2. **晕动病及呕吐** 苯海拉明和异丙嗪对乘车、船等引起的晕动病有效，预防晕动病常选用茶苯海明（乘晕宁），乘车前15～30分钟用药。对妊娠呕吐和放射性呕吐也有效。

3. **失眠症** 苯海拉明、异丙嗪可短期用于烦躁、失眠患者，特别对过敏性疾病所致的失眠疗效良好。

4. **人工冬眠** 异丙嗪、氯丙嗪、哌替啶组成冬眠合剂，用于人工冬眠。

[不良反应]

1. **中枢抑制** 第一代多见镇静、嗜睡、乏力、反应迟钝等中枢抑制症状。

2. **胃肠道反应** 恶心、呕吐、腹泻或便秘。

3. **抗胆碱作用** 口干、视物模糊、尿潴留、排尿困难等。

4. **其他** 偶见粒细胞减少、溶血性贫血，长期使用体重增加，阿司咪唑、赛庚啶、酮替芬较为明显；少数人尤其儿童会出现烦躁、失眠、头痛。

[注意事项]

1. **禁忌证** 青光眼、尿潴留、幽门梗阻者禁用，孕妇禁用（美可洛嗪和布可立嗪可致动物畸胎）老年人使用后易发生头晕、痴呆、精神错乱及低血压，应予注意。

2. **特殊人群用药** 对于驾驶员、高空作业、危险工种、精细工种、脑力劳动者应

避免使用第一代 H_1 受体阻断药。对有器质性心脏病（特别是心律失常）的患者不使用某些 H_1 受体阻断药如：阿司咪唑、特非那定。本类药物可从乳汁排出，哺乳期妇女慎用。

3. 饮食禁忌　饭后服用可减轻胃肠刺激，忌辛辣及腥臊食物。

4. 药物的相互作用及联合用药　氯苯那敏可抑制苯妥英钠的代谢，使其血药浓度升高，甚至出现毒性反应，故应避免合用；阿司咪唑与特非那定过量会致心律失常，除了阿司咪唑，特非那定外，其他许多抗组胺药如：咪唑斯汀、依巴斯汀等，与红霉素、酮康唑等合用时也可使血药浓度升高，不建议合用；与其他中枢抑制类药物合用应注意。

马来酸氯苯那敏

[临床应用]

1. 各种皮肤过敏症　（湿疹，荨麻疹，血管性水肿，神经性皮炎等引起的皮肤瘙痒等），也可用于药物和食物过敏。

2. 鼻窦炎　氯苯那敏对上呼吸道发生的过敏性症状如鼻痒、喷嚏等有一定缓解作用，故为抗感冒药复方制剂常用成分之一。

[不良反应]

少见胸闷、心悸、咽喉痛、疲劳、皮肤瘀斑、出血倾向。还可出现嗜睡、痰液黏稠及鼻腔黏膜干燥。个别出现失眠、烦躁等中枢兴奋症状，甚至诱发癫痫。注射给药有一过性低血压。

特点：该药服用后吸收迅速而完全，排泄缓慢，作用持久。抗组胺作用较强，用量少，副作用小，适用于小儿。

[注意事项]

癫痫患者禁用。

第二节　钙　剂

临床常用的钙剂有葡萄糖酸钙（calcium gluconate）、氯化钙（calcium chloride）、乳酸钙（calcium lactate）。

钙剂能增加毛细血管的致密度、降低其通透性，使渗出减少，过敏症状减轻。可用于治疗过敏性疾病如荨麻疹、血管神经性水肿、血清病、接触性皮炎和湿疹等，仅做辅助治疗，一般采用静脉给药。静脉注射时须稀释，并避免漏出血管外引起剧痛及组织坏死。如药液外漏时应以 0.5% 普鲁卡因注射液做局部封闭。注射用葡萄糖酸钙的含量较氯化钙低，故刺激性较小而安全。

药物的制剂和用法用量

盐酸苯海拉明　片剂：25mg，口服，成人每次 25mg，2~3/d。用于防治晕动病时，宜在乘坐前 1~2 小时，最少 30 分钟前服用。注射剂：20mg/ml，深部肌内注射，每次 20mg，1~2/d。

茶苯海明 （晕海宁、乘晕宁，为苯海拉明与氨茶碱的复合物）片剂：25mg，50mg，口服，每次 25~50mg，宜在乘坐前 1~2 小时，最少 30 分钟前服用。

盐酸异丙嗪 片剂：12.5mg，25mg，口服，每次 12.5~25mg，2~3/d。注射剂，50mg/2ml，肌内注射，每次 25~50mg。

盐酸赛庚啶 片剂：2mg，口服，每次 2~4mg，3/d。

马来酸氯苯那敏 片剂：4mg，口服，每次 4mg，3/d。轻症或晚间症状发作：临睡前顿服。儿童：口服：0.35mg/kg，分 3~4 次。注射剂：10mg/ml，20mg/2ml，肌内注射，每次 5~20mg。

阿司咪唑 片剂：10mg，口服，每次 10mg，1/d。

特非那定 片剂：60mg，口服，每次 60mg，2/d。

综合测试

A1 型题

1. H_1 受体阻断药最常用于下列何种变态反应性疾病

    A. 过敏性休克   B. 支气管哮喘   C. 荨麻疹

    D. 过敏性鼻炎   E. 药物性皮疹

2. H_1 受体阻断药最常见的不良反应是

    A. 烦躁、失眠   B. 镇静、嗜睡   C. 消化道反应

    D. 致畸   E. 耳毒性

3. 下列 H_1 受体阻断药中无中枢抑制作用的药物是

    A. 苯海拉明   B. 异丙嗪   C. 氯苯那敏

    D. 特非那定   E. 赛庚啶

A2 型题

4. 患者，男，汽车司机。吃河虾后，全身皮肤散在出现大小不等的红色风团，剧痒难忍，诊断为"荨麻疹"。你认为应该选用下列何药治疗

    A. 异丙嗪   B. 特非那定   C. 扑尔敏

    D. 苯海拉明   E. 赛庚啶

5. 患者，女，38 岁。因准备出差而请医生开药以预防晕车，选用下列哪药为宜

    A. 氯苯那敏   B. 特非那定   C. 西替利嗪

    D. 苯海拉明   E. 阿司咪唑

6. 患者，男，51 岁。有器质性心脏病史，患过敏性鼻炎，可选择以下哪种药物

    A. 氯苯那敏   B. 特非那定   C. 西替利嗪

    D. 阿伐斯汀   E. 阿司咪唑

B 型题

（7~9 题共用备选答案）

    A. 赛庚啶   B. 苯海拉明   C. 阿司咪唑

    D. 氯苯那敏   E. 氯丙嗪

7. 过量可引起心律失常的药物是

8. 具有防晕止吐作用的 H_1 受体阻断药是

9. 不属于 H_1 受体阻断药的是

（吕　颖）

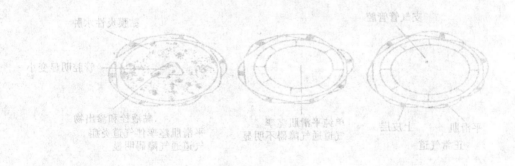

第八章　作用于呼吸系统药

　　呼吸系统疾病是一种常见病、多发病，主要病变在气管、支气管、肺部及胸腔，病变轻者多咳嗽、胸痛、呼吸受影响，重者呼吸困难、缺氧，甚至呼吸衰竭而致死。咳嗽、咳痰、喘息、咯血、气急、哮鸣、胸痛是呼吸系统疾病的常见症状，呼吸系统常用的对症治疗药物有镇咳药、祛痰药、平喘药。

第一节　平喘药

　　支气管哮喘（简称哮喘）是由多种细胞及细胞组分别参与的慢性气道炎症，此种炎症常伴随引起气道反应性增高，导致反复发作的喘息、气促、胸闷和（或）咳嗽等症状，多在夜间和（或）凌晨发生，此类症状常伴有广泛而多变的气流阻塞，可以自行或通过治疗而逆转（图 8 - 1）。

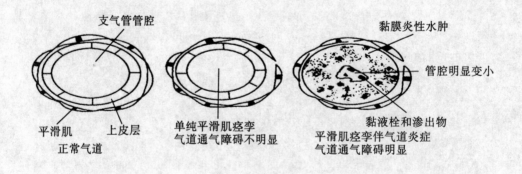

支气管管腔

黏膜炎性水肿

管腔明显变小

平滑肌　上皮层
正常气道

单纯平滑肌痉挛
气道通气障碍不明显

黏液栓和渗出物
平滑肌痉挛伴气道炎症
气道通气障碍明显

图 8 - 1　影响气道通气因素的模式图

　　平喘药是能够缓解喘息症状和防止哮喘发作的药物，其主要用于哮喘和喘息性支气管炎。按发病机制分三类：支气管扩张药、抗炎性平喘药、抗过敏平喘药（图 8 - 2）。

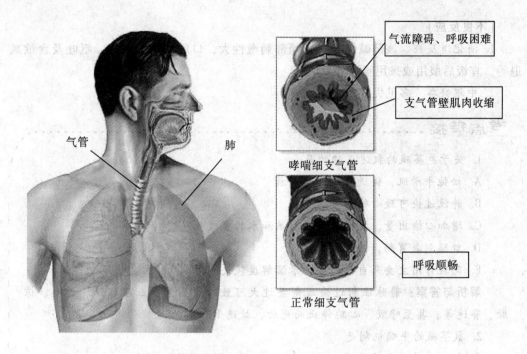

气流障碍、呼吸困难

支气管壁肌肉收缩

哮喘细支气管

呼吸顺畅

正常细支气管

气管

肺

图 8-2 哮喘的发病机制平喘药作用示意图、模拟图

一、支气管扩张药

常用的支气管扩张药主要有三类。

（一）茶碱类

氨茶碱（aminophyline）

氨茶碱为茶碱与二乙胺的复盐，药理作用主要来自茶碱，乙二胺使其水溶性增强。含茶碱约 85.7%，乙二胺约 14.3%。水溶解度较大，可口服或注射给药。

[药理作用]

1. 平喘作用　与扩张支气管、抗炎及增强呼吸肌收缩力等有关。

2. 强心、利尿作用　通过正性肌力作用，增加心排出量；也可增加肾血流量，提高肾小球的滤过率，并抑制肾小管对 Na^+ 重吸收。

3. 免疫调节和抗炎作用　通过多环节产生抗炎作用。

4. 松弛胆道平滑肌　松弛支气管平滑肌，也能松弛肠道、胆道等多种平滑肌，对支气管黏膜的充血。水肿也有缓解作用。

[临床应用]

1. 疗效稳定，是临床常用的平喘药。口服用于慢性哮喘，重症或哮喘持续状态时须采用静注给药。

2. 治疗心源性哮喘和心性水肿。

3. 喘息性支气管炎。

4. 用于治疗胆绞痛。

[不良反应]

1. 消化道反应　该药碱性较强，局部刺激性大，口服可引起恶心、呕吐及食欲减退等。宜饭后服用或采用肠溶片。

2. 中枢兴奋　多见失眠及不安。

考点链接

1. 关于氯茶碱的叙述正确的是

A. 松弛平滑肌，促进过敏介质释放

B. 静注过快可致心律失常

C. 增加心输出量，提高肾小管对钠和水的重吸收

D. 口服刺激胃肠，应饭前服用

E. 药理作用主要来自乙二胺，水溶解度较大

解析与答案：静脉注射过快或剂量过大可致心律失常、血压骤降、谵妄、惊厥、昏迷等，甚至呼吸、心跳停止而死亡，故选 B。

2. 氨茶碱的平喘机制是

A. 抑制细胞内钙释放　　　　　　　B. 激活磷酸二酯酶

C. 抑制磷酸二酯酶　　　　　　　　D. 激活腺苷酸环化酶

E. 抑制鸟苷酸环化酶

解析与答案：氨茶碱的平喘机制：抑制磷酸二酯酶，cAMP 水解↓，使 cAMP↑–cGMP↓→支气管扩张，故选 C。

3. 具有抗支气管哮喘和心源性哮喘双重作用的药物是

A. 肾上腺素　　　　　　B. 异丙肾上腺素　　　　　　C. 氨茶碱

D. 麻黄碱　　　　　　　E. 沙丁氨醇

解析与答案：氨茶碱的临床应用有抗支气管哮喘和心源性哮喘，故选 C。

3. 急性中毒　口服可有恶心，呕吐；肌内注射局部红肿，疼痛；静脉注射过快或剂量过大可致心律失常、血压骤降、谵妄、惊厥、昏迷等，甚至呼吸、心跳停止而死亡。静脉注射必须用25% ~50%葡萄糖注射液20~40ml 稀释后在 10~15 分钟内缓慢注射。

[注意事项]

对本品过敏的患者，活动性消化溃疡和未经控制的惊厥性疾病患者禁用。

（二）β 受体激动药

用于平喘的 β 激动药分为非选择性和选择性两种。非选择性 β 激动药，对 β_1 和 β_2 无选择性，如肾上腺素、异丙肾上腺等、麻黄碱等，不良反应较明显，已较少应用。

本类药物主要通过激动支气管平滑肌上的 β_2 受体，使细胞内的 cAMP 水平提高，松弛支气管平滑肌而平喘。选择性激动 β_2 受体药，对 $\beta_2 > \beta_1$，对 α_1 无作用，也能激动肥大细胞膜上 β_2 受体，抑制致敏介质的释放。起效快，作用强、用量小、副作用少和应用方便等优点。对各种原因引起的支气管哮喘均有平喘及防治作用。是目前治疗哮

喘发作的首选药。包括沙丁胺醇、特布他林、克仑特罗、福莫特罗和沙美特罗等。常用 β_2 受体激动药的作用和用途、共同不良反应和药疗须知，见表 8 - 1。

表 8 - 1　常用 β_2 受体激动药比较

常用药物	作用和用途	不良反应和注意事项
沙丁胺醇（salbuta-mol，舒喘灵）	作用强、快、较持久。选择性激动支气管平滑肌上的 β_2 受体，对 $\beta_2 > \beta_1$，对 α_1 无作用。平喘作用与 ISO 相当，但作用更持久，对 β_1 作用仅为 ISO 的 1/10。解除哮喘发作多采用气雾吸入给药，作为首选；用于防治急、慢性哮喘。预防夜间发作常采用缓释片口服	过量使用可致心悸，骨骼肌震颤（好发于四肢和面颈部），随用药时间的延长可逐渐减轻或消失；代谢紊乱：血糖，乳酸增加，血钾降低应定期检测，糖尿病、高血压及甲亢者慎用
克仑特罗（clen-buterol，氨必妥；胺双氯喘通；克喘素；盐胺双氯醇胺，氨双氯喘通，氨哮素，双氯醇胺）	作用强而持久，口服后吸收快而良好，哮喘急性发作时先舌下含服，哮喘缓解后，可采用口服	手指震颤、强直性痉挛等症状（激动骨骼肌 β_2 受体），用药 1~2 周内自然消失。从小剂量逐渐加至治疗量能减少不良反应
特布他林（tebutal-ine，喘康速、博利康尼）	作用持续时间长，平喘作用与沙丁胺醇相近。其对 β_1 作用为 ISO 的 1/100。若大量给药仍有明显兴奋心脏。可防治黏膜水肿。用于支气管哮喘、哮喘型支气管炎和肺气肿、慢性阻塞性肺部疾患时的支气管痉挛	高血压、甲亢、糖尿病者慎用
福莫特罗（formot-erol，福莫特洛、福美特罗）	对 β_2 作用及抗炎作用强，作用持续时间长。用于支气管哮喘的长期维持治疗，特别适用于哮喘夜间发作	本品与单胺氧化酶抑制药合用，可出现毒副反应。与茶碱合用，可增加发生低钾血症的危险性

（三）M 胆碱受体阻断药

异丙托溴铵

异丙托溴铵（ipratropium bromide，异丙托品）是阿托品的异丙基衍生物，为吸入性抗胆碱药，通过阻断 M_3 受体，使支气管扩张，达到平喘目的。气雾吸入后 5 分钟起效，持续 4~6 小时，由于含有季铵基团，基本不吸收而随粪排出，该药只在局部发挥平喘作用，对心率和中枢没有明显影响。其扩张支气管的剂量仅及抑制腺体和加快心率剂量的 1/20~1/10。

主要用于对糖皮质激素疗效差，不能耐受 β_2 受体激动剂或对其疗效不显著的哮喘的治疗，尤其对老年性哮喘合并心血管疾病特有效。还可用于防治支气管哮喘和哮喘型慢性支气管炎，尤适用于因用 β 受体激动剂产生肌肉震颤、心动过速而不能耐受此类药物的患者。本品与β受体激动剂合用可相互增强疗效。

对喘息性慢性支气管炎疗效与沙丁胺醇相似，少数患者吸入后可出现暂时性口干、心悸、排尿困难、视物模糊等。雾化吸入时，要注意保护眼部，以免引起老年人瞳孔散大及眼压增高，青光眼、前列腺增生症和幽门梗阻患者禁用。

案例分析 Anlifenxi

1. 患者，男，75岁。因支气管哮喘和室性期前收缩住院。2年前开始服用缓释氨茶碱（500mg/d）。血中氨茶碱浓度为8.4μg/ml（给药2小时前的值），比较稳定。合并使用美西律（150mg/d）数天后，血中氨茶碱浓度为22.6μg/ml，美西律的浓度为0.53μg/ml（治疗浓度范围：0.5～2.0μg/ml），患者主诉有呕吐和食欲不振。将氨茶碱减量为400mg/d，3周后氨茶碱和美西律的血中浓度分别为17.00μg/ml和0.50μg/ml，呕吐和食欲不振消失。

思考： ①本例所用的氨茶碱的血药浓度因什么原因升高？②氨茶碱使用时应注意什么问题？

解析： ①美西律是药酶抑制剂，氨茶碱与美西律合用时，氨茶碱的血药浓度约升高2～3倍。要进行血药浓度监测，谨慎用药。②该药碱性较强，局部刺激性大，口服可引起恶心、呕吐及食欲减退等。宜饭后服用或采用肠溶片。

2. 某患者，有哮喘病史。近日天气寒冷，患者有时感觉气促、胸闷，今晨起自觉症状加重，伴紧张、焦虑、大汗淋漓，自行用药后有所缓解，由家人送院。检查：体温36.5℃，呼吸28/min。神志清，多汗，口唇轻度发绀，呼吸音增粗，双肺可闻哮鸣音。心率110/min。其余未见异常。

诊断： 支气管哮喘急性发作。

治疗： ①沙丁胺醇气雾剂：0.2mg，喷雾吸入，3/d。②氨茶碱：0.25g，50%葡萄糖液20ml，混合后缓慢静脉注射。

思考： ①本例所用的药物在治疗中分别起什么作用？②氨茶碱静注时应注意哪些问题？在用药中应给予患者哪些用药指导？

解析： ①哮喘急性发作一般首选β₂受体激动药，沙丁胺醇作用：选择性激动支气管平滑肌上的β₂受体，对β₂>β₁，对α₁无作用，气雾吸入给药可制止哮喘发作。重症或哮喘持续状态时须采用氨茶碱静注给药，氨茶碱即扩张支气管治疗支气管哮喘，又兴奋心脏治疗心源性哮喘。②氨茶碱静注时必须用25%～50%葡萄糖注射液20～40ml稀释后在10～15分钟内缓慢注射。不良反应：静注过快可致心律失常、血压骤降、谵妄、惊厥、昏迷等，甚至呼吸、心跳停止而死亡。在用药中应给患者说明本药须缓慢注射，用药中可能会出现头晕、头痛、失眠、心悸等症状。

二、抗炎性平喘药

（一）糖皮质激素类药

哮喘的本质是支气管黏膜炎症，故抗炎应作为哮喘治疗的首要措施。但这种慢性非特异性炎症使用抗生素治疗是无效的，而糖皮质激素则是消除这种炎症的特效药物。糖皮质激素类药是目前已知哮喘气道炎症作用最强的药物，因为它对炎症介质、炎症细胞和炎症反应具有多途径的抑制作用。

1. 全身用糖皮质激素类药　氢化可的松是人工合成也是天然存在的糖皮质激素，抗炎作用为可的松的1.25倍，也具有免疫抑制作用、抗毒作用、抗休克及一定的盐皮质激素活性等，并有留水、留钠及排钾作用，血浆半衰期为8~12小时。本药可以引起变态反应，抗炎作用强，平喘效果显著，但不良反应多而严重。临床仅用于严重的支气管哮喘发作和哮喘持续状态，常采用静脉滴注给药。

2. 吸入用糖皮质激素类药　长期吸入糖皮质激素可以有效地控制各种类型慢性哮喘的临床症状，在没有明显全身副作用的情况下使哮喘的缓解期大大延长甚至终生不发，是目前最常用的抗炎性平喘药。常用吸入用糖皮质激素药，见表8-2。

表8-2　常用吸入用糖皮质激素药比较表

吸入用糖皮质激素	抗炎强度	消化吸收强度	不良反应和注意事项
倍氯米松（beclomethasone，二丙酸氯地米松）	1	20	不良反应少见，长期吸入少数患者发生鹅口疮、声音嘶哑等。每次用药后应漱口，以免药液残留于咽喉部。活动性肺结核患者慎用
布地奈德（budesonide，缩写BUD；普米克 pulmicort）	2	10	速发或迟发的变态反应，包括皮疹、接触性皮炎、荨麻疹、血管神经性水肿和支气管痉挛
氟替卡松（flutikasone，辅舒酮，flixotide）	4	1	经鼻应用皮质激素后曾有发生鼻中隔穿孔的报道，但极为罕见，通常见于做过鼻手术的患者

倍氯米松

倍氯米松（beclomethasone，二丙酸氯地米松）为地塞米松的衍生物，为强效外用糖皮质激素类药。局部抗炎作用强大，约为地塞米松的500倍。雾化吸入后直接发挥抗炎平喘作用，用药10天达高峰，起效慢，作为哮喘发作的间歇期及慢性哮喘治疗的首选药，不宜用于哮喘急性发作。倍氯米松气雾剂可用于过敏性哮喘和过敏性皮炎等疾病。长期吸入少数患者发生鹅口疮、声音嘶哑等。每次用药后应漱口，以免药液残留于咽喉部。活动性肺结核患者慎用。

布地奈德

布地奈德（budesonide，缩写 BUD）是不含卤素的糖皮质激素类药物，局部抗炎作用更强，约为倍氯米松的 2 倍。因其肝脏代谢清除率较高，几乎无全身肾上腺皮质激素样作用。雾化吸入用于持续哮喘的长期治疗，可有效地减少口服肾上腺皮质激素用量。本类药物还有曲安奈德（TAA）、丙酸氟替卡松及氟尼缩松（FNS）等。

考点链接

1. 糖皮质激素治疗哮喘的主要机制是

A. 提高中枢神经系统兴奋性　　　　　B. 激动支气管平滑肌 M_2 受体

C. 抗炎、抗过敏作用　　　　　　　　D. 激活腺苷酸环化酶

E. 阻断 M 受体

解析与答案：糖皮质激素作用是通过抗炎、抗过敏作用来产生的，故选 C。

2. 糖皮质激素治疗重症哮喘的绝对禁忌证是

A. 严重过敏和全身性霉菌感染　　　　B. 不能控制的高血压

C. 严重糖尿病　　　　　　　　　　　D. 消化性溃疡

E. 有中枢抑制作用

解析与答案：糖皮质激素治疗重症哮喘的禁忌证是严重过敏和全身性霉菌感染，故选 A。

（二）白三烯受体拮抗药

哮喘患者气道中存在许多炎症介质，其中白三烯是重要的一种，白三烯是花生四烯酸（AA）经 5 - 脂氧合酶（5 - LOX）途径代谢产生的一组炎性介质。体外实验表明，它对人体支气管平滑肌的收缩作用较组胺、血小板活化因子（PAF）强约 1000 倍，它尚可刺激黏液分泌，增加血管通透性，促进黏膜水肿形成。吸入糖皮质激素不能阻止气道中白三烯的形成及白三烯的作用。因此，对激素效果不好者，可考虑加入白三烯拮抗药，如孟鲁司特（顺尔宁）、扎鲁司特（安可来）等能阻断白三烯引起的炎症反应过程（如气道中嗜酸粒细胞聚集、黏膜水肿、黏液分泌增加、气道平滑肌收缩），从而起到治疗哮喘的作用。

三、抗过敏平喘药

研究表明，本类药主要稳定肥大细胞膜，抑制致敏介质释放，此外，还有抗炎和降低气道反应性的作用。起效较慢，不适用于哮喘急性发作期的治疗，临床上主要用于预防过敏性哮喘（对外源性哮喘效果较好）和过敏性鼻炎。

色甘酸钠

色甘酸钠（sodium cromoglicate，咽泰）口服不吸收（1%），需吸入给药。对支气

管平滑肌没有直接松弛作用，也无抗炎作用。通过稳定肥大细胞膜，减少组胺等过敏介质释放而发挥作用。需提前 7～10 日用药可预防哮喘发作，也用于过敏性鼻炎。少数患者因粉雾或气雾吸入刺激可引起呛咳、气急，甚至诱发哮喘，与少量 ISO 合用可以预防。色甘酸钠起效慢，尤适用于抗原明确的青少年患者，可预防变态反应或运动引起的速发型或迟发型哮喘。色甘酸钠还可减轻重症哮喘的糖皮质激素用量，目前已成为轻、中度哮喘的一线药。亦用于变态性鼻炎、溃疡性结肠炎及其他胃肠道过敏性疾病。

本药口服无效，只能喷雾吸入。不良反应少，少数患者可有咽痛，气管刺激症状，甚至诱发哮喘，与少量异丙肾上腺素同时吸入可预防之。

酮　替　芬

酮替芬（甲哌噻庚酮）能稳定肥大细胞膜，为强效致敏介质阻释药，兼有阻断 H_1 受体作用。口服起效慢（2～4 周），持续长，为新型口服药。用于预防过敏性哮喘和过敏性鼻炎外，尚可用于慢性荨麻疹、食物过敏及过敏性紫癜等治疗。不良反应有短暂头晕、乏力、嗜睡、口干等，驾驶员、参赛前运动员、早孕妇女不宜用。

第二节　镇咳药

咳嗽即慢性咳嗽，是呼吸系统常见的临床症状之一，是一种神经反射过程。咳嗽反射弧包括：①周围感受器；②传入神经；③咳嗽中枢；④传出神经。镇咳药通过抑制咳嗽反射弧中某一个或多个环节产生镇咳作用。根据其作用部位不同，分为中枢性镇咳药和外周性镇咳药，镇咳药主要用于干咳。如果咳嗽伴有严重咳痰，应主要使用祛痰药。常用镇咳药的作用用途和注意事项，见表 8－3。

表 8－3　常用镇咳药比较

常用药物	中枢性	外周性	成瘾性	用途和注意事项
可待因（codeine，甲基吗啡）	＋＋＋	－	＋＋	用于各种原因引起的剧烈干咳，特别是胸膜炎干咳伴有胸痛患者 连续给药后产生耐受性和成瘾性，按麻醉药品管理。痰多者禁用
喷托维林（pentoxyverine，咳必清）	＋＋	＋	－	用于剧烈干咳 痰多者、青光眼患者禁用
右美沙芬（dextromethorphan，右甲吗喃、美沙芬）	＋＋＋	－	－	用于剧烈干咳 孕妇慎用，精神病患者禁用
苯丙哌林（benproperine，咳快好，科福乐）	＋＋＋＋	＋＋	－	用于剧烈干咳 孕妇慎用，用时勿咬碎药丸，以免引起口腔麻木

一、中枢性镇咳药

本类药物主要是通过抑制延髓咳嗽中枢而止咳。

可 待 因

可待因（codeine，甲基吗啡）是从罂粟属植物中分离出来的一种天然阿片类生物碱，为吗啡的甲基衍生物。兼有中枢性镇咳和镇痛作用。

[药理作用和临床应用]

1. 用于各种原因引起的干咳和刺激性咳嗽，尤适用于伴有胸痛的剧烈干咳。对有少量痰液的剧烈咳嗽，应复合祛痰药。

2. 用于中等程度疼痛，如偏头痛、牙痛、痛经和肌肉痛的短期镇痛，还可用于减轻发热和感冒伴有的严重头痛、肌肉酸痛等；可待因及其复方制剂是癌痛患者第二阶梯的主要止痛药。镇咳作用为吗啡的1/4，镇痛作用为吗啡的1/10。

3. 在儿科手术麻醉和术后镇痛方面是有效的镇痛药。可待因所致的与阿片类受体有关的不良反应发生率较低，因此在年幼的患者包括新生儿中较为普遍地使用，尤其是在气道管理和神经学评估存在困难的情况下。

考点链接

1. 属麻醉药品应控制使用的镇咳药是

A. 氯哌斯丁（咳平）　　　B. 可待因　　　C. 喷托维林（咳必清，维静宁）

D. 右美沙芬　　　　　　　E. 苯佐那酯

解析与答案：可待因连续给药后产生耐受性和成瘾性，按麻醉药品管理，故选B。

2. 下列有关可待因的说法正确的是

A. 吗啡的去甲基衍生物　　　　　　B. 末梢性镇咳药

C. 非成瘾性镇咳药　　　　　　　　D. 外周性镇咳药

E. 兼有镇痛作用的镇咳药

解析与答案：用于各种原因引起的剧烈干咳，特别是伴有胸痛患者，故选E。

[不良反应]

连续给药后产生耐受性和成瘾性，偶有恶心、呕吐、便秘及眩晕。大剂量可抑制呼吸，中枢兴奋症状。

[注意事项]

1. 本品可通过胎盘屏障，使用后致胎儿产生药物依赖，引起新生儿的戒断症状如过度啼哭、打喷嚏、打呵欠、腹泻、呕吐等，故妊娠期间禁用。分娩期应用本品可引起新生儿呼吸抑制。

2. 对本品过敏的患者禁用。

3. 痰多黏稠者禁用，以防因抑制咳嗽反射，使大量痰液阻塞呼吸道，继发感染而加重病情。

4. 本品可自乳汁排出，哺乳期妇女应慎用。

5. 12 岁以下儿童不宜使用。

6. 老年患者慎用。

7. 下列情况应慎用：①支气管哮喘；②急腹症，在诊断未明确时可能因疼痛缓解而掩盖疾病本质造成误诊；③胆结石，可引起胆管痉挛；④原因不明的腹泻，可使肠道蠕动减弱、减轻腹泻症状而误诊；⑤脑外伤或颅内病变，本品可引起瞳孔变小，混淆临床体征；⑥前列腺增生，因本品易引起尿潴留而加重病情；⑦肝、肾功能不全。

二、外周性镇咳药

本类药物通过抑制咳嗽反射弧中的感受器、传入、传出神经或效应器中任何一环节而发挥镇咳作用。有些药物兼有中枢和外周两种作用。常用有苯佐那酯（退嗽）、苯丙哌林（咳快好）等药物。

第三节 祛痰药

痰液是呼吸道炎症的产物，可刺激呼吸道黏膜引起咳嗽，并加重感染、诱发哮喘。祛痰药可使痰液稀释、分解、黏稠度降低，使呼吸道内的积痰排出，减弱了对呼吸道黏膜刺激，间接起到镇咳、平喘作用。按作用机制分为痰液稀释药和黏痰溶解药。

一、痰液稀释药（恶心性和刺激性祛痰药）

如氯化铵、愈创甘油醚属恶心性祛痰药，口服后可刺激胃黏膜，引起轻度恶心，反射性地促进呼吸道腺体的分泌增加，从而使黏痰稀释便于咳出；刺激性祛痰药是一些挥发性物质，如桉叶油、安息香酊等，加入沸水中，其蒸气挥发也可刺激呼吸道黏膜，增加分泌，使痰稀释便于咳出。

二、黏痰溶解药

此类药主要通过分解黏痰中的黏性成分和促使支气管分泌黏滞性低的分泌液，使痰液溶解、变稀、降低痰液黏稠度，使痰液容易咳出。主要用于黏痰阻塞气道而咳出困难者。如乙酰半胱氨酸，可分解痰液中的黏性成分，使痰液液化，黏滞性降低而易咯出；还有一种黏液调节剂：如盐酸溴己新和羧甲司坦，作用于气管和支气管的黏液产生细胞，使分泌物黏滞性降低，痰液变稀而易咯出。常用祛痰药作用和用途、注意事项，见表 8 - 4。

表 8 - 4　常用祛痰药比较表

常用药物	作用和用途	不良反应和注意事项
氯化铵（ammonium chloride）	刺激性祛痰药，稀释痰液。痰液黏稠不易咳出的患者	饭后服 孕妇及哺乳期妇女、代谢性酸血症者、溃疡病、肝肾功能不良者禁用

续表

常用药物	作用和用途	不良反应和注意事项
溴己新（bromhexine，必嗽平）	使痰液中多糖纤维或粘蛋白断裂，稀化黏痰。用途同氯化铵	偶有恶心、胃部不适 胃溃疡、肝功能不全患者慎用
氨溴索（ambroxol，沫舒痰）	是溴己新的有效代谢物，作用和用途同溴己新	胃肠反应轻
乙酰半胱氨酸（acetylcys-teine，痰易净）	使痰液中黏蛋白的二硫键（—S—S—）断裂，降低痰液黏稠度。用途同氯化铵；可用于对乙酰氨基酚急性中毒时保护肝脏	对呼吸道也有刺激性，可引起呛咳或支气管痉挛 药液必须临用前新鲜配，胃溃疡者慎用
羧甲司坦（carbocisteine，化痰片）	作用同乙酰半胱氨酸，用途同氯化铵	胃溃疡者慎用

考点链接

1. 既能祛痰，又能酸化尿液和利尿的药物是

A. 氯化铵   B. 溴己新   C. 复方甘草合剂

D. 乙酰半胱氨酸   E. 愈创木酚甘油醚

解析与答案：氯化铵显酸性，所以可以酸化尿液，故选 A。

2. 乙酰半胱氨酸作用机制是

A. 分解黏蛋白的多糖纤维

B. 抑制支气管黏液腺体分泌

C. 与黏蛋白的二硫键结合，使之分裂

D. 阻断支气管浆液腺体分泌

E. 抑制呼吸道黏液腺体分泌

解析与答案：乙酰半胱氨酸作用机制：药物结构中—SH 使痰液中黏蛋白的二硫键（—S—S—）断裂，降低痰液黏稠度，溶解痰液容易咳出，故选 C。

药物的制剂和用法用量

胆茶碱 片剂：每片 0.1g。口服，每次 0.1~0.2g，2~3/d。

氨茶碱 片剂：每片 0.05g，0.1g。每次 0.1~0.2g，3/d。缓释片：0.1g，每次 0.1g，2/d。控释片：0.2g，每次 0.2g，1/d。注射剂：0.25g/2ml，0.5g/2ml。每次 0.25~0.5g，以 25% 或 50% 葡萄糖溶液 20~40ml 稀释后缓慢静脉注射（不少于 10 分钟）。

沙丁胺醇 片剂（胶囊）：每片 2mg，每次 2~4mg，3~4/d。气雾剂：每瓶含主药

20mg 可供 200 次喷吸，1~2 撳/次，必要时每 4~6 小时 1 次。

特布他林 片剂：每片 2.5mg。每次 2.5~5mg，3/d。气雾剂：每瓶 50mg，每瓶 100mg。1~2 喷/次（每喷 0.25mg），3~4/d。

福莫特罗 片剂：口服：成人，160μg/d，分 2 次服。儿童，按体重 4μg/(kg·d)，分 2~3 次服。

克仑特罗 片剂：每片 20μg，40μg。每次 20~40μg，3/d，口服或舌下含化。气雾剂：每瓶 2mg。每次 10~20μg，3~4/d。

异丙托溴铵 气雾剂：气雾剂：0.025%。每瓶 20ml，2 喷/次，每次相当于 40μg，3~6/d。

倍氯米松 气雾剂：200 撳/瓶。每撳 50μg，1 撳/次，2~3/d。

布地奈德 气雾剂：100 撳/瓶。每撳 200μg，1 撳/次，2/d。

氟替卡松 气雾剂：60 撳/瓶，60 撳。每撳 150μg，1 撳/次，2/d。

色甘酸 纳粉雾剂胶囊：装于专用喷雾器内吸入，每次 20mg，3~4/d。

酮替芬 片剂（胶囊）：每片 0.5mg，1mg。每次 1mg，2/d。

可待因 片剂：每片 15mg，30mg。每次 15~30mg，3/d。极量：每次 100mg，250mg/d。缓释片剂：45mg。每次 45mg，2/d。注射剂：15mg/ml，30mg/ml。每次 15~30mg，皮下注射。

喷托维林 片剂：每片 25mg，每次 25mg，3~4/d。

右美沙芬 片剂：每片 10mg，15mg。每次 20~30mg，3~4/d。

苯丙哌 片剂：每片 20mg，每次 20~40mg，3/d。缓释片：52.7mg（相当于苯丙哌林 40mg）。1 片/次，2/d。

复方甘草 合剂（棕色合剂）：本品含吗啡 6mg/100ml 和甘草流浸膏等。每瓶 200ml。每次 10ml，3/d。

氯化铵 片剂：每片 0.3mg。每次 0.3~0.6mg，3/d。溶液剂：10%。每次 10ml，3/d。

溴己新 片剂：每片 3g。每次 8~16mg，3/d。注射剂：4mg/2ml。每次 4~5mg，加入 25% 葡萄糖液 20~40ml 缓慢静注，或加入 5% 葡萄糖溶液 250ml 静滴。

乙酰半胱氨 酸喷雾剂：每瓶 0.5g，每瓶 1g。喷雾吸入：10% 溶液，每次 1~3ml，2~3/d。气管滴入：急救时以 5% 溶液滴人气管内，每次 1~2ml，2~6/d。

羧甲司坦 片剂：每片 0.25g。每次 0.25~0.5g，3/d。

综合测试

A1 型题

1. 下列何种病症最适选用可待因

　　A. 支气管哮喘伴剧烈干咳　　　　　B. 长期慢性咳嗽

　　C. 伴胸痛的剧烈干咳　　　　　　　D. 结核性胸膜炎咯血

E. 有痰液的咳嗽

2. 用于平喘的肾上腺素、麻黄碱和异丙肾上腺素的共同缺点是

    A. 起效慢   B. 不能预防支气管哮喘发作

    C. 兴奋中枢，产生精神兴奋   D. 心悸

    E. 对 β_1、β_2 都有很强的作用，对 β_2 选择性低

3. 下列叙述不正确的是

    A. 祛痰药可以使痰液变稀或溶解，使痰易于咳出

    B. 祛痰药可以作为镇咳药的辅助药使用

    C. 祛痰药促进痰液的排出，可以减少呼吸道黏膜的刺激性，具有间接的镇咳平喘作用

    D. 祛痰药促进支气管腺体分泌，有控制继发性感染的作用

    E. 祛痰药有弱的防腐消毒作用，可减轻痰液恶臭

4. 下列叙述不正确的是

    A. 乙酰半胱氨酸使用前应用塑料或玻璃制成的容器保存

    B. 乙酰半胱氨酸不宜与青霉素混合使用

    C. 乙酰半胱氨酸可与异丙肾上腺素合用，避免支气管痉挛

    D. 乙酰半胱氨酸与 $NaHCO_3$ 混合使用

    E. 乙酰半胱氨酸可引起转氨酶升高

5. 具有利尿作用的药物是

    A. 异丙托溴铵   B. 特布他林   C. 麻黄碱

    D. 去甲肾上腺素   E. 氨茶碱

6. 对哮喘发作无效的药物是

    A. 沙丁胺醇   B. 异丙托溴铵   C. 麻黄碱

    D. 丙酸倍氯米松   E. 色苷酸钠

7. 抑制前列腺素、白三烯生成的药物是

    A. 沙丁胺醇   B. 异丙托溴铵   C. 麻黄碱

    D. 丙酸倍氯米松   E. 色苷酸钠

8. 糖皮质激素治疗哮喘的主要机制

    A. 提高中枢神经系统兴奋   B. 激动支气管平滑肌 M_2 受体

    C. 抗炎、抗过敏作用   D. 激活腺苷酸环化酶

    E. 阻断 M 受体

9. 对于哮喘持续状态应选用

    A. 静滴氢化可的松   B. 口服麻黄碱   C. 气雾吸入色苷酸钠

    D. 口服特布他林   E. 气雾吸入丙酸倍氯米松

10. 色苷酸钠预防哮喘发作的主要机制

    A. 直接松弛支气管平滑肌   B. 稳定肥大细胞膜，抑制过敏介质释放

    C. 阻断腺苷受体   D. 促进儿茶酚胺释放

E. 激动 β_2 受体

B 型题

（11 ~ 17 题共用备选答案）

　　A. 可待因　　　　　　B. 喷托维林　　　　　　C. 苯丙哌林

　　D. 苯佐那酯　　　　　E. 右美沙芬

11. 具有成瘾性的是

12. 具有中枢和外周镇咳作用，镇咳比可待因强的是

13. 禁用于青光眼患者的是

14. 可用于支气管镜检查预防咳嗽的是

15. 适用于急性上呼吸道感染引起的咳嗽的是

16. 属于非成瘾性中枢性镇咳药的是

17. 常用于复方制剂治疗感冒咳嗽的是

（18 ~ 20 题共用备选答案）

　　A. 氯化铵　　　　　　B. 丙酸倍氯米松　　　　C. 乙酰半胱氨酸

　　D. 喷托维林　　　　　E. 色苷酸钠

18. 对支气管具有直接作用的药物是

19. 能够与痰液中粘蛋白发生直接作用产生祛痰作用的药物是

20. 哮喘患者慎用的祛痰药物是

（21 ~ 22 题共用备选答案）

　　A. 沙丁胺醇　　　　　B. 布地奈德　　　　　　C. 特布他林

　　D. 去甲肾上腺素　　　E. 扎鲁司特

21. 仅用于其他药物无效的哮喘持续状态和重症哮喘者

22. 可用于预防哮喘的药物是

（马　健）

第九章 作用于消化系统药

第一节 抗消化性溃疡药

消化性溃疡主要是指发生在胃和十二指肠的慢性溃疡，是由于胃酸分泌过多、胃黏膜保护作用减弱和幽门螺杆菌感染等因素所致。抗消化性溃疡药的主要作用是中和胃酸，减少胃酸分泌，增强胃黏膜保护功能和杀灭幽门螺杆菌。常用药物有：①抗酸药；②抑制胃酸分泌药；③增强胃黏膜屏障功能药；④抗幽门螺杆菌药。

一、抗酸药

抗酸药为弱碱性药物，口服后在胃内直接中和胃酸，升高胃内 pH 值，降低胃蛋白酶活性，从而缓解溃疡病的疼痛等症状。此外，随着胃内 pH 值的提高，胃黏膜出血时间明显缩短。有些抗酸药如氢氧化铝、三硅酸镁等还能形成胶状保护膜，覆盖于溃疡面和胃黏膜，起保护溃疡面和胃黏膜作用。常用抗酸药作用特点见表 9 - 1。

表 9 - 1 常用抗酸药作用特点比较

药 物	作用特点	不良反应
碳酸钙	抗酸作用较强，作用快而持久	产生 CO_2 气体，引起嗳气、腹胀
氧化镁	中和胃酸作用强，作用缓和而持久	产生的氯化镁可引起腹泻
氢氧化铝	抗酸作用较强、起效缓慢，作用持久，对溃疡面有保护作用	可致便秘，长期服用影响肠道对磷酸盐的吸收
三硅酸镁	中和胃酸作用慢、弱、持久，对溃疡面有保护作用	Mg^{2+} 有导泻作用，与氢氧化铝合用可克服。肾功能不全应慎用或禁用
碳酸氢钠	作用强，起效快而作用短暂	可产生 CO_2 气体，引起嗳气、腹胀，导致碱血症和碱化尿液

目前，抗酸药物较少单药应用，大多组成复方制剂增强抗酸作用，减少不良反应。

二、抑制胃酸分泌药

胃酸是由胃壁细胞合成分泌的，胃壁细胞上存在 M_1 胆碱受体、H_2 受体及胃泌素受体，当这些受体被激动后，均可通过激活质子泵（$H^+ - K^+ - ATP$ 酶），将 H^+ 泵出胃壁细胞外，进入胃腔与 Cl^- 结合成为胃酸。因此，凡能阻断上述受体或抑制质子泵的药物，均可抑制胃酸分泌，促进溃疡愈合。胃酸分泌抑制药的作用部位如图 9 - 1 所示。

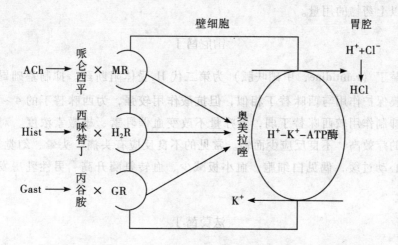

图 9 - 1 抑制胃酸分泌药的作用部位

（一）H₂受体阻断药

西咪替丁

西咪替丁（cimetidine，甲氰咪胍）为用于临床的第一代 H₂ 受体阻断药。

[药理作用]

1. 抑制胃酸分泌　可阻断壁细胞上的 H₂ 受体，明显抑制基础胃酸和各种刺激（如食物、组胺等）引起的胃酸分泌。

2. 免疫调节作用　阻断 T 细胞上的 H₂ 受体，对免疫功能有调节作用。

[临床应用]

治疗十二指肠溃疡、胃溃疡，卓 - 艾综合征和反流性食管炎；静脉滴注治疗急性胃黏膜出血和应激性溃疡。也可以用于各种原因引起的免疫功能低下以及抗肿瘤的辅助治疗。对皮肤瘙痒也有一定的疗效。

[不良反应]

1. 消化系统反应　恶心、呕吐、腹泻、便秘，长期使用可引起肝肾功能损害。

2. 中枢神经系统反应　头疼、眩晕、焦虑、定向力障碍、语言不清和幻觉等。肝肾功能不良，老年患者尤易发生。

3. 造血系统反应　少数人可出现粒细胞缺乏和再生障碍性贫血等。

4. 其他　有抗雄激素作用，出现精子数减少，性功能减退，男性乳腺发育，女性溢乳等。

[注意事项]

1. 肝肾功能不良者、孕妇及哺乳期妇女忌用，儿童慎用。

2. 突然停药可引起溃疡穿孔，可能与其反跳现象有关。

3. 本药能抑制胃酸分泌，与硫糖铝合用可使后者的疗效降低。本药为药酶抑制剂，能减少华法林、苯妥英钠、地西泮、茶碱类、吲哚美辛、普萘洛尔等的代谢，合用应注意调整以上药物的用量。

雷尼替丁

雷尼替丁（ranitidine，甲硝呋胍）为第二代 H_2 受体阻断药。抑制基础胃酸分泌作用和胃黏膜保护作用与西咪替丁相似，但抗酸作用较强，为西咪替丁的 4～10 倍，对肝药酶的抑制作用较西咪替丁弱，治疗量不改变血催乳素、雄激素浓度。对胃及十二指肠溃疡的疗效高，不良反应少而轻。常见的不良反应有头痛、头晕、幻觉、躁狂等，静注可致心动过缓，偶见白细胞、血小板减少、血转氨酶升高、男性乳房发育等，停药后恢复。

法莫替丁

法莫替丁（famotidine）为第三代 H_2 受体阻断药。作用与西咪替丁相似，但抑制胃酸分泌作用更强，约为西咪替丁的 40～50 倍，为雷尼替丁的 7～8 倍，不抑制肝药酶，无抗雄激素作用，也不影响血催乳素浓度。

尼扎替丁和罗沙替丁两药与雷尼替丁相似，均用于治疗溃疡病。

（二）M_1 受体阻断药

哌仑西平

哌仑西平（pirenzepine）主要阻断胃壁细胞的 M_1 受体，抑制胃酸及胃蛋白酶的分泌，保护胃黏膜，主要用于胃及十二指肠溃疡。不良反应以消化道症状为多见，主要是口干、视物模糊、头疼、眩晕、嗜睡等。替仑西平与哌仑西平相似，作用较强，作用持续时间较长，治疗溃疡病时睡前服用。不良反应较少而轻。

（三）胃泌素受体阻断药

丙 谷 胺

丙谷胺（proglumide）化学结构与胃泌素的结构相似，与胃泌素竞争胃泌素受体，抑制胃酸分泌；同时也促进胃黏膜黏液合成，增强黏液和 HCO_3^- 盐屏障作用，从而发挥抗溃疡病作用。本品无明显副作用，偶有口干、失眠、腹胀、下肢酸胀等不良反应。

（四）H^+-K^+-ATP 酶抑制药（质子泵抑制药）

奥美拉唑

奥美拉唑（omeprazole，洛赛克，losec）为第一个问世的质子泵抑制药。

[药理作用]

1. 抑制胃酸分泌通过抑制胃壁细胞 H^+-K^+-ATP 酶，阻断了胃酸形成的最后步骤，使胃壁细胞内 H^+ 不能转运到胃腔形成胃酸，使胃酸含量大大减少。对基础胃酸分泌及各种刺激引起的胃酸分泌均有很强的抑制作用。

2. 促进溃疡愈合奥美拉唑能增加胃黏膜血流量和促进胃黏膜生长，有利于溃疡愈合。

3. 抗幽门螺杆菌作用与阿莫西林、克拉霉素等抗生素联合应用，可杀灭幽门螺杆菌，明显降低复发率。

[临床应用]

1. 治疗胃、十二指肠溃疡。

2. 其他反流性食管炎、卓－艾综合征、急性胃黏膜出血。

考点链接 ••

1. 消化性溃疡治疗中，不属于抑制胃酸分泌的药物是

A. 氢氧化铝　　B. 哌仑西平　　C. 丙谷胺　　D. 雷尼替丁　　E. 奥美拉唑

解析与答案：抑制胃酸分泌的药物包括 H_2 受体阻断药、M_1 受体阻断药、胃泌素受体阻断药、H^+－K^+－ATP 酶抑制药，氢氧化铝为碱性药，故选 A。

2. 奥美拉唑治疗消化性溃疡的作用是

A. 阻断 H_2 受体　　　　　　　　B. 阻断胃壁细胞 H^+－K^+－ATP 酶

C. 阻断 M_1 受体　　　　　　　　D. 阻断胃泌素受体

E. 中和胃酸

解析与答案：奥美拉唑通过抑制胃壁细胞 H^+－K^+－ATP 酶，使胃壁细胞内 H^+ 不能转运到胃腔形成胃酸，使胃酸含量大大减少，故选 B。

3. 雷尼替丁治疗消化性溃疡的作用是

A. 中和胃酸　　　　　　　　　　B. 阻断胃壁细胞 H^+－K^+－ATP 酶

C. 阻断 M_1 受体　　　　　　　　D. 阻断胃泌素受体

E. 中和胃酸　　　　　　　　　　F. 阻断 H_2 受体

解析与答案：雷尼替丁为 H_2 受体，通过阻断胃壁细胞 H_2 受体，使胃酸分泌减少，故选 E。

[不良反应]

本药不良反应发生率较低，主要有头痛、头昏、失眠、外周神经炎等神经系统症状；在消化系统方面可见口干、恶心、呕吐、腹胀、便秘等；其他可见男性乳腺发育、转氨酶增高、皮疹、溶血性贫血等。

[注意事项]

与华法林、地西泮、苯妥英钠等药合用，可使上述药物体内代谢减慢，应注意调整剂量。

兰索拉唑（lansoprazole）为第二代质子泵抑制药。抑制胃酸分泌，升高血胃泌素，胃黏膜保护作用及抗幽门螺杆菌作用与奥美拉唑相似，但抑制胃酸分泌作用及抗幽门螺杆菌作用较奥美拉唑为强。

潘多拉唑（pantoprazole）与雷贝拉唑（rabeprazole）是第三代质子泵抑制药。潘多

拉唑口服后吸收迅速，虽然半衰期短，然而一旦胃酸分泌抑制作用完成，可持续很长时间。两药的抗溃疡病作用与奥美拉唑相似。研究显示，雷贝拉唑在抗胃酸分泌能力和缓解症状，治愈黏膜损害的临床效果方面远优于其他抗酸药物，不良反应轻微。

三、胃黏膜保护药

硫 糖 铝

硫糖铝（sucralfate，胃溃宁）为无味的白色粉末，口服不吸收，在胃液酸性环境中形成胶冻状，牢固黏附于胃、十二指肠黏膜表面，在溃疡面形成保护屏障；还能抑制胃蛋白酶的活性；促进胃黏液和 HCO_3^- 的分泌；抑制幽门螺杆菌的繁殖，均有利于黏膜上皮的再生和溃疡的愈合。常用于胃、十二指肠溃疡、反流性食管炎及慢性胃炎的治疗。

注意：①本药在酸性环境中起保护胃、十二指肠黏膜作用，故不宜与碱性药合用；②与布洛芬、吲哚美辛、氨茶碱、四环素、地高辛合用，能减低上述药物的生物利用度；③可减少甲状腺素的吸收。

枸橼酸铋钾

枸橼酸铋钾（colloidal bismuth subcitrate，胶体次枸橼酸铋）口服后很难吸收，极少量的铋吸收后主要分布在肝、肾等组织中，经肾排泄。

[药理作用]

1. 增强黏膜的防御功能　在胃液酸性条件下，能形成坚固的氧化铋沉着于溃疡的表面形成保护膜，抵御胃酸、胃蛋白酶的消化作用，有利于溃疡的愈合；抑制胃蛋白酶活性，促进胃黏液和 HCO_3^- 盐分泌。

2. 杀灭幽门螺杆菌　能使菌体膨胀、破裂而死亡。

考点链接

铋制剂的抗溃疡作用不包括

A. 保护溃疡面　　　　　B. 抑制胃蛋白酶活性　　　C. 中和胃酸

D. 促进胃黏液分泌　　　E. 杀灭幽门螺杆菌

解析与答案：铋制剂的抗溃疡作用包括形成保护膜，保护溃疡面，有利于溃疡的愈合；抑制胃蛋白酶活性，促进胃黏液和 HCO_3^- 盐分泌；杀灭幽门螺杆菌，故选 C。

[临床应用]
用于胃和十二指肠溃疡、慢性胃炎等。疗效与 H_2 受体阻断药相似，但复发率低。

[不良反应及注意事项]

1. 偶有消化道反应，服药期间可使口腔、舌、粪便染黑。告诉患者服药后会出现黑便，以免患者误以为溃疡出血。

2. 用药前、后半小时不要喝牛奶或服用抗酸药及其他碱性药物。

3. 严重肝、肾功能不全、孕妇和哺乳妇女禁用。不宜长期使用以免升高血铋。

米索前列醇

米索前列醇（misoprostol，喜克溃）有保护胃黏膜和抑制胃酸分泌作用，对基础胃酸分泌，组胺、五肽胃泌素等刺激引起的胃酸分泌均有抑制作用，促进黏液和 HCO_3^- 盐分泌，增强黏液和 HCO_3^- 盐屏障和黏膜细胞对损伤因子的抵抗力；促进胃黏膜受损上皮细胞的重建和增殖，增强细胞屏障；还有增加胃黏膜血流等抗溃疡作用。主要不良反应为腹痛、腹泻、恶心、腹部不适；也有头疼、头晕等。本药因收缩子宫，孕妇禁用。

四、抗幽门螺杆菌药

幽门螺杆菌在胃、十二指肠的黏液层与黏膜细胞之间，对黏膜产生损伤作用。在引发溃疡的复杂机制中幽门螺杆菌是一个重要的因素，因此杀灭该菌是治疗消化性溃疡和慢性胃炎的重要环节，但该菌对抗菌药的抵抗力较强，须多种抗菌药联合使用。常用的抗幽门螺杆菌药分为两类，一类为抗溃疡病药，如含铋制剂、$H^+ - K^+ - ATP$ 酶抑制药、硫糖铝等，其抗幽门螺杆菌作用较弱，单用疗效较差。第二类为抗菌药，如阿莫西林、克拉霉素、甲硝唑、呋喃唑酮、庆大霉素、四环素等。

巴里·马歇尔（Barry J. Marshall）

澳大利亚科学家，与罗宾·沃伦（J. Robin Warren）发现了幽门螺杆菌（Helicobacter pylori，Hp）以及证明这种细菌是造成大多数胃溃疡和胃炎的原因，被授予 2005 年诺贝尔生理或医学奖。2011 年，被评为中国工程院外籍院士。

第二节 助消化药

助消化药多为消化液各种成分或促进消化液分泌的药物，能促进食物消化。常用助消化药的特点，见表 9 - 2。

表 9 - 2 常用助消化药的特点

药　物	作用和用途	注意事项
稀盐酸（dilute hydrochloric acid）	增强胃蛋白酶的活性，促进胰液和胆汁分泌。用于各种胃酸缺乏症及发酵性消化不良	用水稀释后服，以免刺激胃黏膜，常与胃蛋白酶合用

续表

药　物	作用和用途	注意事项
胃蛋白酶（pepsin）	常与稀盐酸同服，辅助治疗胃酸分泌不足、消化酶分泌不足引起的消化不良和其他胃肠疾病	常与稀盐酸合用，不能与抗酸药物配伍
胰酶（pancreatin）	在中性或弱碱性环境中消化功能增强，用于胰腺分泌不足引起的消化不良等	整片吞服，与碳酸氢钠同服可增加疗效。偶见皮疹等过敏反应
乳酶生（lactasin）	干燥的活乳酸杆菌制剂，抑制肠内腐败菌繁殖，减少发酵和产气。用于消化不良、腹泻及小儿消化不良性腹泻	饭前服。不宜与抗菌药、抗酸药及吸附药同时服用，以免影响疗效

第三节　胃肠促动药及止吐药

　　胃肠促动药是一类能增强胃肠平滑肌运动的药物，临床用于胃肠运动功能低下引起的消化道症状。常用药物有多巴胺受体阻断药（如多潘立酮）、拟胆碱药（如西沙比利）和两种机制兼有的药物（如甲氧氯普胺）。止吐药是通过影响呕吐反射的不同环节，用于防治呕吐的药物，如 5 - 羟色胺受体阻断药昂丹司琼。

甲氧氯普胺

　　甲氧氯普胺（metoclopramide，胃复安）可阻断中枢和外周多巴胺受体，增强胃肠运动，加速胃排空，具有强大的镇吐作用。用于各种原因引起的呕吐、胃胀气性消化不良、胃肠功能失调所致的食欲不振、顽固性呃逆，也可用于反流性食管炎、胆汁反流性胃炎等。常见不良反应有倦怠、嗜睡、头晕，偶见便秘、腹泻、皮疹溢乳和男性乳房发育，长期用药可引起锥体外系反应。孕妇禁用。

多潘立酮

　　多潘立酮（domperidone，吗丁啉）属于第二代胃肠动力药，其特点是不易通过血脑屏障，几乎无锥体外系反应。具有胃肠促动和止吐作用。它对胃肠运动的作用类似甲氧氯普胺，它阻断胃肠多巴胺受体，加强胃肠蠕动，促进胃的排空，协调胃肠运动，防止食物反流。用于治疗各种轻度胃瘫，尤其用于治疗食后消化不良、恶心、呕吐和胃潴留；对偏头痛、颅外伤、放射治疗及肿瘤化疗引起的恶心、呕吐有效。不良反应包括：头痛、眩晕、嗜睡、腹痛、腹泻等。婴幼儿及孕妇慎用。

西沙比利

西沙比利（cisapride，普瑞博思）激动外周5-羟色胺受体，促进胃肠全程（食管至肛门括约肌）运动，但不影响胃分泌。是治疗胃肠动力障碍性疾病的首选药，包括反流性食管炎、慢性功能性及非溃疡性消化不良、胃轻瘫、术后胃肠麻痹、慢性功能性便秘等。常见副作用有头痛、腹泻、便秘等。无锥体外系反应。餐前服。

昂丹司琼

昂丹司琼（ondansetron）选择性阻断中枢及迷走神经传入纤维的5-羟色胺受体，产生明显止吐作用。对一些强致吐化疗药（如顺铂、环磷酰胺、阿霉素）引起的呕吐有迅速强大的抑制作用，但对晕动病引起的呕吐无效。临床用于化疗、放疗引起的恶心、呕吐。不良反应有头痛、疲劳、便秘或腹泻。

格拉司琼（granisetron）、托烷司琼（tropisetron）作用类似于昂丹司琼，但作用更强。

第四节 泻 药

泻药是一类促进肠蠕动，加速肠内容物排出或润滑肠壁、软化粪便、促进排便通畅的药物。按其作用机制可分为三类。

一、容积性泻药

硫 酸 镁

硫酸镁（magnesium sulfate，泻盐）口服后肠道吸收很少，经过肾脏排泄，其排泄速度与血镁浓度和肾功能相关。

[药理作用和临床应用]

1. 导泻作用 口服不易吸收，Mg^{2+} 和 SO_4^{2-} 在肠内形成高渗溶液从而阻止肠内水分的吸收，使肠腔容积增大刺激肠壁，反射性地引起肠蠕动加强而导泻。主要用于药物和食物中毒时排除肠内容物，亦可用于服用一些驱肠虫药后的导泻，可排除肠内虫体及残留药物，但中枢抑制药中毒应选用硫酸钠导泻，因少量 Mg^{2+} 吸收后，对中枢神经有抑制作用而加重中毒。

2. 利胆作用 口服高浓度（33%）硫酸镁溶液或用导管插入十二指肠，由于刺激肠黏膜，反射性地引起胆总管括约肌松弛，胆囊收缩，促进胆汁排出，呈现利胆作用。可用于阻塞性黄疸，慢性胆囊炎和胆石症。

3. 抗惊厥作用 注射硫酸镁后，由于血中 Mg^{2+} 浓度升高，可引起中枢抑制和骨骼肌松弛而产生抗惊厥作用。镁的肌松作用是对抗 Ca^{2+} 参与神经递质的释放和骨骼肌收缩引起的。可作为抗惊厥药用于各种原因引起的惊厥，尤其是子痫。

4. 扩张血管 注射给药时 Mg^{2+} 可直接扩张外周血管，降低血压且降压作用迅速，用于治疗高血压危象、高血压脑病和妊娠高血压综合征。

5. 消除局部水肿　50%的硫酸镁热敷患处，可改善局部血液循环，有消除局部水肿的功效。

[不良反应及注意事项]

1. 硫酸镁注射过量或静注速度快，使血 Mg^{2+} 过高引起中毒，出现中枢抑制、腱反射消失、血压急剧下降、呼吸抑制等。一旦出现中毒应立刻人工呼吸并静注钙盐解救。

2. 导泻作用一般于服药后 1~6 小时出现，所以宜清晨空腹服，并大量饮水以加速导泻作用和防止脱水。利胆作用一般于饭前或两餐前服。硫酸镁用于导泻时，因刺激肠壁可引起盆腔充血，故孕妇、月经期妇女禁用。中枢抑制药口服中毒须用硫酸钠导泻。

3. 吸收后 Mg^{2+} 主要经肾排泄，故肾脏功能不全者禁用。

此类药物还有硫酸钠（芒硝），其导泻作用及用法和硫酸镁相同，但作用稍弱，用于中枢抑制药中毒导泻以排出肠内容物。

考点链接

关于硫酸镁的作用描述正确的是

A. 口服降低血压　　　B. 注射利胆作用　　　C. 口服导泻作用

D. 注射消肿止痛　　　E. 口服抗惊厥作用

解析与答案：硫酸镁的作用：口服是导泻和利胆作用，注射是降压和抗惊厥作用，外敷是消肿止痛作用，故选 C。

二、接触性泻药

酚酞

酚酞（phenolphthalein，果导）几乎不溶于水，口服后在肠内遇碱性肠液形成可溶性钠盐，作用于结肠，促进肠蠕动而起缓泻作用，服后 6~8 小时排出软便，适用于习惯性便秘。口服约 15% 被吸收后经肾排泄，可使碱性的尿液呈现红色，部分药物由胆汁排出。因有肝肠循环，故一次服药作用可维持 3~4 日。不良反应较少，偶有皮疹，过敏性肠炎及出血现象。

三、润滑性泻药

液状石蜡

液状石蜡（liquid paraffin）为矿物油，口服后在肠内不易消化和吸收，可润滑肠壁和软化粪便使之易排出。适用于老年、儿童、体弱者的便秘，也可用于高血压、痔疮患者便秘。久用可影响脂溶性维生素和钙、磷的吸收。婴幼儿禁用。

甘 油

甘油常用其栓剂由肛门给药，由于高渗透压刺激直肠可引起排便反射，并有局部润滑作用，用药后数分钟即可排便。不影响营养物质的吸收。适用于儿童及老年人的便秘。

第五节 止泻药

临床上常用的止泻药分为两大类：①抑制胃肠蠕动药：地芬诺酯、洛哌丁胺等；②收敛吸附药：双八面体蒙脱石、次碳酸铋、鞣酸蛋白、药用炭等。常用止泻药的特点，见表9－3。

表9－3 常用止泻药的特点

药 物	作用和用途	不良反应
地芬诺酯（diphenoxylate，止泻宁）	为哌替啶的衍生物，减少肠蠕动而止泻。主要用于急性功能性腹泻	偶见口干、恶心、嗜睡、烦躁、失眠等，减量或停药后即消失，长期大量使用可成瘾
洛哌丁胺（loperamide，易蒙停）	为氟哌啶醇的衍生物，抑制肠蠕动的作用迅速而强大，适用于急、慢性腹泻	皮疹、瘙痒、食欲不振、恶心、头晕、乏力等。孕妇、哺乳妇女慎用
次碳酸铋（bismuth subcarbonate）	具有收敛和保护作用，口服后在肠内形成保护膜而引起止泻作用，用于一般性腹泻	可引起便秘，应于控制感染后使用本药
鞣酸蛋白（tannalbin）	口服后可分解出鞣酸能使肠黏膜表面形成保护膜起止泻作用。可用于腹泻	不宜与胰酶、胃蛋白酶、乳酶生等同服，可影响药效
药用炭（medicinal charcoal）	吸附大量气体、毒物，减轻对肠壁的刺激起止泻作用。用于腹泻、胃肠胀气和食物中毒等	偶见恶心、呕吐。不宜与抗生素、乳酶生、胰酶等合用
双八面体蒙脱石（dioctahedral smectite，思密达）	口服后可将多种病原体吸附于肠腔的表面，随肠蠕动排出体外。用于急、慢性腹泻，儿童急性腹泻疗效较佳	不宜和其他药物同服，以免影响吸收，须合用时，应在服用本药1小时后。偶有轻微便秘

第六节 利胆药

利胆药是促进胆汁分泌或胆囊排空的药物。可分为三类：

一、促胆汁分泌药

去氢胆酸

去氢胆酸（dehydrocholic acid）为胆酸的衍生物。本药口服能促进胆汁的分泌，增加胆汁中的水分和胆汁总量，而固体成分并不增加，使胆汁变稀，可消除胆汁淤滞，预防胆道感染和促进胆道小结石的排出。适用于胆囊炎、胆石症患者。不良反应有口干、皮肤瘙痒等。胆道完全阻塞和严重肝肾功能不全者禁用。

二、促胆囊排空药

硫 酸 镁

高浓度的硫酸镁溶液口服或灌入十二指肠，反射性地引起胆囊收缩，促进胆汁排出。临床用于治疗胆囊炎、胆石症、十二指肠引流检查。

三、溶解胆石药

熊去氧胆酸

熊去氧胆酸（ursodeoxycholic acid）能促进胆汁酸的分泌，并能抑制胆固醇的合成分泌，减低胆汁中的胆固醇含量，可防止胆固醇结石的形成。长期服用对已形成的胆固醇结石有逐渐溶解作用，胆结石越大，溶解率越低。可用于胆固醇型结石症、胆囊炎等，其不良反应有腹泻、头痛、皮肤瘙痒等。

鹅去氧胆酸

鹅去氧胆酸（chenodeoxycholic acid）可降低胆固醇分泌、合成，因而减低胆汁中胆固醇含量和促进胆固醇结石溶解。禁用于胆管疾病或肠炎疾病、梗阻性肝胆疾病。可能有致畸作用，妊娠妇女禁用，哺乳者禁用。

药物的制剂和用法用量

氢氧化铝 凝胶（10%氢氧化铝混悬液）：每次 4～8ml，3/d，饭前 15～30 分钟服。

氧化镁 片剂：0.2g。抗酸：每次 0.2～1g，3/d。缓泻：每次 3g，每日 3 次。

碳酸氢钠 片剂：0.3g、0.5g。每次 0.3～1.0g，3/d，饭前服。

三硅酸镁 片剂：0.3g。每次 0.6～1.0g，2～3/d，饭前服。

西咪替丁 片剂：0.2g、0.8g。胶囊剂：0.2g。每次 0.4g，2/d，饭后或睡前服，疗程 4～6 周。注射剂：0.2g。每次 0.2～0.4g，每次 4～6 小时，每日剂量不超过 2g，稀释后静脉滴注，也可直接肌内注射。

雷尼替丁 片剂（胶囊剂）：0.15g。每次 0.15g，2/d。注射剂：50mg。每次 50mg，每日 2 次，肌内注射或缓慢静脉注射。

奥美拉唑 胶囊剂：20mg。肠溶片：20mg，每次 20mg，1/d，疗程 2～4 周。注射剂：40mg。治疗消化性溃疡出血：每次 40mg，每 12 小时 1 次，连用 3 日，静脉注射。

哌仑西平 片剂：25mg、50mg。每次 50mg，2～3/d，疗程 4～6 周。

丙谷胺 片剂：0.2g。每次 0.4g，3～4/d，饭前 15 分钟给药。

硫糖铝 片剂：0.25g、0.5g。每次 1.0g，3～4/d。

米索前列醇 片剂：200μg。每次 200μg，4/d，餐前和睡前口服。

枸橼酸铋钾 片剂：0.3g。每次 0.6g，2/d，疗程 4～8 周。

胃蛋白酶 片剂：0.1g。每次 0.2～0.6g，3/d，饭前或饭后。合剂：每 10ml 含胃蛋白酶 0.2～0.3g，稀盐酸 0.1ml，每次 10ml，3/d，饭前服。

胰酶 片剂：0.3g、0.5g。每次 0.3～1.0g，3/d，饭前服。

乳酶生 片剂：0.3g。每次 0.3～0.9g，3/d。

甲氧氯普胺 片剂：5mg。每次 10mg，3/d，饭前 0.5 小时服。注射剂：10mg。每次 10mg，3/d，肌内注射。

多潘立酮 片剂：10mg。每次 10～20mg，3/d，饭前 0.5 小时服。注射剂：10mg。每次 10mg，3/d，肌内注射。

西沙必利 片剂：5mg。每次 5～10mg，3/d，饭前 0.5 小时服。

昂丹司琼 片剂：4mg、8mg。每次 8mg，3/d。注射剂：4mg、8mg。化疗前 30 分钟缓慢静脉注射 8mg，化疗后每 4 小时每次，共 2 次，再改口服给药。

硫酸镁 粉剂。导泻：每次 5～20g，同时饮用大量温水。利胆：每次 2～5g，3/d，饭前服。十二指肠引流：33% 溶液 30～50ml，导入十二指肠。

地芬诺酯 片剂：2.5mg。每次 2.5～5mg，3/d，空腹口服。

洛哌丁胺 胶囊剂：2mg，3/d，首次加倍。

鞣酸蛋白 片剂：0.25mg、0.5mg。每次 1～2g，3/d，空腹服。

次碳酸铋 片剂：0.3g。每次 0.3～1.0g，3/d，饭前服。

药用炭 片剂：0.3g、0.5g。每次 1g，3/d。粉剂：每次 1～3g，3/d。

熊去氧胆酸 片剂：50mg。每次 150～300mg，3/d，饭后服，疗程 6 个月。

综合测试

A1 型题

1. 奥美拉唑属于

    A. H$_2$ 受体阻断药   B. 胃壁细胞 H$^+$－K$^+$－ATP 酶阻断药

    C. M$_1$ 受体阻断药   D. 胃泌素受体阻断药

    E. 抗酸药

2. 能抑制幽门螺杆菌和减少胃酸分泌的抗消化性溃疡药是

    A. 奥美拉唑   B. 枸橼酸铋钾   C. 硫糖铝

    D. 西咪替丁   E. 丙谷胺

3. 硫酸镁注射速度过快引起中毒可立即注射

    A. 氯化钙溶液   B. 氯化钠溶液   C. 氯化钾溶液

D. 氢氧化铝溶液　　　　　　E. 葡萄糖溶液

4. 下列药物配伍不合理的是

 A. 稀盐酸 + 胃蛋白酶　　　B. 胰酶 + 碳酸氢钠　　　　C. 乳酶生 + 呋喃唑酮

 D. 奥美拉唑 + 阿莫西林　　E. 氢氧化铝 + 三硅酸镁

5. 下列治疗消化性溃疡药物中无抗幽门螺杆菌作用的是

 A. 甲硝唑　　　　　　　　B. 奥美拉唑　　　　　　　C. 硫糖铝

 D. 枸橼酸铋钾　　　　　　E. 米索前列醇

6. 保护胃黏膜达到抗消化性溃疡作用的药物是

 A. 氨苄西林　　　　　　　B. 奥美拉唑　　　　　　　C. 硫糖铝

 D. 四环素　　　　　　　　E. 氢氧化铝

A2 型题

7. 患者，男，35 岁。5 年来上腹痛，服药后短时间即缓解。近来因天气转冷，工作劳累又发上腹灼痛，反酸，疼痛多出现在早上 10 点，下午 4 点左右，有时夜间痛醒，进食后缓解。X 线钡餐检查：十二指肠溃疡。该患者首选下列何药治疗

 A. 西咪替丁　　　　　　　B. 雷尼替丁　　　　　　　C. 氢氧化铝凝胶

 D. 胃舒平　　　　　　　　E. 阿托品

B 型题

（8～10 题共用备选答案）

 A. 脂溶性维生素缺乏

 B. 抗雄激素作用

 C. 引起便秘

 D. 血压下降

 E. 视物模糊

8. 长期使用西咪替丁治疗消化性溃疡可引起

9. 长期使用液状石蜡治疗便秘可引起

10. 注射硫酸镁速度过快可引起

（覃　洪）

第十章 子宫兴奋药

子宫肌兴奋药是一类能选择性兴奋子宫平滑肌，加强子宫收缩力的药物。它们的作用性质随着子宫的生理状态、用药种类和剂量的大小而改变，使子宫产生节律性收缩和强直性收缩，临床可用于催产、引产或产后止血、子宫复原等。

缩宫素（oxytocin）

缩宫素又名催产素，是垂体后叶激素的主要成分之一。可从牛、猪的神经垂体中提取，也可人工合成。该药易被胰蛋白酶破坏，口服无效，一般肌内注射或静脉滴注给药，也可经口腔黏膜及鼻黏膜给药。

[药理作用]

1. 兴奋子宫平滑肌 缩宫素可直接兴奋子宫平滑肌，使子宫收缩力加强、频率加快。作用出现快，维持时间短，其作用强度及性质与以下因素有关：

（1）用药剂量 小剂量（2~5U）产生与正常分娩的子宫相似的收缩，即子宫底部产生节律性收缩，子宫颈松弛，促进胎儿娩出。大剂量（5~10U）可使子宫平滑肌张力持续升高，直至强直性收缩，不利于胎儿娩出，易导致胎儿窒息和子宫破裂。

（2）女性激素水平 雌激素能提高子宫平滑肌对缩宫素的敏感性，孕激素则降低其敏感性。妊娠早期，孕激素水平高，子宫平滑肌对缩宫素的敏感性低，可保证胎儿安全发育；妊娠后期，雌激素水平高，可提高子宫平滑肌对缩宫素的敏感性，在临产时最敏感，有利于胎儿娩出。

2. 促进排乳 本药能兴奋乳腺平滑肌，使乳腺腺泡周围的肌上皮细胞收缩，促进排乳。

3. 其他 大剂量可短暂松弛血管平滑肌，导致血压下降，并有轻度的抗利尿作用。

[临床应用]

1. 催产和引产 小剂量缩宫素缓慢静脉滴注对产道无异常、胎位正常、头盆相称而宫缩无力的产妇，能增强子宫节律性收缩，促进分娩，适于催产；对于死胎、过期妊娠或患有心脏病、肺结核等严重疾病须终止妊娠者，可用其引产。

2. 产后止血 大剂量缩宫素肌内注射可迅速引起子宫平滑肌强直性收缩，压迫子宫肌层内的血管而止血。但作用短暂，常需加用麦角新碱或益母草维持疗效。

3. 促进排乳 在哺乳前2~3分钟，用缩宫素滴鼻液滴鼻，每次3滴，促进乳汁排出。

[不良反应]

本药不良反应少，偶有恶心、呕吐、心律失常、过敏反应、血压下降等。但剂量过大或静脉滴注速度过快均可引起子宫强直性收缩，导致胎儿窒息死亡或子宫破裂。

[注意事项]

用于催产和引产时，必须注意以下几点：①严格掌握剂量和滴速，密切监测产妇呼吸、心率、血压，并注意胎位、胎心、宫缩情况等调整滴速，避免发生胎儿宫内窒息或子宫破裂。②严格掌握适应证，凡产道异常、胎位不正、头盆不称、前置胎盘、三次妊娠以上的经产妇或有剖宫产史者禁用。

考点链接

缩宫素可用于下列哪种情况

A. 治疗尿崩症　　　　　　　　　　B. 乳腺分泌

C. 小剂量用于催产和引产　　　　　D. 小剂量用于产后止血

E. 治疗痛经和月经不调

解析与答案：小剂量（2～5U）可使子宫体产生节律性收缩而子宫颈松弛，用于催产和引产，大剂量（5～10U）使子宫产生强直性收缩，用于产后止血，故选 C。

麦角新碱（ergometrine）

麦角新碱是麦角中的一种生物碱，易溶于水，对子宫的兴奋作用强，维持时间较短，为妇产科常用。

[药理作用]

麦角新碱口服、肌内或皮下注射均易吸收，可选择性兴奋子宫平滑肌，使子宫收缩。其作用特点是：①妊娠子宫较未孕子宫敏感，对临产时和新产后的子宫作用最强；②与缩宫素比较，其作用强而持久，稍大剂量易引起子宫强直性收缩；③对宫体和宫颈的作用无明显差异，禁用于催产、引产。

[临床应用]

1. 子宫出血　可用于月经过多、产后、刮宫术后等多种原因引起的子宫出血。麦角新碱引起子宫强直性收缩，通过机械压迫子宫肌层血管而达到止血。

2. 产后子宫复原　产后子宫复原缓慢易引起子宫出血或宫腔内感染，本药可促进子宫收缩而复原。

[不良反应]

麦角新碱注射可出现头晕、耳鸣、腹痛、恶心、呕吐、心悸等反应。偶见变态反应，严重者出现呼吸困难、血压下降。

[注意事项]

1. 胎儿未娩出前禁用，以免发生子宫破裂及胎儿宫内窒息死亡。胎盘未娩出前慎用，以防胎盘嵌顿在宫腔内。

2. 有妊娠中毒症、肝病、高血压病及其他心血管疾病患者禁用。

3. 部分患者用药后可发生恶心、呕吐、出冷汗、面色苍白等不良反应，不宜以静脉注射作为常规使用。

前列腺素（prostaglandins，PG）

前列腺素广泛存在于体内许多组织中，对心血管、消化、呼吸及生殖系统等具有生理及药理作用，现已人工合成。作为子宫兴奋药应用的有：地诺前列酮、地诺前列素、硫前列酮和卡前列素。

[药理作用]

1. 对妊娠各期子宫都有兴奋作用，临产前的子宫更为敏感。

2. 引起子宫收缩的特性与正常分娩相似，使子宫体节律性收缩，子宫颈松弛，促进胎儿娩出。

[临床应用]

主要用于终止中期妊娠和足月引产，也可用于过期妊娠、死胎和产后出血。除静脉滴注外，阴道内、宫腔内或羊膜腔内给药，也能奏效。

[不良反应]

静脉滴注时，常引起恶心、呕吐、腹痛、腹泻、潮红及体温升高等不良反应。

[注意事项]

1. 本药能诱发哮喘和青光眼，故青光眼、哮喘及过敏体质者不宜使用。

2. 用于引产时的禁忌证和注意事项与缩宫素相同。

药物的制剂和用法用量

缩宫素 注射剂：5U/ml，10U/ml。催产和引产，每次 2～5U 加入 5% 葡萄糖注射液 500ml 稀释后缓慢滴注。产后止血，肌内注射，每次 5～10U。

马来酸麦角新碱 片剂：0.2mg，0.5mg。口服，每次 0.2～0.5mg，1～2/d。注射剂：0.2mg/ml，0.5mg/ml，肌内注射，每次 0.2～0.5mg。

地诺前列酮 注射剂：1mg/ml，2mg/ml。羊膜腔、宫腔注射或静脉注射。

地诺前列素 注射剂：5mg/ml。羊膜腔或宫腔注射。

卡前列腺素 注射剂：1mg/ml，2mg/2ml。羊膜腔、宫腔注射或肌内注射。

综合测试

A1 型题

1. 胎位、产道正常而宫缩无力的难产者应选用

    A. 小剂量缩宫素静脉滴注   B. 大剂量缩宫素静脉滴注

    C. 大剂量麦角新碱肌内注射   D. 大剂量麦角新碱静脉滴注

E. 垂体后叶素肌内注射

2. 麦角新碱不宜用于催产、引产的原因是

    A. 子宫收缩作用短暂

    B. 子宫收缩作用弱

    C. 子宫收缩作用缓慢

    D. 对宫体和宫颈的作用无选择性

    E. 引起子宫节律性收缩

3. 下列哪种情况禁用缩宫素催产

    A. 前置胎盘

    B. 产道异常

    C. 头盆不称

    D. 有剖宫产史

    E. 以上都是

4. 缩宫素用于催产、引产的正确给药方法是

    A. 皮下注射

    B. 肌内注射

    C. 静脉注射

    D. 静脉滴注

    E. 口服

5. 麦角新碱的临床用途是

    A. 催产

    B. 引产

    C. 产后子宫出血

    D. 抗早孕

    E. 偏头痛

6. 缩宫素的主要不良反应是

    A. 恶心、呕吐

    B. 血压升高

    C. 过量可致子宫持续性强直性收缩

    D. 过敏反应

    E. 以上都不是

X 型题

7. 缩宫素对子宫平滑肌的作用特点是

    A. 小剂量引起子宫节律性收缩

    B. 大剂量引起子宫强直性收缩

    C. 对宫体和宫颈的作用无选择性

    D. 孕激素降低子宫对缩宫素的敏感性

    E. 雌激素提高子宫对缩宫素的敏感性

8. 产后出血可选用

    A. 小剂量缩宫素静脉滴注

    B. 大剂量缩宫素肌内注射

    C. 维生素 K 肌内注射

    D. 前列腺素

    E. 静脉滴注

(杨孟欢)

第十一章 作用于血液及造血系统的药物

血液和造血系统药物包括抗贫血药、促凝血药、抗凝血药、溶栓药、血容量扩充药、促白细胞增生药、抗血小板药等。本章重点介绍抗贫血药和促凝血药、抗凝血药。

第一节 抗贫血药

循环血液中红细胞数或血红蛋白含量低于正常值（成年男性血红蛋白 < 120g/L；成年女性血红蛋白 < 110g/L）时产生的症状称为贫血。根据病因及红细胞形态的不同贫血的主要类型有：缺铁性贫血、巨幼红细胞性贫血、再生障碍性贫血。对贫血的治疗必须根据补充疗法的原则，缺什么补什么。如给缺铁性贫血患者补充铁剂，巨幼红细胞性贫血则补充叶酸和维生素 B_{12}，但最终只有消除病因才能达到满意疗效。而再生障碍性贫血是骨髓造血功能低下所致，还没有确实有疗效的药物治疗。

一、铁制剂

常用的铁剂有：口服铁剂包括硫酸亚铁（ferrous sulfate）、葡萄糖酸亚铁（ferrous gluconate）、富马酸亚铁（ferrous fumarate）、琥珀酸亚铁（ferrous succinate）等。注射铁剂包括右旋糖酐铁（iron dextran）（可制成糖浆供小儿服用）和山梨醇铁（iron sorbitex）。

[铁的来源]

一是内源性铁，来源于衰老的红细胞释放出的铁的重新利用，这是机体铁的重要来源。二是外源性铁，即从食物中获得的铁。人体对铁的需要量约为：成年男子或绝经期妇女 $1 \sim 1.5mg/d$，经期妇女约 $2mg/d$，孕、哺乳期妇女、婴幼儿则达 $5mg/d$。

[体内过程]

口服铁剂或食物中的铁都以 Fe^{2+} 形式在十二指肠和空肠上段。入血后由 Fe^{2+} 被氧化为 Fe^{3+}，与血浆运铁蛋白结合成血浆铁转运至肝、脾、骨髓等组织，供利用和贮存。

[药理作用]

铁为机体所必需的微量元素，不仅是构成血红蛋白、肌红蛋白的重要元素，也是多种能量转移所需酶类（细胞色素酶、细胞色素氧化酶、过氧化酶等）的组成成分。故机体缺铁时，DNA 合成正常，原红细胞分裂增殖影响不大，故血液中红细胞数量变化不大，而血红蛋白明显减少，成熟红细胞的体积缩小，形成缺铁性贫血（又称小细胞低色素性贫血），可引起多个脏器功能紊乱（图 11 - 1）。

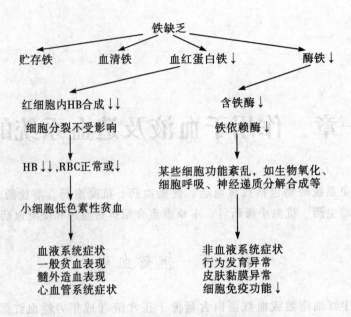

图 11-1　缺铁性贫血的发生机制

[临床应用]

铁制剂用于治疗缺铁性贫血，对铁的需求量增加（营养不良、儿童生长发育期、妊娠期、哺乳期等）所引起的贫血疗效极佳。对慢性失血（如月经过多、子宫肌瘤、痔疮出血等）及铁的吸收障碍（萎缩性胃炎、慢性腹泻、胃肠功能障碍等）所引起的贫血疗效较好。

考点链接

儿童生长发育期补充不足所致的贫血治疗宜用

A. 硫酸亚铁　　B. 叶酸　　C. 亚叶酸　　D. 维生素 B_{12}　　E. 氢化可的松

解析与答案：硫酸亚铁的临床应用，故选 A。

[不良反应]

1. **胃肠道反应**　可见恶心、呕吐、上腹部不适、腹泻等，Fe^{3+} 制剂较多见，也可引起便秘、黑粪，这是由于 Fe^{2+} 与肠蠕动生理刺激物硫化氢结合后，减弱了硫化氢对肠壁的刺激所致。

2. **过敏反应**　注射用铁剂可引起局部刺激及皮肤潮红，发热、荨麻疹等过敏反应，严重者可发生心悸、血压下降等。

3. **急性中毒**　小儿误服铁剂 1g 以上可引起急性中毒，表现为坏死性胃肠炎、呕吐、腹痛、血性腹泻、胃黏膜凝固性坏死、呼吸困难、急性循环衰竭、休克等，2g 以上可引起死亡。急救措施为以磷酸盐或碳酸盐溶液洗胃，并用特殊解毒剂去铁胺灌胃或肌内注射以结合残存的铁进行急救，同时采用对症支持治疗。

案例分析 *Anlifenxi*

　　某大四女生，大三时备战考研，为了帮助提神，养成了把喝浓茶当水喝的习惯，当考试顺利通过后，却经常感到头晕，尤其是下蹲后更加严重。同学们都说她面无血色，建议去医院检查。门诊血常规化验结果为小细胞低色素性贫血。

　　思考：1. 患者贫血的原因？

　　　　　2. 应该选用什么药物治疗？

　　解析：浓茶中含有鞣酸可使铁沉淀，阻碍铁的吸收，影响血红蛋白的合成，引起小细胞低色素性贫血。应补充铁剂治疗。

[注意事项]

　　1. 用药过程中注意影响铁制剂吸收的各种因素。胃酸、维生素 C、食物中的果糖、半胱氨酸等有利于铁的还原，促进吸收。而抗酸药、胃酸缺乏、高钙高磷酸盐食物、茶叶中的鞣酸使铁沉淀、络合，有碍铁的吸收。

　　2. 用药前告知患者有黑便、便秘现象。

　　3. 饭后 30 分钟用药或从小剂量开始用药可以减轻患者的胃肠反应。

　　4. 合理使用铁剂　轻症贫血患者常用口服铁制剂，严重贫血患者或口服不能耐受、患者患有消化道疾病选用注射用铁制剂。婴幼儿贫血宜选用枸橼酸铁铵糖浆。

二、叶酸

　　叶酸（folic acid）由蝶啶、对氨苯甲酸及谷氨酸三部分组成，属于 B 族维生素，可人工合成。广泛存在于动物肝、肾、酵母和绿叶蔬菜中。人体不能自身合成叶酸，所需叶酸必需直接从食物中摄取，叶酸不耐热，食物烹调后可损失 50% 以上，人体需要量为 $50\sim200\mu g/d$；孕妇 $300\sim400\mu g/d$。引起叶酸缺乏的主要原因是：需要量增加，如妊娠、婴儿期及溶血性贫血；营养不良、偏食、饮酒；药物引起。故机体缺乏叶酸时，红细胞明显减少，血红蛋白稍减少，呈现巨幼红细胞性贫血（图 11 - 2）。

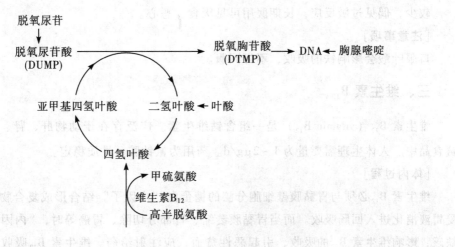

图 11 - 2　叶酸的代谢

[药理作用]

食物中的叶酸吸收以后，在肝脏内经叶酸还原酶和二氢叶酸还原酶催化生成具有活性的四氢叶酸，后者作为传递"一碳基团"的传递体，参与体内生化代谢核酸和氨基酸的合成。当叶酸缺乏时，"一碳基团"供应减少，增殖旺盛的骨髓或消化道上皮组织最易受到影响，可使红细胞中的 DNA 合成障碍，细胞有丝分裂受阻，血液中红细胞数量减少，发育和成熟停滞，多停留在幼稚阶段，体积变大，引起巨幼红细胞性贫血，而对于 RNA 和蛋白质的影响少。消化道上皮增殖受抑制，易出现舌炎、腹泻等消化道症状（图 11-2）。

[临床应用]

1. 巨幼红细胞性贫血　各种原因引起的全有效，如营养不良、婴儿期或妊娠期所致巨幼红细胞性贫血，与维生素 B_{12} 合用效果更好。对叶酸拮抗剂甲氨蝶呤、乙胺嘧啶、甲氧苄嘧啶等所致巨幼红细胞性贫血，由于二氢叶酸还原酶被抑制，四氢叶酸合成障碍，应用叶酸无效，需用甲酰四氢叶酸钙（亚叶酸钙）治疗。

2. 恶性贫血　维生素 B_{12} 缺乏所致恶性贫血时，大剂量叶酸治疗可纠正异常血象，不能改善神经损害症状，故不能单独使用，必须与维生素 B_{12} 合用。

3. 预防冠心病　能降低血中同型半胱氨酸含量。

考点链接

治疗 TMP 所致巨幼红细胞性贫血时，宜选用

A. 口服叶酸　　　　B. 肌注叶酸　　　　C. 肌注甲酰四氢叶酸钙

D. 口服维生素 B_{12}　　E. 肌注维生素 B_{12}

解析与答案：叶酸的临床应用，故选 C。

[不良反应]

较少，偶见过敏反应，长期服用可见厌食、恶心。

[注意事项]

口服叶酸会影响铁的吸收，不可同服。

三、维生素 B_{12}

维生素 B_{12}（vitamin B_{12}）是一组含钴维生素。广泛存在于动物肝、肾、乳汁、蛋黄食品中。人体生理需要量为 $1\sim2\mu g/d$。药用为氰钴胺，性质稳定。

[体内过程]

维生素 B_{12} 必须与胃黏膜壁细胞分泌的糖蛋白"内因子"结合形成复合物，才能免受胃液消化进入回肠吸收。而当胃黏膜萎缩、胃部分切除、胃癌等时，"内因子"分泌缺乏，影响维生素 B_{12} 的吸收，引起恶性贫血，应注射给药。维生素 B_{12} 吸收后大部分存在于肝脏中。

[药理作用]

1. 促进四氢叶酸循环再利用　维生素 B_{12} 在使同型半胱氨酸转变为甲硫氨酸过程中，使 5-甲基四氢叶酸转变为四氢叶酸。当缺乏维生素 B_{12} 时，叶酸代谢发生障碍，四氢叶酸利用降低，进而 DNA 合成减少，出现与叶酸缺乏相似的巨幼红细胞性贫血。

2. 维持有鞘神经纤维功能　本品能促进甲基丙二酸转换为琥珀酸，参与三羧酸循环，这与神经髓鞘脂蛋白的合成有关。当维生素 B_{12} 缺乏时，合成异常脂肪酸，影响神经髓鞘脂质合成，导致大脑、脊髓及外周神经出现病变症状。

[临床应用]

1. 主要用于恶性贫血和其他巨幼红细胞性贫血。

2. 某些神经系统疾病（如神经炎、神经萎缩等）、肝脏疾病、白细胞减少症、再生障碍性贫血等辅助治疗。

考点链接

治疗营养性巨幼红细胞性贫血可以选用的药物有

A. 维生素 B_{12}　　　　　B. 叶酸和维生素 B_{12}　　　　C. 铁剂

D. 叶酸　　　　　　　　E. 维生素 C

解析与答案：叶酸和维生素 B_{12} 临床应用，故选 B。

[不良反应]

维生素 B_{12} 本身无毒，但有可能引起过敏反应，包括过敏性休克，故不应滥用。

[注意事项]

恶性贫血的患者只能肌内注射给药，治疗后期常合并缺铁，应注意检查血清铁。

案例分析 *Anlifenxi*

患儿，男，6 个月。羊乳喂养，近几天其母发现小儿吃奶不好还经常流口水，面色不好而去就医。经检查发现，小儿舌头有裂纹现象。血常规检查发现：红细胞体积增大，数量减少。诊断为巨幼红细胞性贫血。给予叶酸治疗，半个月后症状消失。

思考：如果只补充铁剂和维生素 B_{12} 治疗是否有效？为什么？

解析：巨幼红细胞性贫血的形成与叶酸和维生素 B_{12} 有关，维生素 B_{12} 可以促进叶酸的循环利用。故补充铁剂无效，维生素 B_{12} 可以发挥作用。

常用抗贫血药的比较见表 11-1。

表 11-1　常用抗贫血药比较

治疗药物	分类	选用	主要不良反应
缺铁性贫血	口服铁剂、注射铁剂	首选口服铁剂，某些情况下注射	胃肠刺激、急慢性中毒、过敏等
巨幼红细胞性贫血	叶酸、维生素 B_{12}	营养性巨幼细胞性贫血—叶酸、维生素 B_{12}，叶酸拮抗剂所致贫血—甲酰四氢叶酸钙	少见

重组人红细胞生成素

重组人红细胞生成素（recombinant human erythropoietin injection，EPO，利血宝）是肾脏产生的糖蛋白激素。目前临床使用的重组人红细胞生成素使红细胞增生和成熟加速，红细胞数量和血红蛋白含量增加。主要用于肾衰竭合并的贫血；也可用于艾滋病、恶性肿瘤伴发的贫血；此外，用于择期手术储存自体血需要反复采血的患者。用药后如果疗效不理想者，及时补铁。不良反应有血压升高、诱发血栓及心动过速、胸痛、水肿等中毒反应，个别人有过敏反应。用药前勿振摇否则使糖蛋白变性影响疗效。未控制的高血压患者、对人血白蛋白过敏者禁用。

第二节　促凝血药、抗凝血药和溶栓药

正常人血液中存在着生理性凝血、抗凝血和纤维蛋白溶解三个系统，这三者互相配合，互相制约，保持动态平衡，从而保证了血液在血管里的正常流动。一旦平衡状态被破坏，可导致出血或血栓栓塞性疾病。促凝血药与抗凝血药大多作用于血液凝固和纤溶的基本过程而发挥作用（图 11 - 3）。

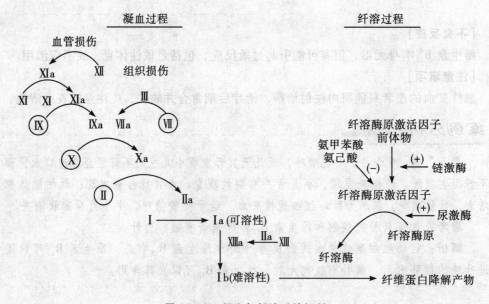

图 11 - 3　凝血与纤溶系统机制

一、促凝血药（止血药）

出血是机体凝血功能出现障碍的一种临床表现。止血是个复杂过程，受血管壁功能、凝血因子和血小板功能等多种因素的影响。促凝血药根据作用机制不同，可分为促进凝血因子生成药、抗纤维蛋白溶解药和血管收缩药等，由于各类药物止血机制各异，临床应用也不同，所以要针对出血的病因和药物作用机制来选择恰当药物，才能

收到良好止血效果。

（一）促进凝血因子生成药

维生素 K

维生素 K（vitamin K）分两类。脂溶性：维生素 K_1、K_2，维生素 K_1 来源于植物性食物如苜蓿、菠菜、番茄中；K_2 来源于肠道细菌合成或由腐败鱼粉所得，其吸收需要胆汁协助。水溶性：人工合成维生素 K_3 和 K_4，可直接吸收注射给药。

[药理作用]

维生素 K 作为羧化酶的辅酶能够参与肝脏合成有活性的凝血因子 Ⅱa、Ⅶa、Ⅸa、Ⅹa。当维生素 K 缺乏时，上述凝血因子合成障碍，停留于无活性的前体蛋白状态，从而干扰凝血过程，引起机体出血性疾病。

[临床应用]

1. **防治维生素 K 缺乏引起的出血**　包括：①维生素 K 吸收障碍，如阻塞性黄疸、胆瘘、慢性腹泻等；②维生素 K 合成减少，如早产儿、新生儿和长期口服广谱抗菌药；③维生素 K 拮抗药的长期应用，如香豆素类、水杨酸类以及杀鼠药敌鼠钠等过量引起的出血。维生素 K_1 较其他制剂作用更快、更有效，但仍需给药后 3 小时以上才能见效。

2. **止痛**　用于缓解内脏平滑肌痉挛所致的绞痛，如 K_1 和 K_3 肌内注射缓解胆绞痛。

案例分析 *Anlifenxi*

一位感冒发热的患者在应用阿司匹林 4 天后，出现了上消化道出血症状。

思考：1. 分析患者上消化道出血的原因，并提出预防办法。

2. 请问用什么药物治疗上消化道出血？

解析：回顾解热镇痛药阿司匹林的不良反应，预防措施。应用维生素 K_1 治疗，是阿司匹林的拮抗药。

[不良反应]

1. 口服可引起恶心、呕吐等消化道反应。

2. 维生素 K 静脉注射过快时出现面部潮红、呼吸困难、胸痛、胸闷、出汗、血压下降甚至虚脱危及生命。故一般应肌内注射。

3. 维生素 K_3、K_4 较大剂量可致新生儿、早产儿溶血性贫血及黄疸。维生素 K_3 对特异质患者（G-6-PD 缺乏者），治疗剂量可诱发急性溶血性贫血。

[注意事项]

1. 维生素 K 应用期间要定期监测凝血酶原时间，过量应用会诱发血栓栓塞性疾病。

2. 维生素 K 中毒可口服香豆素类药物解救。

3. 维生素 K 一次使用剂量不可过大，一般不超过 30mg。

4. 肝功能不良者慎用，或选用维生素 K_1 而不宜用维生素 K_3。肝硬化等肝功能严重不良者的出血，维生素 K 无效。

防止新生儿、早产儿出血最好选用

A. 华法林　　B. 氨甲环酸　　C. 尿激酶　　D. 垂体后叶素　　E. 维生素 K

解析与答案：维生素 K 的临床应用，故选 E。

（二）抗纤维蛋白溶解药

氨甲环酸、氨甲苯酸

[药理作用]

氨甲苯酸（tranexamic acid，AMCHA，止血环酸）和氨甲环酸（aminomethy lbenzoic，acid，PAMBA，止血芳酸）二者小剂量均能竞争性抑制纤溶酶原激活因子的作用，使纤溶酶原不能转变为纤溶酶，大剂量也可直抑制纤溶酶的活性，从而抑制纤维蛋白溶解，增强血液凝固能力，产生止血效果。止血作用较强，维持时间长达 6 小时以上。

[临床应用]

1. 原发或继发性纤维蛋白溶解过程亢进性出血　如肝、脾、肺、前列腺、子宫、肾上腺等部位的手术过程的异常出血、产后出血等。这些脏器中含有大量的纤溶酶原激活物，组织大面积损伤时激活物释放入血液，导致纤溶酶活性亢进。

2. 链激酶、尿激酶过量产生的出血　氨甲环酸比氨甲苯酸止血效果强，临床常用。

[不良反应]

1. 偶见腹泻、头晕、恶心、胸闷等不良反应。

2. 过量可促进血栓形成（可用尿激酶等药解救），甚至诱发心肌梗死。

[注意事项]

1. 有血栓形成倾向或血管栓塞性疾病的患者禁用或慎用。

2. 本药可通过胎盘屏障，产前不宜使用。

3. 因为本药可抑制尿激酶的作用，泌尿手术和肾功能不全者慎用。

（三）血管收缩药

垂体后叶素

垂体后叶素（pituitrin）是从猪、牛、羊脑垂体后叶中提取的制品，是一种混合的含氮激素，包括缩宫素和血管升压素。缩宫素（oxytocin，催产素）是子宫兴奋药，详见生殖系统药；加压素（vasopressin，抗利尿素）亦可产生止血作用。垂体后叶素口服易破坏，只能注射给药。

血管加压素能直接作用于血管平滑肌，使毛细血管、小动脉和小静脉收缩，尤其对内脏血管（肺血管和肠系膜血管）收缩作用强，可降低肺循环及门静脉压力，有利于血管破裂处血栓的形成而止血。此外，血管加压素还能增加肾脏远曲小管和集合管对水的再吸收，使尿量减少，发挥抗利尿作用。

[临床应用]

1. 肺咯血、门脉高压引起的上消化道出血。

2. 治疗尿崩症。

案例分析 *Anlifenxi*

患者，男，患肝病数年。近一年来明显消瘦，面色黝黑，一天早晨吐出大约有500ml血液。经医院诊断为肝硬化，上消化道大出血。医嘱要求患者呼吸道保持畅通，除立即输血输液补充血容量不足外，应给予止血药物治疗。

思考： 应该用何种止血药物治疗效果好？

解析： 用垂体后叶素治疗（垂体后叶素的应用）。用维生素K并不对症。

[不良反应]

本药必须注射给药，静注过快可导致面色苍白、胸闷、心悸、恶心、过敏反应等，故注射时应缓慢，如出现上述症状应立即停药。

[注意事项]

1. 本药易产生快速耐受性。

2. 由于本药可使血压升高和诱发心绞痛，对高血压、冠心病、动脉硬化、心功能不全及肺源性心脏病患者禁用。

考点链接

门静脉高压引起的上消化道出血最宜选择的止血药是

A. 右旋糖酐40　　　B. 止血环酸　　　C. 止血芳酸

D. 垂体后叶素　　　E. 维生素K

解析与答案： 垂体后叶素的临床应用，故选D。

酚磺乙胺

酚磺乙胺（etamsylate，止血敏）通过降低毛细血管通透性，血管收缩；还能增加血小板数量，增强其聚集性和黏附性，促使血小板释放凝血活性物质等缩短凝血时间起止血作用。止血作用迅速，作用时间较长。主要用于防治外科手术出血过多和血管因素引起的出血，如血小板减少性紫癜，以及胃肠道出血，眼底出血，牙龈出血，鼻黏膜出血等。偶然出现暂时性血压下降。

（四）局部止血药

凝 血 酶

凝血酶（thrombin）由牛血或猪血提取的凝血酶原经激活而得。能使血浆中的纤维蛋白原变成纤维蛋白，从而使血液凝固。本品作为局部止血药，止血作用较快，用药后 1～2 分钟即可止血。适用于结扎止血困难的小血管、毛细血管以及实质脏器出血的止血。当出血量大时，可将明胶海绵或氧化纤维素（局部止血药）浸于凝血酶溶液中，然后敷于出血处。口服或灌注用于上消化道出血。常见不良反应有：①偶有过敏反应，如出现过敏症状时应立即停药。②严禁注射，否则可导致广泛性血形成。

二、抗凝血药

血栓栓塞性疾病是危害人类身体健康的常见病和多发病，药物治疗为这类疾病目前主要的治疗措施，而且疗效肯定。抗凝血药是一类通过干扰生理性凝血过程的某个或多个环节、阻止纤维蛋白形成而防止血液凝固的药物，主要用于防止血栓形成和阻止已经形成的血栓继续发展。用药目的为预防血栓的形成及扩大，从而减少了并发症，提高了患者的生活质量。常用的有肝素类和香豆素类药物。

（一）体内体外抗凝血药

肝 素

药用肝素（heparin）是从猪小肠和牛肺中提取的一种硫酸化的葡萄糖胶聚糖的聚合物，是极性大分子化合物，带有大量的负电荷，呈强酸性，为常用的抗凝药。

[药理作用]

1. 抗凝作用　肝素抗凝机制为抑制凝血过程多个环节而实现的，主要是能促进血浆中抗凝血酶Ⅲ（AT－Ⅲ）的活性而发挥抗凝作用。AT－Ⅲ是血浆中的最重要的一种生理性抗凝物质，能与凝血因子Ⅱa、Ⅸa、Ⅹa、Ⅺa、Ⅻa结合成复合物并使其活性丧失，最终抑制纤维蛋白的形成和血小板聚集。

特点：①口服无效，静脉、皮下给药，静注后其抗凝作用立即发生。②体内、体外均有抗凝作用。③只能防止血栓形成，对已形成的血栓无溶解作用。④作用迅速强大。

2. 其他作用　降脂、抗炎等，需大剂量应用。

[临床应用]

1. 血栓栓塞性疾病　如脑栓塞、肺栓塞以及急性心肌梗死性栓塞，深静脉血栓等。

2. 弥散性血管内凝血（DIC）　早期高凝期应用防止纤维蛋白原及其他凝血因子耗竭而引发继发性出血。但晚期低凝期禁止使用，以防出血加重。

3. 体外抗凝　用于血液透析、体外循环、心血管手术等。

4. 缺血性心脏病　有些心绞痛在抗心绞痛药基础上可加用抗凝血药预防急性冠脉栓塞的发生。

案例分析 *Anlifenxi*

患者，男，50 岁。因大手术后一直卧床休息，今晨突然出现小腿深部疼痛，压痛、肿胀等症状，经多普勒血管超声检查提示有静脉血栓。

思考： 能迅速阻止血栓继续扩大的是何药？

解析： 肝素的作用特点：迅速强大，体内外抗凝。应选择肝素迅速预防其扩大。

[不良反应]

1. 过量引起自发性出血。表现为：黏膜出血、关节积血和伤口出血等。

2. 一过性血小板减少。

3. 久用可致脱发和骨质疏松、甚至自发性骨折。

4. 偶有过敏反应，如哮喘、荨麻疹、发热等过敏反应。

[注意事项]

1. 严格控制剂量，严密监测凝血功能。发生自发性出血时应立即停药，严重出血可静注鱼精蛋白解救，注射速度以每分钟不超过 20mg 或 10 分钟内注射 50mg 为宜。

2. 定期监测凝血时间、凝血酶原时间、血小板等，观察皮肤、黏膜有无出血及尿、便颜色。

3. 有出血倾向、肝或肾功能不良者、溃疡病、严重高血压、脑出血、孕妇、产后、外伤及手术后均禁用肝素。

考点链接

1. 弥散性血管内凝血（DIC）早期应用何药

A. 尿激酶　　　B. 链激酶　　C. 肝素　　　　D. 华法林　　　E. 鱼精蛋白

解析与答案： 肝素的临床应用，故选 C。

2. 肝素过量引起的自发性出血可选用的药物是

A. 氨甲环酸　　B. 阿司匹林　　C. 鱼精蛋白　　D. 垂体后叶素　　E. 维生素 K

解析与答案： 肝素的使用注意：鱼精蛋白能与肝素结合形成复合物，使肝素失去抗凝活性，故选 C。

（二）体内抗凝血药

香豆素类

华法林（warfarin，苄丙酮香豆素）为香豆素类口服抗凝药的代表药。同类药物还有双香豆素、醋硝香豆素（新抗凝）、苯丙香豆素等。

[药理作用]

华法林的化学结构与维生素 K 相似，为维生素 K 的竞争性拮抗药，抑制肝脏有活性的凝血因子（Ⅱ、Ⅶ、Ⅸ、Ⅹ）的生成，从而抑制凝血过程，使凝血时间延长。对血液已合成的凝血因子无效，只有在体内已合成的上述凝血因子耗竭后才能发挥作用，故作用特点为起效缓慢（口服后约 12 小时），作用维持时间较长（3~5 天），无体外抗凝作用。用药早期应与肝素合用，起效后停用肝素。

[临床应用]

1. 防治血栓栓塞性疾病。防止血栓的形成与发展，如血栓性静脉炎、肺栓塞等。

2. 可作为心肌梗死的辅助用药。

3. 预防术后血栓的形成 如心脏瓣膜修复术的患者。

[不良反应]

1. 自发性出血 表现为：消化道、尿道、口鼻腔、宫腔、皮下出血等。

2. 胎儿出血或畸形 本品易透过胎盘而致胎儿出血，或影响胎儿发育而致畸。

[注意事项]

1. 发生自发出血应立即停药，并用维生素 K 对抗，大量出血时应立即停药，并用大剂量维生素 K 解救，必要时可输新鲜血浆或全血以补充凝血因子。

2. 用药期间定期监测凝血酶原时间。

3. 与肝药酶诱导剂（苯巴比妥、苯妥英钠）合用可降低其抗凝作用，反之与抑制剂（甲硝唑、西咪替丁）合用可增强其作用。而与血浆蛋白结合率高的药物合用时竞争血浆蛋白，游离浓度增高，抗凝作用增强。

4. 禁忌证同肝素。

考点链接

1. 可降低香豆素类作用的抗凝药物是

A. 广谱抗生素 　　　B. 保泰松 　　　　　C. 阿司匹林

D. 苯妥英钠 　　　　E. 甲磺丁脲

解析与答案：香豆素类的相互作用影响因素，故选 D。

2. 香豆素类用药过量引起的自发性出血，可用何药对抗

A. 维生素 K 　　　　B. 氨甲环酸 　　　　C. 氨甲苯酸

D. 硫酸鱼精蛋白 　　E. 以上全不对

解析与答案：香豆素类药的作用机制，对抗药的选用，故选 A。

（三）体外抗凝血药

枸橼酸钠

枸橼酸钠（sodium citrate，柠檬酸钠）化学结构中的酸根离子能与血浆中钙离子形成难以解离的可溶性络合物，使血中 Ca^{2+} 浓度降低而发挥抗凝作用。本药仅作为体外抗凝剂，常作为体外血液的保存和输血的抗凝药。每 100 毫升全血加 2.5% 的枸橼酸钠溶液 10ml。输血量超过 1000ml 或速度过快时引起低钙血症，心功能不全，血压骤降。新生儿酶系统发育不全易出现血钙过低，应特别注意，静注钙剂解救。

（四）抗血小板药

血小板在血栓栓塞性疾病，特别是动脉血栓疾病形成中起着非常重要的作用。抗

血小板药主要是通过抑制血小板花生四烯酸代谢、增加血小板内 cAMP 浓度，抑制血小板黏附性、聚集和释放的功能而达到抗凝防止血栓的作用。

双嘧达莫

双嘧达莫（dipyridamole，潘生丁）通过抑制血小板内的磷酸二酯酶，减少 cAMP 水解，从而产生抗血小板聚集，防止血栓形成。用于心脏手术或瓣膜置换术，可减少血栓栓塞的形成。不良反应有胃肠道症状如上腹部不适、恶心等较常见，也可引起血管扩张血压下降、头痛、眩晕等。

三、溶栓药

机体在某些病理因素诱发下可以形成急性血栓，如及时选用溶栓药，促进纤溶酶原转化成纤溶酶，使纤维蛋白降解，使急性血栓溶解，病情缓解。

溶栓药是一类能促使纤溶酶原转变为纤溶酶而促进纤维蛋白溶解，导致已形成的血栓溶解的药物，又称纤维蛋白溶解药，用于治疗急性血栓性疾病。

链 激 酶

链激酶（streptokinase，SK）是从 β-溶血性链球菌培养养液中制得的一种不具有酶活性的蛋白质，具有抗原性。

尿 激 酶

尿激酶（urokinase，UK）由人肾细胞合成，从健康人新鲜尿液中分离或基因重组技术而提取的蛋白酶，无抗原性。较常用。

[**药理作用**]

可直接激活体内纤维蛋白溶解系统，促使血栓表面纤溶酶原转变为纤溶酶，而引起血栓溶解，对急性期新鲜血栓（6 小时内）效果好，对形成已久并基化的血栓难以发挥作用。

[**临床应用**]

1. 用于急性心肌梗死、脑梗死、肺梗死及其他急性血栓性疾病早期新鲜动、静脉血栓的溶栓治疗。

2. 因能降低精液黏稠度，提高精子的活动力，故也用于治疗男性不育症。

[**不良反应**]

1. **自发性出血** 如有出血倾向应立即停药，并给予氨甲环酸等抗纤维蛋白溶解药治疗。本品不得用酸性注射液稀释。

2. **少数人对链激酶产生过敏反应** 第二代溶栓药阿尼普酶，阿替普酶等，其特点为：

（1）一次静脉注射即可，不必静滴。

（2）易进入血凝块与纤维蛋白结合处。

（3）为选择性纤维蛋白溶栓药，故出血少。临床应用同尿激酶。有抗原性，可致变态反应。

第三代溶栓药瑞替普酶，有以下优点：溶栓疗效高、起效快（溶解血栓快，防止血栓再形成）、用药方法简便，用于患有急性心肌梗死等疾病的患者。

考点链接

下列哪个药物没有溶解新鲜血栓的作用

A. 肝素　　B. 瑞替普酶　　C. 链激酶　　D. 尿激酶　　E. 阿替普酶

解析与答案：溶栓药的种类，故选 A。

[注意事项]

不可肌内注射给药，以免发生红肿。

第三节　血容量扩充药

机体大量失血或失血浆可引起血容量降低甚至导致休克，以补充血容量、维持重要器官有效灌注是治疗的关键。临床上除输血或血浆外，使用血容量维持药提高血液胶体渗透压，也是非常重要的治疗措施。

血容量扩充药是一类能提高血液胶体渗透压、增加血容量、改善微循环的高分子物质。常用的药物有右旋糖酐，706 代血浆等。

一、右旋糖酐

本药为高分子葡萄糖聚合物，因聚合的分子数目不同，产生不同分子量的制剂。临床常用的有中分子（相对分子量为 70 000）和低分子（相对分子量为 20 000 ~ 40 000）右旋糖酐，小分子（相对分子质量为 10 000），分别称右旋糖酐 70、右旋糖酐 40、右旋糖酐 20 和右旋糖酐 10。

[药理作用]

1. 扩充血容量　右旋糖酐分子量较大（与人血白蛋白相近），静脉给药后，可提高血液胶体渗透压，吸收血管外的水分而扩充血容量，维持血压。分子量越大扩容作用越强、维持时间越长。右旋糖酐 70 作用较右旋糖酐 40 强，且持久。

2. 抗血栓和改善微循环　右旋糖酐能抑制血小板和红细胞聚集，降低血液黏稠度，加快血流，并对凝血因子 Ⅱ 有抑制作用，因而能防止血栓形成和改善微循环，分子量越小的作用越强。低分子右旋糖酐和小分子右旋糖酐作用明显。

3. 利尿作用　本药经肾排泄，提高肾小管渗透压，使水分重吸收减少，有渗透性利尿作用，分子小的排泄快，作用强。小分子右旋糖酐作用强。中分子右旋糖酐无利尿作用。

[临床应用]

1. 低血容量休克，如大出血、大面积烧伤（血浆渗出）创伤等所致大量液体丢失引起的低血容量性休克。

2. 弥散性血管内凝血（DIC）。

3. 防治血栓性疾病，如脑血栓形成、心肌梗死、心绞痛、术后血栓形成及血栓性静脉炎等。

4. 防治急性肾衰竭。

[不良反应]

1. 因具有强抗原性，初次注射少数患者用药后出现皮肤过敏反应，极少数人引起过敏性休克。

2. 用量过大可致凝血障碍引起出血。

[注意事项]

1. 首次用药前应取 0.1ml 做皮试，阴性者可用，初次滴注时，开始应缓慢，严密观察 5~10 分钟，发现过敏症状，立即停药，及时处理。

2. 每日用量不应超过 1500ml，静滴时要缓慢，如有出血现象可用抗纤溶药对抗。

3. 本品可干扰血型鉴定。小分子右旋糖酐与肝素有协同作用会增加出血，与庆大霉素、巴龙霉素合用可增加肾毒性。

4. 出血性疾病、心力衰竭及严重肾病患者禁用。

二、其他常用血容量扩充药

其他常用血容量扩充药，见表 11－2。

表 11－2　其他常用血容量扩充药比较表

药　　物	作用特点及用途
羟乙基淀粉 20（低分子 706 代血浆）	作用与右旋糖酐相似。注射液应 1 次用完，不可储存再用。本品与庆大霉素等合用可增加肾毒性
羟乙基淀粉 40（706 代血浆）	与羟乙基淀粉 20 相似
琥珀酰明胶	可扩充血容量，改善微循环。用于围术期、各种原因所致的低血容量休克早期、体外循环液的稀释、预防椎管麻醉中的低血压。对心力衰竭者应缓慢输注
人血白蛋白（白蛋白）	可补充白蛋白，增加血容量。用于治疗失血性或创伤性休克，脑水肿和低蛋白血症

考点链接

1. 下列何药首次用药前规定应做皮试

A. 琥珀酰明胶　　　　B. 人血白蛋白　　　　　C. 右旋糖酐

D. 706 代血浆　　　　E. 以上都不是

解析与答案：右旋糖酐的用药注意，故选 C。

2. 失血性休克患者维持血容量治疗最有效的药物是

A. 右旋糖酐 40　　　B. 右旋糖酐 70　　　C. 甘露醇

D. 葡萄糖　　　E. 氯化钠

解析与答案： 右旋糖酐的临床应用。分子量越大维持时间越长，故选 B。

药物的制剂和用法用量

硫酸亚铁 片剂：0.3g。每次 0.3 ~ 0.6g，3/d，饭后服。缓释片剂（福乃得）：0.15g。每次 0.15g，1/d。溶液：3%。糖浆：4%。

富马酸亚铁 肠溶片剂：0.05g，0.2g。咀嚼片剂：0.1g。胶囊：0.2g。每次0.2 ~ 0.4g，3/d，饭后服。

葡萄糖酸亚铁 片剂：0.1g，0.3g。胶囊：0.25g，0.3g，0.4g。每次 0.3 ~ 0.6g，3/d，饭后服。

琥珀酸亚铁 片剂：0.1g。成人预防量 0.1g/d，孕妇 0.2g/d，饭后 30 分钟口服，治疗量每次 0.1 ~ 0.2g，3/d。

右旋糖酐铁 注射剂：50mg/ml，100mg/2ml。每次 1.5 ~ 2ml，1/d，深部肌注

山梨醇铁胺 注射剂：50mg/ml，100mg/2ml。每次 1.5 ~ 2ml，1/d，深部肌注。

叶酸 片剂：5mg。每次 5 ~ 10mg，3/d。注射剂：15mg/ml。每次 15 ~ 30mg，1/d，肌注。

维生素 B_{12} 注射剂：0.05mg/ml，0.1mg/ml，0.5mg/ml，1mg/ml。每次 0.025 ~ 0.2mg，每 1 ~ 2 天 1 次，肌注。

重组人红细胞生成素 粉针剂：2000U。治疗期：血透患者每次 100 ~ 150U/kg，腹透和非透析患者每次 75 ~ 100U/kg。维持期：将剂量调整到治疗剂量的 2/3。用时加注射用水 1ml 溶解后皮下注射或静脉注射，每周 2 ~ 3 次。

维生素 K_1 注射剂：10mg/ml。每次 10mg，1 ~ 2/d，肌内注射或静注，用 5% 葡萄糖溶液或生理盐水稀释后静注速度不宜超过 1mg/min。

维生素 K_3（亚硫酸氢钠甲萘醌） 片剂：2mg。每次 2 ~ 4mg，2 ~ 3/d。注射剂：2mg/ml，4mg/2ml。预防新生儿出血：孕妇在产前 1 周，每次 2 ~ 4mg，1/d，肌注。胆绞痛：每次 8 ~ 16mg，肌注。

维生素 K_4（甲萘氢醌） 片剂：2mg，5mg。每次 5mg，3/d。新生儿出血：24 小时总量为 1mg；早产儿出血：24 小时总量为 0.5mg。

氨甲环酸 片剂：0.125g，0.25g。胶囊：0.25g。每次 1 ~ 1.5g，2 ~ 4/d。注射剂：0.1g/2ml，0.25g/5ml。每次 0.5 ~ 1g，2 ~ 3/d，静注或静滴，以 5% ~ 10% 葡萄糖液稀释。

氨甲苯酸 片剂：0.25g。每次 0.25 ~ 0.5g，3/d。注射液：50mg：5ml，100mg：10ml。每次 0.1 ~ 0.3g，以 5% ~ 10% 葡萄糖注射液或生理盐水 10 ~ 20ml 稀释，

静注。不得超过 0.6g/d，儿童每次 0.1g。

垂体后叶素 注射剂：5U/ml，10U/ml。肺出血、食管静脉曲张破裂出血：每次 10U，静注或静滴，静注时加 25% 葡萄糖液 20ml 缓慢注入。

酚磺乙胺 片剂：0.25g，0.5g。每次 0.5～1g，儿童每次 10mg/kg，3/d。注射剂：2ml：0.25g，5ml：0.5g，5ml：1.0g。每次 0.25～0.75g，肌注或静注。与葡萄糖注射液静滴，2～3/d。

凝血酶 粉剂：200U，500U，1000U，2000U，5000U，10 000U。局部出血：以干燥粉末或含凝血酶 1%～3% 的等渗盐水溶液（或每毫升含凝血酶 50～250U），洒或喷雾于创面。消化道出血：以溶液（每毫升含凝血酶 10～100U）口服或灌注。

肝素钠 注射剂：5000U/ml，12 500U/ml，1000U/2ml，5000U/2ml。治疗目的不同，使用方法不同。每次 5000～10 000U，稀释后静注或静滴，需要时每 3～4 小时 1 次，总量为 25 000U/d，滴速控制在 20～30 滴/分钟。过敏体质者应先试用 1000U，如无反应，可用至足量。

肝素钙 注射剂：5000U/2ml，10 000U/2ml。治疗量：每次 5000～10 000U，1/d，皮下注射。

华法林钠 片剂：2.5mg，5mg。开始 10～15mg/d，3 天后按凝血酶原时间确定维持量，约 2～10mg/d。

枸橼酸钠 注射剂：0.25g/10ml。每 100ml 全血中加入 2.5% 枸橼酸钠液 10ml。

双嘧达莫 片剂：25mg，每次 25～50mg，3/d。缓释胶囊：25mg，每次 200mg，2/d。注射剂：0.142mg/（kg·min），静滴共 4 分钟，10～20mg，1～3/d，深部肌内或静脉注射，静脉注射宜用 50% 葡萄糖注射液 20ml 稀释后缓慢注射。静脉滴注，30mg/d 用 5% 葡萄糖注射液 250ml 稀释后滴注

尿激酶 粉针剂：1 万 U，5 万 U，10 万 U，25 万 U，50 万 U。每次 1.5 万～2 万 U，2/d，临用前以注射用水 3～5ml 使之溶解，加于 10% 葡萄糖液 20～40ml 静注，第 4 天起改为每次 1 万～2 万 U，1/d，维持 7～10 天。

右旋糖酐 40 氯化钠 注射剂：6%、10%，100ml，250ml，500ml。静滴，一般每次 500ml，用量视病情而定，用于低血容量休克时滴速要快，20～40ml/min。

右旋糖酐 40 葡萄糖 注射剂：同右旋糖酐 40 氯化钠注射剂。

右旋糖酐 70 氯化钠 注射剂：6%、10%，100ml，250ml，500ml。静滴，一般每次 500ml，用量视病情而定，用于低血容量休克时滴速要快，20～40ml/min。

右旋糖酐 70 葡萄糖 注射剂：同右旋糖酐 70 氯化钠注射剂。

羟乙基淀粉 20 氯化钠 注射剂：6%，250ml，500ml。用量视病情而定，一般为每次 500～1000ml，静滴。

羟乙基淀粉 40 氯化钠 注射剂：6%，250ml，500ml。用量视病情而定，一般为每次 500～1000ml，静滴。

琥珀酰明胶氯化钠 注射剂：4%，500ml。每次 500～1500ml，静滴，用量依病情定。严重失血危及生命时，可在 5～10 分钟内加压输注 500ml。快速输注时应加温液

体，但不超过37℃。

人血白蛋白 注射剂：5g/25ml，10g/50ml，12.5g/50ml。失血性休克：20% ~ 25%溶液每次30 ~ 60ml，每4 ~ 6小时1次，静注或静滴。低蛋白血症：20% ~ 25%溶液20 ~ 40ml/d，2 ~ 3次/周，静注或静滴。

综合测试

A1 型题

1. 硫酸亚铁适用于治疗

    A. 恶性贫血   B. 再生障碍性贫血

    C. 营养性巨幼红细胞性贫血   D. 长期月经过多所致的贫血

    E. 以上均不是

2. 影响维生素 B_{12} 吸收的主要因素是

    A. 内因子   B. 铁离子   C. 叶酸

    D. 四环素   E. 维生素 C

3. 甲氨蝶呤所致的巨幼红细胞性贫血宜选用

    A. 维生素 K   B. 叶酸   C. 硫酸亚铁

    D. 亚叶酸钙   E. 维生素 B_{12}

4. 维生素 K 对下列哪种出血无效

    A. 华法林过量所致的出血   B. 新生儿出血

    C. 广谱抗生素长期应用所致出血   D. 肝素过量所致的出血

    E. 胆瘘所致出血

5. 肝素的抗凝作用特点

    A. 起效慢，作用强   B. 起效慢，维持久   C. 仅在体内有抗凝作用

    D. 体内、体外全有抗凝作用   E. 仅在体外有抗凝作用

6. 垂体后叶素特别适用于

    A. 视网膜出血   B. 肺咯血   C. 外伤出血

    D. 便血   E. 鼻出血

7. 低分子右旋糖酐不能用于

    A. 防治心力衰竭   B. 防治术后血栓形成   C. 防治低血容量性休克

    D. 防治烧伤性休克   E. 防治脑血栓形成

8. 氨甲苯酸的作用机制是

    A. 收缩血管   B. 促进凝血因子的形成

    C. 抑制纤溶酶原激活因子   D. 诱导血小板的聚集

    E. 以上都不是

B 型题

(9 ~ 11题共用备选答案)

    A. 华法林   B. 肝素   C. 枸橼酸钠

　　　　　D. 链激酶　　　　　　　E. 东菱精纯克栓酶

9. 仅在体外有抗凝作用

10. 仅在体内有抗凝作用

11. 体内体外均有抗凝作用

（12～16题共用备选答案）

　　　A. 氨甲环酸　　　　　B. 垂体后叶素　　　　　C. 酚磺乙胺

　　　D. 凝血酶　　　　　　E. 维生素 K

12. 新生儿、早产儿出血时用

13. 肝、脾、子宫等手术中出血时用

14. 消化道和产后大出血时用

15. 结扎止血困难的血管出血时用

16. 尿激酶过量出血时用

（廖可叮）

D. 硝酸酯

E. 去氧精钠克肟酸

9. 以个体为抗凝作用用

10. 以纤溶体内有减少用

11. 体内体外均有抗凝作用

（12～16 题共用备选答案）

7A. 维生素 K

D. 硫酸鱼精蛋白

K. 维生素 C

12. 新生儿、早产儿出血宜用

13. 肝素、杀鼠剂过量用

14. 消化道溃疡弓起大出血宜用

第十二章　激素类药物

第一节　肾上腺皮质激素类药

　　肾上腺位于肾脏上方，左右各一，肾上腺可分为周围部分的皮质和中央部位的髓质两部分，皮质由外向内又分为球状带、束状带和网状带。球状带合成与分泌醛固酮（aldosterone）和去氧皮质酮（desoxycortone，desoxycorticosterone）等盐皮质激素；束状带合成与分泌氢化可的松（hydrocortisone）和可的松（cortisone）；网状带合成与分泌雄激素（androgens）和少量雌激素。这些激素都是肾上腺皮质内一系列酶的作用下从胆固醇转变而来的，故均称为类固醇类激素。肾上腺皮质激素（adrenocortical hormones）一般包括糖皮质激素和盐皮质激素性激素，而不包括性激素。临床所说的肾上腺皮质激素通常指糖皮质激素。

　　糖皮质激素的分泌受下丘脑－垂体前叶－肾上腺皮质轴调节，即受促肾上腺皮质激素释放激素（CRH）－促肾上腺皮质激素（ACTH）－皮质醇调节系统调节。下丘脑分泌 CRH，促进垂体前叶合成和分泌 ACTH，进而调节皮质醇的合成。糖皮质激素可在下丘脑和垂体两个水平反馈性抑制 ACTH 的分泌（长反馈）；ACTH 对 CRH 又有负反馈调节作用（短反馈）。长反馈和短反馈互相合作，使得体内 CRH、ACTH 和糖皮质激素三者的水平维持相对恒定。正常人肾上腺皮质激素的分泌有昼夜节律性，糖皮质激素尤为明显，一般早晨 8—10 时为分泌高潮，而后逐渐降低，至午夜 12 时最低。此昼夜节律变化主要是由 ACTH 引起。

一、糖皮质激素类药

　　糖皮质激素类药物应用广泛而复杂，生理剂量糖皮质激素主要影响物质代谢，超生理剂量（药理剂量）时，糖皮质激素除影响物质代谢外，还有抗炎、抗免疫、抗内毒素和抗休克等广泛的药理作用。糖皮质激素类药物分类及特点，见表 12－1。

表 12－1　糖皮质激素类药物的比较

药　　物	半衰期（小时）	水盐代谢（比值）	糖代谢（比值）	抗炎作用（比值）	等效剂量（mg）	一次口服常用量（mg）
短效						
氢化可的松	8～12	1.0	1.0	1.0	20	10～20

续表

药　物	半衰期（小时）	水盐代谢（比值）	糖代谢（比值）	抗炎作用（比值）	等效剂量（mg）	一次口服常用量（mg）
可的松	8～12	0.8	0.8	0.8	25	12.5～25
中效						
泼尼松	12～36	0.6	3.5	4.0	5	2.5～10
泼尼松龙	12～36	0.6	4.0	5.0	5	2.5～10
甲泼尼龙	12～36	0.5	5.0	5.0	4	2.0～8
曲安西龙	12～36	0	—	5.0	4	2.0～8
长效						
倍他米松	36～54	0	30～35	25～40	0.6	0.6～1.2
地塞米松	36～54	0	30	30	0.75	0.75～1.5
外用						
氟氢可的松				12		
氟轻松				24		

　　本类药物脂溶性高，口服、注射均吸收迅速、完全，主要经肝脏代谢，代谢产物和少量原形药物由肾脏排泄。可的松和泼尼松需经肝脏转化为氢化可的松和泼尼松龙才有活性，故严重肝功能不全者，不宜选用可的松和泼尼松。

　　[药理作用]

　　1. 对代谢的影响

　　（1）糖代谢　促进糖异生，减少外周组织对葡萄糖的摄取和利用，使肝糖原、肌糖原合成增加，从而使血糖升高。

　　（2）脂肪代谢　短期内使用对脂质代谢无明显影响。长期大剂量使用可增高血浆胆固醇，激活四肢皮下的脂酶，促使皮下脂肪分解，重新分布在面部、上胸部、颈背部、腹部和臀部，形成向心性肥胖，表现为"满月脸、水牛背"。

　　（3）蛋白质代谢　使肝外组织蛋白质分解代谢加强，蛋白质合成抑制，血清中氨基酸和尿中氮排出增加，造成负氮平衡。大量长期使用可导致生长减慢，肌肉萎缩，皮肤变薄，伤口愈合延迟。

　　（4）水和电解质代谢　有较弱的盐皮质激素样保钠排钾作用。长期使用将造成骨质脱钙，可能与减少小肠对钙的吸收、抑制肾小管对钙的重吸收有关。

　　2. 抗炎作用　对炎症各阶段均有抑制作用：在炎症早期可抑制局部血管扩张，降低毛细血管通透性，缓解红、肿、热、痛等局部症状；在炎症后期，能抑制成纤维细胞的增生和肉芽组织的形成，抑制瘢痕和粘连形成。但需注意，炎症反应是机体的一种防御反应，炎症后期更是组织修复的重要过程。因此，糖皮质激素若使用不当可引起感染扩散，伤口愈合延迟。

3. 抗免疫作用　对免疫过程的许多环节都有抑制作用。抑制巨噬细胞对抗原的吞噬和处理，阻碍原淋巴细胞转化，破坏淋巴细胞；使血液中的淋巴细胞转移到组织中；抑制淋巴因子所致的炎症反应，故可抑制迟发性过敏反应和异体器官移植的排斥反应；小剂量抑制细胞免疫；大剂量可抑制 B 细胞转化为浆细胞，减少抗体生成；抑制抗原抗体反应后引起的有害物质的释放，抑制体液免疫。糖皮质激素的抗免疫作用可降低机体免疫力。

4. 抗内毒素作用　能提高机体对细菌内毒素的耐受力，减轻细菌内毒素对机体的损害。可抑制体温调节中枢，降低机体对致热源的敏感性，同时还减少因内毒素引起的内热源的释放，产生明显的退热作用，减轻毒血症状。但不能中和及破坏细菌内毒素，对细菌外毒素也无作用。

5. 抗休克作用　其抗休克的机制主要有：①稳定溶酶体膜，减少水解酶的释放，可减轻组织细胞的损害；②减少心肌抑制因子的形成；增强心肌收缩力，增加心排血量；③降低血管对缩血管物质的敏感性，改善微循环；④抗炎、抗内毒素、抗免疫的综合作用。

6. 影响血液　可刺激骨髓的造血功能，使循环血液中红细胞、中性粒细胞、血小板、血红蛋白、纤维蛋白原增加；使淋巴细胞、单核细胞、嗜酸性粒细胞减少。

7. 影响骨骼　干扰骨质形成的多个环节，抑制成骨细胞的活力，减少骨中胶原的合成，且可促进排钙，长期使用可导致骨质疏松，甚至发生病理性骨折和无菌性股骨头坏死及儿童骨骼发育障碍。

8. 影响消化　促进胃酸、胃蛋白酶分泌，可提高食欲，促进消化；阻碍胃黏液分泌，降低胃黏膜抵抗力，大剂量或长期应用可诱发或加重消化性溃疡。

9. 兴奋中枢　可提高中枢神经系统的兴奋性，出现欣快、失眠、激动等反应，偶可诱发精神失常和癫痫，大剂量可诱发儿童惊厥。

考点链接

糖皮质激素的药理作用不包括

A. 抗炎作用　　　　　　B. 免疫抑制作用　　　　　　C. 抗毒作用

D. 抗休克作用　　　　　E. 中枢抑制作用

解析与答案：糖皮质激素可提高中枢神经系统的兴奋性，出现欣快、失眠、激动等反应，故选 E。

[临床应用]

1. 替代疗法　用于治疗急、慢性肾上腺皮质功能减退症、脑垂体前叶功能减退症及肾上腺次全切除术后等疾病。

2. 严重感染

（1）严重急性感染　主要用于中毒性感染或同时伴有休克者，如中毒性肺炎、暴发性流行性脑膜炎、中毒性菌痢、重症伤寒、急性粟粒型肺结核、猩红热、败血症等，在应用足量、有效的抗菌药物的同时，可用糖皮质激素做辅助治疗，可帮助患者度过危险期。

（2）病毒性感染　原则上不宜使用，但危重疾病，如非典型性肺炎、流行性腮腺炎、严重传染性肝炎、乙型脑炎等，为缓解症状、减轻并发症可短期使用。

3. 炎症及炎症后遗症　早期应用糖皮质激素可防止或减轻某些重要器官或特殊部位的炎症损伤：如结核性脑膜炎、脑炎、心包炎、风湿性心瓣膜炎、胸膜炎、睾丸炎、损伤性关节炎、烧伤后瘢痕挛缩等。眼科疾病如虹膜炎、角膜炎、视神经炎、视网膜炎等应用糖皮质激素能迅速消炎、止痛，防止角膜浑浊和瘢痕粘连的发生。

4. 休克　糖皮质激素适用于各种休克，有助于患者度过危险期。感染性休克必须早期、大剂量、突击使用，并配合足量有效的抗菌药；过敏性休克，在应用肾上腺素的基础上，加用糖皮质激素；低血容量性休克在补液补电解质或输血后效果不佳者，可合用超大剂量糖皮质激素。

5. 自身免疫性疾病、器官移植排斥反应和过敏性疾病

（1）自身免疫性疾病　如严重风湿热、风湿性心肌炎、风湿性或类风湿关节炎、肾病综合征、多发性皮肌炎、系统性红斑狼疮等，可缓解症状，抑制病理过程的发展，但不能根治，且很多疾病在停药后易复发，必须采取综合治疗不宜单用，以免引起不良反应。

（2）过敏性疾病　如荨麻疹、血管神经性水肿、血清病、严重输血反应、顽固性支气管哮喘等，此类疾病主要应用肾上腺素受体激动药和抗组胺药物治疗。对严重病例或其他药物无效时，可使用糖皮质激素作辅助治疗，减轻损伤。

（3）器官移植　异体器官移植手术后所产生的免疫排斥反应可使用糖皮质激素。若与环孢素 A 合用，疗效更好，并可减少两药的剂量。

6. 血液病　多用于治疗儿童急性淋巴细胞性白血病，目前采取与抗肿瘤药联合的多药并用的方案；此外还可用于再生障碍性贫血、血小板减少症、粒细胞减少症、过敏性紫癜等的治疗，但停药后易复发。

7. 局部应用　对湿疹、肛门瘙痒、接触性皮炎、牛皮癣等都有疗效，多采用氢化可的松、氢化泼尼松或氟轻松等软膏、霜剂或洗剂局部用药。但对剥脱性皮炎、天疱疮等重症仍需全身用药。也可外用于结膜炎、虹膜炎等。视网膜炎、视神经炎等则须全身或球后给药。

[不良反应]

1. 长期用药后引起的不良反应

（1）医源性肾上腺皮质功能亢进症　又称类肾上腺皮质功能亢进综合征，这是过量激素引起脂质代谢和水盐代谢紊乱的结果，表现为满月脸、水牛背、皮肤变薄、多毛、水肿、痤疮、肌无力、高血压、糖尿、低血钾等。一般停药后症状自行消退，无需特殊治疗（图 12-1）。

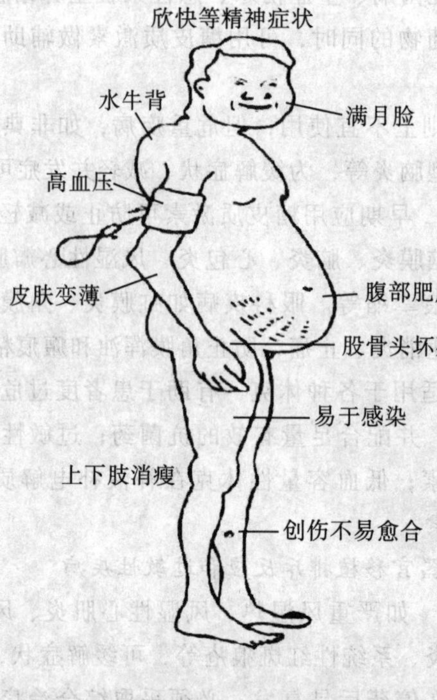

欣快等精神症状

水牛背

满月脸

高血压

皮肤变薄

腹部肥胖

股骨头坏死

易于感染

上下肢消瘦

创伤不易愈合

图 12 - 1　医源性肾上腺皮质功能亢进症

（2）诱发或加重感染　长期应用可诱发感染或使体内潜伏病灶扩散，特别是在原有的疾病已使抵抗力降低的白血病、再生障碍性贫血、肾病综合征等患者更易发生。使已静止的结核病灶扩散、恶化。

（3）消化系统并发症　因可刺激胃酸、胃蛋白酶分泌并抑制胃黏液分泌，降低胃肠黏膜的抵抗力，阻碍组织的修复，减弱前列腺素保护胃壁的作用，可诱发或加剧胃或十二指肠溃疡，甚至造成消化道出血或穿孔。

（4）诱发心血管疾病并发症　长期应用糖皮质激素，由于钠水潴留和血脂升高可引起高血压和动脉粥样硬化。

（5）其他　妨碍伤口愈合；引起骨质疏松、自发性骨折；抑制儿童生长发育；诱发白内障和青光眼；中枢兴奋，出现欣快、激动、失眠等，偶可诱发精神失常、癫痫，大剂量致儿童惊厥。

2. 停药反应

（1）药源性肾上腺皮质功能减退症　长期超剂量使用糖皮质激素，通过负反馈作用，使腺垂体分泌促皮质激素（ACTH）减少，肾上腺皮质萎缩，分泌内源性糖皮质激素减少，突然停药，萎缩的肾上腺皮质不能分泌足够量的皮质激素，引起肾上腺皮质功能减退症状，如疲乏无力、情绪消沉、肌无力、恶心、呕吐、低血糖、低血压，甚至发生昏迷或休克等。这时应立即用足量糖皮质激素作应激替代治疗。故应尽量避免长期用药，如长期用药停药时应缓慢减量、停药。

（2）反跳现象　长期大剂量用药后突然停药或减量太快，使原有疾病复发或加重的现象称为反跳现象。原因是患者对激素产生了依赖性或病情尚未完全控制所致。常需加大剂量再行治疗，待症状缓解后再缓慢减量、停药。

[注意事项]

1. 禁忌证 一般来说，病情危急的适应证，虽有禁忌证存在，仍不得不用，待危急情况过去后，尽量停药或减量。糖皮质激素禁忌证有：严重的精神失常和癫痫、活动性消化性溃疡、新近胃肠吻合术、骨折、创伤修复期、角膜溃疡、肾上腺皮质功能亢进症、严重高血压、糖尿病、孕妇、抗菌药物不能控制的严重感染如水痘、麻疹、真菌感染等。

2. 特殊人群用药注意事项 孕妇使用糖皮质激素可造成胎盘功能不全，死胎发生；哺乳期妇女接受大剂量糖皮质激素则不应哺乳；小儿长期使用影响生长发育；老年人应用糖皮质激素易发生高血压和骨质疏松。

3. 饮食禁忌 低盐、低糖、高蛋白、高纤维素饮食，多食富含钾的水果、蔬菜，摄入足够的热量。必要时加用氯化钾。

4. 停药原则 治疗疾病症状缓解，逐渐减量至最小维持量，达到治疗效果后，持续数月，就逐渐减量至停药。

5. 药物的相互作用及联合用药 可使血糖升高，减弱口服降血糖药或胰岛素的作用；与排钾利尿药、强心苷及两性霉素 B 合用时需注意补钾；与水杨酸合用增加消化性溃疡发生率；可使口服抗凝药药效降低；苯巴比妥、苯妥英钠、利福平等肝药酶诱导剂可加快皮质激素代谢。

[用法和疗程]

1. 大剂量突击疗法 用于急、重、危疾病的抢救。可选用氢化可的松首次静滴 $200 \sim 300mg$，每日量可在 $1g$ 以上，以后逐渐减量，疗程 $3 \sim 5$ 日。

2. 一般剂量长期疗法 用于肾病综合征、顽固性支气管哮喘、结缔组织病等。可选用泼尼松 $30 \sim 40mg/d$，分 3 次口服，取得临床疗效后逐渐减量至能控制症状的最小有效量维持，疗程 $6 \sim 12$ 个月。

3. 小剂量替代疗法 用于脑垂体前叶功能减退症、肾上腺皮质功能不全及肾上腺次全切除术后患者。选用可的松 $12.5 \sim 25mg/d$ 或氢化可的松 $10 \sim 20mg/d$。

4. 隔日疗法 即 2 日总量于隔日清晨 7—8 时一次顿服。以免引起下丘脑 - 垂体 - 肾上腺轴的抑制，可预防肾上腺皮质的失用性萎缩。

5. 局部用药常采用呼吸道给药 用于治疗支气管哮喘，常选用倍氯米松气雾剂一次 $100 \sim 200\mu g$，$2 \sim 3/d$；外用给药：治疗皮肤病，常用氟轻松（肤轻松）软膏、霜剂、洗剂，$3 \sim 4/d$。

二、盐皮质激素

盐皮质激素包括醛固酮（aldosterone）和去氧皮质酮（desoxycortone），能促进肾小管和远曲小管对 Na^+、Cl^- 的重吸收和促进 K^+、H^+ 排出，产生保钠排钾的作用。在生理状态下参与维持水、电解质平衡。临床主要用于替代治疗慢性肾上腺皮质功能减退症（艾迪生病）和治疗低钠血症。

第二节　胰岛素和口服降血糖药

糖尿病是由于多种原因引起的一组以糖代谢紊乱为主要表现，伴有糖尿、口渴多饮、多尿、多食的一种临床综合征。目前糖尿病的发病率持续上升。糖尿病可分为胰岛素依赖型糖尿病（1型）和非胰岛素依赖型糖尿病（2型），尤其是2型糖尿病，至少占患者总数的90%以上。目前尚无根治糖尿病的方法，合理应用药物，可以在一定程度上控制血糖水平，减轻症状，预防并发症，提高生活质量。胰岛素（insulin）和口服降血糖药是临床治疗糖尿病的主要药物。胰岛素作用及作用时间见表12－2。

表12－2　胰岛素制剂及其作用时间

分类	药物	来源	注射途径	注射时间	作用时间（小时）	
					开始	持续
速效	正规胰岛素	动物	静脉、皮下、肌内	急救、按病情需要 餐前半小时，3～4/d	即刻 0.5～1	0.5～1 5～7
	单组分胰岛素	动物	静脉、皮下、肌内	餐前20分钟，3/d	0.5	8～9
	诺和灵R	基因工程	静脉、皮下、肌内	餐前1小时，3/d	1～2	8
	优泌灵R	基因工程	静脉、皮下、肌内	餐前1小时，3/d	1～2	8
中效	低精蛋白锌胰岛素	动物	皮下	早、晚餐前1小时，1～2/d	2～4	18～24
	珠蛋白锌胰岛素	动物	皮下	早、晚餐前1小时，1～2/d	2～3	12～18
	诺和灵N	基因工程	皮下	早（晚）餐前1小时，1/d	1～2	24
	优泌灵N	基因工程	皮下	早（晚）餐前1小时，1/d	1～2	24
长效	特慢锌胰岛素	动物	皮下	早（晚）餐前1小时，1/d	4～8	36～48
	精蛋白锌胰岛素	动物	皮下	早（晚）餐前1小时，1/d	4～6	24～36

一、胰岛素

胰岛素是由胰腺B细胞生成和分泌的一种激素，临床所用的胰岛素多由动物胰脏提取制备而成。胰岛素作为一种蛋白质，易被消化酶破坏，口服无效，必须注射给药。

皮下注射吸收快，尤以前臂外侧和腹壁明显。

[药理作用]

1. 降低血糖　胰岛素使血糖的来源减少，去路增加而降低血糖。其降血糖的机制主要有：①促进糖原的合成和储存，加速葡萄糖氧化和酵解；②抑制糖异生；③抑制糖原分解。

2. 调节蛋白质代谢　促进氨基酸的转运和蛋白质的合成，抑制蛋白质分解。

3. 调节脂肪代谢　促进脂肪合成，抑制脂肪分解，减少游离脂肪酸和酮体的生成，增加脂肪酸和葡萄糖的转运，使其利用增加。

4. 促进钾离子进入细胞内　能激活细胞膜上 $Na^+ - K^+ - ATP$ 酶，促进 K^+ 内流，增加细胞内 K^+ 的浓度。

[临床应用]

1. 糖尿病　对各型糖尿病均有效。主要用于以下情况：①1 型糖尿病，胰岛素是治疗最重要的药物，需终身使用胰岛素；②2 型糖尿病，经饮食控制或口服降血糖药未使血糖降至理想水平者；③糖尿病继发各种急性或严重并发症，如酮症酸中毒、非酮症性高渗性昏迷；④糖尿病合并重度感染、高热、妊娠、创伤以及手术等。

2. 纠正细胞内缺钾　胰岛素、葡萄糖、氯化钾组成极化液（GIK 液），可促使钾离子内流，纠正细胞内缺钾，防治心肌梗死时心律失常。

[不良反应]

1. 低血糖反应　最常见，由于胰岛素过量或未按时进餐等所致。轻者可出现饥饿感、心慌、出汗、精神不安、震颤等；重者可出现惊厥、昏迷、休克，甚至引起脑损伤及死亡。一般轻者可口服糖水，重者立即静脉注射 50% 葡萄糖 20～40ml 进行救治。

2. 变态反应　与制剂不纯有关，表现为荨麻疹、血管神经性水肿，偶可发生过敏性休克。可使用高纯度胰岛素制剂或人胰岛素。一旦出现过敏反应可用抗组胺药或糖皮质激素类药物治疗。

3. 胰岛素耐受性（胰岛素抵抗）　机体对胰岛素的敏感性降低的现象称胰岛素耐受性。可分为两型：①急性耐受性：可由创伤、感染、手术、情绪激动等原因引起，此时需消除诱因，并加大胰岛素用量；②慢性耐受性可能与体内产生了抗胰岛素的抗体或胰岛素受体数量下调有关，应更换高纯度胰岛素制剂或人胰岛素，并适当调整剂量或加用口服降糖药。

4. 局部反应　注射局部可出现皮肤发红、皮下结节和皮下脂肪萎缩等。

[注意事项]

1. 给药方法　所有胰岛素制剂都可供皮下注射，中、长效制剂均为混悬剂，不可静脉注射。皮下注射部位常选用前臂外侧、大腿和腹壁，每个注射点应间隔 25mm 左右。抽吸胰岛素不要过度摇晃，以免产生泡沫破坏药性，剂量必须准确。

2. 药物储存　应避光、防热保存，但不能冷冻。

3. 药物的相互作用及联合用药　胰岛素与下述药物合用，需调整剂量。口服抗凝血药、同化激素、雄激素、单胺氧化酶抑制剂等可增强胰岛素的作用；磺胺类、抗凝血药、甲氨蝶呤、水杨酸盐等可与胰岛素竞争血浆蛋白，而增强胰岛素的作用；噻嗪类、呋塞米、二氮嗪等可抑制内源性胰岛素分泌；糖皮质激素、雌激素、口服避孕药、甲状腺激素、肾上腺素、苯妥英钠等均可降低胰岛素的作用；受体阻断药能阻断低血糖时的代偿性升血糖反应，且可掩盖心率加快等早期低血糖症状，应避免合用。

二、口服降血糖药

本类药物具有口服有效，使用方便的特点。常用口服降血糖药包括磺酰脲类、双胍类、胰岛素增敏剂、α - 葡萄糖苷酶抑制剂及促胰岛素分泌药等。

（一）磺酰脲类

磺酰脲类是最早使用的口服降糖药，用于控制 2 型糖尿病。第一代磺酰脲类包括：甲苯磺丁脲（tolbutamide，D_{860}）、氯磺丙脲（chlorpropamide）；第二代磺酰脲类包括：格列本脲（glyburide，优降糖，glibenclamide）、格列吡嗪（glipizide）、格列齐特（gliclazide，达美康）、格列美脲（glimepiride）、格列喹酮（gliquidone，糖适平）、格列波脲（glibornuride）等。

[药理作用和临床应用]

1. 降血糖作用　该类药物降低正常人血糖，对胰岛功能尚存的糖尿病患者有效，对 1 型或重症糖尿病无效。其机制是：①刺激胰岛 B 细胞释放内源性胰岛素；②增加胰岛素与靶细胞的结合能力；③促进葡萄糖的利用以及糖原和脂肪的合成。临床用于治疗胰岛功能尚存的单用控制饮食疗法无效的 2 型轻、中度糖尿病，与胰岛素或双胍类降血糖药合用产生协同作用。

2. 抗利尿作用　氯磺丙脲能促进抗利尿激素的分泌，并增强其作用，用于治疗尿崩症。

[不良反应]

1. 消化道反应　表现为食欲不振、恶心、腹泻、黄疸和肝功能损害。

2. 低血糖反应　为最常见的副作用，老年人及肝肾功能不良者发生率高。

3. 过敏反应　引起皮疹、药热、荨麻疹、皮肤瘙痒等。

[注意事项]

1. 禁忌证　肝、肾功能不全、妊娠期妇女及对本类药物过敏者禁用。

2. 特殊人群用药注意事项　老年人和肝肾功能不良者使用本类药物易发生低血糖反应。

3. 饮食禁忌　本类药物可增强乙醇的毒性，用药期间应戒酒。

4. 药物的相互作用及联合用药　磺酰脲类与保泰松、水杨酸钠、磺胺类、吲哚美辛、丙磺舒、青霉素、香豆素类、氯霉素合用，可增强降糖效果而易诱发低血糖反应；吩噻嗪、糖皮质激素、噻嗪类利尿药、口服避孕药均可降低磺酰脲类降血糖作用。

（二）双胍类

本类药物包括甲福明（metformin，二甲双胍）、苯乙福明（phenformin，苯乙双胍）。

[药理作用和临床应用]

能明显降低糖尿病患者血糖，但对正常人血糖几无作用，不会引起低血糖。其降血糖的机制是：①促进脂肪组织对葡萄糖的摄取和利用；②降低葡萄糖在肠道的吸收；③抑制糖原的异生；④抑制胰高血糖素的释放。主要用于轻度2型糖尿病患者，尤其是肥胖及单用饮食控制无效者。

[不良反应]

1. **乳酸性酸血症** 苯乙福明发生率比甲福明高10倍，严重者可危及生命。肝、肾功能不全者禁用。

2. **胃肠道反应** 主要表现为食欲不振、恶心、呕吐、腹泻、口苦、金属味等，饭后服可减轻，减量或停药后即消失。

（三）胰岛素增敏剂

本类药物能增强靶组织对胰岛素的敏感性，减轻胰岛素抵抗，对2型糖尿病及其心血管并发症均有明显疗效。主要药物有罗格列酮（rosiglitazone）、环格列酮（ciglitazone）、吡格列酮（pioglitazone）、曲格列酮（troglitazone）、恩格列酮（englitazone）等。

[药理作用和临床应用]

本类药物主要作用：①增强肌肉和脂肪组织对胰岛素的敏感性，改善胰岛素抵抗而降低血糖，并减少发生低血糖的危险；②改善脂代谢紊乱，纠正胰岛素依赖患者的脂质代谢紊乱；③增加胰岛的面积、密度和胰岛中胰岛素含量。

临床用于其他降糖药疗效不佳的2型糖尿病，尤其是有胰岛素抵抗的糖尿病。无论单独应用还是联合治疗（与胰岛素、磺酰脲类或双胍类合用）都能取得较好的疗效，但无内源性胰岛素存在时无效。

本类药物最常见的不良反应是嗜睡、头痛及胃肠道反应，严重反应是肝毒性，尤以曲格列酮明显，用药期间检查定期肝功能。

（四）α-葡萄糖苷酶抑制剂

目前临床使用的药物有阿卡波糖（acarbose）、伏格列波糖（voglibose）、米格列醇（miglitol）。

[药理作用和临床应用]

α-葡萄糖苷酶抑制剂为新型的口服降血糖药，其降糖作用机制通过竞争性抑制肠道葡萄糖苷酶活性，使淀粉和蔗糖转化为单糖的过程减慢，延缓葡萄糖吸收，降低餐后血糖，单独使用不引起低血糖反应。

临床用于治疗糖尿病餐后高血糖。既可单独使用，也可与其他降血糖药物（胰岛素和磺酰脲类）合用治疗2型糖尿病，尤其适用于老年患者。用药期间应增加饮食中碳水化合物的比例，减少单糖的摄入量。

[不良反应和注意事项]

本药可延长糖类的吸收，故腹胀、肛门排气多，腹泻等较常见，消化道溃疡患者慎用，孕妇、哺乳期妇女及有明显消化、吸收障碍的患者禁用。

（五）促胰岛素分泌药

目前临床使用的药物有瑞格列奈（repaglinide）、那格列奈（nateglinide）。

［药理作用和临床应用］

本类药物可快速促进胰岛素 B 细胞释放胰岛素，其作用机制与磺酰脲类不同，故作用迅速，而且代谢极快，可以灵活地与食物同时服用，对改善餐后高血糖非常有效，故称为"餐食血糖调节剂"。

临床用于非胰岛素依赖的 2 型糖尿病，亦可适用于糖尿病肾病患者。

不良反应轻而短暂，常见的是低血糖反应和头疼、腹泻等。

第三节 甲状腺激素类药和抗甲状腺药

甲状腺素是维持机体正常代谢，促进生长发育所必需的激素，分泌过高或过少均可引起疾病。

一、甲状腺激素类药

甲状腺上皮细胞合成并分泌甲状腺激素，包括甲状腺素（thyroxine，T_4）和三碘甲状腺原氨酸（triiodothyronine，T_3）。

［甲状腺素合成、储存、分泌和调节］（图 12 − 2）

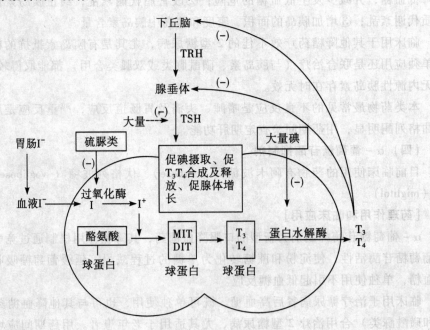

图12 − 2　甲状腺素合成和释放的调节及抗甲状腺药物作用环节示意图

1. 摄取、氧化碘　甲状腺滤泡细胞靠碘泵主动摄取血中的 I^-，在过氧化物酶的作用下，I^- 氧化成活性碘 I^+。

2. 酪氨酸碘化　活性碘与甲状腺球蛋白上的酪氨酸残基结合，生成单碘酪氨酸（MIT）和双碘酪氨酸（DIT）。

3. 偶联 在过氧化物酶的作用下，两分子双碘酪氨酸耦联成 T_4，一分子单碘酪氨酸和一分子双碘酪氨酸耦联成 T_3。合成的 T_3 和 T_4 仍在甲状腺球蛋白上，储存在腺泡腔内胶质中。

4. 水解、释放 甲状腺球蛋白上的 T_3、T_4 在蛋白水解酶和促甲状腺激素作用下释放进入血液。

[药理作用]

1. 维持机体的生长发育 适量甲状腺素能促进蛋白质的合成及骨骼、性腺和中枢神经系统的发育。若甲状腺功能先天不足或新生儿缺碘时，可引起呆小病，表现为身体矮小、肢体粗短、智力低下；成人甲状腺素分泌减少，可出现甲状腺功能减退，严重时发生黏液性水肿，表现为中枢神经兴奋性降低，记忆力减退等。

2. 促进机体的新陈代谢 甲状腺激素是维持体内正常物质代谢的重要内分泌激素。甲状腺功能低下时，基础代谢率降低，产热减少，表现为乏力、怕冷等症状。甲状腺功能亢进（甲亢），则使糖、蛋白质、脂肪的分解代谢增加，出现饥饿、乏力、怕热、多汗及消瘦等症状。

3. 提高中枢及心血管系统对儿茶酚胺的敏感性 甲亢患者表现的情绪激动、震颤、失眠、心率加快和收缩压增高等症状与此有关。

[临床应用]

1. 呆小症 呆小症重在预防，若及早诊治，发育仍可正常，若治疗过晚，躯体虽可以发育正常，但智力仍然低下。治疗应从小剂量开始，须终身治疗。

2. 黏液性水肿 一般服用甲状腺片，从小剂量开始，逐渐增大至足量。2～3 周后如基础代谢率恢复正常，可逐渐减为维持量。对垂体功能低下的患者宜先用糖皮质激素再给左甲状腺素，以防发生急性肾上腺皮质功能不全。对昏迷患者应立即静脉注射大剂量左甲状腺素，待苏醒后改口服。

3. 单纯性甲状腺肿 因碘缺乏所致应补碘。无明显病因者可给予适量甲状腺素，以补充内源性激素的不足，抑制 TSH 过多分泌，以缓解甲状腺组织代偿性增生肥大。

[不良反应]

甲状腺素应用过量可引起甲状腺功能亢进症状，如心悸、手指震颤、体重减轻、失眠和基础代谢率增高，重者可腹泻、呕吐、发热、脉搏快而不规则，甚至发生心绞痛、心力衰竭。一旦发生，应立即停药，并用 β 受体阻断药对抗。停药一周后再从小剂量开始应用。

[注意事项]

1. 禁忌证 糖尿病、冠心病、快速型心律失常、肾上腺皮质功能低下患者禁用。

2. 特殊人群用药注意事项 孕妇、哺乳期妇女、老年人慎用。

3. 饮食禁忌 服用甲状腺素期间不要服碘，因有可能诱发甲状腺功能亢进。

4. 停药原则 一旦发生甲亢症状，应立即停药。

5. 药物的相互作用及联合用药 香豆素类、苯妥英钠、阿司匹林及口服降血糖药等增强甲状腺激素的作用，合用时必须注意并调整剂量。

二、抗甲状腺药

抗甲状腺药（antithyroid drugs）是指能干扰甲状腺激素的合成与释放，消除甲状腺功能亢进症状的药物。包括硫脲类、碘和碘化物、放射性碘及 β 受体阻断药四类。

（一）硫脲类

硫脲类可分为二类：①硫氧嘧啶类：甲硫氧嘧啶（methlthyiouracil，MTU），丙硫氧嘧啶（propylthiouracil，PTU）；②咪唑类：甲巯咪唑（thiamazole，他巴唑），卡比马唑（carbimazole，甲亢平）。

[药理作用]

1. 抑制甲状腺激素的合成　抑制甲状腺素过氧化酶所介导的酪氨酸的碘化及耦联过程，从而抑制甲状腺激素的生物合成。对已合成的甲状腺激素无对抗作用，需待体内已合成的激素被消耗到一定程度后才显效，故起效缓慢，一般症状改善常需 2~3 周，基础代谢率恢复正常需 1~3 个月。

2. 抑制外周组织中 T_4 转化为 T_3　丙硫氧嘧啶能抑制能外周组织中 T_4 转化为 T_3，迅速控制血清中生物活性较强的 T_3 水平，因此在重症甲亢、甲亢危象时该药可作为首选。

3. 免疫抑制作用　轻度抑制免疫球蛋白的生成，使血循环中甲状腺刺激性免疫球蛋白下降，故对甲亢患者除能控制高代谢症状外，对病因治疗也有一定作用。

[临床应用]

1. 甲亢的内科治疗　适用于不宜手术、术后复发及不适于 [131]I 治疗的轻、中度甲亢患者，如儿童、青少年、术后复发及中、重度患者而年老体弱或兼有心、肝、肾、出血性疾病患者。症状可在 1~2 个月内得到控制。待基础代谢率接近正常时药量可减至维持量，疗程 1~2 年。

2. 甲亢手术前准备　为减少甲状腺次全切手术患者在麻醉和手术后并发症及甲状腺危象，术前服用硫脲类药物，可使甲状腺功能接近正常。但使用硫脲类药物后，甲状腺激素水平下降，促甲状腺激素分泌增加，使腺体和血管增生，组织脆而充血，增加手术难度，故术前两周需加服大剂量碘剂。

3. 甲状腺危象的治疗　甲亢患者在感染、外伤、手术、情绪激动等诱因的作用下，甲状腺激素突然大量释放入血，导致高热、虚脱、心衰、肺水肿、水和电解质紊乱等，严重时可致死亡，称为甲状腺危象。此时除消除诱因、对症治疗外，可使用大剂量丙硫氧嘧啶和大剂量碘剂联合应用，可快速控制症状。大剂量硫脲迅速降低血中 T_3 水平，同时还阻断甲状腺素的合成，是重要的抢救措施之一。

[不良反应]

1. 过敏反应　最常见，皮肤瘙痒、药疹、少数伴有发热，一般不需停药也可消失。

2. 消化道反应　有厌食、恶心、呕吐、腹痛、腹泻等。罕见黄疸型肝炎。

3. 粒细胞减少症　为最严重不良反应，故用药期间应定期检查血象和肝功能，如白细胞明显降低（ $<3.0 \times 10^9/L$ ）或有发热、咽喉痛等症状，应立即停药。

4. 甲状腺肿和甲状腺功能减退症　长期应用后发生，可使血清中甲状腺激素水平显著下降，反馈性增加促甲状腺素分泌而引起腺体代偿性增生、增大、充血、甲状腺功能减退，及时停药可自愈，必要时可加服甲状腺激素予以治疗。

[注意事项]

1. 禁忌证 孕妇、哺乳期妇女禁用。甲状腺癌、结节性甲状腺肿合并甲亢患者禁用。

2. 特殊人群用药注意事项 老年人用本类药物易发生粒细胞缺乏，故应定期检查血象。

3. 停药原则 治疗至症状缓解后即可减量，待症状完全消失，体征明显好转减至最小维持量，维持期 1.5~2 年。

4. 药物的相互作用及联合用药 磺胺类、对氨基水杨酸、对氨基苯甲酸、巴比妥类、保泰松、酚妥拉明、维生素 B_{12} 等可增强本类药物的抗甲状腺作用，合用时应予以注意。

（二）碘及碘化物

临床常用有碘化钾（potassiumiodide）、复方碘溶液（liguor iodine Co）又称卢戈液（Lugol's solution）

[药理作用和临床应用]

甲状腺组织具有高度的摄碘能力，体内总碘量的 80% 被甲状腺浓集。碘剂的作用随剂量不同可产生不同的作用。

1. 小剂量碘促进甲状腺素合成 碘是合成甲状腺激素的原料，可防治单纯性甲状腺肿。对早期病例疗效较好，晚期病例则肿大不易完全消退。在食盐中加入适量碘化物可有效预防该病发生。

2. 大剂量碘产生抗甲状腺作用 通过抑制甲状腺球蛋白水解酶而抑制 T_3、T_4 释放入血，作用快而强；抑制促甲状腺激素的分泌，使腺体缩小、变硬、血管减少，有利于手术的顺利进行。与硫脲类药物合用治疗甲亢手术前准备及甲状腺危象的治疗。

[不良反应]

1. 过敏反应 少数对碘过敏的患者用药后立即或几小时后发生，表现为血管神经性水肿、发热、皮疹、皮炎等，严重者喉头水肿可引起窒息。一般停药可消退，必要时采取抗过敏治疗。

2. 慢性碘中毒 长期应用可引起慢性碘中毒，表现为口腔、咽喉烧灼感、唾液分泌增多、鼻炎及结膜刺激症状等。这是部分碘从腺体中排泄时引起的局部刺激，停药即可消退。

3. 诱发甲状腺功能紊乱 可诱发甲亢、甲状腺肿大和甲状腺功能减退。因此长期用药需注意碘化物对甲状腺功能产生的严重影响。

[注意事项]

通过胎盘和乳汁影响胎儿和婴幼儿甲状腺功能，导致新生儿、婴幼儿甲状腺肿，故孕妇和哺乳妇女应慎用。碘过敏者禁用。

与抗甲状腺药物、锂盐合用后，可能导致甲状腺功能减退和甲状腺肿大；与血管紧张素转化酶抑制药及保钾利尿药合用后易导致高钾血症。

（三）放射性碘

常用的放射性碘（radioiodine）是^{131}I。

[药理作用和应用]

甲状腺有高度摄碘能力，应用的^{131}I可被甲状腺吸收，并放出β射线（占99%），射程在2mm内，其辐射作用仅限于甲状腺实质内，因增生细胞较周围组织对辐射作用较敏感，损伤很少波及周围其他组织，故^{131}I起到类似手术切除部分甲状腺组织的作用，适用于不宜手术、手术后复发及对硫腺类过敏或使用无效的甲亢患者。γ射线（占1%）在体外测得，可作甲状腺摄碘功能测定用。

[不良反应]

剂量过大易致甲状腺功能低下，应严格掌握剂量。20岁以下的患者、妊娠或哺乳期的妇女、肾功能不良者禁用。治疗期间应密切观察，一旦发生甲状腺功能低下，需用甲状腺激素对抗。

（四）β受体阻断药

β受体阻断药主要通过阻断β受体，减轻甲亢患者交感－肾上腺系统的兴奋症状，心悸、多汗、焦虑等症状，且可抑制外周T_4转变为T_3，常作为辅助措施。主要应用的β受体阻断药如普萘洛尔、阿替洛尔、美托洛尔是甲亢及甲状腺危象的辅助治疗药。适用于不宜手术、不宜应用抗甲状腺药物及^{131}I治疗的甲亢患者，可迅速减轻焦虑、震颤及心动过速等症状。甲亢手术前应用大剂量本类药物可避免甲状腺充血，利于手术进行。静脉注射给药可帮助甲状腺危象患者度过危险期。与硫脲类药物合用疗效迅速而显著。

药物的制剂和用法用量

醋酸可的松　片剂：5mg、10mg。替代疗法：12.5~37.5mg/d，分2次服，晨服2/3，午后服1/3；药理治疗：开始60~120mg/d，分3~4次服，维持量25~50mg/d。注射剂：50mg/2ml，250mg/10ml。一次25mg~125mg，2~3/d，肌内注射，用药前摇匀。眼膏：0.25%、0.5%、1%。2~3/d，外用。

氢化可的松　片剂：10mg、20mg。替代疗法：20~30mg/d，分2次服，晨服2/3，午后服1/3；药理治疗：开始60~120mg/d，分3~4次服，维持量20~40mg/d。注射剂：10mg/2ml，25mg/5ml，100mg/20ml。一次100~200mg，1~2/d，以生理盐水注射液或5%葡萄糖注射液500ml稀释后静脉滴注。0.5~2.5%软膏外用。

泼尼松　片剂：1mg、5mg。一次5~15mg，3~4/d，维持量5~10mg/d。

泼尼松龙　片剂：1mg、5mg。开始20~40mg/d，分3~4次服，维持量5mg/d。注射剂：10mg/2ml，一次10~20mg，加入5%葡萄糖注射液500ml稀释后静脉滴注。

地塞米松　片剂：0.5mg、0.75mg。开始一次0.75~1.5mg，3~4/d，维持量0.5~0.75mg/d。注射剂：5mg/ml，5~10mg/d，2/d，皮下、肌内或静脉注射。

曲安西龙　片剂：1mg、2mg、4mg。注射剂：125mg/5ml，200mg/5ml。开始4mg/d，分2~4次服，维持量一次1~4mg，1~2/d，一日剂量一般不超过8mg。

倍他米松　片剂：0.5mg。开始一日1.5~2mg，分3~4次服用，维持量0.5~

1mg/d。

氟轻松　0.01% ~0.025%软膏剂、洗剂、霜剂，3~4/d，外用。

促皮质素　注射剂：25U、50U。一次5~25U，溶于生理盐水注射液内，于8小时内静脉滴入，1/d。一次25~50U，2~3/d，肌内注射。

美替拉酮　胶囊剂：250mg。治疗肾上腺皮质功能亢进症：0.2g/d，2/d。可根据病情调整用量到1次1g，4/d，口服。

胰岛素　注射剂：400U/10ml、800U/10ml。剂量和给药次数视病情而定，中型糖尿患者需要5~10U/d；重型者每日用量在40U以上，饭前半小时皮下注射，3~4/d，必要时可作静脉注射或肌内注射。

甲苯磺丁脲　片剂：0.5g。第一天每次服1g，3/d；第2天起每次0.5g，3/d，饭前服，待血糖正常后改用维持量，每次0.5g，2/d。

氯磺丙脲　片剂：0.1g、0.25g。糖尿病：一次0.1~0.3g，1/d，早饭前服，血糖降至正常后，改用维持量，0.1~0.2g/d。尿崩症：0.125~0.25g/d。

格列本脲　片剂：2.5mg。开始每日早饭后服2.5mg，以后逐渐增量，但每日不超过15mg。待增至10mg/d，分早、晚两次服，出现疗效后逐渐减至2.5~5mg/d。

格列齐特　片剂：40mg。开始时40~50mg/d，1/d，连服2~3周，随后按情况递增至160~320mg/d，疗效满意后改用维持量，80~160mg/d，最多不超过160mg时，分2~3次饭前服用。

格列吡嗪　片剂：5mg。开始时5mg/d，一般早餐前30分钟口服，根据血糖水平调整剂量，最大剂量为30mg/d，1日剂量>15mg时应分次口服。

甲福明　片剂：0.25g。一次0.25~0.5g，3/d，饭后服。以后根据尿糖量增减。

罗格列酮　片剂：2mg、4mg、8mg。一次2~4mg，2/d。

阿卡波糖　片剂：50mg、100mg。一次50，3/d，然后逐渐增加剂量，最大剂量为一次100mg，3/d，必须与前几口食物一起嚼服才有效。如果在服药后很长时间才进餐，则疗效差或无效。

甲状腺素　片剂：0.1mg。0.1~0.2mg/d。注射剂：1mg/ml。0.3~0.5mg/d，静注。

三碘甲状腺原氨酸钠　片剂：20μg、25μg、50μg。开始10~20μg/d，逐渐增至80~100μg/d，分2~3次服；小儿体重7kg以下者开始2.5μg/d，7kg以上者5μg/d，以后每隔一周，1日增加5μg，维持量15~20μg/d，分2~3次服。

甲硫氧嘧啶　片剂：50mg、100mg。开始剂量100~200mg，3/d，维持量50~100mg/d，分1~2次口服。

丙硫氧嘧啶　片剂：50mg、100mg。一次50~100mg，3/d。极量：一次200mg，600mg/d。

甲巯咪唑　片剂：5mg、10mg。开始量一次10~20mg，3/d。维持量：5~10mg/d。

卡比马唑　片剂：5mg。开始量一次10~20mg，3/d。维持量：5~10mg/d。

复方碘溶液（卢戈液，含碘5%、碘化钾10%）治疗单纯性甲状腺肿：一次0.1~0.5ml，1/d，2周为一疗程。甲亢术前准备：一次0.3~0.5ml，3/d。加水稀释后口服。极量：一次 1ml，3/d。

碘化钾　片剂：10mg。治疗单纯性甲状腺肿，小剂量开始 10mg/d，20 日为 1 疗程，连用 2 疗程，疗程间隔 30~40 日，1~2 个月后，剂量可逐渐增大至 20~25mg/d，总疗程 3~6 个月。

综合测试

A1 型题

1. 糖皮质激素隔日疗法给药的时间最好隔在
   A. 中午 2 点　　　　　B. 下午 8 点　　　　　C. 上午 8 点
   D. 下午 5 点　　　　　E. 夜间 11 点

2. 糖皮质激素诱发和加重感染主要原因为
   A. 激素用量不足，无法控制症状　　B. 患者对激素不敏感
   C. 激素促进了病原微生物的繁殖　　D. 病原微生物毒力加强
   E. 降低机体的防御能力

3. 糖皮质激素的抗毒作用机制是
   A. 中和细菌内毒素　　　　B. 提高机体对细菌内毒素的耐受力
   C. 对外抗毒素　　　　　　D. 加速对细菌和体外毒素代谢
   E. 减少毒素的生成

4. 糖皮质激素治疗严重感染是因为
   A. 抗菌作用
   B. 有抗病毒作用
   C. 兴奋中枢，提高机体的应激能力
   D. 通过抗炎、抗毒、抗休克等作用缓解症状
   E. 提高机体的免疫力

5. 长期应用糖皮质激素突然停药出现反跳现象是由于
   A. 肾上腺皮质功能低下　　　B. 体内糖皮质激素水平过高
   C. 由于无抗菌作用　　　　　D. 肾上腺皮质功能亢进
   E. 对激素产生依赖性或病情尚未完全控制

6. 抑制甲状腺球蛋白水解酶而减少甲状腺激素分泌的药物
   A. 丙基硫氧嘧啶　　　B. 他巴唑　　　C. 甲亢平
   D. 小剂量碘　　　　　E. 大剂量碘

7. 硫脲类的抗甲状腺是由于
   A. 抑制垂体前叶促甲状腺素分泌　　B. 抑制甲状腺激素释放
   C. 甲状腺对碘的摄取　　　　　　　D. 抑制甲状腺素的合成
   E. 加速甲状腺素的破坏

8. 治疗甲状腺危象首选
   A. 大剂量碘剂与硫脲类合用　　B. 大剂量碘单用

C. 硫脲类　　　　　　　　　　　　　　D. 小剂量碘单用

E. 小剂量碘剂与硫脲类合用

9. 下面以白细胞减少为主要的作用的药物

A. 碘剂　　　　　　　　B. 甲状腺素　　　　　　　C. 硫脲类

D. 糖皮质激素　　　　　E. 胰岛素

10. 甲亢手术前准备首选用

A. 大剂量碘剂单用　　　　　　　　　B. 硫脲类单用

C. 大剂量碘剂与硫脲类合用　　　　　D. 小剂量碘剂与硫脲类合用

E. 小剂量碘剂单用

11. 呆小症可选用

A. 碘制剂　　　　　　　B. 他巴唑　　　　　　　　C. 甲状腺素

D. 甲亢平　　　　　　　E. 丙基硫氧嘧啶

12. 能阻碍 I⁻ 氧化成活性碘的药物是

A. 小剂量碘　　　　　　B. 硫脲类药物　　　　　　C. ^{131}I

D. 甲状腺素　　　　　　E. 大剂量碘

13. 胰岛素的常用给药途径

A. 口服　　　　　　　　B. 皮下注射　　　　　　　C. 静脉注射

D. 舌下给药　　　　　　E. 吸入给药

14. 下列对胰岛素药理作用的叙述哪项是错误的

A. 促进葡萄糖的利用　　　　　　　　B. 抑制糖原分解

C. 增加糖原异生　　　　　　　　　　D. 降血糖

E. 抑制脂肪分解

B 型题

(15~17 题共用备选答案)

A. 糖皮质激素　　　　　B. 胰岛素　　　　　　　　C. 大剂量碘

D. 硫脲类　　　　　　　E. 磺酰脲类

15. 系统性红斑狼疮宜选用

16. 1 型糖尿病宜选用

17. 甲亢内科治疗宜选用

(18~20 题共用备选答案)

A. 低血糖反应　　　　　B. 过敏反应　　　　　　　C. 粒细胞减少

D. 血钾增高　　　　　　E. 骨质疏松

18. 长期使用糖皮质激素会引起

19. 胰岛素最常见的不良反应是

20. 硫脲类药物治疗甲亢最严重的不良反应是

(闫丽珍)

第十三章 维生素类药

维生素是维持机体正常生命活动所必需的物质，但在体内不能合成，或合成量很少，主要从食物中获得。正常机体每日需要量很少，但却能发挥重要的生理功能。如果来源不足，吸收量减少或需用量增加时，就会产生维生素缺乏症。药用维生素主要用于各种维生素缺乏症的防治，有时也作为某些疾病的辅助治疗。但不应将维生素不加限制地使用，过量服用对人体不但无益反而有害，甚至可引起中毒。维生素主要分为水溶性和脂溶性两大类。

第一节 水溶性维生素

维生素 B_1

维生素 B_1（vitamin B_1）又名硫胺素（thiamine），米糠、麦麸、黄豆、酵母、瘦肉中含量丰富，药用为人工合成品。维生素 B_1 在酸性环境中稳定，在碱性环境中易破坏失活，故不宜与碱性药物配伍。

[药理作用]

维生素 B_1 是参与糖代谢过程中 α 酮酸（如丙酮酸、α - 酮戊二酸）氧化脱羧反应的辅酶，有助于提供能量，维持生物膜完整和解毒功能，能抑制胆碱酯酶，影响神经冲动的传导。缺乏时引起维生素 B_1 缺乏症（脚气病）、糖代谢障碍、能量减少、周围神经炎、心血管系统及消化系统功能障碍等症状。

[临床应用]

主要用于防治维生素 B_1 缺乏症，可作为神经炎、心肌炎、消化不良、高热、甲亢及大量输入葡萄糖的患者等的辅助治疗。

[不良反应]

口服毒性小，注射给药偶见严重过敏反应，应避免注射给药。

维生素 B_2

维生素 B_2（vitamin B_2）又名核黄素（riboflavine），广泛来源于绿叶蔬菜、动物肝脏、蛋黄、肉类、酵母、黄豆中，在酸性环境中稳定，遇碱或光易破坏。

［药理作用］

维生素 B_2 在体内转化为黄素单核苷酸（FMN）和黄素腺嘌呤二核苷酸（FAD），两者是体内黄酶类的辅基成分，在生物氧化中发挥递氢作用，参与糖、蛋白质和脂肪代谢。

［临床应用］

主要用于维生素 B_2 缺乏引起的口角炎、唇炎、舌炎、结膜炎、阴囊炎及脂溢性皮炎等的治疗。

［不良反应］

不良反应少，服药后可使尿液呈黄绿色，干扰尿胆原测定。

维生素 B_6

维生素 B_6（vitamin B_6）又名吡多辛，广泛存在于鱼、肉类、蛋、动物肝脏、豆类和谷物中，在自然界以吡哆醛、吡哆胺、吡哆醇三种形式存在。在体内吡哆醛、吡哆胺可以相互转化。在高温、日照及碱性环境中均易破坏。

［药理作用］

维生素 B_6 作为转氨酶、脱羧酶、脱硫酶的辅酶，参与机体多种生化代谢过程，参与谷氨酸和色氨酸转化为中枢神经递质的过程，对蛋白质代谢有广泛影响。

1. 参与中枢抑制性递质 γ－氨基丁酸的合成，缺乏时，γ－氨基丁酸减少，引起中枢兴奋症状。

2. 参与 5－羟色胺的形成，维生素 B_6 缺乏或异烟肼过量引起的失眠、兴奋、激动等与此有关。

3. 参与脂肪代谢，缺乏时，可有动脉粥样硬化病变发生。

［临床应用］

1. 防治异烟肼引起的周围神经炎、失眠、不安等。

2. 用于放疗和化疗引起的恶心、呕吐或妊娠呕吐等。

3. 防治婴儿惊厥。

4. 其他如动脉粥样硬化、粒细胞减少及肝炎的辅助治疗。

烟酰胺和烟酸

烟酰胺（nicotinamide）、烟酸（nicotinic acid），结构相似，烟酸在体内转化成烟酰胺而发挥作用，故两者统称为维生素 PP。广泛存在于谷类外皮、花生、酵母、肉类及肝脏中。

［药理作用］

烟酰胺是辅酶 Ⅰ 和辅酶 Ⅱ 的组成成分，在生物氧化中起脱氢和加氢的作用，参与糖、脂肪等代谢。缺乏时可产生糙皮病（癞皮病），表现为皮炎、舌炎、口炎、腹泻及烦躁、失眠、感觉异常等症状。

［临床应用］

烟酰胺主要用于防治糙皮病，烟酸可用于治疗高脂血症等。

[不良反应]

烟酸口服易刺激胃肠，故溃疡病患者禁用。由于扩张血管，可致皮肤潮红、瘙痒等，一般停药后可消失。

维生素 C

维生素 C（vitamin C）又名抗坏血酸（ascorbic acid），广泛存在于新鲜蔬菜和水果中，如西红柿、菠菜。药用者为人工合成品。有强还原性，遇光、热、氧等，易被氧化而失去活性，在酸性环境中较稳定。

[药理作用]

1. 参与氧化还原反应　维生素 C 极易被氧化成为脱氢型维生素 C，两者形成可逆的氧化还原系统，发挥递氢作用。如促进叶酸转变为四氢叶酸，参与核酸的合成；能使 Fe^{3+} 还原成 Fe^{2+}，促进铁的吸收，有利于红细胞形成，是治疗贫血的辅助用药。

2. 参与体内羟化反应　维生素 C 是维持羟化酶活性的辅助因素之一。当缺乏时，由于羟化酶的活性降低，胶原蛋白合成受阻，细胞间质解聚，毛细血管脆性和通透性增加，使伤口、溃疡不易愈合，骨骼、牙齿易折或脱落，皮下和黏膜等处出血，称为"坏血病"。也可影响肾上腺皮质激素的合成，参与体内的应激反应；还参与神经递质5－羟色胺的合成以及降低血胆固醇而抗动脉粥样硬化等。

3. 增加机体解毒功能　能使体内氧化型的谷胱甘肽转化为还原型的谷胱甘肽，后者结构中巯基可与重金属离子络合，使重金属排出体外，从而发挥解毒作用。

4. 增强机体免疫功能　维生素 C 能够增强白细胞的吞噬能力，促进抗体形成。

[临床应用]

1. 防治坏血病。

2. 增强机体抗病能力。

3. 防治砷、汞、铅、苯慢性中毒。

4. 防治动脉粥样硬化的辅助治疗。

5. 大剂量静脉注射治疗克山病及心源性休克。

[不良反应]

少见不良反应。大剂量可出现胃肠道反应和泌尿道结石等。

第二节　脂溶性维生素

维生素 A

维生素 A（vitamin A）在体内活性形式包括视黄醇、视黄醛和视黄酸。在动物肝脏、蛋黄、鱼肝油中含量丰富，植物中胡萝卜主要含有较多 β－胡萝卜素，属于维生素 A 原，进入体内可转化为维生素 A。

[药理作用]

1. 参与视杆细胞中视紫红质的合成　维生素 A 缺乏时，视紫红质合成减少，在光线较弱环境中视物不清，成夜盲症。

2. 维持上皮细胞完整性　维生素 A 缺乏时，上皮增生角化，易致感染。以眼、呼吸道、泌尿生殖系统上皮组织为甚。由于泪腺细胞角化，泪液分泌减少，导致眼部干燥称干眼病；严重时出现角膜角化、发炎、溃疡、穿孔，称角膜软化症。

3. 其他　促进 T 淋巴细胞产生淋巴因子，增强免疫力；促进铁在血液中转运；提高生殖能力等。

[临床应用]

1. 可用于防治夜盲症、干眼病和角膜软化症。

2. 用于婴儿、孕妇及哺乳期妇女维生素 A 的缺乏。

3. 试用于上皮癌、食管癌的防治。

[不良反应]

治疗剂量下少见不良反应。过量可引起急、慢性中毒，以婴幼儿多见。

1. 急性中毒时可表现嗜睡、兴奋过度、呕吐，囟门未闭合婴儿可出现前囟隆起。

2. 慢性中毒时可表现食欲不振、体重减轻、皮肤干裂、脱发等，严重者可出现肝功异常。

维生素 D

维生素 D（vitamin D）主要有 D_2 和 D_3 两种。鱼肝油、蛋黄、猪肝中含量丰富，植物中含有麦角固醇，经日光照射可转化成人体可吸收的 D_2（骨化醇）。人和动物体内含 D_3（胆骨化醇）。人体皮下含 7 - 脱氢胆固醇，经日光照射可转变成 D_3，故多晒太阳可预防维生素 D 缺乏。

[药理作用]

维生素 D_2 和 D_3 均无活性，经肝脏和肾脏转化后，才能成为有活性的维生素 D。

1. 促进肠黏膜对磷、钙吸收。

2. 促进肾小管对磷、钙的重吸收。

3. 对骨骼的影响　在甲状旁腺激素的协同下，动员骨钙入血，促进骨组织钙化。缺乏时，出现成骨障碍，儿童引起佝偻病，成人引起骨软化病。

[临床应用]

维生素 D 与钙剂合用治疗佝偻病、骨软化病及手足抽搐症。

[不良反应]

过量或长期服用，可出现厌食、恶心、呕吐等胃肠道反应，还可出现口渴、多尿、血压升高、血钙升高等中毒症状。

维生素 E

维生素 E（vitamin E）又名生育酚（tocopherol），广泛存在于大豆油、玉米油、麦胚油和绿色蔬菜中。

[药理作用]

1. 对生育的影响　能增加促性腺激素分泌，促进精子生成和活动；增强卵泡生长和孕酮的作用。

2. 维持正常结构和功能　维持神经、骨骼肌、平滑肌和心肌的正常结构和功能。

3. 抗氧化作用　能降低组织耗氧量、增强线粒体功能。

4. 影响核酸代谢和多种酶的功能　作为酶系统的辅助因子，在促进血红素等合成过程中发挥重要作用。

[临床应用]

1. 临床用于治疗先兆流产和不孕症。

2. 进行性肌营养不良、骨骼肌痉挛、神经痛等。

[不良反应]

大剂量应用可出现恶心、腹泻、胃肠功能紊乱、眩晕、低血糖等，长期服用可致月经过多或闭经，停药后症状消失。

药物的制剂和用法用量

维生素 B₁　片剂：5mg、10mg。每次10～30mg，3/d。注射剂：50mg/2ml、100mg/2ml。每次 50～100mg，2/d，肌注。

维生素 B₂　片剂：5mg、10mg。每次 5～10mg，2～3/d。注射剂：1mg/2ml、5mg/2ml、10mg/2ml。每次 1～10mg，10～30mg/d，肌注。

维生素 B₆　片剂：10mg。每次 10～20mg，3/d。注射剂：25mg/ml、50mg/ml、1g/2ml。每次 50～100mg，1/d，皮下、肌肉或静脉注射。

烟酰胺　片剂：50mg、100mg。每次 50～200mg，3/d。注射剂：50mg/ml、100mg/ml。每次 50～100mg，肌注或静注。

维生素 C　片剂：25mg、50mg、100mg。每次 50～100mg，3/d。注射剂：0.1g/2ml、0.25g/2ml、0.5g/5ml、2.5g/20ml。每次 0.1～0.25g，1～2/d，肌注或静注。

维生素 A　胶丸剂：5000U、2.5 万 U。1 万～2.5 万 U/d。预防时 5000U/d。

维生素 AD　胶丸剂：每丸含维生素 A3000U，维生素 D500U，每次 1 丸，3/d。

维生素 D₂　胶丸剂：5000U、10 000U。5000～10 000U/d。注射剂：每次 30 万～60 万 U，肌注，用药前加服钙剂。

维生素 D₃　注射剂：15 万 U/0.5ml、30 万 U/ml、60 万 U/ml。小儿每次 30 万～60 万 U，肌注，用药前加服钙剂。

维生素 E　片剂：5mg、10mg。每次 10～100mg，2～3/d。胶丸剂：5mg、50mg、100mg。每次 10～100mg，2～3/d。注射剂：50mg/ml。5～50mg/d，肌注。

综合测试

A1 型题

1. 可用于重金属中毒，加速毒物排出的药物是
   A. 维生素 A   B. 维生素 B_6 C. 维生素 C
   D. 维生素 D   E. 维生素 E

2. 照射阳光或紫外线可使体内哪种维生素含量增加
   A. 维生素 A   B. 维生素 B_2 C. 维生素 C
   D. 维生素 D   E. 维生素 E

A2 型题

3. 下列哪一种维生素可引起尿路结石
   A. 维生素 A   B. 维生素 B_1 C. 维生素 C
   D. 维生素 D   E. 维生素 E

4. 下列属于维生素 A 过量反应的是
   A. 过敏性休克   B. 婴儿前囟隆起
   C. 血钙升高   D. 尿液中草酸量增加，引起尿路结石
   E. 皮肤粗糙

B 型题

（5~9 题共用备选答案）
   A. 维生素 A   B. 维生素 B_1 C. 维生素 PP
   D. 维生素 D   E. 维生素 E

5. 用于防治夜盲症的药物是

6. 用于脚气病的药物是

7. 用于防治软骨病的是

8. 用于提高生育能力的是

9. 用于癞皮病的是

（叶万树）

第十四章　抗微生物药

第一节　概　述

一、抗微生物药概念

微生物与人类相生相伴，息息相关，有些微生物还对人体有益，但病原微生物如细菌、真菌、病毒、衣原体、支原体、螺旋体、立克氏体和放线菌等可引起人体感染性疾病。抗微生物药是指能抑制或杀灭病原微生物用于防治感染性疾病的一类药物。在应用抗微生物药时，应注意病原微生物、机体和药物三者之间的相互关系（图 14 - 1）。药物能抑制或杀灭病原微生物，同时增强机体的防御能力；当用药不当，可对机体产生不良反应及病原微生物产生耐药性。临床用药时，应掌握好三者之间的辩证关系，合理使用抗微生物药，充分发挥药物的防治作用，减少不良反应和病原体耐药性的产生。

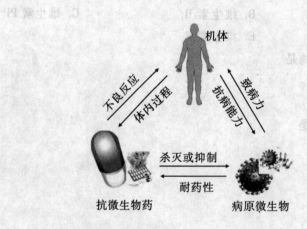

图 14 - 1　抗微生物药 - 机体 - 病原微生物药之间关系示意图

二、抗微生物药相关概念及术语

1. 抗生素　由微生物产生并能抑制或杀灭其他病原微生物或肿瘤细胞的药物，分为天然抗生素和人工半合成抗生素，前者由微生物产生，后者是对天然抗生素进行结构修饰改造获得的半合成品。

2. **抗菌药**　是指对细菌有抑制或杀灭作用的药物，包括抗生素（又称抗菌素）和人工合成的抗菌药。对致病菌有杀灭作用的为杀菌药，如青霉素类、氨基糖苷类等。仅能抑制致病菌生长繁殖而无杀灭作用的为抑菌药，如大环内酯类、氯霉素类等。

3. **抗菌谱**　是指抗菌药物的抗菌范围。对一种或有限的几种病原微生物有抑制、杀灭作用的称为窄谱抗菌药，如青霉素类只对革兰阳性菌（G^+菌）及少数革兰阴性菌（G^-菌）有作用。异烟肼仅对结核杆菌有效，而对其他细菌无效。对多种病原微生物有抑制、杀灭作用的称为广谱抗菌药，如氟喹诺酮类、四环素类、氯霉素等对多数革兰阳性菌和革兰阴性菌都有抑制作用。抗菌谱是临床选用抗菌药物的重要依据。

4. **抗菌活性**　是指抗菌药抑制或杀灭病原微生物的能力。能抑制或杀灭培养基内细菌生长的最低药物浓度称为最低抑菌（MIC）或杀菌浓度（MBC）。浓度越低抗菌活性越强。

5. **抗菌药后效应**　应用抗菌药物后，抗菌药物浓度已低于最低有效抑菌浓度，细菌生长仍受到持续抑制的效应。抗菌药后效应越长，治疗效果越好。后效应长的抗菌药物给药间隔时间可适当延长。

6. **耐药性**　指反复使用抗微生物药导致病原微生物对药物敏感性降低，疗效减弱或消失的现象，又称抗药性。对某种药物产生耐药性后，对其他药物也耐药称为交叉耐药性。长期滥用抗菌药物导致细菌产生耐药性甚至催生超级细菌。

知识·链接

滥用抗生素催生"超级细菌"

抗生素诞生之初曾是杀菌的神奇武器，拯救了无数人的生命。但细菌也逐渐对部分抗菌药产生了耐药性，抗生素的滥用加剧了细菌耐药性的产生。细菌耐药能力逐步从单一耐药到多重耐药甚至泛耐药，遂被称为"超级细菌"（图14-2）。这类细菌对几乎所有的抗生素都有强劲的耐药性，而新型抗生素的研发速度相对较慢，对付"超级细菌"已经成为现代医学面临的一个难题。这给人类敲响了警钟。如果滥用抗生素的势头不能得到有效遏制，人类很可能重返前抗生素时代。

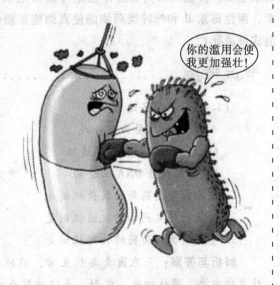

图14-2　滥用抗生素如埋"隐性炸弹"

三、抗菌药物的作用机制

抗菌药物可特异性地干扰病原微生物的生化代谢过程或因此而破坏其结构的完整性，产生抑菌或杀菌作用。根据抗菌药物对细菌结构和功能的干扰环节不同，其作用机制可分为下列几类（图14－3）。

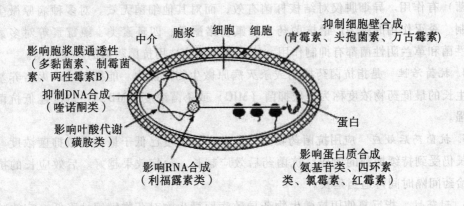

图14－3 细菌的结构与抗菌药的作用机制示意图

1. 干扰细菌细胞壁合成 细菌外面有一层坚韧而富有弹性的细胞壁，它是维持细菌体内环境及正常生长的重要结构。β－内酰胺类抗生素如青霉素类和头孢类抗生素能阻碍黏肽合成，致使细胞壁缺损，菌体外水分内渗，菌体肿胀、变形，最终破裂死亡。

2. 增加细菌胞浆膜的通透性 细菌的胞浆膜（也称细胞膜）位于细胞壁内侧，包着细胞质。多黏菌素类能选择性地与细菌胞浆膜中的磷脂结合而起抗菌作用。制霉菌素、两性霉素B和咪唑类药物能使真菌胞浆膜受损，膜通透性增加，菌体内物质外漏，造成细菌死亡。

考点链接

（1~3题共用备选答案）

　　A. 抑制细菌蛋白质合成　　　　B. 抑制细菌细胞壁合成

　　C. 影响细菌细胞膜通透性　　　D. 干扰细菌叶酸代谢

　　E. 抑制细菌DNA回旋酶

1. 头孢菌素类药物的抗菌机制是

2. 氨基糖苷类药物的抗菌机制是

3. 喹诺酮类抗菌药的作用机制是

　　解析与答案：头孢菌素类抗生素，能阻碍黏肽合成，致使细胞壁缺损，菌体外水分内渗，菌体肿胀、变形，最终破裂死亡。氨基糖苷类能特异性地作用于30S亚基从而影响其蛋白质合成，进而产生抑菌或杀菌作用。喹诺酮类抑制DNA回旋酶，妨碍细菌DNA的复制，从而达到杀灭细菌的目的，故选B，A，E。

3. 抑制细菌蛋白质合成　细菌的核糖体是由 30S 亚基和 50S 亚基组成的 70S 复合体。如氨基糖苷类和四环素类能特异性地作用于 30S 亚基，大环内酯类、氯霉素和林可霉素能选择性地作用于 50S 亚基从而影响其蛋白质合成，进而产生抑菌或杀菌作用。

4. 抑制叶酸代谢　磺胺类药和甲氧苄啶（TMP）通过干扰敏感细菌叶酸合成而影响核酸的合成，抑制细菌生长繁殖。

5. 抑制核酸代谢　利福平特异性地抑制细菌 DNA 依赖的 RNA 多聚酶，阻碍 mRNA 的合成；喹诺酮类抑制 DNA 回旋酶，妨碍细菌 DNA 的复制，从而达到杀灭细菌的目的。

第二节　抗生素

一、β-内酰胺类抗生素

β-内酰胺类抗生素化学结构相似，均具有 β-内酰胺环，包括青霉素类与头孢菌素类等，主要通过干扰细菌细胞壁合成而呈现杀菌作用，属繁殖期杀菌剂。金黄色葡萄球菌等细菌可产生 β-内酰胺酶使青霉素、头孢菌素类抗生素的 β-内酰胺环裂解失活而产生耐药性。

（一）青霉素类

1. 天然青霉素

青霉素 G

天然青霉素从青霉菌培养液中获得，其中以青霉素 G 性质稳定，疗效好，常用其钠盐或钾盐，做成粉针剂。但水溶液极不稳定，易被酸、碱、醇、氧化剂、金属离子分解破坏，不耐热，在室温中放置 24 小时大部分分解失效，且可生成具抗原性的降解产物，临床应用时需新鲜配制成水溶液并立即使用。该药剂量用国际单位 U 表示。

[抗菌作用]

青霉素 G（penicillin G，苄青霉素 benzylpenicillin）抗菌谱包括：①革兰阳性球菌（溶血性链球菌、肺炎链球菌、草绿色链球菌）；②革兰阴性球菌（脑膜炎奈瑟菌、敏感淋病奈瑟菌）；③革兰阳性杆菌（白喉棒状杆菌、炭疽杆菌、破伤风梭菌、产气荚膜梭菌）；④螺旋体（梅毒螺旋体、钩端螺旋体、回归热螺旋体）；⑤放线菌等。青霉素 G 为治疗上述敏感菌感染的首选药。但该药抗菌谱较窄，对大多数革兰阴性杆菌作用较弱，对真菌、立克次体、病毒无效。

知识链接
ZHI SHI LIAN JIE

青霉素的发现

1928 年，英国细菌学家弗莱明在检查培养皿时发现，在培养皿中的葡萄球菌由于被污染而长了一大团霉，而且霉团周围的葡萄球菌被杀死了，只有在离霉团较远的地方才有葡萄球菌生长。他把这种霉团接种到无菌的琼脂培养基和肉汤培养基上，结果发现在肉汤里，这种真菌生长很快，形成一个又一个白中透绿和暗绿色的霉团。通过鉴定，弗莱明知道了这种真菌属于青霉菌的一种，于是，他把经过过滤所得的含有这种霉菌分泌物的液体叫做"青霉素"。接着弗莱明又把这种霉菌接种到各种细菌的培养皿中，发现葡萄球菌、链球菌和白喉杆菌等都能被它抑制。1935 年，英国病理学家弗洛里和侨居英国的德国生物化学家钱恩合作解决了青霉素的浓缩问题。由于青霉素的发现和大量生产，拯救了千百万肺炎、脑膜炎、脓肿、败血症患者的生命，及时抢救了许多的伤病员。为了表彰这一造福人类的贡献，弗莱明、钱恩、弗罗里于 1945 年共同获得诺贝尔医学和生理学奖。

[临床应用]

1. 革兰阳性球菌感染　溶血性链球菌感染如扁桃体炎、咽炎、中耳炎、丹毒、猩红热、蜂窝组织炎等；肺炎链球菌感染如急性支气管炎、支气管肺炎、大叶性肺炎、脓胸等；草绿色链球菌所致的心内膜炎；金黄色葡萄球菌感染如败血症、疖、痈、脓肿、骨髓炎等。但金黄色葡萄球菌对青霉素 G 易产生耐药性，耐药后应换用其他有效抗菌药物。

2. 革兰阳性杆菌感染　如白喉、破伤风、气性坏疽等，革兰阳性杆菌可产生外毒素，青霉素能杀灭细菌但对其产生的外毒素无效，故治疗此类细菌感染时应与合用相应的抗毒素以对抗其外毒素。

3. 革兰阴性球菌感染　淋病奈瑟菌感染如淋病，脑膜炎奈瑟菌感染如流行性脑脊髓膜炎（简称流脑），常与磺胺嘧啶合用。

4. 其他感染　螺旋体感染如梅毒、回归热、钩端螺旋体病等；多数放线菌属对青霉素敏感，临床应用宜大剂量、长疗程。

[不良反应]

1. 变态反应　以药热、皮疹和血清病样等皮肤过敏反应较多见，一般不严重，停药后可消失。严重者可出现过敏性休克，临床表现为胸闷、气促、心慌、面色苍白、冷汗、发绀、脉细弱、血压下降、烦躁不安甚至意识丧失、抽搐，排尿、排便失禁等症状。

2. 青霉素脑病　大剂量应用和鞘内注射青霉素可引起头痛、肌肉震颤、惊厥、昏迷，称为青霉素脑病。

3. 赫氏反应　青霉素治疗梅毒等螺旋体病时，可出现全身不适、寒战、发热、咽痛、心跳加快等，症状突然加重，甚至危及生命，此现象称赫氏反应。一般发生在用药后的 6~8 小时，于 12~24 小时消失。

4. 其他　肌内注射有一定刺激性，可出现局部红肿、硬结、疼痛等。青霉素钾盐大剂量静脉给药，可引起高钾血症，甚至心律失常，故钾盐不可静脉推注。

[注意事项]

1. 青霉素 G 钠盐或钾盐为粉针剂，其水溶液不稳定，需临用前用 0.9% 氯化钠注射液稀释（pH值为4.5~7.0）配成溶液。

2. 青霉素G口服易破坏，不宜口服，可肌内注射或静脉给药。

3. 为防止过敏性休克反应发生，临床用药应做到：①用药前应详细询问患者药物过敏史；②按规定做皮试。凡初次用药、用药间隔24小时以上及更换批号或厂家均应做皮试，对青霉素有过敏史患者或皮试反应阳性者禁用；③备好肾上腺素等急救药品和抢救器械设备；④避免在饥饿状态下及局部用药；⑤每次用药后须观察30分钟，无过敏反应症状发生方可离去；⑥一旦发生过敏性休克，立即肌内注射或皮下注射0.1%肾上腺素溶液0.5~1ml，必要时可稀释后缓慢静注或静滴，并加用糖皮质激素和H_1受体阻断药等，配合给氧、人工呼吸等抢救措施。

考点链接

患者，男，32岁。在注射青霉素G过程中突然感到胸闷、心慌、四肢麻木，出现面色苍白，冷汗、发绀、脉搏120/min，血压69/45mmHg，护士应立即给患者注射

A. 异丙嗪　　　　　B. 去氧肾上腺素　　　　　C. 去甲肾上腺素

D. 肾上腺素　　　　E. 异丙肾上腺素

解析与答案： 肾上腺素可改善心功能，扩张支气管，减少过敏介质释放，迅速缓解过敏性休克的临床症状，是治疗过敏性休克的首选药。异丙嗪为抗过敏药，但对过敏性休克无效。去氧肾上腺素主要激动α_1受体，去甲肾上腺素主要用于治疗神经源性休克早期，异丙肾上腺素用于治疗心输出量低的感染性休克，故选D。

2. 半合成青霉素 天然青霉素高效、低毒，但抗菌谱窄，对革兰阴性杆菌无效；不耐酸，不能口服；不耐酶（β-内酰胺酶），金黄色葡萄球菌易对其产生耐药性。为弥补天然青霉素的不足，对其结构进行改造，制成了具有不同特性的半合成青霉素（表14-1）。其抗菌机制，不良反应、给药须知与天然青霉素相同，并与天然青霉素有交叉过敏反应。

表14-1 常用半合成青霉素分类及作用特点

药　名	作用特点及应用
耐酸青霉素 青霉素V	①耐酸、不耐酶，可口服，对耐药金葡菌无效；②抗菌谱与青霉素G相似，作用较弱；③用于轻、中度敏感菌非严重感染
耐酶青霉素 苯唑西林 氯唑西林	①耐酸、耐酶，可口服和注射给药，对耐药金葡菌有效；②抗菌谱与青霉素相似，对革兰阳性菌作用不及青霉素；③主要用于耐青霉素的金葡菌等细菌感染
广谱青霉素 氨苄西林 阿莫西林	①耐酸、不耐酶，可口服，对耐药金葡菌无效；②对革兰阳性和革兰阴性菌感染均有效，但对铜绿假单胞菌无效；③主要用于敏感菌所致的伤寒、副伤寒、呼吸道、泌尿道和胆道感染等

续表

药 名	作用特点及应用
抗铜绿假单胞菌青霉素 羧苄西林 哌拉西林	①不耐酸，不耐酶，不能口服，对耐药金葡菌无效；②抗菌谱广，对革兰阴性菌特别对铜绿假单胞菌作用强；③主要用于革兰阴性杆菌如铜绿假单胞菌、变形杆菌及大肠埃希菌引起的感染
抗革兰阴性杆菌青霉素类 美西林 替莫西林	①美西林可口服，替莫西林需注射给药；②对革兰阴性杆菌作用强，对铜绿假单胞菌无效；③主要用于敏感菌所致尿路感染和软组织感染

考点链接

患者，女，50岁。患耐青霉素 G 的金葡菌性心内膜炎，青霉素试敏阴性，既往有慢性肾盂肾炎，治疗该患者应选用

A. 青霉素 G　　　　　B. 头孢氨苄　　　　　C. 苯唑西林

D. 庆大霉素　　　　　E. 头孢唑林

解析与答案：耐青霉素的金葡菌感染用青霉素 G 无效，而头孢氨苄、头孢唑林、庆大霉素虽对耐青霉素的金葡菌有效，但患者有慢性肾盂肾炎，上述三药不宜应用，故 A、D、E 可排除。苯唑西林对耐药金葡菌有效又无肾毒性，患者青霉素试验阴性，可选用，故选 C。

（二）头孢菌素类

头孢菌素类与青霉素 G 比较具有以下特点：①化学结构相似，均有一个 β－内酰胺环。②理化特性相似，抗菌机制相同。③抗菌谱更广，对多数革兰阴性杆菌也有效。④耐青霉素酶，对产酶的金黄色葡萄球菌有效。

[分类、作用与应用]

根据头孢菌素类的抗菌作用特点、临床应用及对肾脏毒性的不同，可分为四代（表 14－2）。

表 14－2　头孢菌素类药物作用特点及应用

分 类	药物名称	作用特点及应用
第一代	头孢噻吩 头孢氨苄 头孢唑啉 头孢拉定 头孢羟氨苄	①对革兰阳性菌的作用强于第二代和第三代；②对革兰阴性菌的作用不及第二代、第三代，对铜绿假单胞菌无效；③对金葡菌产生的 β－内酰胺酶较稳定，但可被革兰阴性菌产生的 β－内酰胺酶破坏；④有肾毒性；⑤主要用于敏感菌所致呼吸道、尿路感染及皮肤、软组织感染
第二代	头孢孟多 头孢呋辛 头孢克洛	①对革兰阳性菌的作用略逊于第一代，强于第三代；②对革兰阴性菌作用较强，对厌氧菌有一定作用，但对铜绿假单胞菌无效；③对多种 β－内酰胺酶较稳定；④肾毒性较小；⑤主要用于敏感菌所致肺炎、尿路感染、胆道感染、菌血症及其他组织器官感染

续表

分　类	药物名称	作用特点及应用
第三代	头孢噻肟 头孢曲松 头孢他啶 头孢哌酮 头孢克肟	①对革兰阳性菌的作用较第一代、第二代弱；②对革兰阴性菌包括肠杆菌类、铜绿假单胞菌及厌氧菌作用均较强；③对多种β-内酰胺酶稳定性较高；④对肾基本无毒性；⑤主要用于危及生命的败血症、脑膜炎、肺炎、尿路严重感染、骨髓炎及铜绿假单胞菌感染
第四代	头孢吡肟 头孢匹罗	①对革兰阳性菌、革兰阴性菌均有高效；②对β-内酰胺酶高度稳定；③无肾毒性；④用于对第三代头孢菌素耐药的严重细菌感染

考点链接

对第三代头孢菌素特点的叙述，哪项是错误的

A. 抗革兰阳性菌作用强于第一、二代

B. 对绿脓杆菌及厌氧菌有效

C. 对β-内酰胺酶稳定性高

D. 脑脊液中可渗入一定量

E. 对肾脏基本无毒性

解析与答案： 头孢菌素不一定是一代更比一代强，从第一代、二代、三代反而革兰阳性菌作用逐渐减弱，故选 A。

[不良反应]

1. 过敏反应　常见皮疹、药热等，偶见过敏性休克。青霉素过敏者约 5%～10% 对头孢菌素类有交叉过敏反应，故对青霉素过敏者，用药前须做皮试。

2. 肾毒性　第一代肾毒性大，尤其大剂量应用时或与氨基糖苷类合用时肾损害明显。

3. 消化道反应　口服可引起恶心、呕吐、食欲不振等。

4. 其他　第三、四代头孢菌素久用偶可致二重感染。头孢孟多、头孢哌酮可引起低凝血酶原血症或血小板减少。静脉给药可引起静脉炎。肌内注射可致局部疼痛。大剂量静注可出现高钠血症。

[注意事项]

1. 口服头孢菌素制剂应在饭前 1 小时或饭后 2～3 小时服药，避免食物影响其吸收。用药期间应忌酒或含酒精性饮料，否则会导致"双硫仑样反应"。

双硫仑样反应

双硫仑是一种戒酒药物，服用该药后即使饮用少量的酒，身体也会产生严重不适，而达到戒酒的目的。许多药物具有与双硫仑相似的作用，用药后若饮酒，药物可抑制醛糖氧化还原酶，使乙醛不能氧化为乙酸，致使体内乙醛浓度升高，引起面部潮红、头昏、头痛、视觉模糊、恶心、呕吐、出汗，重者可出现呼吸困难、血压下降、心律失常、心力衰竭、休克甚至死亡等。引起双硫仑样反应的药物有头孢类、甲硝唑、替硝唑、酮康唑、呋喃唑酮、氯霉素、甲苯磺丁脲、格列本脲、苯乙双胍等均可引起双硫仑样反应，又称戒酒硫样反应。

2. 密切观察用药期间患者有无过敏反应，注意监测尿常规和肾功能。

3. 对青霉素类、头孢菌素类过敏者禁用，肾功能不全者禁用头孢氨苄等一代头孢菌素，孕妇、哺乳期妇女、婴幼儿禁用或慎用。

（三）其他 β - 内酰胺类

头霉素类

头霉素类包括头孢西丁、头孢美唑、头孢替坦等。本类药物抗菌谱广，对革兰阳性菌、革兰阴性菌均有较强杀菌价用，抗厌氧菌作用强，对 β - 内酰胺酶高度稳定。适用于盆腔、腹腔和妇科等的需氧菌与厌氧菌混合感染。

碳青霉烯类

常用的有亚胺培南与脱氢肽酶抑制剂西司他丁按 1:1 组成的复方注射剂（泰能），具有广谱、强效、耐酶（但可被某些细菌产生的金属酶水解）等特点，主要用于需氧和厌氧的革兰阳性菌、革兰阴性菌引起的重症感染。同类药物还有美罗培南，对肾脱氢肽酶稳定，不需配伍脱氢肽酶抑制药。

单环 β - 内酰胺类

包括氨曲南和卡芦莫南，对革兰阴性菌包括铜绿假单胞菌抗菌力强，对革兰阳性菌和厌氧作用弱，且具有耐酶、低毒、体内分布广、不良反应少而轻等特点。主要用于革兰阴性杆菌所致下呼吸道、尿路、软组织感染及脑膜炎、败血症等。

氧头孢烯类

主要包括拉氧头孢和氟氧头孢，其抗菌谱、抗菌作用强度与第三代头孢菌素相似，对 β - 内酰胺酶稳定性高。本类药物在脑脊液痰液中浓度高，可用于脑膜炎、呼吸道、尿路、妇科、胆道感染及败血症等的治疗。

β-内酰胺酶抑制剂

有克拉维酸（棒酸）、舒巴坦、他唑巴坦等。本类药物本身没有或只有很弱的抗菌活性，但可抑制多种β-内酰胺酶，从而保护一些不耐酶的抗生素免遭破坏，与β-内酰胺类抗生素联合应用或组成复方制剂，可增强抗菌作用。临床应用的复方制剂有：阿莫西林与克拉维酸配伍称奥格门汀，氨苄西林与舒巴坦配伍称优立新，头孢哌酮与舒巴坦配伍称舒普深、哌拉西林与他唑巴坦配伍称他唑星，常用β-内酰胺酶抑制剂组成的复方制剂（表14-3）。

表14-3 临床常用β-内酰胺酶抑制剂与其他β-内酰胺类组成的复方制剂

复方制剂	抗菌药物（g）	辅助药物（g）
优立新	氨苄西林 1.0、0.5	舒巴坦 0.5、0.25
奥格门汀（安灭菌）	阿莫西林 0.5、0.25	克拉维酸 0.125、0.125
特治星	哌拉西林 2.0、4.0	他唑巴坦 0.5、0.5
泰能	亚胺培南 0.5、0.75	西司他丁 0.5、0.75

考点链接

克拉维酸与阿莫西林配伍应用的主要药理学基础是

A. 可使阿莫西林口服吸收更好

B. 可使阿莫西林自肾小管分泌减少

C. 可使阿莫西林用量减少，毒性降低

D. 克拉维酸抗菌谱广，抗菌活性强

E. 克拉维酸可抑制β-内酰胺酶

解析与答案：克拉维酸能抑制多种β-内酰胺酶，从而保护一些不耐酶的抗生素免遭破坏，与β-内酰胺类抗生素联合应用或组成复方制剂，可增强抗菌作用，故选E。

二、大环内酯类抗生素

大环内酯类是一类具有大环内酯结构的抗生素。该类药物主要通过抑制细菌蛋白质合成而发挥快速抑菌作用。同类药物之间有不完全交叉耐药性。其特点有：①抗菌谱较青霉素略广，主要作用于革兰阳性菌、某些厌氧菌及军团菌、弯曲菌、衣原体和支原体等；②对胃酸不稳定；③血药浓度较低，不易透过血-脑脊液屏障；④主要经胆汁排泄，对胆道感染效果好。

红 霉 素

[抗菌作用与应用]

红霉素（erythromycin）抗菌谱与青霉素G相似，对革兰阳性菌有较强的抗菌作用，如金黄色葡萄球菌、链球菌等；对革兰阴性菌如脑膜炎奈瑟菌、淋病奈瑟菌、百日咳鲍特菌、流感嗜血杆菌、弯曲菌及军团菌等高度敏感；对某些螺旋体、肺炎支原体及螺杆菌、立克次体、衣原体也有抑制作用。

[临床应用]

临床常用于耐青霉素的轻、中度金葡感染及对青霉素过敏的患者；也可用于其他革兰阳性菌感染，如肺炎球菌引起的大叶性肺炎、溶血性链球菌引起的扁桃体炎、猩红热等；临床常作为治疗支原体肺炎，军团菌病，弯曲菌所致肠炎，白喉带菌者的首选药物。

[不良反应]

主要为恶心、呕吐、腹痛、腹泻等胃肠道反应，静脉滴注时可发生静脉炎；少数患者可发生肝损害，如转氨酶升高，黄疸等；个别患者可出现过敏反应、耳鸣等。

[注意事项]

1. 红霉素易被胃酸破坏，常采用肠溶片或制成酯类酯化合物的盐类。应空腹服用，肠溶片剂宜整片吞服，不宜与碳酸饮料同服，以免降低疗效及增加消化道反应。

2. 红霉素注射剂不可用 0.9% 氯化钠注射液溶解，应以 5% 葡萄糖注射液稀释后静脉滴注，浓度不宜大于 0.1%，静脉滴注速度应缓慢，以减轻静脉炎的发生如发生静脉炎热敷可使症状减轻。肌注局部刺激性大，可引起疼痛及硬结，因此不宜肌注。

3. 大环内酯类抗生素由于与林可霉素类和氯霉素等的作用机制相同或相近，合用可发生拮抗而降低抗菌活性，故不能联合用药。与 β - 内酰胺类合用会发生拮抗作用，故两者不能联合用药。

4. 本品与林可霉素和 β 内酰胺类药物之间有拮抗作用，应避免联用。乳糖酸红霉素与氨茶碱、辅酶 A、细胞色素 C、万古霉素、磺胺嘧啶钠、青霉素、氨苄青霉素钠、头孢噻吩钠及碳酸氢钠等混用可产生浑浊、沉淀或降效，故不宜同时静滴。

5. 用药期间应定期检查肝功能。肝功能不良患者禁用。

考点链接

1. 治疗支原体肺炎首选的抗生素为

A. 链霉素　　B. 红霉素　　C. 妥布霉素　　D. 氨苄西林　　E. 林可霉素

解析与答案：红霉素抗菌谱较青霉素略广，主要作用于革兰阳性菌、某些厌氧菌及军团菌、弯曲菌、衣原体和支原体等，是治疗支原体肺炎的首选药。其他药物对支原体无效，故选 B。

2. 患者，男，57 岁。诊断为胆道感染，宜选用下列哪个抗生素

A. 氯霉素　　B. 林可霉素　　C. 妥布霉素　　D. 庆大霉素　　E. 红霉素

解析与答案：红霉素广泛分布于各器官，从胆汁中排出，在胆道浓度高，常用于胆道感染治疗，故选 E。

乙酰螺旋霉素

乙酰螺旋霉素（acetylspiramycin）抗菌谱与红霉素相似，其抗菌作用较弱，口服易吸收，临床主要用于敏感菌所致的呼吸道、软组织感染，尤其是不能耐受红霉素的患者。不良反应少，较大剂量则可引起消化道反应。

麦迪霉素与麦白霉素

麦迪霉素（medecamycin）和麦白霉素（meleumycin）的抗菌谱与红霉素相似，但抗菌作用较弱，主要作为红霉素的代用品，用于敏感菌引起的呼吸道、皮肤、软组织、胆道等部位的感染。不良反应较红霉素轻微，口服有消化道反应。

阿奇霉素

阿奇霉素（azithromycin）抗菌谱与红霉素相似，对肺炎支原体的作用是大环内酯类中最强的，对金葡菌、肺炎球菌、链球菌的抗菌作用弱于红霉素。口服吸收快，分布广，大部分以原形从胆汁排泄，半衰期长达 2～3 天。主要用于敏感菌所致的呼吸道、皮肤、软组织、泌尿道感染等。不良反应较红霉素少。

罗红霉素

罗红霉素（roxithromycin）对革兰阳性菌和厌氧菌的作用大致与红霉素相近，对肺炎支原体、衣原体有较强的作用，对流感杆菌的作用较红霉素弱。临床适用于敏感菌所致的呼吸道、皮肤、软组织、泌尿道等部位感染。

克拉霉素

克拉霉素（clarithromycin）为同类药物中抗菌活性最强者，对酸稳定，口服吸收快而完全，且不受饮食影响，体内分布广泛，组织中浓度明显高于血中浓度，不良反应轻。主要用于敏感细菌所致的上、下呼吸道，包括扁桃体炎、咽喉炎、副鼻窦炎、支气管炎、肺炎等、皮肤、软组织感染、脓疖、丹毒、毛囊炎、伤口感染等，疗效与其他大环内酯类相仿。也可用于军团菌感染，或与其他药物联合用于鸟分枝杆菌感染、幽门螺杆菌感染的治疗。

案例分析 *Anlifenxi*

患者中耳炎，医生开写以下处方，请分析是否合理？为什么？

处方：青霉素 V 钾片　250mg×30

用法：2 片/次，3/d，口服。

罗红霉素　150mg×12

> 用法：1 片/次，2/d，口服。
>
> 分析：不合理。青霉素类药物属于繁殖期杀菌药。罗红霉素为大环内酯类药物，为快速抑菌药，与青霉素类药物合用，会使细菌生长繁殖受到抑制，不利于青霉素发挥作用。

泰利霉素

泰利霉素（telithromycin）口服吸收好，不受饮食干扰，组织和细胞穿透力强，在白细胞、呼吸道组织及上皮组织中浓度较高，主要用于呼吸道感染如社区获得性肺炎、慢性支气管炎急性加剧、扁桃体炎的治疗。

三、林可霉素类抗生素

林可霉素和克林霉素

林可霉素（lincomycin，洁霉素）和克林霉素（clindamycin，氯洁霉素）的抗菌谱、抗菌机制与红霉素相似，为快效抑菌药，对革兰氏阳性菌及厌氧菌敏感，易渗透入骨组织和关节腔，是治疗金葡菌引起的急、慢性骨髓炎的首选药。也可用于治疗厌氧菌或其他耐青霉素厌氧菌的严重感染。

考点链接

> 患者，男，18 岁。确诊为金葡菌引起的急性骨髓炎，最佳选药应是
> A. 红霉素　　B. 庆大霉素　　C. 青霉素 G　　D. 四环素　　E. 林可霉素
> **解析与答案**：林可霉素主要作用于革兰阳性细菌，且渗透入骨组织和关节腔，是治疗金葡菌引起的急、慢性骨髓炎的首选药，故选 E。

主要不良反应是消化道反应，长期用药可引起伪膜性肠炎、二重感染。剂量过大或静脉注射过快可引起血压下降、甚至心跳和呼吸暂停。应缓慢静脉滴注，不可静脉推注。用药前应详细询问药物过敏史，与麻醉药、肌松药联合应用时应调整用量。

四、氨基糖苷类抗生素

氨基糖苷类抗生素包括天然品如链霉素、庆大霉素、卡那霉素、妥布霉素、西索米星等及人工半合成品阿米卡星、奈替米星等（表 14-4）。本类药物为有机碱，常用其硫酸盐。除链霉素外，其他药物水溶液性质均稳定。

表 14 - 4　常用氨基糖苷类抗生素的作用特点及应用

药　物	作用特点及临床应用
链霉素	①对结核杆菌、革兰阴性杆菌作用强大，对铜绿假单胞菌无效；②兔热病与鼠疫治疗的首选药，后者常与四环素联合应用；抗结核治疗，应与其他抗结核药联合应用；③不良反应多且重，以耳毒性最常见（前庭损害为主），其次为肌毒性、过敏性休克，亦有肾毒性；现已少用
庆大霉素	①革兰阴性杆菌包括铜绿假单胞菌作用强，对金葡菌有效，对结核杆菌无效。②临床主要用于革兰阴性杆菌所致的肺炎、脑膜炎、骨髓炎、心内膜炎及败血症等及铜绿假单胞菌所致感染。③有耳毒性，以前庭损害为主，可逆性肾损害也多见，偶见过敏反应及神经肌肉接头阻滞作用
卡那霉素	①抗菌谱与链霉素相似，对结核杆菌有效，对铜绿假单胞菌无效；②耳毒性、肾毒性大，仅次于新霉素，细菌易耐药；③临床少用，可作为二线抗结核药
阿米卡星（丁胺卡那霉素）	①抗菌谱广，对结核、铜绿假单胞菌均有效；②对钝化酶稳定，不易产生耐药性；③首选用于耐庆大霉素、妥布霉素等所致的肠杆菌及铜绿假单细胞菌所致的感染，亦可作为二线抗结核药；④不良反应有耳毒性和肾毒性，耳毒性以耳蜗损害为主，较少出现肌毒性，偶见过敏反应
妥布霉素	①对铜绿假单胞菌的作用较庆大霉素强，且无交叉耐药；②主要用于铜绿假单胞菌所致的严重感染及革兰阴性菌所致全身感染
奈替米星	①对革兰阴性菌包括肠杆菌科及铜绿假单胞菌等均有良好抗菌作用；②对革兰阳性球菌的作用强于其他氨基糖苷类；③对多种钝化酶稳定，不易产生耐药性，与其他药物无交叉耐药；④不良反应轻，耳毒性、肾毒性发生率较低
新霉素	①耳毒性、肾毒性最大，禁止全身使用；②仅口服用于肠道感染、肠道手术前消毒及肝性脑病患者
大观霉素（淋必治）	①对淋球菌有高度抗菌活性，且对产青霉素酶的淋球菌亦敏感；②主要用于无并发症的淋病，如耐青霉素菌株引起的淋病或对青霉素过敏的淋病患者

［抗菌作用］

　　氨基糖苷类抗生素主要通过抑制细菌蛋白质合成的多个环节及破坏细菌胞浆膜的完整性而达到杀菌作用，属静止期杀菌剂。抗菌谱较广，对需氧革兰阴性杆菌有强大抗菌作用，包括大肠埃希菌、铜绿假单胞菌、变形杆菌属、克雷伯菌属、志贺菌属等；对沙门菌属、沙雷菌属、产碱杆菌属、不动杆菌属、嗜血杆菌属等有一定的抗菌作用；对革兰阳性球菌也有作用；但对革兰阳性杆菌和革兰阴性球菌作用较弱；对厌氧菌无效。

链霉素的发现

肺结核是对人类危害最大的传染病之一，在进入 20 世纪之后，仍有大约 1 亿人死于肺结核，包括契诃夫、劳伦斯、鲁迅、奥威尔这些著名作家都因肺结核而过早去世。世界各国医生都曾尝试过多种治疗肺结核的方法，但是没有一种真正有效，患上结核病就意味着被判了死刑。1945 年为了表彰弗莱明、弗洛里、钱恩发现了有史以来第一种对抗细菌传染病的灵丹妙药——青霉素，授予三位科学家诺贝尔奖，青霉素尽管很神奇但对许多种病菌并不起作用，包括肺结核的病原体结核杆菌。1946 年 2 月美国科学家瓦克斯曼发现了第二种应用于临床的抗生素——链霉素，对抗结核杆菌有特效，人类战胜结核病的新纪元自此开始。

[临床应用]

主要用于敏感需氧革兰阴性杆菌所致的全身感染。但严重感染需与 β - 内酰胺类抗生素和氟喹诺酮类联合应用。穿透力弱，不易通过血脑屏障，对脑膜炎疗效差。

[不良反应]

1. **耳毒性**　可引起前庭功能障碍和耳蜗听神经损害。前庭功能障碍主要表现为眩晕、恶心、呕吐、眼球震颤、视力减退和共济失调等，其发生率依次为新霉素 > 卡那霉素 > 链霉素 > 庆大霉素、阿米卡星、妥布霉素 > 奈替米星。耳蜗听神经损伤表现为耳鸣、听力减退和永久性耳聋。其发生率高低依次为新霉素 > 卡那霉素 > 阿米卡星 > 庆大霉素 > 妥布霉素 > 链霉素。

案例分析 *Anlifenxi*

患者，46 岁。左耳听力下降，诊断：卡他性中耳炎。医生予以鼓膜空刺抽液后，开写下列处方，请分析是否合理，为什么？

处方：硫酸庆大霉素注射液　2 万 U ×2

用法：滴耳。

分析：不合理。因为庆大霉素为氨基糖苷类抗生素，具有耳毒性，不能直接滴耳，否则会加重毒性。

2. **肾毒性**　通常表现为蛋白尿、管型尿、血尿等，严重时可出现氮质血症和肾衰竭，出现少尿甚至无尿。其发生率高低依次为新霉素 > 妥布霉素 > 庆大霉素 > 奈替米星 > 阿米卡星 > 链霉素。

3. **神经肌肉阻滞**　大剂量用药或静滴速度过快时，可阻断神经肌肉接头处的传导，出现肌肉麻痹、四肢无力、呼吸衰竭甚至停止。一旦发生可用葡萄糖酸钙或新斯的明抢救。

4. **变态反应**　可引起药热、皮疹、口周发麻、血管神经性水肿等过敏反应等，偶可引起过敏性休克，尤其链霉素，通常于注射后 10 分钟内突然出现，发生率虽较青霉素少，但死亡率却很高，防治措施同青霉素，抢救时除首选肾上腺素外，尚需使用钙剂静脉注射。

[注意事项]

1. 口服均难吸收，仅用于肠道感染或肠道术前准备。全身感染须注射给药。尿中浓度高，用于治疗泌尿道感染时，用碳酸氢钠碱化尿液，可提高抗菌效果，增强疗效。

2. 与β-内酰胺类抗生素有协同作用，但有配伍禁忌，不可混与同一容器注射，以免影响疗效。

3. 用药过程中应经常询问患者是否有耳鸣、眩晕等早期症状，并进行听力监测，注意剂量和疗程，一般用药疗程以 7～10 天为限。避免同时使用有耳毒性的药物（呋塞米、依他尼酸、红霉素、甘露醇、镇吐药、顺铂等）；避免与能掩盖其耳毒性的镇静催眠药及抗组胺药（苯海拉明、美克洛嗪、布可力嗪等）合用。最好监测治疗剂量的血药浓度，使血药峰浓度不超过 12mg/L，谷浓度不高于 2mg/L。

4. 肾功能不全者、老年人及幼儿，哺乳期妇女慎用，重症肌无力患者禁用、孕妇禁用。

5. 定期检查肾功能，避免同时应用能增加肾毒性的药物（第一代头孢菌素类、右旋糖酐、环丝氨酸、万古霉素、多黏菌素、杆菌肽、两性霉素 B 等）。

氨基糖苷类抗生素与耳聋

2005 年的央视春晚上，邰丽华和她的 20 位聋哑姐妹在 4 位手语老师的指挥下，舞出了和谐之美与人性之美的完美结合，感动了每一个中国人，领舞邰丽华儿时因高烧注射链霉素而失去了听力，从此进入了一个无声的世界。

考点链接

患者，女，36 岁。出现尿频、尿急、尿痛和发热等症状 5 天，尿细菌培养为大肠埃希氏菌，应选用下列何药进行治疗

A. 庆大霉素　B. 万古霉素　C. 头孢拉定　D. 红霉素　E. 青霉素

解析与答案： 大肠埃希氏菌为革兰阴性菌，庆大霉素抗菌谱较广，对革兰阴性菌效果好；而万古霉素、头孢拉定、红霉素和青霉素主要作用于革兰阳性菌，对革兰阴性菌作用弱，故选 A。

五、多肽类抗生素

1. 万古霉素类

万古霉素和去甲万古霉素

万古霉素（vancomycin）、去甲万古霉素（norvancomycin）通过阻碍细菌细胞壁合

成，对革兰阳性球菌有强大的杀灭作用，包括耐甲氧西林葡萄球菌和肠球菌及难辨梭状芽胞杆菌等，对革兰阴性菌无效。细菌对其不易产生耐药性，且与其他抗生素无交叉耐药性。临床主要用于治疗耐甲氧西林和耐青霉素肠球菌所致的严重感染，如败血症、心内膜炎、骨髓炎等。毒性较大，长期大剂量应用可出现较严重的耳毒性及肾毒性，老年人更易发生。

2. 多黏菌素类抗生素

多黏菌素与多黏菌素 E

多黏菌素 B（polymyxinB）与多黏菌素 E（colistin E）对多数革兰阴性杆菌，尤其是铜绿假单胞菌有强大的杀菌作用。因毒性较大，临床主要局部用于敏感菌所致的眼、耳、皮肤、黏膜感染及烧伤后的铜绿假单胞菌感染。主要不良反应为肾毒性，如蛋白尿、血尿等。肾功能不全患者慎用。亦可发生神经系统损害，导致眩晕、乏力、共济失调等，停药后可消失。

六、四环素类与氯霉素类

四环素类与氯霉素类抗菌谱广泛，对革兰氏阳性菌、阴性菌、立克次体、支原体、衣原体和螺旋体均有抗菌作用，故常称广谱抗生素。

（一）四环素类

常用药物有：天然品如四环素（tetracycline）、土霉素（oxytetracycline）；半合成品如多西环素（doxycycline）、米诺环素（minocycline）、美他环素（methacycline）等。本类药物宜饭后口服，不能用茶叶水送服。乳制品、碳酸氢钠和多价金属离子（如 Ca^{2+}、Mg^{2+}、Fe^{2+}、Al^{3+}）均能减少四环素类吸收，不能同服。确需合用时，应间隔 3 小时以上。因刺激性大，不宜肌内注射。静脉滴注应稀释后缓慢滴注，病情好转后即改口服给药。

[抗菌作用与应用]

四环素类通过抑制细菌蛋白质合成而发挥广谱快效抑菌作用，高浓度也有杀菌作用。抗菌活性依次为：米诺环素 > 多西环素 > 美他环素 > 四环素 > 土霉素。

细菌对本类药物易产生耐药性，由于耐药菌株日益增多，不良反应较多，临床应用较少。主要选用半合成品，用于治疗立克次体引起的斑疹伤寒、恙虫病及支原体肺炎，为首选药。对布鲁杆菌感染及霍乱有明显疗效。

考点链接

患者，男，50 岁。持续高热，剧烈头痛入院，用青霉素、链霉素治疗三天，无明显效果，发病第 5 日于胸、肩、背等处发现直径 2～4mm 的圆形鲜红色丘疹，经进一步检查诊断为斑疹伤寒，宜选用

A. 庆大霉素　B. 磺胺嘧啶　C. 头孢他啶　D. 林可霉素　E. 四环素

解析与答案：斑疹伤寒是由立克次体引起的感染性疾病。庆大霉素、磺胺嘧啶、头孢他啶和林可霉素都对立克次体无效，而四环素抗立克次体效果良好，故选 E。

[不良反应及处理措施]

1. 局部刺激　口服常见恶心、呕吐、厌食、腹胀等症状，饭后服或与食物同服可减轻。静脉滴注易引起静脉炎。

2. 二重感染（菌群交替症）　长期应用广谱抗生素后，体内敏感菌被抑制，不敏感菌乘机大量繁殖，造成新的感染，称为二重感染，又称菌群交替症。多见于老、幼和体质衰弱、抵抗力低及合用糖皮质激素或抗肿瘤药的患者。常见的二重感染有两种：①真菌病：白色念珠菌引起的鹅口疮、肠炎等。②难辨梭菌所致的伪膜性肠炎，表现为剧烈的腹泻、发热、肠壁坏死、体液渗出，甚至休克。一旦发生应立即停药，并口服甲硝唑或万古霉素治疗。

3. 影响骨骼和牙齿的生长　四环素类易在新形成的骨和牙釉质中沉积，并与钙相结合，而使牙齿出现黄染、釉质发育不全（俗称四环素牙）或使骨骼生长受抑制。

4. 其他　长期大剂量使用，可致肝损害，也可加重肾损害，多见于孕妇并伴有肾功能不良者。偶见过敏反应。对四环素类过敏患者禁用，孕妇、哺乳期妇女和 8 岁以下儿童禁用。

[注意事项]

1. 四环素类宜饭后口服，不能用茶叶水送服。乳制品、碳酸氢钠和多价金属离子（如 Ca^{2+}、Mg^{2+}、Fe^{2+}、Al^{3+}）均能减少四环素类吸收，不能同服。确需合用时，应间隔 3 小时以上。因刺激性大，不宜肌内注射。静脉滴注应稀释后缓慢滴注。

2. 观察感染症状是否减轻、消失，监测体温、脉搏、血象。注意观察患者的口腔、肠道有无异常，定期做 X 线胸片及肝功能检查。

3. 对四环素类过敏患者禁用，孕妇、哺乳期妇女和 8 岁以下儿童禁用。用药期间应避免紫外线和阳光直接照射。

（二）氯霉素类

[抗菌作用与应用]

抑制细菌蛋白质的合成而产生抑菌作用，属广谱快效抑菌药。对革兰阴性菌作用强于革兰阳性菌。对伤寒、副伤寒杆菌作用最强，对流感嗜血杆菌、脑膜炎奈瑟菌和百日咳杆菌作用也较强，对衣原体、支原体和立克次体也有较好疗效。因不良反应严重，现已少用，可用于治疗伤寒杆菌和其他沙门菌属感染；局部用药可治疗敏感菌所致的眼部感染及沙眼。

[不良反应]

1. 抑制骨髓造血功能　表现为白细胞与血小板减少，并伴贫血，严重者可导致再生障碍性贫血，发生率低（1/30 000），但死亡率高。用药过程中，应定期做血常规检查。

2. 灰婴综合征　新生儿、早产儿大剂量应用氯霉素可引起恶心、呕吐、腹胀、呼吸困难、循环衰竭、皮肤苍白等症状，称为灰婴综合征。一般用药 2～9 天内发生，症状出现后 2～3 天内病死率高达 40%。较大儿童和成人在用药剂量过大或肝功能不全时也可发生类似中毒症状。

3. 其他 消化道反应、二重感染、视神经炎和视力障碍、皮疹、药热等。还可出现溶血性贫血（葡萄糖－6－磷酸脱氢酶缺陷者）。

[注意事项]

1. 氯霉素为药酶抑制药，与口服抗凝药及口服降血糖药等合用时应监测凝血酶原时间、血糖，注意调整药物剂量。

2. 用药前、后及用药过程中，系统监护血象，发现异常及时停药。用药时间不宜过长。

3. 药物相互作用。氯霉素是肝药酶抑制剂，与华法林、甲苯磺丁脲、苯妥英钠和氯磺丙脲等药物合用时，应注意用量。

4. 对氯霉素过敏患者禁用，孕妇、早产儿、新生儿、哺乳期妇女、肝肾功能不良者及葡萄糖－6－磷酸脱氢酶缺陷者慎用氯霉素。

第三节 人工合成抗菌药

一、喹诺酮类

[抗菌作用和应用]

本类药按其合成先后及特点分为四代。第一代药物：萘啶酸，因疗效不佳，现已淘汰。第二代药物：吡哌酸，对革兰阴性杆菌作用强，对革兰阳性菌也有效，主要用于泌尿道、胆道和肠道感染。第三代药物：氟喹诺酮类药物如诺氟沙星（氟哌酸）、环丙沙星（环丙氟哌酸）、氧氟沙星（氟嗪酸）、左氧氟沙星（利氧沙星）、依诺沙星、洛美沙星、司帕沙星等。抗菌谱广，活性强，尤其对革兰阴性杆菌如铜绿假单胞菌、大肠埃希菌、伤寒沙门菌、志贺痢疾杆菌等及淋病奈瑟菌有强大杀菌作用；对金黄色葡萄球菌、肺炎链球菌也有良好抗菌作用；某些药物对结核分枝杆菌、支原体、衣原体及厌氧菌也有效。

临床用于敏感菌所致的呼吸道感染、消化道感染、泌尿生殖系统感染（尤其对淋菌性尿道炎疗效好）、前列腺炎、耳鼻喉、骨髓及关节等部位感染。氧氟沙星和左氧氟沙星还可用于结核病的治疗。第四代药物：加替沙星、莫西沙星等，比第三代药物抗菌谱更广，抗菌活性更高。

喹诺酮类抗菌药物通过抑制 DNA 回旋酶，阻止 DNA 复制而导致细菌死亡（图14－4）。细菌对本类药物不易产生耐药性，同类药物间有交叉耐药性，与其他抗菌药之间无明显交叉耐药性。

[不良反应]

1. 消化道反应 少数人可出现食欲减退、恶心、呕吐等。

2. 中枢神经系统反应 主要表现为头痛、头晕、失眠、烦躁、焦虑等，可诱发癫痫。

3. 骨、关节病变 因影响软骨发育，可引起关节痛、关节肿胀和肌腱炎等。

4. 其他　个别患者可出现皮疹、瘙痒等过敏反应，在紫外线激发下，可引起光敏反应，大剂量或长期用药可出现肝损害。

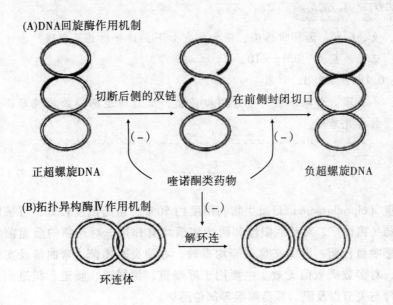

图 14 - 4　喹诺酮类药的抗菌机制示意图

[注意事项]

1. 用药期间应多喝水，避免阳光或紫外线直接照射，用药 30 日以上应注意观察有否关节肿胀等症状出现。

2. 药物相互作用：①抑制咖啡因、口服抗凝血药和茶碱类在肝脏的代谢，同服时可增加它们的血药浓度而引起不良反应。②与含钙、镁、铝等金属离子药物和抗酸药合用会减少其从肠道吸收，应避免同服。③不能与茶碱或非甾体类抗炎镇痛药同用，可增加中枢的毒性反应。

3. 喹诺酮过敏者、孕妇、小儿、癫痫病患者禁用；消化性溃疡、肝肾功能不良者慎用。哺乳期妇女应用时应停止哺乳。肾功能不良者应适当减少剂量。

吡 哌 酸

吡哌酸（pipemidicacid，PPA）对大肠埃希菌、奇异变形杆菌、痢疾志贺菌等有较好的抗菌作用，对肠杆菌属、铜绿假单胞菌、金葡菌需较高浓度才有抗菌作用。口服易吸收，主要以原形由肾排泄，尿中浓度高，部分由胆汁排泄。主要用于敏感菌所致的泌尿道、胆道和肠道感染。

诺 氟 沙 星

诺氟沙星（norfloxacin）生物利用度为 35% ~40%，食物影响其吸收，空腹比饭后服药的血药浓度高 2 ~3 倍。对革兰阴性菌（如铜绿假单胞菌、大肠埃希菌、肺炎克雷

231

伯菌、奇异变形菌、沙门菌属、淋病奈瑟菌等）和革兰阳性菌（如金葡菌）均有较强的杀灭作用。主要用于敏感菌所致的泌尿道、肠道、呼吸道感染及淋病等。

案例分析 *Anlifenxi*

患者，女，6 岁。因肠道感染，医生处方如下，请分析是否合理？为什么？

处方：诺氟沙星片   0.1g×10

用法：0.1g/次，2/d，口服

分析：不合理。诺氟沙星为喹诺酮类药物，虽对肠道感染效果较好，但可致软骨病变，故小儿禁用。

环丙沙星

环丙沙星（ciprofloxacin）口服生物利用度约 50%，血药浓度较低，可采用静脉滴注给药。该药抗菌谱广，对革兰阳性和阴性细菌均有作用，对产酶的金葡菌、铜绿假单胞菌、流感嗜血杆菌、淋病奈瑟菌等均有效，对肺炎军团菌、弯曲菌及支原体、衣原体也有效，对多数厌氧菌无效。主要用于呼吸道、泌尿道、肠道、胆道、盆腔、皮肤软组织、骨与关节以及眼、耳鼻咽喉等部位感染。

氧氟沙星

氧氟沙星（ofloxacin）口服吸收快而完全，血药浓度高，约 80% 以原形由尿液排泄。对革兰阳性和革兰阴性菌如铜绿假单胞菌、耐药金葡菌、厌氧菌、奈瑟菌属及结核分枝杆菌等均有较强的抗菌作用。主要用于敏感菌所致的泌尿生殖道、呼吸道、肠道、胆道、皮肤软组织、盆腔和耳鼻咽喉等部位的感染，也可与异烟肼、利福平合用于结核病。

左氧氟沙星

左氧氟沙星（levofloxacin）口服易吸收，其抗菌活性是氧氟沙星的 2 倍，对表皮葡萄球菌、链球菌和肠球菌、厌氧菌、衣原体、支原体及军团菌有较强的杀灭作用。可用于敏感菌引起的各种急慢性感染、难治性感染，效果良好，不良反应少。

莫西沙星

莫西沙星（moxifloxacin）抗菌谱广，对青霉素敏感或耐药肺炎链球菌、肺炎支原体、肺炎衣原体、肺炎军团菌、厌氧菌等均有效。用于敏感菌所致的呼吸道感染，如慢性支气管炎急性发作、社区获得性肺炎（包括青霉素耐药的社区获得性肺炎）、急性鼻窦炎等，也可用于皮肤软组织感染。

加替沙星

加替沙星（gatifloxacin）对革兰阳性和阴性细菌均有作用，对产酶的金葡菌、流感嗜血杆菌、淋病奈瑟菌等均有效，对肺炎军团菌、支原体、衣原体等也均有较强的抗菌活性。口服生物利用度为96%，用于敏感菌所致的各种感染性疾病，包括慢性支气管炎急性发作、社区获得性肺炎、急性鼻窦炎、单纯性及复杂性尿路感染、急性肾盂肾炎等。

二、磺胺类及甲氧苄啶

（一）磺胺类

[抗菌作用和应用]

磺胺类药抗菌谱广，对大多数革兰阳性菌和革兰阴性菌均有良好的抗菌活性。其中对溶血性链球菌、脑膜炎奈瑟菌、肺炎链球菌、淋病奈瑟菌、鼠疫耶氏菌和诺卡菌属最敏感；对大肠埃希菌、志贺菌属、布鲁菌属、变形杆菌病和沙门菌属较敏感；对沙眼衣原体、疟原虫、卡氏肺孢子虫和弓形虫滋养体也有抑制作用。磺胺米隆和磺胺嘧啶银对铜绿假单胞菌有效。

磺胺类药物通过抑制细菌二氢叶酸合成酶而产生抑菌作用（图14－6）。细菌对磺胺类药物易产生耐药性，且各种磺胺药物间有交叉耐药性。常用磺胺类药分类、作用特点和临床应用（表14－5）。

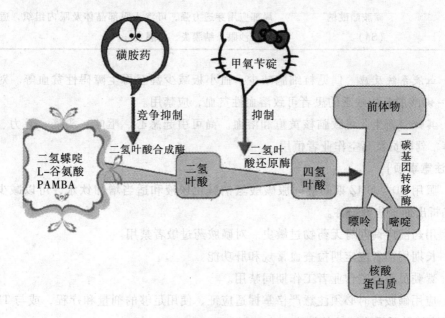

图14－6　磺胺药和甲氧苄啶抗菌机制

[不良反应]

1. 泌尿系统损害　磺胺类药的乙酰化代谢产物在尿中溶解度较低，尤其在尿液偏酸性时易析出结晶而损害肾脏，出现结晶尿、血尿、尿少、尿闭等症状。用药期间应多饮水并同服等量碳酸氢钠以碱化尿液，减少结晶析出，避免损害肾脏。

2. 过敏反应　以皮疹、药疹较常见，偶见剥脱性皮炎和多形性红斑，严重者可致死。本类药物间有交叉过敏反应。

表14-5 常用磺胺类药分类、作用特点和临床应用

分类	常用药物	作用特点及应用
全身性感染药物	磺胺嘧啶 （SD）	口服易吸收，血浆蛋白结合率低（45%），脑脊液浓度高，为治疗流行性脑脊髓膜炎的首选药，也可治疗敏感菌所致的急、慢性尿路感染
	磺胺甲噁唑 （SMZ，新诺明）	口服易吸收，血浆蛋白结合率高（70%），尿中药物浓度高。主要用于泌尿道、呼吸道、肠道感染，常与TMP合用
肠道感染药物	柳氮磺吡啶 （SAP）	口服难吸收，大部分直肠内分解出磺胺吡啶和5-氨基水杨酸，具有抗菌、抗炎和抑制免疫作用，临床主要用于治疗溃疡性和局限性结肠炎
局部感染药物	磺胺米隆 （SML，甲磺灭脓）	其抗菌作用不受脓液和坏死组织的影响，且能渗入创面及焦痂中，适用于烧伤和大面积创伤与感染
	磺胺嘧啶银 （SD-Ag，烧伤宁）	具有SD的抗菌作用和银盐的收敛作用，对铜绿假单孢菌作用强大，临床用于烧伤及烫伤
	磺胺醋酰钠 （SA）	局部应用穿透力强，可渗入眼部晶体及眼内组织，适用于治疗沙眼、结膜炎、角膜炎

3. 血液系统反应 偶见粒细胞减少、血小板减少甚至再生障碍性贫血等。对葡萄糖-6-磷酸脱氢酶缺乏的患者可致溶血性贫血，应禁用。

4. 其他 新生儿可致脑核黄疸和溶血。尚可引起恶心、呕吐、头痛、乏力、精神不振等，驾驶员及高空作业者慎用。

[注意事项]

1. 服用SD、SMZ期间应同服碳酸氢钠碱化尿液和适当增加饮水，可以减少尿液中结晶析出而预防肾损害。

2. 用药前应询问有无药物过敏史。对磺胺药过敏者禁用。

3. 长期用药者应定期检查血常规和肝功能。

4. 驾驶员和高空作业者工作期间禁用。

5. 应用磺胺药时必须注意严格掌握适应证、使用足够的剂量和疗程，或与TMP合用增强疗效及延缓耐药性的发生。

6. 由于磺胺类能从血浆蛋白结合点上取代其他药物，所以能增强甲苯磺丁脲的降血糖作用、华法林的抗凝血作用和甲氨蝶呤的毒性反应。

7. 老年人及肝、肾功不全者慎用或禁用，新生儿、临产妇女及哺乳期妇女禁用；有过敏史者禁用。

甲氧苄啶

[作用和应用]

甲氧苄啶（trimethoprim，TMP）通过抑制细菌二氢叶酸还原酶而产生抑菌作用，其

抗菌谱与磺胺类药相似。单用细菌易产生耐药性，与磺胺类药合用，可使细菌叶酸代谢受到双重阻断，使磺胺药的抗菌活性增强数倍至数十倍，甚至呈现杀菌作用，且可延缓细菌耐药性产生，故又称磺胺增效剂。TMP 与 SMZ 组成复方制剂（复方磺胺甲噁唑，复方新诺明），用于治疗呼吸道、泌尿道、肠道感染等，也可用于伤寒、副伤寒的治疗。

[不良反应]

毒性较小，长期大剂量应用可影响人体叶酸代谢，出现白细胞减少，巨幼红细胞贫血等，必要时可用甲酰四氢叶酸钙治疗。

三、硝基呋喃类

本类药物抗菌谱广，对多数革兰阳性菌、革兰阴性菌都有抑制或杀灭作用。细菌对其不易产生耐药性，且与其他抗菌药物无交叉耐药性（表 14 - 6）。

表 14 - 6　硝基呋喃类药物及其作用特点

药物名称	作用特点及应用	不良反应
呋喃妥因（呋喃吡啶）	口服吸收迅速，排泄快，血药浓度低，尿中药物浓度高，仅用于治疗泌尿系统感染	消化道反应，大剂量引起周围神经炎，偶见皮炎、药热
呋喃唑酮（痢特灵）	口服吸收差，肠道内药物浓度高，主要用于治疗肠炎、细菌性痢疾、伤寒、副伤寒等	消化道反应，过敏反应
呋喃西林	仅作表面消毒剂，用于化脓性中耳炎、伤口感染等	内服毒性大

四、硝基咪唑类

甲 硝 唑

[作用和应用]

甲硝唑（Metronidazole，灭滴灵）对革兰阳性菌和革兰阴性厌氧菌均有抗菌作用，对脆弱类杆菌尤为敏感，但对需氧菌无效；此外，还具有抗破伤风梭菌、抗滴虫和阿米巴原虫的作用。临床作为厌氧菌感染、滴虫性阴道炎和抗阿米巴原虫感染的首选药，适用于治疗口腔、腹腔和盆腔厌氧菌感染、滴虫性阴道炎、肠内外阿米巴原病和贾第鞭毛虫病。

[不良反应]

1. 消化道反应　恶心、厌食、口腔金属味的、腹泻、腹痛等。宜饭后服用。

2. 神经系统　大剂量使用时，出现头痛、头晕、四肢麻木及感觉异常等。发生感觉异常或四肢麻木应立即停药。

3. 过敏反应　少数患者可出现皮疹、白细胞减少等。

4. 其他　本药可干扰乙醇代谢，用药期间饮酒可导致双硫仑样反应。动物实验证明，大量长期使用可致癌、致畸。用药期间及停药 1 周内应忌酒并减少钠盐摄入量。妊娠早期及哺乳期妇女禁用。

甲硝磺酰咪唑

甲硝磺酰咪唑（Tinidazole，替硝唑）与甲硝唑的作用相似，半衰期较甲硝唑长，毒性较轻。对脆弱类杆菌及梭杆菌的作用较甲硝唑强，对梭状杆菌属作用较甲硝唑弱。

【附】 抗菌药物的合理应用

细菌、病毒、支原体、衣原体等病原微生物所致的感染性疾病很多见，其中细菌性感染最为常见，因此抗菌药物成为临床最广泛应用的药物之一。在抗菌药物治愈并挽救了许多患者生命的同时，也出现了由于抗菌药物不合理应用导致的不良后果，如不良反应增多，细菌耐药性增加以及治疗失败等，对患者健康乃至生命造成了重大影响。抗菌药物的不合理应用表现在诸多方面，如无指征的预防用药，无指征的治疗用药，抗菌药物品种、剂量的选择错误，给药途径、给药次数及疗程不合理等。因此，为提高细菌性感染的抗菌治疗水平，保障患者用药安全及减少细菌耐药性，必须十分重视抗菌药的合理应用，使其疗效最大化、不良反应最小化以及减少或延缓耐药性的产生。

（一）合理应用抗菌药物的基本原则

1. 明确病原诊断　根据患者的症状、体征及血、尿常规等实验室检查结果，初步诊断为细菌性感染者以及经病原检查确诊为细菌性感染者方有指征应用抗菌药物；由真菌、结核分枝杆菌、非结核分枝杆菌、支原体、衣原体、螺旋体、立克次体及部分原虫等病原微生物所致的感染也有指征应用抗菌药物。缺乏细菌及上述病原微生物感染的证据，诊断不能成立者和病毒性感染者均没有指征应用抗菌药物。

2. 掌握药物特点合理选药　各种抗菌药物的药效学（抗菌谱和抗菌活性）和药代动力学（吸收、分布、代谢和排泄过程）特点不同，因此各有不同的临床适应证。应根据病原种类及细菌药物敏感试验结果，按照抗菌药物的抗菌作用特点及其体内过程特点，正确选用抗菌药物。

3. 根据患者状况合理选药　患者的病理、生理、免疫等自身因素均影响到抗菌药物的选择。有肝功能不全的患者应避免使用主要经肝代谢或对肝有损害的药物；有肾功能不全的患者应避免使用主要经肾排泄或对肾有损害的药物；新生儿、早产儿如有遗传性 G-6-PD 缺陷时，应用磺胺类、氯霉素及硝基呋喃类等药物后可能导致溶血性贫血，应禁用；妊娠期使用氨基糖苷类药物可能损害胎儿的听神经及肾脏，所以也应禁用。此外，抗菌药的合理应用还要考虑患者的遗传、防御功能及有无过敏史等全身状况，做出合理选择。

4. 制订合理方案　抗菌药物的合理应用应依据临床和病原学的诊断及患者病情等情况确定用药剂量、方法和疗程。

5. 避免局部用药　抗菌药物在皮肤、黏膜的局部用药易导致耐药性及变态反应。

6. 谨慎预防性用药　为避免耐药菌株的产生，对没有感染指征的预防性用药一定要十分谨慎。

（二）抗菌药物的联合应用

临床上对绝大多数的感染性疾病，一般只用一种抗菌药物治疗即可。不必要或不合理地联合应用抗菌药物，不仅会使不良反应及费用增加，耐药菌也更易出现，有时反而会由于药物相互间发生拮抗作用而降低疗效。因此，我们必须了解抗菌药物联合用药的目的、指征及可能出现的结果等，做到合理地联合用药。

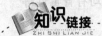

1. **联用的目的** 提高疗效，降低毒性，扩大抗菌谱，延缓或减少抗药性的产生。

2. **联用的指征** 单一药物可有效治疗的感染不需联合用药，仅在下列情况时有指征联合用药：

（1）病原菌尚未查明的严重感染，包括免疫缺陷者的严重感染。

（2）单一抗菌药物不能控制的需氧菌及厌氧菌混合感染，两种或两种以上病原菌感染。

（3）单一抗菌药物不能有效控制的感染性心内膜炎或败血症等重症感染。

（4）需长程治疗，但病原菌易对某些抗菌药物产生耐药性的感染，如结核病、深部真菌病等。

（5）由于药物协同抗菌作用，联合用药时应将毒性大的抗菌药物剂量减少，如两性霉素 B 与氟胞嘧啶联合治疗隐球菌脑膜炎时，前者的剂量可适当减少，从而减少其毒性反应。

联合用药时宜选用具有协同或相加抗菌作用的药物联合，如青霉素类、头孢菌素类等其他 β 内酰胺类与氨基糖苷类联合，两性霉素 B 与氟胞嘧啶联合。联合用药通常采用两种药物联合，三种及三种以上药物联合仅适用于个别情况，如结核病的治疗。此外，必须注意联合用药后药物不良反应将增多。

3. **联合用药的效果** 抗菌药物根据其作用性质可分为四类：Ⅰ类为繁殖期杀菌剂，如青霉素类及头孢菌素类；Ⅱ类为静止期杀菌剂，如氨基糖苷类、多黏菌素类及喹诺酮类；Ⅲ类为速效抑菌剂，如四环素类、林可霉素类、氯霉素及大环内酯类；Ⅳ类为慢效抑菌剂，如磺胺类。各类抗菌药联用的可能效果为：Ⅰ类 + Ⅱ类 = 协同，原因是Ⅰ类药物使细菌细胞壁缺损，使Ⅱ类药物易于进入菌体内的作用靶位；Ⅰ类 + Ⅲ类 = 拮抗，原因是Ⅲ类药物可迅速抑制细菌细胞蛋白质合成，使细菌处于静止状态，致使Ⅰ类药物难以发挥其繁殖期杀菌作用；Ⅲ类 + Ⅳ类 = 相加，因两类均为抑菌药，Ⅱ类 + Ⅲ类也可获得相加或增强作用；Ⅰ类 + Ⅳ类 = 无关或相加，因Ⅳ类为慢效抑菌药，并不影响Ⅰ类的杀菌活性。如青霉素与 SD 合用于治疗流行性脑膜炎时可发生相加作用。应该注意，抗菌药物中作用机制或作用方式相同的药物联用不但不增效，反而增加毒性反应（如两种氨基糖苷类药物联用），甚至竞争同一作用靶位而出现拮抗现象（如氯霉素＋大环内酯类或林可霉素类），因此一般不宜联用。两类药物有同类毒性时，也不宜联用，如利福平与酮康唑均有肝毒性，氨基糖苷类与多黏菌素均有肾毒性等。

第四节 抗结核病药

结核病是一种严重危害人类健康的慢性传染性疾病，由结核分枝杆菌侵袭人体引起，主要侵袭部位在肺部为肺结核，在骨骼为骨结核，在皮肤则为皮肤结核。抗结核病药指能抑制或杀灭结核分枝杆菌的药物。临床常用的一线抗结核病药有异烟肼、利福平、乙胺丁醇、链霉素、吡嗪酰胺等，其疗效高，毒性小，患者易接受，为临床常用抗结核药。而对氨基水杨酸、丙硫异烟胺、阿米卡星等，一般疗效较差，毒性较大属二线抗结核病药，仅在一线药物产生耐药或患者不能耐受时使用。氧氟沙星等氟喹诺酮类对耐药结核分枝杆菌也有效。

知识链接
ZHI SHI LIAN JIE

世界防治结核病日

我们从《红楼梦》中读到过患了肺痨的黛玉，梨花带雨，但是我们不知道，时至今日，肺结核仍然是我国发病、死亡人数最多的重大传染病之一。1882 年 3 月 24 日，德国科学家罗伯特·科赫宣布发现结核杆菌是导致结核病的病原菌，从而给防治结核病带来突破。为了纪念科赫的伟大发现，世界卫生组织与国际预防结核病和肺部疾病联盟在 1982 年决定，将每年的 3 月 24 日确定为世界防治结核病日。随着城市化的进程，随着人口的流动，肺结核正越来越多地出现在我们身边。你的身边，有结核病么？

一、常用抗结核病药

异 烟 肼

[抗菌作用与应用]

异烟肼（isoniazid，INH，雷米封）为抗结核病的首选药。具有以下特点：①异烟肼对结核分枝杆菌有高度选择性，对其他细菌无效。低浓度抑菌，高浓度杀菌。②其穿透力强，对细胞内、外及浆膜腔、纤维化或干酪样结核病灶中的结核分枝杆菌均有作用。③单用易产生耐药性，与其他抗结核病药联合用药可明显延缓耐药性产生并提高疗效。④口服方便、价格便宜。对重症可静脉注射给药。

临床适用于全身各部位、各类型的结核病，但须与其他抗结核病药合用以防耐药性产生。对粟粒性结核和结核性脑膜炎应加大剂量，延长疗程，必要时静脉滴注给药。

[不良反应]

1. 神经系统毒性 长期或大剂量应用易引起周围神经炎和中枢神经症状，表现为肌肉痉挛、四肢麻木、烧灼感、刺痛以及兴奋、头痛、精神异常、惊厥等，与维生素 B_6 缺乏有关，可同服维生素 B_6 防治。

2. 肝毒性 多见于 50 岁以上人群、嗜酒者，可出现转氨酶升高，黄疸，甚至肝细胞坏死等。原有肝病患者或与利福平合用，肝毒性发生率增加。

3. 其他 少数人可出现皮疹、药热、白细胞减少等。

[注意事项]

1. 口服应在饭前 1 小时或饭后 2 小时服用，现常采用清晨空腹顿服。嘱患者按时用药，不可自行停药，用药期间不能饮酒，注意休息。静脉注射宜加 5% 葡萄糖或 0.9% 氯化钠注射液 20～40ml 缓慢推注，或加入 250ml 中静脉滴注。

2. 不可与氢氧化铝或胃舒平同服，否则会影响吸收。

3. 定期检查肝、肾功能，注意观察患者是否有手足麻木、刺痛、烧灼感，及时发现并加服维生素 B_6。

4. 肝功能不良者、孕妇、癫痫及精神病患者慎用。

利 福 平

[作用与应用]

利福平（rifampicin，RFP，甲哌利福霉素）为常用的抗结核病药，与异烟肼相比，其特点：①抗菌谱广，对结核分枝杆菌、麻风杆菌、革兰阳性球菌尤其是耐药性金葡菌均有很强的抗菌作用；②穿透力强，分布广；③抗结核病疗效与异烟肼相近，单用易产生耐药性，与异烟肼、乙胺丁醇等合用有协同作用，并能延缓耐药性的产生。

临床上主要与其他抗结核病药联用，治疗各种类型的结核病。对耐药金葡菌及其他敏感菌引起的感染也有效，也可用于麻风病、沙眼等眼部感染。

[不良反应]

常见消化道反应，少数患者可出现黄疸、转氨酶升高、肝大等肝毒性，严重时可致死亡。原有肝病、嗜酒患者或与异烟肼合用时易发生；个别患者可出现皮疹、药热，偶见嗜睡、头昏、运动失调等。

[注意事项]

1. 常清晨空腹顿服，与对氨基水杨酸联合用药时应相隔 6～8 小时，避免影响吸收。

2. 患者分泌物如痰液、尿液等可呈橘红色，须先告知患者，以免引起不必要的恐慌。

3. 用药期间不宜饮酒，定期检查肝功能。严重肝病、胆道阻塞者禁用。

4. 利福平为药酶诱导剂，可使肾上腺皮质激素、口服抗凝剂、洋地黄毒苷等药物疗效降低，合用时应调整剂量。

乙胺丁醇

乙胺丁醇（ethambntol，EMB）对结核杆菌有抑制作用，对耐链霉素、异烟肼的结核菌仍敏感，单用易产生耐药性，常与其他抗结核病药联合用药，主要用于治疗各型结核病，特别是经链霉素和异烟肼治疗无效的患者。

长期大剂量使用可致球后视神经炎，表现为视力下降、红绿色盲、视野缩小等，一旦出现应及时停药，用药期间定期检查视力。偶见消化道反应、过敏反应和肝损害等。

链 霉 素

链霉素（streptomycin，SM）在体内对结核杆菌仅有抑菌作用，疗效不及异烟肼和利福平，且穿透力弱，不易渗入纤维化、干酪样病灶，也不易透过血脑屏障，主要与其他药物联合应用，治疗浸润性肺结核、粟粒性结核等。

吡嗪酰胺

吡嗪酰胺（pyrazinamide）在酸性环境中对结核杆菌有较强抑制和杀灭作用，单用易产生耐药性，但与其他抗结核病药无交叉耐药性，故常与其他抗结核药联合应用。

长期大剂量使用可出现严重肝损害，用药期间应定期检查肝功能，肝病患者慎用。

对氨基水杨酸

对氨基水杨酸（sodium aminosalicylate，PAS）抗菌谱窄，仅对细胞外的结核分枝杆菌有较弱的抑菌作用，但其不易产生耐药性，常与其他抗结核药合用以延缓细菌产生耐药性。

常见消化道反应，宜饭后服用；不宜与利福平同服以免妨碍吸收。

二、抗结核病药的用药原则

1. 早期用药　结核病早期病变多为渗出性反应，病灶内血液供应充分，病菌正处于繁殖期，对药物敏感，此时药物易渗入病灶发挥作用，另外患病初期机体抵抗力较强，故早期用药疗效显著。

2. 联合用药　联合用药可提高疗效、降低毒性、延缓耐药性的产生。一般多在异烟肼和利福平的基础上加用 1～2 种其他抗结核药。

3. 适量用药　药量不足，达不到治疗效果，且可诱发细菌产生耐药性而使治疗失败；剂量过大，则易产生严重不良反应而使治疗无法继续，因此用药剂量要适当。

4. 坚持全程规律用药　目前多采用的是短程疗法（6～9 个月），即最初 2 个月强化治疗，每日给予异烟肼、利福平和吡嗪酰胺，随后 4 个月巩固治疗，每日给予异烟肼和利福平。对异烟肼耐药的患者，可增加链霉素或乙胺丁醇等。病情严重者，适当延长疗程。

（1~3题共用备选答案）

　　A. 乙胺丁醇　　　B. 异烟肼　　　C. 吡嗪酰胺
　　D. 链霉素　　　　E. 对氨基水杨酸钠

1. 可引起视神经炎

2. 可引起周围神经炎

3. 可引起听力障碍

解析与答案：结核病为慢性病需要长期治疗，用药期间要注意观察药物的不良反应。乙胺丁醇长期大剂量使用可致球后视神经炎；异烟肼长期或大剂量应用易引起周围神经炎；吡嗪酰胺长期大剂量使用可出现严重肝损害；链霉素可致耳毒性，对氨基水杨酸钠常见不良反应为消化道反应，故选 A，B，D。

第五节　抗真菌药和抗病毒药

一、抗真菌药

真菌分为浅表真菌和深部真菌。浅表真菌主要侵犯皮肤、毛发、指（趾）甲等，常由各种癣菌引起，发病率高；深部真菌主要侵犯内脏器官和深部组织，常由白色念珠菌和新型隐球菌引起，发病率低，但危害大。临床常用的抗真菌药有抗生素类抗真菌药如两性霉素 B、灰黄霉素等和人工合成的广谱抗真菌药如酮康唑、咪康唑、克霉唑、特比奈芬等（表14-7）。

表14-7　人工合成抗真菌药

药　名	作用与应用	不良反应及注意事项
克霉唑	口服吸收少而不规则，仅局部用于治疗浅表真菌感染	毒性大，局部用药毒性少
酮康唑	可口服用于治疗全身、皮下及浅部真菌感染；外用治疗各种癣菌等浅表真菌感染	口服常见恶心、呕吐、厌食等。严重者可出现肝毒性。服药期间禁酒
氟康唑	对多种真菌抗菌活性强，脑脊液中浓度高；口服吸收好，体内分布广。主要用于各种念珠菌、隐球菌等引起的深部真菌感染。是治疗艾滋病隐球菌脑膜炎首选药	不良反应少，常见恶心、腹痛、腹泻等轻度消化道反应；肝毒性较小
伊曲康唑	对多种浅、深部真菌有较强抑制作用，是治疗罕见真菌如组织胞浆菌、芽生菌感染的首选药物	不良反应小，常见消化道反应、头痛、头昏、低血钾等。肝毒性较小

续表

药 名	作用与应用	不良反应及注意事项
特比萘芬	口服吸收好，主要分布于皮肤角质层。作用特点是高效、速效、低毒、低复发率。外用或口服用于治疗体癣、股癣、手足癣及甲癣等。另外，也可用于念珠菌病	不良反应小，消化道反应多见
氟胞嘧啶	口服吸收好，体内分布广，用于治疗隐球菌、念珠菌和着色霉菌引起的严重感染	消化道反应及肝损害

两性霉素 B

［作用与应用］

两性霉素 B（amphotericin B）广谱抗真菌药，对多种真菌如新型隐球菌、白色念珠菌、皮炎芽生菌、荚膜组织胞浆菌等具有良好抗菌作用，是治疗深部真菌病的首选药。主要用于真菌性肺炎、心包膜炎、脑膜炎及泌尿道感染等。

口服和肌内注射均难吸收，治疗深部真菌感染性疾病采用静脉注射给药；脑脊液中浓度低，治疗脑膜炎时需鞘内注射；口服仅用于肠道真菌感染；外用治疗皮肤、指甲及黏膜等浅表真菌感染。

［不良反应及处理措施］

不良反应多且严重。静脉滴注时可出现寒战、高热、头痛、恶心、呕吐等，静脉滴注过快可引起惊厥、低血压、呼吸困难、心律失常；可出现肾损害，表现为蛋白尿、管型尿、血尿素氮升高。静脉滴注宜用注射用水或 5% 的葡萄糖溶液配制，不宜用 0.9% 氯化钠注射液或含酸含盐的溶媒配制；患者用药初期须住院严密观察，定期检查血钾、血尿常规，肝肾功能和心电图检查。

灰黄霉素

［作用与应用］

灰黄霉素（griseofulvin）口服易吸收，在脂肪、皮肤、毛发等组织中分布较多，能渗入并储存在皮肤角质层、毛发及指（趾）甲角质内，抵御真菌继续入侵。对各种皮肤癣菌有较强的抑制作用，但对深部真菌无效。主要用于头癣、体癣、股癣、甲癣等癣病的治疗。其中以头癣疗效最好，对指（趾）甲癣疗效较差。

本药不能直接杀死真菌，需服用数月直至被感染的皮肤、毛发或指甲脱落方可治愈。不易透过表皮角质层，故外用无效。

［不良反应及处理措施］

常见恶心、腹泻、皮疹、头痛、白细胞减少等。孕妇、哺乳妇女禁用。

二、抗病毒药

病毒是寄生在人体活细胞内，利用宿主的各种生化机制进行增殖。病毒引起的感染性疾病很常见，如流行性感冒、水痘、麻疹等。目前治疗病毒感染性疾病依赖于疫苗、抗体、干扰素等免疫手段外，较常用的抗病毒药物有阿昔洛韦、金刚烷胺、碘苷、利巴韦林、齐多夫定和干扰素等。

阿昔洛韦

阿昔洛韦（acyclovir）为广谱抗病毒药，对单纯性疱疹病毒、带状疱疹、水痘等均有效，是治疗单纯疱疹病毒感染的首选药，局部应用治疗疱疹病毒性角膜炎、皮肤黏膜感染、生殖器疱疹和带状疱疹等。

不良反应口服有恶心、呕吐等消化道反应，饭后服药可减轻。滴眼和外用可出现局部轻微疼痛。静脉滴注可发生静脉炎，不宜肌内注射。孕妇禁用，肾功能减退者慎用。

金刚烷胺

金刚烷胺（amantadine）能特异性地抑制甲型流行性感冒病毒，主要用于甲型流感的防治，亦可治疗帕金森病。不良反应有恶心、厌食、头晕、失眠等。孕妇慎用。

利巴韦林

利巴韦林（ribavirin）为广谱抗病毒药，对多种 DNA 和 RNA 病毒均有抑制作用，包括疱疹病毒、腺病毒、痘病毒、甲、乙型流感病毒、呼吸道合胞病毒、麻疹病毒等。可采用口服、滴鼻、气雾吸入和静脉滴注等，主要用于防治甲、乙型流感，流行性出血热、疱疹、麻疹、小儿腺病毒肺炎、甲型肝炎、角膜炎和结膜炎等。

不良反应有头痛、腹泻、乏力和血清胆红素增加等。大剂量使用可导致白细胞减少及溶血性贫血等，用药期间应定期检查血象。有致畸作用，孕妇禁用。

碘　苷

碘苷（idoxuridine）可抑制单纯疱疹病毒、水痘带状疱疹病毒。全身应用毒性大，临床仅限于局部短期用药，治疗疱疹性角膜炎及其他疱疹性眼病。

长期应用可出现角膜浑浊或染色小点。局部有瘙痒、疼痛、水肿，甚至眼睫毛脱落等。对碘过敏患者禁用。

齐多夫定

齐多夫定（zidovudine）口服吸收快，可透过血脑屏障，体内分布广。用于治疗艾滋病的首选药，可减轻艾滋病相关症候群。联合用药可降低艾滋病感染者的发病率，延长其存活期，减少母婴传播率。也能抑制乙型肝炎病毒，是目前治疗乙型肝炎病毒感染常用药之一。

主要不良反应有骨髓抑制，表现为贫血、中性粒细胞和血小板减少等，用药期间要定期检查血象。治疗初期常出现头痛、恶心、呕吐、味觉改变、肌痛等，继续用药可自行消退。

干 扰 素

干扰素（interferon）有 α、β、γ 三种类型。目前临床常用的是利用基因重组技术生产的 α - 干扰素，口服无效，需注射给药。具有广谱抗病毒作用，通过使未受感染的细胞产生抗病毒蛋白而干扰病毒的复制和增殖，对 RNA 和 DNA 病毒均有效。临床主要用于防治病毒性肝炎、呼吸道病毒感染、疱疹性角膜炎、带状疱疹、单纯疱疹、巨细胞病毒感染；此外，具有抗恶性肿瘤作用等。不良反应少，注射部位可出现硬结，偶见可逆性骨髓抑制。

第六节　消毒防腐药

消毒药指能迅速杀灭微生物的药物；防腐药指能抑制病原微生物的生长繁殖的药物。两者无严格界限，低浓度消毒药有防腐作用，防腐药在高浓度时也可能有杀菌作用，故统称为消毒防腐药。消毒防腐药对各种生活机体（包括微生物、病原微生物和人体组织）无明显选择性，对人体往往具有强烈毒性，故不能作全身用药。脓性分泌物可降低消毒防腐药的效果，用药前注意创面或物品上的脓血。主要用于体表（皮肤、黏膜、伤口）、器械、病员排泄物和周围环境的消毒。临床常用消毒防腐药的应用及用药护理（表 14 - 8）。

表 14 - 8　常用消毒防腐药

类　别	药　物	作用与应用	用药须知
醇类	乙醇	作用强，对芽胞、病毒无效；过高浓度使菌体表面蛋白质凝固妨碍杀菌效果。75% 用于皮肤及器械表面消毒等；50% 用于预防压疮，20% ~30% 用于高热患者物理退热擦浴	有刺激，不能用于破损皮肤及糜烂渗液的部位，使用时避免接触眼睛。稀释后使用
酚类	甲酚	作用强，腐蚀性及毒性较小；2% 溶液用于皮肤、橡胶手套消毒；3% ~5% 水溶液用于消毒器械；5% ~15% 溶液用于环境及排泄物消毒。甲酚皂溶液（来苏儿）为常用的消毒剂	有臭味，对黏膜有刺激性。一般不用于食具和厨房的消毒
醛类	甲醛	杀菌作用强，对细菌、芽胞、真菌、病毒均有效；10% 福尔马林溶液用于固定标本及保存疫苗等；2% 福尔马林溶液用于器械消毒	挥发性较强，对黏膜和呼吸道有强烈刺激性，可引起流泪，咳嗽等

续表

类别	药物	作用与应用	用药须知
酸类	苯甲酸	毒性小，抑制细菌和真菌，用于体癣、手足癣；也可用于食物和药品防腐	酸性环境中作用增强，忌与含重金属盐配伍
卤素类	碘酊	含2%碘及1.5%碘化钾的乙醇溶液，杀菌力强，对细菌、芽胞、真菌、病毒、阿米巴原虫均有效；2%的碘酊用于皮肤消毒；10%浓碘酊可治疗甲癣	碘过敏者禁用；有刺激性，皮肤、黏膜可出现烧灼感；碘酊消毒后须用乙醇脱碘
	聚维酮碘（碘伏）	作用强、持久，能杀死细菌、病毒、芽胞、真菌、原虫等；0.5%用于手术部位的皮肤消毒；5%~10%治疗烫伤；0.05%用于餐具和食具的消毒	刺激小，毒性低，碘过敏者禁用，不宜用于20%以上的大面积烧伤
表面活性剂	次氯酸钠	对细菌、病毒、芽胞均有杀灭作用；84消毒液由次氯酸钠+表面活性剂组成，具有广谱、高效、快速、去污性强等特点，用于各种用具、排泄物及不锈钢医疗器械消毒	有腐蚀性，避免与眼睛接触，金属器械消毒后及时取出擦干存放
	苯扎溴铵	对革兰阳性菌强，对铜绿假单胞菌和芽胞无效，杀菌和去污作用快而强、渗透力强、无刺激性。0.05%~0.1%用于外科手术前洗手（浸泡5分钟）；0.01%~0.05%用于黏膜和创面消毒；0.1%用于食具及器械消毒（浸泡30分钟）	毒性低，不宜用于膀胱镜等器械消毒及痰、粪便消毒。忌与肥皂、洗衣粉等合用。金属器械需加0.5%亚硝酸钠以防锈
	氯己定	作用快而强、对芽胞、真菌和病毒无效，无刺激性。0.02%溶液用于术前洗手消毒（浸泡3分钟）；0.05%溶液冲洗伤口及牙根炎、牙周炎；0.1%溶液用于器械消毒（加0.5%亚硝酸钠以防锈）；0.5%醇溶液用于手术前皮肤消毒；1%氯己定软膏用于烧伤、创伤表面消毒	毒性小，不可与碘酊、高锰酸钾、红汞配伍以免沉淀。不可与肥皂、合成洗涤剂同用。高温时易分解
染料类	甲紫	对革兰阳性菌、念珠菌、皮肤真菌有杀灭作用；对铜绿假单胞菌有效。对革兰阴性菌无效；有收敛作用，无刺激性及毒性，1%~2%溶液用于皮肤、黏膜、创伤感染、烫伤及真菌感染，也可用于小面积烧伤	不宜在黏膜或开放的创面上使用。脓血、坏死组织等可降低其效力
重金属类	红汞	杀菌作用弱，无刺激性，穿透力弱，对芽胞无效；2%溶液用于皮肤及表面创面消毒	不可与碘酊同涂一处

续表

类 别	药 物	作用与应用	用药须知
氧化剂	过氧乙酸	强氧化剂,对细菌、芽胞、真菌、病毒均有较强的杀灭作用。0.1%~0.2%溶液用于洗手消毒,浸泡1分钟;0.3%~0.5%溶液用于器械消毒,浸泡15分钟;0.04%溶液喷雾或熏蒸用于食具、空气、地面、家具及垃圾物消毒;1%溶液用于衣服、被单消毒,浸泡2小时	禁用于金属器械消毒;气温低时应延长消毒时间;现配现用,存于阴凉处
	过氧化氢	杀菌力弱,对细菌、芽胞、病毒均有效,作用时间短,遇有机物放出氧分子产生气泡,可机械消除脓块、血痂及坏死组织,除臭。3%用于清除创伤、松动痂皮尤其是厌氧菌感染的伤口;1%用于化脓性中耳炎和口腔炎、扁桃体炎和坏死性牙龈炎等局部冲洗	遇光、热易分解变质,避光保存。高浓度对皮肤、黏膜有刺激性灼伤,形成疼痛性"白痂"。连续漱口可出现舌头肥厚,停药可恢复
氧化剂	高锰酸钾	为强氧化剂,杀菌力强,有收敛作用。0.1%~0.5%溶液用于膀胱及创面洗涤;0.01%~0.02%溶液用于某些药物中毒时洗胃;0.0125%用于阴道冲洗或坐浴;0.01%用于足癣浸泡;0.02%溶液用于口腔科冲洗感染。0.1%用于蔬菜、水果消毒(浸泡5分钟)	临用时用凉开水配制;高浓度溶液有刺激性,易损伤皮肤;避光保存

药物的制剂和用法用量

青霉素 注射剂:40万 U、80万 U、100万 U。临用前配成溶液,一般一次40万~80万 U,2/d,肌注;小儿2.5万~5万 U/(kg·d),分2~4次肌注。严重感染4/d肌注或静脉给药,静滴时,160万~400万 U/d;小儿5万~20万 U/(kg·d)。

青霉素 V 片剂:0.25g(相当于40万 U)。每次0.5g,小儿一次0.25g,3~4/d。

苯唑西林 胶囊剂:0.25g。每次0.5~1g,4~6/d;小儿50~100mg/(kg·d),分4~6次服。宜在饭前1小时或饭后2小时服用,以免食物影响其吸收。注射剂:0.5g、1g。每次1g,3~4/d肌注或每次1~2g溶于100ml输液内静注0.5~1小时,3~4/d;小儿50~100mg/(kg·d),分3~4次滴注。

氯唑西林 胶囊剂:0.25g。每次0.25~0.5g,2~3/d;小儿30~60mg/(kg·d),分2~4次服。注射剂:0.25g、0.5g。每次0.5~1g,3~4/d,肌注或静滴。

双氯西林 片剂:0.25g。每次0.25~0.5g,4/d;30~50mg/(kg·d),分4~6次服。

氟氯西林 胶囊剂:0.125g、0.25g。一次0.125g,4/d;或一次0.5~1.0g,3/d。

氨苄西林 片剂:0.25g。每次0.25~0.5g,4/d;小儿50~80mg/(kg·d),分4

次服。注射剂：0.5g、1g。每次 0.5~1g，4/d 肌注；或每次 1~2g 溶于 100ml 输液中滴注，3~4/d，必要时 4 小时 1 次。小儿一日 100~150mg/kg，分次给予。

阿莫西林　胶囊剂：0.25g。每次 0.5~1g，3~4/d；小儿 50~100mg/(kg·d)，分 3~4 次服。片剂的剂量用法同胶囊剂。

羧苄西林　注射剂：0.5g、1g。每次 1g，4/d，肌注。严重铜绿假单胞菌感染时，10~20g/d，静注。小儿 100mg/(kg·d)，分 4 次肌注或 100~400mg/(kg·d) 静注。

磺苄西林　注射剂：1g、2g。4~8g/d，分 4 次肌注或静注，亦可静滴。肌注时需加利多卡因 3ml 以减轻疼痛。小儿 40~160mg/(kgkg·d)，分 4 次注射。

替卡西林　注射剂：0.5g、1g。肌注或静注，剂量同羧苄西林。

呋苄西林　注射剂：0.5g。4~8g/d，小儿 50~150mg/(kg·d)，分 4 次静注或静滴。

哌拉西林　注射剂：1g、2g。4~5g/d，小儿 80~100mg/(kg·d)，分 3~4 次肌注。8~16g/d，小儿 100~300mg/(kg·d)，分 3~4 次静注或静滴。

阿洛西林　粉针剂：2g、3g、4g。150~200mg/(kg·d)，重症感染 200~300mg/(kg·d)，小儿 50~150mg/(kg·d)，分 4 次肌注、静脉注射或静脉滴注。

美洛西林　粉针剂：1g。50~100mg/(kg·d) 或每次 3g，4/d；重症感染 50~100mg/(kg·d) 或每次 3g，6/d，肌注、静脉注射或静脉滴注。

美西林　注射剂：0.5g、1g。1.6~2.4g/d，小儿 30~50mg/(kg·d)，分 4 次静注或肌注。

匹美西林　片剂或胶囊剂：0.25g。轻症：每次 0.25g，2/d，必要时可用 4 次，重症加倍。

替莫西林　注射剂：0.5g、1g。每次 0.5~2g，2/d，肌注，为减轻疼痛，可用 0.25%~0.5% 利多卡因注射液作溶剂。

头孢噻吩　注射剂：0.5g、1g。每次 0.5~1g，4/d，肌注或静注。严重感染时，2~6g/d，分 2~3 次稀释后静滴。

头孢氨苄　片剂或胶囊剂：0.25g。1~2g/d，分 3~4 次服；小儿 25~50mg/(kg·d)，分 3~4 次服。

头孢唑啉　注射剂：0.5g。每次 0.5~1g，3~4/d，肌注或静注。小儿 20~40mg/(kg·d)，分 3~4 次给药。

头孢拉定　胶囊剂：0.25g、0.5g。1~2g/d，分 4 次服。小儿 25~50mg/(kg·d)，分 3~4 次服。注射剂：0.5g、1g。2~4g/d，分 4 次肌注、静注或静滴；小儿 50~100mg/(kg·d)，分 4 次注射。

头孢羟氨苄　胶囊剂：0.125g、0.25g。每次 1g，2/d；小儿 30~60mg/(kg·d)，分 2~3 次服。

头孢孟多　注射剂：0.5g、1g、2g。2~6g/d，小儿 50~100mg/(kg·d)，分 3~4 次肌注。严重感染时 8~12g/d，小儿 100~200mg/(kg·d)，分 2~4 次静注或静滴。

头孢呋辛　注射剂：0.25g、0.5g、0.75g、1.5g。一次 0.75g，3/d，肌注。小儿

30 ~ 60mg/（kg·d），分 3 ~ 4 次肌注。严重感染时 4.5 ~ 6g/d，小儿 50 ~ 100mg/（kg·d），分 2 ~ 4 次，静注。

头孢克洛　胶囊剂：0.25g。2 ~ 4g/d，分 4 次服；小儿 20mg/（kg·d），分 3 次服。

头孢噻肟　注射剂：0.5g、1g。2 ~ 6g/d，小儿 50 ~ 100mg/（kg·d），分 3 ~ 4 次，肌注。2 ~ 8g/d，小儿 50 ~ 150mg/（kg·d），分 2 ~ 4 次静注。

头孢曲松　注射剂：0.5g、1g。每次 1g，1/d，溶于 1% 利多卡因 3.5ml 中深部肌注，或 0.5 ~ 2g/d 溶于 0.9% 氯化钠注射液或 5% 葡萄糖注射液中静滴，30 分钟内滴完。

头孢他啶　注射剂：0.5g、1g、2g。每次 0.5 ~ 2g，2 ~ 3/d，小儿一次 25 ~ 50mg/kg，2/d，静注或肌注。静滴时以 0.9% 氯化钠注射液 500ml 稀释后 30 分钟滴完，肌注一般溶于 1% 利多卡因 0.5ml，深部注射。

头孢哌酮　注射剂：0.5g、1g、2g。2 ~ 4g/d，小儿 50 ~ 150mg/（kg·d），肌注、静注或静滴。严重感染时，6 ~ 8g/d，分 2 ~ 3 次肌注或静注。

头孢吡肟　每次 1 ~ 2g，2/d，肌注或静滴。

头孢匹罗　每次 1 ~ 2g，1 ~ 2/d，肌注或静滴。

头孢西丁　注射剂：1g。每次 1 ~ 2g，3 ~ 4/d，肌注或静注。

亚胺培南 - 西司他丁　注射剂：0.25g、0.5g、1g（以亚胺培南计量，其中含有等量的西司他丁钠）。每次 0.25 ~ 1g，2 ~ 4/d 肌注或静滴。

美罗培南　注射剂：0.25g、0.5g。每次 0.5 ~ 1g，3 ~ 4/d 肌注或静滴。

氨曲南　注射剂：0.5g、1g。1.5 ~ 6g/d，分 3 次肌注、静注或静滴，静滴时加入 0.9% 氯化钠注射液 100ml 中，于 30 分钟内滴完。

拉氧头孢　注射剂：0.25g、0.5g、1g。每次 0.5 ~ 1g，2/d，肌注、静注或静滴，重症加倍。小儿 40 ~ 80mg/（kg·d），分 2 ~ 4 次，静注或静滴。

氟氧头孢　注射剂：0.5g、1g、2g。1 ~ 2g/d，小儿 60 ~ 80mg/（kg·d），分 2 次静注或静滴；重症 4g/d，小儿 150mg/（kg·d），分 2 ~ 4 次静注或静滴。

舒他西林　片剂：0.375g。每次 0.375g，2 ~ 4/d，饭前 1 小时或饭后 2 小时服。注射剂：0.75g、1.5g。每次 0.75g，2 ~ 4/d，肌注。每次 1.5g，2 ~ 4/d 静注或静滴。

奥格门汀　片剂：0.375g、0.625g。每次 0.375 ~ 0.625g，3 ~ 4/d。

红霉素　肠溶片剂：0.125g、0.25g。一次 0.25 ~ 0.5g，3 ~ 4/d，小儿 30 ~ 50mg/（kg·d），分 3 ~ 4 次服。注射剂（乳糖酸盐）：0.25g、0.3g。1 ~ 2g/d，小儿 30 ~ 50mg/（kg·d），分 3 ~ 4 次静滴。

依托红霉素　片剂：0.125g（按红霉素计）、胶囊剂：0.05g、0.125g（按红霉素计）、颗粒剂：0.075g。1 ~ 2g/d，小儿 30 ~ 50mg/（kg·d），分 3 ~ 4 次服。

琥乙红霉素　片剂：0.1g、0.125g（按红霉素计）。每次 0.25 ~ 0.5g，4/d。小儿 30 ~ 40mg/（kg·d），分 3 ~ 4 次服。

乙酰螺旋霉素　片剂或胶囊剂：0.1g、0.2g。每次 0.2 ~ 0.3g，4/d；小儿 20 ~ 30mg/（kg·d），分 4 次服。

罗红霉素 片剂：0.15g。每次 0.15g，2/d，餐前服。颗粒剂、悬浮剂：0.05g。每次 0.15g，2/d；小儿每次 2.5～5mg/kg，2/d。

阿奇霉素 片剂：125mg、250mg。每次 0.5g，1/d；小儿每次 10mg/kg，1/d。

克拉霉素 片剂：0.2g。0.25～0.5g/d，小儿 7.5mg/(kg·d)，分 2 次服。

林可霉素 片剂或胶囊剂：0.25g、0.5g。每次 0.5g，3～4/d，饭后服；小儿 30～60mg/(kg·d)，分 3～4 次服。注射剂：0.2g、0.6g。每次 0.6g，2～3/d，肌注，或每次 0.6g 溶于 100～200ml 输液中缓慢静滴，2～3/d；小儿 15～40mg/(kg·d)，分 2～3 次肌注或静滴。

克林霉素 胶囊剂：0.075g、0.15g。每次 0.15～0.3g，3～4/d，小儿 10～20mg/(kg·d)，分 3～4 次服。注射剂：0.15g。0.6～1.8g/d，分 2～4 次肌注或静滴。

链霉素 片剂：0.1g、0.5g。每次 0.25～0.5g，3～4/d。小儿 60～80mg/(kg·d)，分 3～4 次服。注射剂：0.5g、0.75g。每次 0.5g，2/d，或每次 0.75g，1/d。小儿 15～25mg/(kg·d)，分 2 次肌注。

庆大霉素 片剂：2 万 U、4 万 U。每次 8 万～16 万 U，3～4/d。注射剂：2 万 U、4 万 U、8 万 U。16 万～24 万 U/d，小儿 3000～5000U/(kg·d)，分 2～3 次肌注。静滴剂量同上。滴眼剂：4 万 U/8ml，每次 1～2 滴，3～4/d 滴眼。

阿米卡星 注射剂：0.1g、0.2g。0.2～0.4g/d，小儿 4～8mg/(kg·d)，分 1～2 次肌注，静滴剂量同肌注，不可静注。

妥布霉素 注射剂：40mg、80mg。成人或小儿每次 1.5mg/kg，每 8 小时一次，肌注或静滴，疗程一般不超过 7～10 日。

奈替米星 注射剂：150mg。3～6.5mg/(kg·d)，分 2 次肌注。小儿 5～8mg/(kg·d)，分 2～3 次肌注。

大观霉素 注射剂：2g。每次 2g 溶于 0.9% 苯甲醇溶液 3.2ml 中，深部肌注，一般一次即可，必要时 2/d，即总量 4g。

万古霉素 粉针剂：0.5g。1～2g/d，分 3～4 次静注或静滴。每日量不超过 4g，小儿 40mg/(kg·d)，分 3～4 次静注或静滴。静注速度应慢，持续时间不少于 1 小时。

盐酸去甲万古霉素 粉针剂：0.4g。0.8～1.6g/d，一次或分次静脉滴注，小儿 16～24mg/(kg·d)，一次或分次静脉滴注。静注速度应慢。

硫酸黏菌素 片剂：50 万 U、100 万 U、300 万 U。150 万～300 万 U/d，分 3～4 次服。

多黏菌素 B 注射剂：50 万 U、100 万 U（含丁卡因者供肌注，不含丁卡因者供静滴用）。100 万～150 万 U/d，小儿 1.5 万～2.5 万 U/(kg·d)，分 2～3 次肌注。静滴时，一日 50 万～100 万 U，分 2 次，小儿一日 1.5 万～2.5 万 U/kg，分 1～2 次静滴。

四环素 片剂或胶囊剂：0.25g。每次 0.5g，3～4/d。软膏剂：5g。眼膏剂：2.5g、10g。外用。

土霉素 片剂：0.125g、0.25g。每次 0.5g，3～4/d。

多西环素 片剂或胶囊剂：0.1g。首次 0.2g，以后 0.1～0.2g/d，分 1～2 次服。8

岁以上小儿首剂 4mg/kg，以后每次 2~4mg/kg，1~2/d。

米诺环素 片剂：0.1g。每次 0.1g，2/d，首剂加倍。

氯霉素 片剂或胶囊剂：0.25g。每次 0.25~0.5g，3~4/d。眼膏、滴眼液、滴耳液：局部外用。

吡哌酸 片剂或胶囊剂：0.25g、0.5g。每次 0.5g，3~4/d。小儿15mg/(kg·d)，分 2 次服。

诺氟沙星 片剂或胶囊剂：0.1g。每次 0.1~0.2g，3~4/d。1% 软膏剂：每支10g。外用。0.3% 眼药水：每支 8ml。外用。

氧氟沙星 片剂：0.1g。0.2~0.6g/d，分 2 次服。注射剂：0.4g。每次 0.4g，2/d静滴。

左氧氟沙星 片剂：0.1g。一次 0.1g，3/d。注射剂：0.1g。0.4g/d，分 2 次静滴。

环丙沙星 片剂：0.25g、0.5g、0.75g。一次 0.25~0.5g，2/d。注射剂：0.1g、0.2g。一次 0.1~0.2g 溶于 0.9% 氯化钠注射液或 5% 葡萄糖注射液中静滴，静滴时间不少于 30 分钟，2/d。

莫西沙星 片剂：0.4g。一次 0.4g，1/d。注射剂：0.4g。一次 0.4g，1/d。

加替沙星 片剂：0.1g、0.2g、0.4g。一次 0.2g~0.4g，1/d。注射剂：0.1g、0.2g、0.4g。一次 0.2g~0.4g，1/d。

磺胺甲噁唑 片剂：0.5g。一次 0.5~1g，2/d，首次剂量加倍。大剂量长期应用时，需同服等量的碳酸氢钠。小儿一次 25mg/kg，2/d。

磺胺嘧啶 片剂：0.5g。一次 1g，2g/d。治疗脑膜炎，一次 1g，4g/d。注射剂：0.4g、1g。一次 1~1.5g，3~4.5g/d。小儿一般感染一日 50~75mg/kg，分 2 次用；流脑时按 100~150mg/(kg·d) 用。

柳氮磺吡啶 片剂：0.25g。一次 1~1.5g，3~4/d，症状好转后改为一次 0.5g。栓剂：0.5g。一次 0.5g，1~1.5g/d，直肠给药。

磺胺嘧啶银 1% 软膏（乳膏）：涂敷创面或用软膏油纱布包扎创面。粉剂可直接撒布于创面。

磺胺嘧啶锌 软膏、散剂。用法同磺胺嘧啶银。

磺胺米隆 5%~10% 软膏：外用。5%~10% 溶液湿敷。

磺胺醋酰钠 15% 眼药水：5ml、10ml。一次 1~2 滴，3~5/d 滴眼。6% 眼膏：4g。外用。

复方新诺明 片剂：每片含 SMZ 0.4g、TMP 0.08g。一次 2 片，2/d，首剂2~4片；儿童用量：每片含 SMZ 0.1g，TMP 0.02g，2~6 岁一次 1~2 片，6~12 岁一次 2~4 片，2/d，服药期间多饮水。

甲硝唑 片剂：0.2g。阿米巴病：一次 0.4~0.8g，3/d，5~7 日为一疗程。滴虫病：一次 0.2g，3/d，7 日为一疗程。厌氧菌感染：一次 0.2~0.4g，3/d。注射剂：50mg/10ml、100mg/20ml、500mg/100ml、1.25g/250ml、500mg/250ml。厌氧菌感染：

一次 500mg，静滴，于 20～30 分钟滴完，8 小时一次，7 日为一疗程。小儿一次 7.5mg/kg。

替硝唑　片剂：0.5g。阿米巴病：2g/d，服 2～3 日；小儿 50～60mg/（kg·d），连用 5 日。滴虫病：一次 2g，必要时重复 1 次；或一次 0.15g，3/d，连用 5 日，须男女同治以防再次感染；儿童一次 50～75mg/kg，必要时重复 1 次。厌氧菌感染：一日 2g，1/d。非特异性阴道炎：2g/d，连服 2 日。犁形鞭毛虫病：一次 2g。注射剂：400mg/200ml、800mg/400ml（含葡萄糖 5.5%）。重症厌氧菌感染：1.6g/d，分 1～2 次静滴，于 20～30 分钟滴完。

奥硝唑　片剂（胶囊剂）：0.25g、0.5g。预防术后感染，术前 12 小时服用 1.5g，以后每次 0.5g，2/d，至术后 3～5 天。治疗厌氧菌感染，每次 0.5g，2/d。急性毛滴虫病，于夜间单次服用 1.5g。慢性毛滴虫病，一次 0.5g，2/d，共用 5 天。贾第鞭毛虫病，于夜间顿服 1.5g，用药 1～2 日。阿米巴痢疾，于夜间顿服 1.5g，用药 3 日。其他阿米巴病，每次 0.5g，2/d。

注射剂：0.25g、0.5g。预防术后感染，术前 1～2 小时给药 1g 术后 12 小时给药 0.5g，24 小时后再给药 0.5g。治疗厌氧菌感染，初始剂量为 0.5g～1g，以后每 12 小时 0.5g，疗程 3～6 天。

异烟肼　片剂：0.05g、0.1g、0.3g。每次 0.1～0.3g，0.2～0.6g/d；小儿 10～20mg/（kg·d），分 3～4 次服，对急性粟粒性肺结核或结核性脑膜炎，每次 0.2～0.3g，3/d。注射剂：0.1g。每次 0.3～0.6g，加 5% 葡萄糖或 0.9% 氯化钠注射液 20～40ml 缓慢推注，或加入 250ml 中静滴。

利福平　片剂或胶囊剂：0.15g、0.3g、0.45g、0.6g。0.45～0.6g/d，1/d，清晨空腹顿服。小儿 20mg/（kg·d），分 2 次服。眼药水：每支 10ml。

利福定　胶囊剂：0.1g、0.15g。每次 0.15～0.2g，清晨空腹顿服。小儿 3～4mg/（kg·d）。

利福喷汀　片剂或胶囊剂：0.15g、0.3g。每次 0.6g，一周 1～2 次，清晨空腹服。

乙胺丁醇　片剂：0.25g。每次 0.25g，2～3/d；小儿 15～20mg/（kg·d），分 2～3 次服。

吡嗪酰胺　片剂或胶囊剂：0.25g、0.5g。35mg/（kg·d），分 3～4 次服。

对氨基水杨酸钠　片剂：0.5g。每次 2～3g，4/d。小儿 0.2～0.3g/（kg·d），分 4 次服。注射剂：2g、4g、6g。4～12g/d 加入 5% 葡萄糖或 0.9% 氯化钠注射液中，稀释为 3%～4% 的溶液，2 小时内滴完。

丙硫异烟胺　片剂：0.1g。每次 0.1～0.2g，3/d。小儿 10～15mg/（kg·d），分 3 次服。

灰黄霉素　片剂：100mg、250mg。口服：每次 200mg～250mg，0.8～1g/d。霜膏：10g。

克霉唑　软膏：1%、3%。外用。口腔药膜：4mg。每次 4mg，3/d，贴于口腔。栓剂：0.15g，一次 0.15g，1/d，阴道给药。溶液剂：1.5%。涂患处，2～3/d。

特比萘芬 片剂或胶囊剂：125mg、250mg。一次 250mg，1/d。乳膏剂：规格 5g:0.05g,10g:0.1g。外用，2/d。

两性霉素 B 注射剂：5mg、25mg、50mg。静滴时先用注射用水溶解后加入 5% 葡萄糖注射液中，稀释成 0.1mg/ml，从 0.1mg/（kg·d）开始渐增至 1mg/（kg·d）。鞘内注射：首剂：0.05～0.1mg，渐增至一次 0.5mg，浓度不超过 0.3mg/ml。

制霉菌素 片剂：25 万 U、50 万 U。一次 50 万～100 万 U，3/d，7 日为一疗程；小儿 5 万～10 万 U/（kg·d），分 3～4 次服。软膏剂：10 万 U/g；阴道栓剂：10 万 U；混悬剂：10 万 U/ml，供局部外用。

氟胞嘧啶 片剂：250mg、500mg。4～6g/d，分 4 次服，疗程自数周至数月。注射剂：2.5g/250ml。50～150mg/（kg·d），分 2～3 次。

咪康唑 注射剂：0.2g。一次 0.2～0.4g，3/d，一日最大量为 2g，用 0.9% 氯化钠注射液或 5% 葡萄糖注射液稀释成 200ml 于 30～60 分钟滴完。霜剂：2%。外用。栓剂：0.1g。阴道用。

酮康唑 片剂：0.2g。每次 0.2～0.4g，1/d。深部真菌感染，连服 1～6 日；浅部真菌感染连服 1～6 周。栓剂：0.1g、0.2g。

氟康唑 片剂或胶囊剂：50mg、100mg、150mg、200mg。一次 50～100mg，1/d，必要时 150～300mg/d。注射剂：100mg/5ml、200mg/10ml。剂量同口服，静滴。

伊曲康唑 胶囊剂：100mg、100mg。100～200mg/d，1/d。

阿昔洛韦 片剂或胶囊剂：0.2g。每次 0.2g，每 4 小时 1 次，或 1g/d，分 5 次服。注射剂：0.5g。每次 5mg/kg，3/d，7 日为一疗程，先用注射用水配成 2% 的溶液后加入输液中静滴。滴眼液：0.1% 8ml。眼膏剂：3% 3g。霜剂和软膏剂：3% 10g，供局部应用。

更昔洛韦 胶囊剂：0.25g。每次 1g，3/d，与食物同服。注射剂：0.25g、0.5g。诱导治疗：静脉滴注 5mg/kg（历时最少 1 小时），每 12 小时 1 次，连用 14～21 日（预防用药则为 7～14 日）。维持治疗：静脉滴注 5mg/kg，1/d，每周用药 7 日；6mg/kg，1/d，每周用药 5 日。

拉米夫定 片剂：0.1g。每次 0.1g，1/d。

齐多夫定 片剂：0.1g。每次 200mg，每 4 小时 1 次。注射剂：50mg。一次 50～200mg，3/d。

司坦夫定 胶囊剂：20mg。每次 30～40mg，2/d。

奥司他韦 胶囊剂：75mg。每次 75mg，2/d，用药 5 日。

利巴韦林 片剂：0.1g、0.2g。0.8～1g/d，分 3～4 次服。注射剂：0.1g。10～15mg/（kg·d），分 2 次肌注或静注。

阿糖腺苷 注射剂：1g。10～15mg/（kg·d），加入输液中静滴。眼膏剂：3%。局部应用。

干扰素 注射剂：100 万 U、300 万 U。一次 100 万～300 万 U，1/d，肌注，5～10 日为一疗程，疗程间隔 2～3 日或每周肌注 1～2 次。

聚肌胞　注射剂：1mg、2mg。每次1～2mg，隔2～3日1次，肌注。治疗肝炎：一周2次，肌注，2～3个月为一疗程。滴眼液：0.1%。8～14/d。滴鼻液：0.1%。3～5/d，用于预防流感。

碘苷　滴眼液：0.1%。滴眼，每2小时1次。

综合测试

A1型题

1. 肾功能不良的患者禁用

    A. 青霉素G　　　　　　　B. 耐酶青霉素类　　　　　C. 广谱青霉素

    D. 第一代头孢菌素　　　　E. 第三代头孢菌素

2. 第三代头孢菌素的特点是

    A. 主要用于轻、中度呼吸道和尿路感染

    B. 对革兰阴性菌有较强的作用

    C. 对β内酰胺酶的稳定性较第一、二代头孢菌素低

    D. 对肾脏毒性较第一、二代头孢菌素大

    E. 对组织穿透力弱

3. 克拉维酸与阿莫西林配伍应用的主要药理学基础是

    A. 可使阿莫西林口服吸收更好

    B. 可使阿莫西林自肾小管分泌减少

    C. 可使阿莫西林用量减少，毒性降低

    D. 克拉维酸抗菌谱广，抗菌活性强

    E. 克拉维酸可抑制β-内酰胺酶

4. 治疗梅毒、钩端螺旋体病的首选药物是

    A. 红霉素　　　　　　　　B. 四环素　　　　　　　　C. 氯霉素

    D. 青霉素　　　　　　　　E. 氟哌酸

5. 大环内酯类对下述哪类细菌无效

    A. 革兰阳性菌　　　　　　B. 革兰阴性球菌　　　　　C. 大肠杆菌，变形杆菌

    D. 军团菌　　　　　　　　E. 衣原体，支原体

6. 治疗流行性脑脊髓膜炎的最佳联合用药是

    A. 青霉素+四环素　　　　B. 青霉素+链霉素　　　　C. 青霉素+磺胺嘧啶

    D. 青霉素+利福平　　　　E. 青霉素+氧氟沙星

7. 金葡菌引起的急慢性骨髓炎最佳选用

    A. 阿莫西林　　　　　　　B. 红霉素　　　　　　　　C. 头孢曲松

    D. 林可霉素　　　　　　　E. 万古霉素

8. 青霉素G对下列哪种细菌基本无效

A. 破伤风杆菌　　　　　　B. 脑膜炎奈瑟菌　　　　　　C. 梅毒螺旋体

D. 溶血性链球菌　　　　　E. 变形杆菌

9. 青霉素 G 最严重的不良反应是

A. 耳毒性　　　　　　　　B. 肾损害　　　　　　　　　C. 肝损害

D. 神经肌肉麻痹　　　　　E. 过敏性休克

10. 氯霉素抗菌谱广，但仅限于伤寒、立克次体病及敏感菌所致严重感染，是因为

A. 影响骨、牙生长发育

B. 对肝脏严重损害

C. 胃肠道反应

D. 对造血系统严重的不良反应

E. 二重感染

11. 耳、肾毒性最大的氨基糖苷类抗生素是

A. 卡那霉素　　　　　　　B. 庆大霉素　　　　　　　　C. 西索米星

D. 奈替米星　　　　　　　E. 新霉素

12. 氨基苷类抗生素引起的急性毒性反应与哪种离子的结合有关

A. K^+　　　　　　　　　B. Ca^{2+}　　　　　　　　C. Cl^-

D. Na^+　　　　　　　　E. Mg^{2+}

13. 对四环素不敏感的病原体是

A. 革兰阳性球菌　　　　　B. 结核杆菌　　　　　　　　C. 革兰阴性菌

D. 肺炎支原体　　　　　　E. 立克次体

14. 下列 β - 内酰胺类抗生素中哪种对伤寒沙门菌有效

A. 青霉素 V　　　　　　　B. 苯唑西林　　　　　　　　C. 氨苄西林

D. 羧苄西林　　　　　　　E. 双氯西林

15. 耐青霉素 G 金葡菌感染可选用

A. 苯唑西林，头孢氨苄，庆大霉素　　　B. 多黏菌素，红霉素，头孢氨苄

C. 氨苄西林，红霉素，林可霉素　　　　D. 头孢氨苄，红霉素，四环素

E. 羧苄西林，头孢氨苄，庆大霉素

16. 氨基糖苷类药物的抗菌作用机制是

A. 增加胞质膜通透性　　　　　　　　　B. 抑制细菌蛋白质合成

C. 抑制胞壁粘肽合成酶　　　　　　　　D. 抑制二氢叶酸合成酶

E. 抑制 DNA 螺旋酶

17. 抗绿脓杆菌作用最强的头孢菌素是

A. 头孢氨苄　　　　　　　B. 头孢他啶　　　　　　　　C. 头孢孟多

D. 头孢噻吩　　　　　　　E. 头孢哌酮

18. 可治疗伤寒的青霉素类药是

A. 苄青霉素　　　　　　　B. 苯唑西林　　　　　　　　C. 羧苄西林

D. 替卡西林　　　　　　　E. 氨苄西林

19. 治疗军团菌病的首选药物是
    A. 麦迪霉素　　　　　　　B. 红霉素　　　　　　　C. 土霉素
    D. 多西环素　　　　　　　E. 四环素

20. 青霉素抗革兰阳性（G^+）菌的作用机制是
    A. 干扰细菌蛋白质合成　　　　　　B. 抑制细菌核酸代谢
    C. 抑制细菌脂代谢　　　　　　　　D. 抑制细菌细胞壁肽聚糖（黏肽）的合成
    E. 破坏细菌细胞膜结构

21. 下列有关阿米卡星的叙述错误的是
    A. 是卡那霉素的半合成衍生物
    B. 抗菌谱为氨基糖苷类抗生素中较窄的
    C. 对许多肠道革兰阴性菌产生的钝化酶稳定
    D. 主要用于治疗其他氨基糖苷类耐药菌所致的感染
    E. 可为乙酰转移酶钝化而耐药

22. 哪种疾病用青霉素治疗可引起赫氏反应
    A. 流行性脑脊髓膜炎　　　B. 草绿色链球菌心内膜炎　　C. 大叶性肺炎
    D. 气性坏疽　　　　　　　E. 梅毒

23. 下列有关氨基糖苷类抗生素的叙述错误的是
    A. 溶液性质较稳定
    B. 对革兰阴性菌作用强
    C. 易透过血脑屏障，但不易透过胎盘
    D. 抗菌机制是阻碍细菌蛋白质的合成
    E. 胃肠道不易吸收

24. 下列哪项不是氨基糖苷类抗生素的共同特点
    A. 由氨基糖和非糖部分的苷元结合而成
    B. 水溶性好，性质稳定
    C. 对革兰阳性菌具有高度抗菌活性
    D. 对革兰阴性需氧杆菌具有高度抗菌活性
    E. 与核蛋白体 30S 亚基结合，抑制蛋白质合成的杀菌剂

25. 红霉素的抗菌作用机制是
    A. 抑制细菌细胞壁的合成　　　　　B. 抑制 DNA 的合成
    C. 与 30S 亚基结合，抑制蛋白质合成　　D. 与 50S 亚基结合，抑制蛋白质合成
    E. 抑制二氢叶酸合成酶

26. 下列哪项不属于氨基糖苷类药物的不良反应
    A. 变态反应　　　　　　　B. 神经肌肉阻断作用　　　C. 肾毒性
    D. 骨髓抑制　　　　　　　E. 耳毒性

27. 对第三代头孢菌素特点的叙述，哪项是错误的
    A. 抗革兰阳性菌作用强于第一、二代　　B. 对绿脓杆菌及厌氧菌有效
    C. 对 β - 内酰胺酶稳定性高　　　　　　D. 脑脊液中可渗入一定量

E. 对肾脏基本无毒性

28. 治疗铜绿假单胞菌所致败血症应选用
    A. 青霉素＋链霉素　　　　　B. 异烟肼＋链霉素　　　　　C. 羧苄西林＋庆大霉素
    D. 苯唑西林＋庆大霉素　　　E. 青霉素＋SD

29. 治疗流行性脑脊髓膜炎应选用
    A. 青霉素＋SD　　　　　　　B. 异烟肼＋链霉素　　　　　C. 羧苄西林＋庆大霉素
    D. 苯唑西林＋庆大霉素　　　E. 青霉素＋链霉素

30. 氨基糖苷类抗生素不包括
    A. 链霉素　　　　　　　　　B. 妥布霉素　　　　　　　　C. 庆大霉素
    D. 阿米卡星　　　　　　　　E. 多西环素

31. 氯霉素限制应用的主要原因是
    A. 二重感染　　　　　　　　B. 抑制骨髓造血功能　　　　C. 过敏反应
    D. 消化道反应　　　　　　　E. 肝毒性

32. 孕妇及8岁以下儿童禁用
    A. 头孢菌素类　　　　　　　B. 四环素类　　　　　　　　C. 大环内酯类
    D. 青霉素类　　　　　　　　E. 氨基糖苷类

33. 没有耳毒性的抗生素是
    A. 青霉素　　　　　　　　　B. 庆大霉素　　　　　　　　C. 阿米卡星
    D. 链霉素　　　　　　　　　E. 大观霉素

34. 段某，近一段时间咳嗽，痰中带血，并伴有乏力、头痛等症状，经诊断为支原体肺
    炎，应选用下列哪种药物控制感染
    A. 青霉素　　　　　　　　　B. 多西环素　　　　　　　　C. 氯霉素
    D. 庆大霉素　　　　　　　　E. 螺旋霉素

35. 治疗厌氧菌感染可选用
    A. 青霉素　　　　　　　　　B. 头孢菌素　　　　　　　　C. 红霉素
    D. 甲硝唑　　　　　　　　　E. 呋喃妥因

36. 口服 SMZ 需加服碳酸氢钠的原因是
    A. 减轻消化道反应　　　　　　　　　　B. 增强抗菌作用
    C. 预防在尿中析出结晶而损伤肾　　　　D. 防止过敏反应
    E. 预防代谢性酸中毒

37. 喹诺酮类药物对下列哪种病原体无效
    A. 肺炎链球菌　　　　　　　B. 铜绿假单胞菌　　　　　　C. 大肠埃希菌
    D. 真菌　　　　　　　　　　E. 结核分枝杆菌

38. 异烟肼长期大剂量服用易引起
    A. 维生素 B_1 缺乏　　　　　B. 维生素 B_{12} 缺乏　　　　C. 周围神经炎
    D. 肾毒性　　　　　　　　　E. 耳聋

39. 为防治异烟肼引起外周神经炎，应同服下列何药

A. 维生素 K   B. 维生素 B_1 C. 维生素 B_6

D. 维生素 C   E. 维生素 A

40. 抗结核病药中属广谱抗生素的是

     A. 利福平   B. 链霉素   C. 乙胺丁醇

     D. 吡嗪酰胺   E. 异烟肼

41. 某结核病患者，在抗结核病治疗中，出现了失眠、精神错乱等中枢症状，引起这种不良反应的药物可能是

     A. 异烟肼   B. 利福平   C. 乙胺丁醇

     D. 吡嗪酰胺   E. 链霉素

42. 金刚烷胺特异性地作用于下列哪种病毒

     A. 疱疹病毒   B. 麻疹病毒   C. 腮腺炎病毒

     D. 甲型流感病毒   E. 乙型流感病毒

43. 抗病毒药不包括

     A. 利巴韦林   B. 金刚烷胺   C. 干扰素

     D. 多巴胺   E. 阿昔洛韦

44. 皮肤按摩防止褥疮常用的乙醇浓度是

     A. 20%～30%   B. 40%～50%   C. 70%～75%

     D. 80%～85%   E. 50%～60%

45. 醇类在下列哪种浓度（质量分数）下杀菌力最强

     A. 75%   B. 95%   C. 70%   D. 50%   E. 30%

46. 遇碘毒性增强的药物是

     A. 甲紫   B. 洗必泰   C. 乙醇   D. 红汞   E. 高锰酸钾

47. 新洁尔灭用于器械消毒时的溶液浓度为

     A. 0.05%   B. 0.1%   C. 0.5%   D. 0.01%   E. 0.03%

A2 型题

48. 患者，女，32 岁。发热、腰痛、尿频、尿急一个月，近 3 天全身关节酸痛、尿频、尿急加重。体检：体温 39.5℃，白细胞 $13 \times 10^9/L$，中性粒细胞 86%，尿培养大肠杆菌阳性，诊断为大肠杆菌性尿路感染，应首选

     A. 青霉素   B. 红霉素   C. 灰黄霉素

     D. 头孢曲松   E. 林可霉素

49. 患者，男，25 岁。寒战、高热、胸痛、咳嗽，吐铁锈样痰，胸透显示右上肺有片状致密阴影，诊断为大叶性肺炎。首选的治疗药物为

     A. 庆大霉素   B. 青霉素   C. 红霉素

     D. 头孢噻肟   E. 氨曲南

50. 患者，男，40 岁。慢性肾炎合并胆囊炎宜用

     A. 四环素   B. 头孢唑啉   C. 多西环素

     D. 庆大霉素   E. 多黏菌素

51. 患者，男，40 岁。突发寒战、稽留型高热、剧烈头痛入院，给予青霉素治疗 3 天无明显好转，第 4 天于胸、背、肩等处出现红色斑丘疹，进一步检查诊断为斑疹伤寒。应选用的治疗药物为

    A. 青霉素   B. 氯霉素   C. 红霉素

    D. 四环素   E. 头孢菌素

52. 患者，女，28 岁。因发热原因不明入院，经实验室检查诊断为草绿色链球菌引起的细菌性心内膜炎。应选择的治疗方案是

    A. 红霉素 + 青霉素   B. 庆大霉素 + 青霉素

    C. 链霉素 + 青霉素   D. 氨苄西林 + 阿莫西林

    E. 阿米卡星 + 妥布霉素

53. 患者，男，4 岁。因发热、咽痛诊断为急性扁桃体炎，青霉素皮试为阳性，应选用

    A. 青霉素 V   B. 氨苄西林   C. 红霉素

    D. 阿莫西林   E. 头孢唑啉

54. 患者，女，36 岁。左脚中趾甲板增厚、变脆、表面失去光泽，呈灰白色，根据既往中癣病史和真菌镜检阳性。诊断为甲真菌病，下列何药必须口服治疗才有效

    A. 酮康唑   B. 两性霉素 B   C. 克霉唑

    D. 灰黄霉素   E. 以上都不是

55. 患者，女，23 岁。急性泌尿系感染，用庆大霉素治疗，同时还可加用下列哪个药，以增加疗效

    A. 维生素 B_6 B. 碳酸氢钠   C. 碳酸钙

    D. 维生素 C   E. 氯化铵

56. 患者，近期出现发热、脾大、瘀点等症状，心脏听诊可闻及杂音，并伴有乏力、纳减、苍白等，血培养为草绿色链球菌，诊断为细菌性心内膜炎，常首选下列何种方案治疗

    A. 庆大霉素 + 红霉素   B. 青霉素 G + TMP   C. 强力霉素

    D. 青霉素 G + 链霉素   E. 青霉素 G + 红霉素

57. 患者，近几天出现咽痛伴中等程度发热、食欲不振、乏力、全身不适等症状，咽部充血，扁桃体肿大，上有假膜，细菌学检查发现白喉杆菌，诊断为普通型咽白喉，最好选用下列哪种治疗方案

    A. 红霉素 + 白喉抗毒素   B. 庆大霉素 + 白喉抗毒素

    C. 土霉素 + 白喉抗毒素   D. SMZ + TMP

    E. 青霉素 + 白喉抗毒素

58. 患者，近来左臂长一疖，穿刺检查为金葡菌感染，青霉素皮试阳性，常选用下列何药治疗

    A. 红霉素   B. 苯唑西林   C. 头孢唑啉

    D. 氨苄西林   E. 羧苄西林

B 型题

（59~62 题共用备选答案）

　　A. 青霉素 G　　　　　　　B. 氯霉素　　　　　　　　C. 红霉素

　　D. 克林霉素　　　　　　　E. 灰黄霉素

59. 首选用于治疗军团菌感染的抗菌药是

60. 可用于治疗手、足癣的是

61. 首选用于治疗钩端螺旋体病、梅毒的抗菌药是

62. 对厌氧菌有广谱抗菌作用的是

（63~65 题共用备选答案）

　　A. 青霉素　　　　　　　　B. 氯霉素　　　　　　　　C. 链霉素

　　D. 四环素　　　　　　　　E. 红霉素

63. 易发生过敏性休克

64. 抑制骨髓造血功能

65. 影响骨和牙的生长发育

（66~69 题共用备选答案）

　　A. 利福平　　　　　　　　B. 乙胺丁醇　　　　　　　C. 对氨基水杨酸

　　D. 链霉素　　　　　　　　E. 异烟肼

66. 同服维生素 B$_6$ 可预防周围神经炎

67. 有肝病史或与异烟肼合用时易发生肝损害

68. 长期大量用药可致视神经炎

69. 有耳毒性，可致永久性耳聋

（符秀华）

第十五章 抗寄生虫药

寄生虫病可分为原虫病和蠕虫病，原虫病包括疟疾、阿米巴病、利什曼病等，蠕虫病包括吸虫病、丝虫病和线虫病等，因此抗寄生虫病药物可分为抗原虫药（antiprotozoal drugs）和抗蠕虫药（antihelminthic drugs）

第一节 抗疟药

抗疟药（antimalarial drugs）是用于预防或治疗疟疾的药物，疟疾是由疟原虫经雌性按蚊叮咬传播引起的传染病。使人致病的疟原虫主要有四种：恶性疟原虫、间日疟原虫、三日疟原虫和卵形疟原虫，后三者又称良性疟。完整的疟原虫生活史可分为：雌蚊体内进行的有性生殖和人体内进行的无性生殖两个阶段。在蚊子叮咬人体时，疟原虫子孢子进入人体并侵入肝细胞进行发育繁殖，然后从肝细胞释放，进入人红细胞，此时无症状，为疟疾的潜伏期，也称为原发性红细胞外期。疟原虫感染红细胞时期称为红细胞内期，此时疟原虫产生的代谢产物和红细胞碎片刺激机体，引起寒战、高热、出汗等疟疾的临床症状。而肝细胞中部分处于休眠状态疟原虫是疟疾复发的根源，也称为继发性红细胞外期。

抗疟药是用于预防或治疗疟疾的药物。常用的抗疟药分为 3 类：

1. 主要用于控制疟疾症状的药物　如氯喹、奎宁、甲氟喹、青蒿素、咯萘啶、本芴醇。

2. 主要用于控制疟疾复发和传播的抗疟药　如伯氨喹。

3. 主要用于疟疾预防的抗疟药　如乙胺嘧啶、磺胺类。

一、常见的抗疟药

（一）主要用于控制症状的药物

本类药物发挥控制症状发作和症状抑制性预防作用，代表药为氯喹（chloroquine）、奎宁（quinine）、甲氟喹（mefloquine）、青蒿素（artemisinin）等。均能杀灭红细胞内期裂殖体。

氯　喹

[药理作用]

氯喹能杀灭红细胞内期的间日疟、三日疟以及敏感的恶性疟原虫，迅速控制疟疾症状的发作,对恶性疟有根治作用,是控制疟疾症状的首选药物。其特点是起效快、疗效高、作用持久。一般患者服药1~2日内寒战、发热等症状消退,2~3日后血中疟原虫消失。由于药物作用持久,故能推迟良性疟症状的复发。氯喹对红外期无效,不能用作病因性预防和良性疟的根治。

考点链接

有关氯喹叙述正确的是

A. 杀灭血中配子体

B. 抗疟作用强、缓慢、持久

C. 对疟原虫的红内期有杀灭作用

D. 对疟原虫的继发性红外期有效

E. 对疟原虫的原发性红外期有效

解析与答案: 氯喹对各种疟原虫的红细胞内期裂殖体均有较强的杀灭作用,但对于子孢子、休眠子和配子体均无效,故选C。

[临床作用]

1. 用于控制疟疾的急性发作和根治恶性疟。起效快,作用强,维持时间长,是临床治疗疟疾的首选药。

2. 治疗肠外阿米巴病。口服后肝中浓度非常高,可用于甲硝唑治疗无效或禁忌的阿米巴肝炎或肝脓肿。

3. 免疫抑制作用。大剂量用于治疗类风湿关节炎、系统性红斑狼疮等。由于用量大,易引起毒性反应。

[不良反应]

抗疟剂量不良反应少,主要有轻度头晕、耳鸣、肠胃不适、皮疹等,多在停药后自行消失。大剂量应用时可导致视网膜病。大剂量或快速静脉给药时,可致低血压,给药剂量过大可发生致死性心律失常。

[注意事项]

1. 本药服用期间有时可见白细胞减少,如减至4.0×10^9g/L以下应停药。

2. 本品无收缩子宫作用,但可能使胎儿耳聋、脑积水、四肢缺陷,故孕妇忌用。

3. 对少数患者,可引起心律失常,严重者可致阿-斯综合征,值得重视,若不及时抢救,可能导致死亡。

4. 长期使用,可产生抗药性(多见于恶性疟)。如用量不足,恶性疟常在2~4周内复燃,且易引起抗药性。

5. 本品对角膜和视网膜有损害,因此长期服用本品治疗以前,应先作眼部详细检查,排除原有病变,60岁以上患者宜勤检查,以防视力功能损害。长期维持剂量0.25g/d或以下为宜,疗程不超过1年。

6. 与伯氨喹合用时,部分患者可产生严重心血管系统不良反应,如改为序贯服用,效不减而不良反应降低。

7. 与氯丙嗪等对肝有损害的药物合用，可加重肝脏负担；与保泰松合用易引起过敏性皮炎；与氯化铵合用可加速排泄而降低血药浓度，必须注意。

案例分析 Anlifenxi

患者，女，45岁。自述很久前就有不适感，每隔2天发1次，基本都在下午3—4点发病，先有全身酸痛、畏寒，大约20分钟后体温上升到37.5℃，患者贫血面貌较为明显，其他特征良好，能正常工作。诊断为三日疟原虫感染。

治疗：采用氯喹3天疗法治疗，第1天给予4片氯喹，患者症状得到控制，体温降至正常，第2~3天各服3片，总剂量1500mg，患者无明显不良反应，3天后临床治愈。（注：氯喹规格：每片150mg）。

思考：本案例为什么采用氯喹治疗？除了用氯喹单独治疗，为了更好地控制疟疾的复发，可与什么药物一起联用？

解析：氯喹能杀灭红细胞内期的三日疟，迅速控制疟疾的症状发作，起效快，作用强，维持时间长，是临床治疗疟疾的首选药。伯氨喹为对红细胞外期及各型疟原虫的配子体均有较强的杀灭作用。目前尚无一种药物对疟原虫生活史的各个环节都有作用，临床一般采用联合用药。良性疟通常采用氯喹＋伯氨喹治疗。但也有相关报道说氯喹单独应用可根治三日疟的报道。

青 蒿 素

[药理与应用]

青蒿素对各种疟原虫红细胞内期裂殖体有快速的杀灭作用。48小时内疟原虫从血中消失，对红细胞外期疟原虫无效。主要用于治疗对耐氯喹或多药耐药的恶性疟，也可用于治疗凶险性恶性疟如脑型疟和黄疸型疟疾。

[不良反应]

治疗剂量下不良反应少，有消化道反应，偶见四肢麻木感、心动过速，停药后立即消失。动物试验中大剂量时，曾发现骨髓抑制、肝损害作用及胚胎毒性。

[注意事项]

青蒿素治疗疟疾有一定的复发率，可与伯氨喹合用。青蒿素与其他抗疟药之间存在相互作用：与奎宁合用抗疟作用相加，与甲氟喹有协同作用，与氯喹或乙胺嘧啶有拮抗作用。

考点链接

下列药物用于病原治疗时必需联合用药的是

A. 青蒿素　　B. 甲硝唑　　C. 青霉素　　D. 环丙沙星　　E. 以上都不是

解析与答案：青蒿素治疗疟疾有一定的复发率，可与伯氨喹合用。与奎宁合用抗疟作用相加，与甲氟喹有协同作用，故选A。

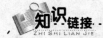

奎　宁

奎宁是最古老的抗疟药，是从茜草科植物金鸡纳树皮中提取的生物碱，属喹啉类衍生物。由于人工合成了氯喹以后，奎宁已不再作为首选药。随着氯喹耐药性的问题日趋严重，当今奎宁重新被重视。

[药理与应用]

抗疟作用于氯喹相似，但效力较弱而毒性大，对各种疟原虫的红细胞内期繁殖体均有杀灭作用。奎宁在肝内迅速氧化失活，由肾排出，因此奎宁体内消除快，作用时间短，易复发。对红细胞外期繁殖体无效，对配子体也无明显作用。奎宁还有微弱的解热镇痛作用、中枢抑制作用和抑制心肌的作用，对妊娠子宫有轻微的兴奋作用。临床一般用于对氯喹耐药或耐多药的恶性疟，但不作为首选。

[不良反应]

奎宁不良反应多，常见为金鸡纳反应，表现为恶心、呕吐、头痛、耳鸣、视听力减退等，停药后可恢复。另外还可引起血压下降、心律失常等。少数恶性疟患者对奎宁有高敏性，用小剂量奎宁即可发生急性溶血，引起高热、寒战、血红蛋白尿（黑尿病）和肾衰竭，可致死。

[注意事项]

1. 孕妇禁用，因本品有催产作用并可通过胎盘对胎儿有不良影响。哺乳期妇女慎用。

2. 本品与制酸药、抗凝药、肌肉松弛药、奎尼丁、尿液碱化剂、维生素K等合用均会产生药物的相互作用，必须引起注意。

咯 萘 啶

咯萘啶（malaridine）为我国研制的一种抗疟药。对红细胞内期疟原虫有杀灭作用，对耐氯喹的恶性疟也有效。可用于治疗各种类型的疟疾，包括脑型疟。治疗剂量时不良反应轻微而少见，表现为食欲减退、恶心、头痛、头晕、皮疹和精神兴奋等。

（二）主要用于控制复发和传播的药物

本类药物能杀灭肝脏中休眠子，控制疟疾的远期复发，代表药为伯氨喹（prima-quine）。由于其能杀灭各种疟原虫的配子体，故能控制疟疾传播。

伯 氨 喹

［药理与应用］

伯氨喹对间日疟和卵形疟肝脏中的休眠子有较强的杀灭作用，对红细胞内期的疟原虫无效，因此不能控制疟疾临床症状发作。临床上主要用于作为控制复发和阻止传播的首选药。

［不良反应］

本药的毒性较大。治疗量可以引起疲乏、头昏、恶心、呕吐、腹痛等症状；某些患者可出现指甲和嘴唇发绀、药热等，停药后可自行恢复；偶有病例发生腹绞痛；少数特异质（缺乏葡萄糖-6-磷酸脱氢酶）患者可产生溶血反应和高铁血红蛋白血症。

［注意事项］

1. 孕妇及哺乳期妇女及糖尿病患者均应慎用。
2. 蚕豆病及粒细胞缺乏倾向的患者禁用。
3. 米帕林（阿的平）及氯胍可抑制伯氨喹的代谢，故伯氨奎与此二药同用后，其血药浓度大大提高，维持时间也延长，毒性增加，但疗效未见增加。

案例分析 *Anlifenxi*

患者，男，25岁。有到疟疾流行区旅游史，反复寒战、高热。医生诊断为间日疟。处方如下：

Rp：磷酸氯喹片　0.25g×8
用法：首剂1g，第2、3天各0.5g
磷酸伯氨喹片　0.5g×20
用法：每次26.4g，1/d

思考：试分析该处方是否合理，为什么？

解析：此处方合理，氯喹作用于红内期疟原虫，是控制疟疾症状发作的首选药，而伯氨喹对间日疟红外期及各型疟原虫的配子体有较强的杀灭作用，是根治间日疟和控制疟疾传播的首选药物，二者合用，对间日疟红内期及红外期同时作用，可起到根治之效。

杀灭红细胞外期增殖体和各型疟原虫配子体的抗疟药是

A. 氯喹 B. 奎宁 C. 乙胺嘧啶 D. 伯氨喹 E. 以上都不是

解析与答案：伯氨喹对间日疟和卵形疟肝脏中的休眠子有较强的杀灭作用，对红细胞内期的疟原虫无效，是防治疟疾期复发的主要药物。能杀灭各种疟原虫的配子体，阻止疟疾传播，故选 D。

（三）主要用于病原性预防的药物

本类药物能杀灭红细胞外期的子孢子，起到病因性预防作用，代表药乙胺嘧啶（pyrimethamine）。

乙胺嘧啶

［药理与应用］

为二氢叶酸还原酶抑制药，阻止二氢叶酸转变为四氢叶酸，阻碍核酸的合成，导致疟原虫的生长繁殖受到抑制。乙胺嘧啶对原发性红细胞外期疟原虫有抑制作用，是较好的病因性预防药。对红细胞内期未成熟的繁殖体有抑制作用。含药的血液被蚊子吸入后，能阻止疟原虫在蚊虫体内进行繁殖，从而起到阻止传播的作用。本药临床上作为病因性预防的首选药。

［不良反应］

治疗剂量毒性小，偶可致皮疹、血细胞减少。长期大剂量服用可能干扰人体核酸代谢，引起巨幼红细胞性贫血。乙胺嘧啶过量急性中毒表现为恶心、呕吐、发热、发绀、惊厥，甚至死亡。

［注意事项］

1. 妊娠妇女禁用，可引起畸胎。

2. 哺乳期妇女亦禁用，本药可由乳汁中排出，干扰婴儿的叶酸代谢。

3. 下列情况应慎用：①意识障碍，大剂量治疗弓形虫病时可引起中枢神经系统的毒性反应；②G－6－PD 缺乏者，服用本品可能引起溶血性贫血；③巨幼细胞性贫血患者，服用本品可影响叶酸代谢；④肾功能不良者，本品有高度蓄积性。

对血液中疟原虫配子体无杀灭作用、但进入蚊体后可阻止孢子体增殖的药物是

A. 伯氨喹 B. 甲氨蝶呤 C. 磺胺嘧啶 D. 乙胺嘧啶 E. 甲氧苄氨嘧啶

解析与答案：乙胺嘧啶不能直接杀灭配子体，但含药血液随配子体被按蚊吸食后，能阻止疟原虫在蚊子体内的发育，发挥阻断传播的作用，故选 D。

磺胺类和砜类

磺胺类和砜类，常用药如磺胺多辛和氨苯砜。本类主要用于耐氯喹的恶性疟，多与乙胺嘧啶或 TMP 等二氢叶酸还原酶抑制剂合用，可增强疗效。

二、合理应用抗疟药

（一）抗疟药的选择

1. 控制症状如果敏感首选氯喹。
2. 脑型疟选用脑内药物浓度高的药物，如磷酸氯喹、二盐酸奎宁、青蒿素类。
3. 休止期联合应用伯氨喹胺和乙胺嘧啶。
4. 耐氯喹的恶性疟选用奎宁、甲氟喹、青蒿素类。
5. 用于预防乙胺嘧啶预防发作和阻止传播，氯喹能预防性抑制疟疾症状发作。

（二）联合用药

只有联合用药才能达到对疟原虫生活史的各个环节都有杀灭作用。如：氯喹与伯氨喹合用于发作期的治疗；乙胺嘧啶与伯氨喹合用于休止期患者；乙胺嘧啶与磺胺可协同阻止叶酸合成；对耐氯喹的恶性疟使用青蒿素与甲氟喹或咯萘啶联合治疗。但是有些抗疟药则表现为拮抗作用，如青蒿素和氯喹或乙胺嘧啶合用会导致各自药效下降。

第二节　抗阿米巴病药及抗滴虫病药

一、抗阿米巴病药

阿米巴病是由溶组织阿米巴原虫所引起的一种有传染性的寄生虫病，经消化道感染。溶组织阿米巴原虫在发育过程中有滋养体和包囊两个阶段，其中包囊是传染根源，而滋养体可侵入肠壁及肠外组织，引起阿米巴痢疾和肠外阿米巴病，如阿米巴肝、肺或脑阿米巴脓肿等。

抗阿米巴病药物对滋养体具有杀灭作用，少数药物还具有杀灭包囊作用。常用的抗阿米巴药，根据它们在体内分布及对阿米巴原虫作用方式不同，可分为作用于肠内的阿米巴药物、作用于肠外阿米巴的药物、作用于肠内外阿米巴的药物三类。

（一）作用于肠内外阿米巴的药物

甲　硝　唑

又称灭滴灵（metronidazole），为人工合成的 5 - 硝基咪唑类化合物。同类药物有替硝唑、奥硝唑等。

[药理作用]

1. 抗阿米巴作用　对肠内、肠外阿米巴滋养体均有强大杀灭作用，是治疗阿米巴病的首选药，但对包囊无效。

2. 抗滴虫作用　对阴道滴虫有直接杀灭作用，是治疗阴道滴虫感染的首选药物。

3. 抗厌氧菌作用　对革兰阳性或革兰阴性厌氧杆菌和球菌都有较强的抗菌作用，对脆弱类杆菌感染尤为敏感。常用于厌氧菌引起的感染。

4. 抗贾第鞭毛虫作用　是目前治疗贾第鞭毛虫病的有效药物。

[临床应用]

治疗急性阿米巴痢疾和肠外阿米巴病效果良好。对阿米巴痢疾，与抗肠道内阿米巴药物交替使用，可提高疗效，降低复发率。对男女性的泌尿殖道滴虫感染有良好的疗效。用于厌氧菌引起的产后盆腔感染、口腔感染和腹腔感染等，很少引起耐药性。

[不良反应]

不良反应很少，口服有苦味、金属味感，出现轻微的胃肠道反应和头昏、眩晕、失眠、皮疹、肢体感觉异常等神经系统症状、白细胞减少等。少数患者有膀胱炎、排尿困难、肢体麻木及感觉异常，停药后可迅速恢复。

[注意事项]

1. 哺乳期妇女及妊娠 3 个月以内的妇女、中枢神经疾病和血液病患者禁用。

2. 出现运动失调及其他中枢神经症状时应停药。

3. 服药期间应每日更换内裤，注意洗涤用具的消毒，防止重复感染。

4. 对某些细菌有诱变性，但一般认为对人的致癌、致畸的危险很小。

5. 治疗期间应戒酒，否则可能产生双硫醒样反应。

6. 本品可抑制华法林的代谢，增强其抗凝血作用，合用时应注意。

7. 本类药物可能引起粒细胞减少及周围神经炎等，有神经系统基础疾患及血液病患者慎用。另外，甲硝唑代谢产物可使尿液呈红棕色，应注意与血尿区别。

依米丁和去氢依米丁

依米丁（emetine）又称吐根碱，是茜草科吐根属植物提取的异喹啉生物碱。去氢依米丁（dehydroemetine）为其衍生物，药理作用相似，毒性稍低。

依米丁可直接杀灭溶组织内阿米巴滋养体，对肠腔内阿米巴滋养体和包囊无效。临床用于治疗肠外阿米巴病和急性阿米巴痢疾。其控制症状疗效好，但根治差，且因毒副作用大，仅限于甲硝唑治疗无效或禁用者。

（二）作用于肠内阿米巴的药物

卤化喹啉类

卤化喹啉类包括喹碘方（chiniofon，药特灵）、双碘喹啉（iodoquinol）、氯碘羟喹（iodochlorhydroxyquin，消虫痢），三者都含有碘，又称碘化喹啉类。

患者，女，38岁。浙江宁波人，农民，已婚。主诉白带增多、腰酸、阴部瘙痒伴有腥臭味。患者自农村来沪做保姆已有2年，自觉劳累后腰酸，白带自动流出，色微白有时伴淡黄色带有泡沫样黏液，阴部经常瘙痒，时闻腥臭味。月经尚属正常，但经量较大，经妇科检查，外阴部有红肿，子宫颈周围糜烂Ⅱ度。通过阴道涂片检查诊断为：滴虫性阴道炎。遵医嘱经口服灭滴灵合并栓剂一个疗程后，症状获得好转，逐渐消失，但年终回乡看望丈夫返回后不久，症状又复出现，再次用药后得以痊愈。

思考： 患者后来为何有症状再显？是否存在用药不合理的现象？

解析： 灭滴灵的通用名为甲硝唑，甲硝唑有抗滴虫作用，对阴道滴虫有直接杀灭作用，是治疗阴道滴虫感染的首选药物。一般口服7～10天为一个疗程，连续服药3个疗程最好，当症状消失的时候可继续服用一个疗程巩固疗效。本例的患者为滴虫性阴道炎，采用灭滴灵治疗是合理的。患者回乡看望丈夫后症状再显，其丈夫更可能是传染源，促成反复迁延。治疗滴虫性阴道炎的时候配偶应同时进行药物治疗。

[药理作用与临床应用]

肠道难吸收。能杀灭肠内阿米巴滋养体，肃清肠内包囊的作用，对肠外阿米巴无效。主要用于轻症、慢性阿米巴痢疾及无症状带虫者。对急性阿米巴痢疾疗效差，与甲硝唑或依米丁共用以达到根治效果。

[不良反应]

不良反应较轻，主要是腹泻、恶心、呕吐、甲状腺肿大。对碘过敏者，可见皮疹、药热、唾液腺肿胀。

[注意事项]

肝、肾功能不良，甲状腺功能亢进及碘过敏患者禁用。

二氯尼特

二氯尼特（diloxanide）为二氯乙酰胺类衍生物，通常用其糠酸酯。口服吸收迅速，血药浓度1小时达高峰，全身分布。二氯尼特为目前最有效的杀包囊药，单用对无症状的包囊携带者有良好效果。对急性阿米巴痢疾单用疗效差，用甲硝唑控制症状后，再用本品清除肠腔内包囊，有效防止复发。对肠外阿米巴病无效。不良反应轻，偶有恶心、呕吐和皮疹等。大剂量时可导致流产，无致畸作用。

（三）作用于肠外阿米巴的药物

氯 喹

氯喹为抗疟药，对阿米巴原虫也有杀灭作用。口服后完全吸收，本药在肝、肾、肺等器官浓度高，肠内浓度较低，且很少分布于肠壁，故对阿米巴痢疾无效。主要用于甲硝唑无效及禁忌的腔外阿米巴病，如阿米巴肝脓肿、肺脓肿等应与肠内抗阿米巴病药合用，防止复发。

二、抗滴虫药

抗滴虫药用于治疗阴道毛滴虫所引起的阴道炎、尿道炎和前列腺炎。甲硝唑和替硝唑为目前治疗阴道滴虫病最有效的药物，首选药是甲硝唑。遇有抗甲硝唑滴虫感染时也可使用乙酰砷胺及抗生素曲古霉素等。

乙酰砷胺

本品为五价砷，毒性较大，有轻度局部刺激作用，外用有杀灭阴道滴虫的作用。

第三节 抗血吸虫病药和抗丝虫病药

一、抗血吸虫病药

在我国流行的是日本血吸虫病。由皮肤接触被血吸虫尾蚴污染的水源后而感染。目前临床应用的抗血吸虫病药为吡喹酮（praziquantel），具有安全有效，使用方便的特点，是当前治疗血吸虫病的首选药物。

吡 喹 酮

[药理作用]

对血吸虫成虫有迅速而强效的杀灭作用，对幼虫杀灭作用较弱。对其他吸虫如华支睾吸虫、姜片吸虫、肺吸虫有显著杀灭作用。对各种绦虫感染和其幼虫引起的囊虫病、包虫病也有不同程度的疗效。是目前广泛应用的一种高效、低毒、口服应用的广谱抗血吸虫病药物。

吡喹酮达到有效浓度时，可提高肌肉活动，引起虫体痉挛性麻痹失去吸附能力，致虫体脱离宿主组织，如血吸虫从肠系膜静脉迅速移至肝脏。在较高治疗浓度，可引起虫体表膜损伤，暴露隐藏的抗原，在宿主防御机制参与下，导致虫体破坏甚至死亡。吡喹酮的作用有高度选择性，对哺乳动物细胞膜无损伤。

[临床应用]

1. 抗血吸虫病 吡喹酮使血吸虫病治疗的首选药。用于急、慢性血吸虫病治疗。对急性血吸虫病可迅速退热和改善全身症状。

2. 其他 吡喹酮是治疗绦虫病的首选药物之一。此外还可用于姜片虫病、华支睾虫吸病、肺吸虫病和肝吸虫病的治疗。对牛肉绦虫、猪肉绦虫、裂头绦虫和短膜壳滴虫病也有良好的疗效。

[不良反应]

不良反应少且短暂。口服后可出现腹部不适、腹痛、腹泻、头痛、眩晕、嗜睡等。偶见发热、瘙痒、荨麻疹、关节痛、肌痛等。少数出现心电图异常。

[注意事项]

1. 服药期间生避免驾车和高空作业。

2. 严重心、肝、肾病患者及精神病者慎用。

3. 未发现该药有致突变、致畸和致癌作用，但大剂量时使大鼠流产率增高，孕妇禁用。

二、抗丝虫病药

寄生于人体的丝虫有 8 种，我国仅有班氏丝虫和马来丝虫两种。丝虫病由丝虫寄生于人体淋巴系统引起的一系列病变。早期主要表现为淋巴管炎和淋巴结炎，晚期出现淋巴管阻塞所致的症状。乙胺嗪（diethylcarbamazine）是治疗丝虫病的首选药物。

乙　胺　嗪

[药理与应用]

对马来丝虫的杀灭作用优于班氏丝虫，对微丝蚴的作用胜于成虫。乙胺嗪使虫体产生弛缓性麻痹而从寄生部位脱离，并易被网状内皮系统捕获，也可破坏微丝蚴表膜的完整性，暴露抗原，使其易遭宿主防御机制的破坏。是治疗丝虫病的首选药物。

[不良反应]

不良反应轻微，常见厌食、恶心、呕吐、头痛、乏力等。几天内均可消失。但因成虫和微丝蚴死亡释出大量异体蛋白引起的过敏反应则较明显，表现为皮疹、淋巴结肿大、血管神经性水肿、畏寒、发热、哮喘、肌肉关节酸痛、心率加快以及胃肠功能紊乱等。

[注意事项]

1. 开始宜用小剂量。

2. 严重肝、肾疾病，活动性肺结核、急性传染性病患者及妊娠初期妇女忌用或慎用。

第四节　抗肠蠕虫药

在肠道寄生的蠕虫有：线虫、绦虫和吸虫。在我国肠蠕虫病以线虫（如蛔虫、蛲虫、钩虫、鞭虫）感染最为普遍。常用药物：甲苯达唑（mebendazole）、阿苯达唑（albendazole）、哌嗪（piperazine）、左旋咪唑（levamizole）、噻嘧啶（pyrantel）、恩波吡维铵（pyrvinium embonate）、氯硝柳胺（niclosamide）、吡喹酮（praziquantel）等。

一、广谱驱虫药

甲苯达唑

[药理与应用]

为广谱驱肠虫药。对蛔虫、钩虫、蛲虫、鞭虫、绦虫和粪类圆线虫等肠道蠕虫均有显著疗效。甲苯达唑影响虫体多种生化代谢途径，导致糖原耗竭；抑制虫体生存及繁殖而死亡。甲苯达唑对成虫及幼虫都有杀灭作用，甚至对丝虫和囊虫也有一定疗效。用于治疗人体和动物体因鞭虫、蛲虫、钩虫、绦虫、粪类圆线虫、蛔虫等单种或多种蠕虫引起的感染，但对包虫病无效。

[不良反应]

本品无明显不良反应。少数病例可见短暂的腹痛和腹泻。大剂量偶见转氨酶升高、粒细胞减少、血尿、脱发等。

[注意事项]

本药的动物实验发现对大鼠有致畸作用和胚胎毒性作用，孕妇和 2 岁以下儿童及肝、肾功能不全者禁用。

阿苯达唑

[药理与应用]

本药的抗虫作用与甲苯达唑相似，为广谱驱虫药，对蛔虫、钩虫、蛲虫、鞭虫、绦虫和粪类圆线虫等肠道蠕虫均有显著疗效，但对肠外寄生虫如棘球幼虫、囊虫病、旋毛虫病、及华支睾吸虫病、肺吸虫病、脑囊肿病等也有较好疗效。近年，也与乙胺嗪或伊维菌素合用治疗丝虫病。

案例分析 *Anlifenxi*

患者，男，4 岁。最近食欲不振，偶尔有腹痛的症状，常有哭闹、不安、夜间睡觉磨牙的现象，舌头上鼓点，到医院检查，诊断为蛔虫病。

治疗：给予驱虫药：阿苯达唑（albendazole），剂量为 400mg，一次顿服。可于驱蛔虫后 10 天重复给药 1 次。

思考：本案例用药合理吗？

解析：阿苯达唑为广谱驱虫药，对蛔虫、钩虫、蛲虫、鞭虫、绦虫和粪类圆线虫等肠道蠕虫均有显著疗效。本案例患者为蛔虫病，选择阿苯达唑是正确的，但是因为患者才 4 岁，所以服药量应该减半，由 400mg，一次顿服改为 200mg，一次顿服。

[不良反应]

本品无明显不良反应，主要有消化道症状及头晕、嗜睡、乏力等，多数在数小时内自行缓解。

[注意事项]

孕妇和 2 岁以下儿童禁用。严重肝、肾、心功能不全者慎用。

考点链接

> 对蛔虫、蛲虫、钩虫、鞭虫、绦虫感染有高效，且亦可用于包虫病治疗的药物
>
> A. 哌嗪　　B. 阿苯达唑　　C. 吡喹酮　　D. 甲苯达唑　　E. 氯硝柳胺
>
> **解析与答案：**阿苯达唑疗效优于甲苯达唑。也可用于治疗棘球蚴病（包虫病）与囊虫病，对肝片吸虫病及肺吸虫病也有良好疗效，故选 B。

噻苯达唑

噻苯达唑（Thiabendazole）对蛔虫、钩虫、蛲虫、旋毛线虫、粪类圆线虫等有明显的驱虫作用，也能抑制雌虫产卵和幼虫发育。该药对组织中移行的寄生虫，幼虫和包埋在肠壁组织内的成虫也有作用。临床主要用于蛔虫病、蛲虫病、旋毛虫病单独和混合感染以及治疗皮肤和内脏蠕虫蚴移行症等。

不良反应较轻，多发生在服药后 3～4 小时。常见有恶心、呕吐、眩晕、停药后自行消失。偶可发生高血糖、白细胞减少及发热、黄疸等不良反应。

左旋咪唑

左旋咪唑（levamisole）对蛔虫、蛲虫、蛲虫均有明显的驱虫作用。其作用机制可能是抑制虫体琥珀酸脱氢酶活性，影响虫体肌肉无氧代谢，减少能量生成，使虫体肌肉麻痹。用于治疗蛔虫、钩虫、蛲虫感染，对丝虫病也有一定的疗效。

治疗剂量偶有恶心、呕吐、腹痛、头晕等。大剂量或多次用药，个别病例出现粒细胞减少、肝功能减退等。妊娠早期、肝肾功能不全者禁用。

噻嘧啶

噻嘧啶（pyrantel）是广谱驱虫药，具有高效、广谱、不良反应小的特点。对蛔虫、钩虫、蛲虫感染均有较好疗效。噻嘧啶是去极化神经肌肉阻断剂，也是胆碱酯酶抑制剂，能使虫体肌肉痉挛、麻痹、市区附着能力而随粪便排出体外。临床上主要用于治疗蛔虫、钩虫、蛲虫感染以及蛔虫、钩虫混合感染。本品不良反应轻且短暂，偶见恶心、呕吐、腹痛、腹泻等。孕妇及婴儿禁用，肝、肾功能不良者慎用或不用。与哌嗪有拮抗作用，不能合用。

考点链接

> 可使虫体神经-肌肉除极，引起痉挛性麻痹的药物
>
> A. 哌嗪　　B. 吡喹酮　　C. 噻嘧啶　　D. 甲苯达唑　　E. 氯硝柳胺
>
> **解析与答案：**噻嘧啶使虫体神经-肌肉除极，可致虫体痉挛性麻痹，不能附壁而排出体外，故选 C。

二、其他抗虫药

哌嗪

哌嗪枸橼酸盐，称为驱蛔灵。对蛔虫、蛲虫具有较强的驱虫作用。可致虫体弛缓性麻痹，并对虫体无刺激性，可减少虫体游走移行。主要用于驱除肠道蛔虫，治疗蛔虫所致的不完全性肠梗阻和早期胆道蛔虫。

不良反应轻。大剂量时可出现恶心、呕吐、腹泻、上腹部不适，甚至可见神经症状如嗜睡、眩晕、眼球震颤、共济失调、肌肉痉挛等。孕妇及肝肾功能不全和神经系统疾病者禁用。

氯硝柳胺

氯硝柳胺又称灭绦灵，为水杨酰胺类衍生物。对多种绦虫成虫有杀灭作用，对牛肉绦虫、猪肉绦虫、鱼绦虫、阔节裂头绦虫、短膜壳绦虫感染均有效。药物与虫体接触后，杀死虫体头节和近端节片，虫体脱离肠壁，随肠蠕动排出体外。作用机制为，妨碍虫体生长发育。对虫卵无效，死亡节片易被肠腔内蛋白酶消化分解，释放出虫卵，有致囊虫病的危险。本品对钉螺和日本血吸虫尾蚴亦有杀灭作用，可防止血吸虫传播。不良反应少，仅见胃肠不适、腹痛、头晕、乏力、皮肤瘙痒等。

恩波维铵

恩波维铵（pyrvinium embonate）对蛲虫有强大驱杀作用，对钩虫、鞭虫作用弱，对蛔虫疗效差。临床主要用于蛲虫感染的治疗，是蛲虫单独感染的首选药。本药毒性低，使用后少数患者可出现恶心、呕吐、腹痛、腹泻、眩晕等症状。偶有感光过敏和肌肉痉挛，可染红粪便及衣服。

药物的制剂与用法用量

磷酸氯喹 片剂：每片 0.075g；每片 0.25g。注射液：5ml:322mg。

1. 成人常用量 ①间日疟：口服首剂 1g，第 2、3 日各 0.75g。②抑制性预防疟疾：口服每周 1 次，每次 0.5g。③肠外阿米巴病：口服 1g/d，连服 2 日后改为 0.5g/d，总疗程为 3 周。④类风湿关节炎，0.25 ~ 0.5g/d，待症状控制后，改为 0.125g，2 ~ 3/d，需服用 6 周 ~ 6 个月才能达到最大的疗效。

2. 小儿常用量 ①间日疟：口服首次剂量按体重 10mg/kg（以氯喹计算，以下同），最大量不超过 600mg，6 小时后按体重 5mg/kg，再服 1 次，第 2、3 日每日按体重 5mg/kg。②肠外阿米巴病：每日按体重口服 10mg/kg（最大量不超过 600mg），分 2 ~ 3 次服，连服 2 周，休息 1 周后，可重复一疗程。

3. 脑型疟患者 第 1 天静脉滴注 18 ~ 24mg/kg（体重超过 60kg 者按 60kg 计算），第 2 天 12mg/kg，第 3 天 10mg/kg。浓度为每 0.5g 磷酸氯喹加入 10% 葡萄糖溶液或 5%

葡萄糖氯化钠注射液 500ml 中，静脉滴注速度为每分钟 12~20 滴。

磷酸咯萘啶 片剂 0.1g。注射剂 2ml:80mg。口服：1 次 0.3g，第 1 日 2 次，第 2、3 日各服 1 次。小儿总剂量为 24mg/kg，分 3 次服。静滴：每次 3~6mg/kg，加入 5% 葡萄糖液 200~500ml 中，于 2~3 小时左右滴完，共给药 2 次，间隔 4~6 小时。臀部肌注：每次 2~3mg/kg，共给 2 次，间隔 4~6 小时。

青蒿素 片剂：0.1g。口服：首剂 1g，6~8 小时后及第 2、3 日各 0.5g。注射剂：0.1g/2ml。肌注首剂 0.2g，6~8 小时后及第 2、3 日各 0.1g。

青蒿琥酯 片剂：20mg。口服总剂量 0.44g，首剂 80mg，6 小时后服 40mg，以后 40mg/d，2/d，5 日 1 疗程。注射剂：60mg。静注总剂量 0.3g，首剂 0.12g，以后每次 60mg，1/d，4 日 1 疗程。

磷酸伯氨喹 片剂：13.2mg（相当于伯氯喹 7.5mg）。成人常用量口服，按伯氨喹计。根治间日疟每日 3 片，连服 7 日。用于杀灭恶性疟配子体时，每日 2 片，连服 3 日。小儿常用量口服，按伯氨喹计，根治间日疟每日按体重 0.39mg/kg，连服 14 日。用于杀灭恶性疟配子体时，剂量相同，连服 3 日。

乙胺嘧啶 片剂：6.25mg。预防疟疾，成人服每次 25mg，每周 1 次。抗复发治疗，成人服 25~50mg/d，连用 2 日（多与伯氨喹合用）。

甲硝唑 片剂：每片 0.2g。注射液：10mg:50mg，100mg:20ml，500mg:100ml，1.25g:250ml，500mg:250ml。栓剂：每个 0.5g 或 1g。阴道泡腾片：每片 0.2g。

1. **成人常用量** ①肠道阿米巴病：每次 0.4~0.6g，3/d，疗程 7；肠道外阿米巴病：每次 0.6~0.8g，3/d，疗程 20 日。②贾第虫病：每次 0.4g，3/d，疗程 5~10 日。③麦地那龙线虫病：每次 0.2g，3/d，疗程 7 日。④小袋虫病：每次 0.2g，2/d，疗程 5 日。⑤皮肤利什曼病，每次 0.2g，4/d，疗程 10 日。间隔 10 日后重复一疗程。⑥滴虫病，每次 0.2g，4/d，疗程 7 日；可同时用栓剂，每晚 0.5g 置入阴道内，连用 7~10 日。

2. **小儿常用量** ①阿米巴病，每日按体重 35~50mg/kg，分 3 次口服，10 日为 1 疗程。②贾第虫病，每日按体重 15~25mg/kg，分 3 次口服，连服 10 日；治疗麦地那龙线虫病、小袋虫病、滴虫病的剂量同贾第虫病。

盐酸去氢依米丁 注射液：60mg/ml。用法：皮下注射，60mg~80mg/d，连用 10 日，重复应用间隔 1~2 周。

二氯尼特 片剂：0.25g/片；0.5g/片。用法：口服 3/d，每次 0.5g，10 日为 1 疗程。

吡喹酮 片剂：每片 0.2g，每片 0.5g。①血吸虫病：各种慢性血吸虫病采用总剂量 60mg/kg，连服 1~2 日，每日量分 2~3 次餐间服。急性血吸虫病总剂量为 120mg/kg，连服 4 日，每日量分 2~3 次服。体重超过 60kg 者按 60kg 计算。②华支睾吸虫病：总剂量为 210mg/kg，连服 3 日，3/d。③肺吸虫病：25mg/kg，连服 3 日，3/d。④姜片虫病：15mg/kg，顿服。⑤牛肉和猪肉绦虫病：10mg/kg，清晨顿服，1 小时后服用硫酸镁。⑥短小膜壳绦虫和阔节裂头绦虫病：25mg/kg，顿服。治疗囊虫病。总剂量 120～180mg/kg，分 3～5 日服，每日量分 2～3 次服。

枸橼酸乙胺嗪 片剂：每片 50mg，每片 100mg。口服，每次 0.1～0.2g，0.3～0.6g/d，7～14 日为 1 疗程。大剂量短程疗法治马来丝虫病可用本品 1.5g，1 次顿服或于 1 日内分 2 次服。治班氏丝虫病总量 3g，于 2～3 日内分服完，本法不良反应较重。流行区预防：按 5～6mg/（kg·d），连服 6～7 日；或按上量每周或每月服 1 日，至总量达 70～90mg/kg 时止。

阿苯达唑 片剂：0.1g，0.2g，0.4g。颗粒剂：每包 0.1g，每包 0.2g。①成人常用量：蛔虫及蛲虫病，每次 400mg，顿服；钩虫病，鞭虫病，每次 400mg，2/d，连服 3 日；旋毛虫病，每次 400mg，2/d，连服 7 日；囊虫病，按 20mg/（kg·d），分 3 次口服，10 日为 1 个疗程，一般需 1～3 个疗程。疗程间隔视病情而定，多为 3 个月；包虫病，按体重每日 20mg/（kg·d），分 2 次口服，疗程 1 个月，一般需 5 个疗程以上，疗程间隔为 7～10 日。②小儿用量：12 岁以下小儿用量减半。2 岁以下慎用。

枸橼酸哌嗪 片剂：0.2g，0.5g。糖浆：16g/100ml。磷酸哌嗪片：片剂，0.2g，0.5g。驱蛔虫：成人 75mg/（kg·d），或 3～3.5g/d，最不多超过 4g；儿童 100～15mg/（kg·d），最多不超过 3g。睡顿服或分 1～2 次服，连服 2 日。如未驱尽，可再服 1 次，般不必服泻药。驱蛲虫：成人每次 1～1.2g，2/d，连服 7～10 日；儿童剂量 60mg/（kg·d），每日总量不超过 2g，早晚分服，连服 7～10 日。

磷酸哌嗪：驱蛔虫：成人 2.5～3g/d，睡前 1 次服，连服 2 日；小儿 80～130mg/kg，每日量不超过 2.5g，连服 2 日。驱蛲虫，成人每次 0.8～1g，1.5～2g/d，连服 7～10，小儿 50mg/（kg·d），分 2 次服，每日量不超过 2g，连服 7～10 日。

双羟萘酸噻嘧啶 片剂：0.3g。双羟萘酸噻嘧啶宝塔糖：每粒 0.2g。口服。12 岁以上儿童及成人：治疗蛔虫病，0.6g/d，睡前一次服用，疗程 1～2 日；治疗蛲虫病，0.3～0.6g/d，睡前一次服用，连服 7 日。儿童：无论治疗蛔虫病还是蛲虫病，1～6 岁，每次 0.15g；6～12 岁，每次 0.3g；睡前一次服用。蛔虫病连服 2 日，蛲虫病连服 7 日。

综合测试

A1 型题

1. 控制疟疾症发作的最佳药物是
   A. 百氨喹　　　　　　　　B. 氯喹　　　　　　　　C. 奎宁
   D. 乙胺嘧啶　　　　　　　E. 青蒿素

2. 进入疟区时，用于病因性预防的首选药是
   A. 伯氨喹　　　　　　　　B. 氯喹　　　　　　　　C. 乙氨嘧啶
   D. 周效磺胺　　　　　　　E. 奎宁

3. 能治愈恶性疟的药物是
   A. 伯氨喹　　　　　　　　B. 氯喹　　　　　　　　C. 乙胺嘧啶

D. 周效磺胺　　　　　　　　E. 氨苯砜

4. 用于控制良性疟复发和传播的药物是

　　A. 伯氨喹　　　　　　　　B. 氯喹　　　　　　　　C. 奎宁

　　D. 乙胺丁醇　　　　　　　E. 青蒿素

5. 进入蚊体内阻止孢子增殖的药物是

　　A. 伯氨喹　　　　　　　　B. 氯喹　　　　　　　　C. 乙胺嘧啶

　　D. 周效磺胺　　　　　　　E. 青蒿素

6. 阿米巴脓肿及肠外阿米巴病常首选

　　A. 氯喹　　　　　　　　　B. 依米丁　　　　　　　C. 甲硝唑

　　D. 喹碘方　　　　　　　　E. 巴龙霉素

A2 型题

7. 蛔虫感染不宜选用

　　A. 哌嗪　　　　　　　　　B. 噻嘧啶　　　　　　　C. 氯硝柳胺

　　D. 阿苯达唑　　　　　　　E. 甲苯咪唑

8. 主要用于控制疟疾症状的药物不包括

　　A. 伯氨喹　　　　　　　　B. 氯喹　　　　　　　　C. 奎宁

　　D. 咯萘啶　　　　　　　　E. 青蒿素

B 型题

(9～12题共用备选答案)

　　A. 氯喹　　　　　　　　　B. 甲硝唑　　　　　　　C. 依米丁

　　D. 喹碘方　　　　　　　　E. 二氯尼特

9. 阴道滴虫病的首选药

10. 只对肠外阿米巴病有效

11. 抗阿米巴病药毒性最大者

12. 用于治疗无症状阿米巴排包囊者

（卢楚霞）

第十六章　抗恶性肿瘤药

恶性肿瘤是严重威胁人类健康的常见病、多发病。现在认为肿瘤是由生物机体内正常细胞在各种内部因素（包括内分泌因素、遗传因素等）和外部因素（生物因素、化学因素、物理因素）长期作用下发生了质变，从而具有了过度增殖能力而形成的病变。目前对于恶性肿瘤一般采取手术切除、化学治疗、放射治疗及中西医结合等综合措施进行治疗。近年来，随着医学水平的提高，人们开始针对细胞受体和相关基因为靶点进行治疗，即靶向治疗，极大地提高了药物在综合治疗中的地位。

20 世纪 40 年代开始，氮芥治疗恶性淋巴瘤被认为是肿瘤化疗的开端，70 多年来的重要进展包括 20 世纪 50 年代的环磷酰胺和氟尿嘧啶，70 年代的顺铂，多柔比星，90 年代的紫杉醇和羟喜树碱，2000 年的靶向治疗。发展至今，现代临床治疗中常用的抗肿瘤药物有约 80 余种，代表药物有甲氨蝶呤、氟尿嘧啶、羟基脲、环磷酰胺、顺铂、博来霉素、放线菌素 D、多柔比星、长春碱及肾上腺皮质激素等。

第一节　概　述

一、细胞增殖周期

细胞从一次分裂结束，到下一次分裂完成，称为细胞增殖周期。肿瘤细胞按其增殖能力可分为增殖细胞群、非增殖细胞群和无增殖能力细胞群三种细胞群（图 16 - 1）。

1. **增殖细胞群**　为肿瘤细胞中按指数分裂进行增殖的细胞，生化代谢活跃，这部分细胞占全部细胞的比例称为生长比率（growth fraction，GF）。增长迅速的肿瘤，GF 值较大，对药物敏感，如急性白血病。增长缓慢的肿瘤，GF 值较小，对药物不敏感，如慢性白血病。增殖期细胞的分裂过程分为四期：G_1 期（DNA 合成前期）、S 期（DNA 合成期）、G_2 期（DNA 合成后期）、M 期（有丝分裂期）。

2. **非增殖细胞群即静止细胞群（G_0 期细胞）**　处于此期的细胞不进行分裂，对抗恶性肿瘤药物不敏感，但是具有潜在的增殖能力，当增殖周期中对药物敏感的细胞被杀灭后，静止期细胞即可进入增殖周期中，成为肿瘤复发和转移的根源，同时也是化学治疗过程中的主要障碍。

3. **无增殖能力细胞**　此类细胞不能进行分裂增殖，通过老化而凋亡，与药物治疗关系不大。

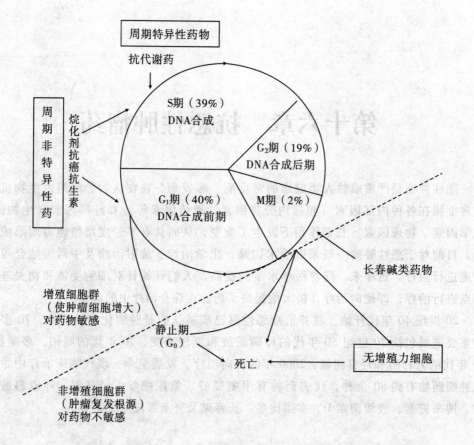

图 16 – 1 细胞增殖周期及药物作用示意图

二、抗肿瘤药物的分类

（一）按细胞增殖周期分类

1. 周期非特异性药物（cell cycle nonspecific agents，CCNSA）　主要杀灭增殖各期细胞，以及 G_0 期细胞，此类药物有：抗肿瘤抗生素如丝裂霉素、博来霉素等；烷化剂如环磷酰胺、塞替派、白消安等以及激素类药。

2. 周期特异性药物（cell cycle specific agents，CCSA）　该类药物仅对细胞增殖周期中的某一期细胞作用较强，如主要作用于 S 期的抗代谢药甲氨蝶呤、氟尿嘧啶、羟基脲、巯嘌呤等，主要作用于 M 期的长春碱、长春新碱、秋水仙碱等。

（二）按作用机制分类

1. 影响核酸合成的药物　药物在不同环节阻断核酸的合成和利用，属于抗代谢药。如抗叶酸药甲氨蝶呤，抗嘌呤药 6 - 巯基嘌呤，抗嘧啶药氟尿嘧啶，DNA 多聚酶抑制剂阿糖胞苷、核苷酸还原酶抑制药羟基脲等。

2. 直接破坏 DNA 并阻止其复制的药物　常用的有环磷酰胺、塞替派、白消安、丝裂霉素、博来霉素等。

3. 嵌入 DNA 干扰核酸合成的药物　如放线菌素 D、多柔比星、柔红霉素等。

4. 影响蛋白质合成的药物　如长春碱、长春新碱、左旋门冬酰胺酶等。

5. 影响激素平衡从而抑制某些激素依赖性肿瘤的药物　如肾上腺皮质激素、雄激素、雌激素等。

三、抗肿瘤药物的主要不良反应

抗恶性肿瘤药选择性低，在抑制和杀灭肿瘤细胞的同时，对正常组织细胞，特别是增殖旺盛的组织细胞也同样引起损害，产生不同程度的不良反应，主要表现为：

（一）骨髓抑制

骨髓抑制是最严重的不良反应，重者产生再生障碍性贫血，其中以白细胞及血小板的改变对药物过量的反应最为迅速，常作为用药剂量的指标。用药期间应定期检查血象，当白细胞计数低于 $2.5 \times 10^9/L$ 时应暂缓用药。

（二）胃肠道反应

胃肠道黏膜上皮细胞增殖旺盛，对化学药物极为敏感，胃肠道反应不同程度地出现食欲减退、厌食、恶心、呕吐、黏膜炎、腹泻，严重的发生肠黏膜坏死、出血甚至穿孔。用药过程中要注意观察呕吐物的性质以及大便情况，合理使用镇吐剂可减轻胃肠道反应。

（三）肝脏损害

肝脏损害可有肝大、黄疸、肝区疼痛、肝功能减退，严重的引起肝硬化、凝血机制障碍等。用药前和用药过程中，要检查肝功能。

（四）肾脏损害

肾脏损害表现为急性或慢性血尿素氮升高、管型尿、蛋白尿、血尿甚至肾功能不全。化疗期间应嘱患者大量饮水，保持尿量 2000～3000ml 以上，必要时碱化尿液加速药物的排出，定期检查肾功能。

（五）口腔黏膜损害及脱发

口腔黏膜损害是化疗中比较常见的并发症，常表现为充血、水肿、发炎、糜烂及坏死等。大多数药物都损伤毛囊上皮细胞，脱发常在用药后1～2周出现，1～2个月后脱发最明显，影响患者形象和心理状态。用药过程中应重视心理护理，说明化疗结束后头发可再生，化疗时头颅置冰帽或扎一严紧的充气止血带可减轻脱发，注意头部防晒，避免用刺激性洗发液。

（六）其他

此类药物可抑制机体免疫功能、引起皮肤损伤、肺纤维化、心脏毒性及听力损害，亦可引起畸胎、致癌等。

第二节　常用抗肿瘤药物

一、影响核酸生物合成的药物

甲氨蝶呤

[药理作用]

甲氨蝶呤（methotrexate，MTX）为抗叶酸药，进入体内后抑制二氢叶酸还原酶，使叶酸不能转化成四氢叶酸，干扰 DNA、RNA 及蛋白质的生物合成。

[临床应用]

1. 主要用于治疗儿童急性白血病。

2. 临床上也可用于治疗绒毛膜上皮癌、骨肉瘤、乳腺癌、肺癌，卵巢癌等。对于儿童急性白血病，与糖皮质激素、长春新碱和巯嘌呤合用，缓解率达90％，但成人疗效差。小剂量应用可治疗一些非癌性疾病如银屑病、类风湿关节炎等。此外，还可用于同种骨髓移植和器官移植。

[不良反应]

甲氨蝶呤有效治疗量和中毒量接近，不良反应较多：

1. 口腔溃疡常为首发症状，进而出现腹泻、血便等其他反应。

2. 妊娠早期应用可致畸胎、死胎。

3. 甲氨蝶呤的代谢产物可溶性差，在酸性环境中易形成黄色沉淀物，堵塞肾小管，导致肾衰竭。

4. 大量应用可致肝脏损害。

[注意事项]

1. 乙醇和其他对肝脏有损害药物，如与甲氨蝶呤同用，可增加肝脏的毒性。

2. 由于用该品后可引起血液中尿酸的水平增多，对于痛风或高尿酸血症患者应相应增加别嘌呤醇等药剂量。

3. 该品可增加抗血凝作用，甚至引起肝脏凝血因子的缺少或（和）血小板减少症，因此与其他抗凝药慎同用。

4. 与保泰松和磺胺类药物同用后，因与蛋白质结合的竞争，可能会引起本品血清浓度的增高而导致毒性反应的出现。

5. 与弱有机酸和水杨酸盐等同用，可抑制本品的肾排泄而导致血清药物浓度增高，继而毒性增加，应酌情减少用量。

6. 氨苯喋啶、乙胺嘧啶等药物均有抗叶酸作用，如与本品同用可增加其毒副作用。

7. 先用或同用时，与氟尿嘧啶有拮抗作用，如先用该品，4～6小时后再用氟尿嘧啶则可产生协同作用。该品与左旋门冬酰胺酶合用也可导致减效，如用后者10日后用本品，或于本品用药后24小时内给左旋门冬酰胺酶，则可增效而减少对胃肠道和骨髓的毒副作用。有报道如在用该品前 24 小时或 10 分钟后用阿糖胞苷，可增加本品的抗癌活性。该品与放疗或其他骨髓抑制药同用时宜谨慎。

8. 孕妇禁用。

9. 本品须避光保存。

氟尿嘧啶

[药理作用]

氟尿嘧啶（fluorouracil，5 - Fu）为抗嘧啶药，体外无抗肿瘤作用，在体内代谢后产物对肿瘤细胞具有杀伤作用。

考点链接

甲氨蝶呤引起的巨幼红细胞贫血宜选用

A. 硫酸亚铁　　B. 叶酸　　C. 维生素 B₁₂　　D. 亚叶酸钙　　E. 以上都不适用

解析与答案：大剂量应用甲氨蝶呤时需配合亚叶酸钙，减轻其毒性反应，尤其是甲氨蝶呤引起的巨幼红细胞贫血，故选 D。

[临床应用]

1. 主要用于治疗实体瘤，如结肠癌、乳腺癌、食管癌和胃癌疗效较好，对肝癌、卵巢癌、绒毛膜上皮细胞癌等也有效。

2. 局部应用治疗皮肤过度角化症、表皮基底细胞癌和外阴白斑。

3. 本药一般不单独使用，常与其他抗癌药合用，提高疗效，与亚叶酸钙合用可产生显著的协同效应。

[不良反应]

1. 常见不良反应有消化道反应、脱发、骨髓抑制等。

2. 肝动脉内注射给药时可有短暂的肝毒性，偶可引起肝胆管硬化。

3. 长期全身给药可见"手足综合征"，表现为手掌和足底部红斑及脱屑，应交代患者避免皮肤暴露在强光下，否则会使药物导致的局部炎性反应加重。

4. 偶见共济失调等神经毒性。

[注意事项]

1. 与甲氨蝶呤合用，应先给后者，4~6 小时后，再给予氟尿嘧啶，否则会降低疗效。

2. 用本品时不宜饮酒或同用阿司匹林类药物，以减少消化道出血的可能。

3. 一个月内做过外科手术、妊娠妇女及肝功能障碍患者慎用。

4. 本品应置于 10℃~35℃储存，溶液要避光保存。

巯 嘌 呤

[药理作用]

巯嘌呤（mercaptopurine，6 - MP）为抗嘌呤药，口服吸收不完全，生物利用度个体差异较大，可能与首过效应有关，半衰期（$t_{1/2}$）约为90分钟。

[临床应用]

1. 临床主要用于儿童急性淋巴细胞白血病缓解期的维持治疗。

2. 大剂量可治疗绒毛膜上皮癌和恶性葡萄胎。

[不良反应]

1. 常见不良反应有胃肠道毒性和骨髓抑制。

2. 可见肝毒性，孕妇可致畸胎。

3. 儿童的不良反应一般比成人少。

考点链接

（1~3题共用题干）

医生根据患者的症状、体征、X线（吞钡）检查确诊为食道癌，考虑用氟尿嘧啶，请回答问题1~3。

1. 氟尿嘧啶主要作用于肿瘤细胞增殖周期中的

A. G_0期　　　B. G_1期　　　C. S期　　　D. G_2期　　　E. M期

2. 氟尿嘧啶可用哪个符号表示

A. TX　　　B. 5 - Fu　　　C. 6 - MP　　　D. VLB　　　E. VCR

3. 氟尿嘧啶的主要不良反应是

A. 消化道损害　B. 肺纤维化　　C. 闭经　　　D. 畸胎　　　E. 黄疸

解析与答案： 氟尿嘧啶（5 - Fu）是一种非典型的细胞周期特异性药物，它除了主要作用于 S 期外，对其他期的细胞亦有作用，但是对 S 期细胞的作用最显著；常见不良反应有消化道反应、脱发、骨髓抑制，故选 C，B，A。

[注意事项]

1. 合用别嘌呤醇可降低本药的代谢，使 $t_{1/2}$ 延长，增强本药的疗效与毒性，合用时须减少本药 $1/3 \sim 1/4$ 的剂量。

2. 孕妇禁用。

阿糖胞苷

[药理作用]

阿糖胞苷（cytarabine，Ara - C）为 DNA 多聚酶抑制剂，能显著抑制 DNA 的生物合成，也可干扰 DNA 的功能与复制。具有抗肿瘤及免疫抑制作用。

[临床应用]

1. 对成人的急性非淋巴细胞性白血病特别有效，常作为其诱导缓解期及维持巩固期的用药。

2. 对慢性粒细胞白血病的急变期、恶性淋巴瘤也有效。

3. 可用于消化道肿瘤、眼部带状疱疹及疱疹性角膜炎。

[不良反应]

1. 主要不良反应为骨髓抑制及消化道反应。

2. 偶见肝功能障碍，大剂量应用或鞘内注射可引起癫痫或精神状态改变。

3. 较少见的有口腔炎、食管炎、肝功能异常、发热反应及血栓性静脉炎。

4. 阿糖胞苷综合征多出现于用药后 6 ~ 12 小时，有骨痛或肌痛、咽痛、发热、全身不适、皮疹、眼睛发红等表现。

[注意事项]

用药期间应定期检查血及尿中尿酸量、血象、骨髓涂片及肝肾功能。

羟 基 脲

[药理作用]

羟基脲（hydroxycarbamide，HU）为核苷酸还原酶抑制药，使二磷酸核苷不能转化为二磷酸脱氧核苷，从而抑制 DNA 合成，杀伤 S 期细胞。

[临床应用]

1. 主要用于慢性粒细胞白血病，尤其对白消安无效或发生急性变者，可选用本药。

2. 对真性红细胞增多症、原发性血小板增多症等骨髓增殖性疾病有效。

3. 可用于黑色素瘤以及细胞的同步化。

[不良反应]

1. 主要为骨髓抑制，使白细胞和血小板数量下降，停药 1 ~ 2 周后可恢复。

2. 有时出现胃肠道反应。

3. 有报告称患者服用羟基脲可引起睾丸萎缩及致畸胎作用。

4. 偶有脱发、皮疹等。

[注意事项]

1. 肝、肾功能不全者慎用。

2. 孕妇忌用。

3. 用药期间应定期检查血象。

4. HU 可减少 5 – Fu 转变为活性代谢物（5F – dUMP），二者合用应慎重。

5. 本药对中枢神经系统有抑制作用，故用本品时慎用巴比妥类、安定类、麻醉药等。

6. 本药有可能提高患者血中尿酸的浓度，故与别嘌呤醇、秋水仙碱、丙磺舒等合用治疗痛风时，须调整上述药物剂量。

7. 本品与别嘌呤醇合用能预防并逆转其所致的高尿酸血症，与烷化剂无交叉耐药性。

二、破坏 DNA 并阻止其复制的药物

（一）烷化剂

烷化剂化学性质活泼，他们结构中含有活泼烷基，这些活性基团可与细胞核酸或

蛋白质上的羟基、巯基、羧基、磷酸基团起烷化作用，导致 DNA 结构或功能的改变，甚至细胞死亡。属于周期非特异性药物。烷化剂的缺点是对肿瘤细胞选择性不高，在抑制肿瘤细胞生长的同时，对生长较快的正常组织也容易造成伤害，因此，毒性较大，有致突变和致癌作用。

环磷酰胺

[药理作用]

环磷酰胺（cyclophosphamide，CTX）是目前广泛应用的烷化剂，在体外无活性，需在体内转化成有活性的磷酰胺氮芥后与 DNA 起烷化作用，从而抑制各期肿瘤细胞的生长繁殖。本药口服吸收良好，1 小时后血药浓度达到高峰，在肝内和肿瘤组织细胞中分布较多。主要经肝脏代谢。

[临床应用]

1. 抗癌谱较广，对恶性淋巴瘤疗效显著。

2. 对淋巴细胞白血病、肺癌、乳腺癌、卵巢癌以及多发性骨髓瘤有效。

3. 可作为免疫抑制剂用于自身免疫性疾病，如肾病综合征、系统性红斑狼疮、类风湿关节炎和器官移植排斥反应等。

[不良反应]

1. 骨髓抑制为环磷酰胺主要的毒性反应。

2. 消化道反应及脱发现象较常见。

3. 可引起较严重的出血性膀胱炎甚至膀胱纤维化，尚有脱发、口腔炎、中毒性肝炎、皮肤色素沉着及肺纤维化等。

4. 化学性膀胱炎是环磷酰胺特有的毒性反应。

[注意事项]

1. 环磷酰胺可使血清中假胆碱酯酶减少，使血清尿酸水平增高，因此，与抗痛风药如别嘌呤醇、秋水仙碱、丙磺舒等合用时，应调整抗痛风药物的剂量。此外也加强了琥珀胆碱的神经肌肉阻滞作用，可使呼吸暂停延长。

2. 环磷酰胺可抑制胆碱酯酶活性，因而可以延长可卡因的作用并增加毒性。

3. 大剂量巴比妥类、皮质激素类药物可影响环磷酰胺的代谢，同时应用可增加环磷酰胺的急性毒性。

4. 用药期间应注意观察小便困难和出血情况，建议患者多喝水，大剂量服用本品时，应给予利尿剂或者尿路保护剂，必要时应减少或换用他药。

考点链接

可引起出血性膀胱炎的药物是

A. 甲氨蝶呤　　B. 博来霉素　　C. 环磷酰胺　　D. 氟尿嘧啶　　E. 顺铂

解析与答案：环磷酰胺的代谢产物可产生严重的出血性膀胱炎，大量补充液体可避免。本品也可致膀胱纤维化，故选 C。

284

白 消 安

白消安（busulfan，BUS，BSF）又名马利兰（myleran），口服吸收良好，$t_{1/2}$ 为 2 ~ 3 小时。白消安对骨髓有选择性抑制作用，可明显抑制粒细胞生成，而对淋巴系统的抑制作用较弱，故适用于慢性粒细胞白血病，可以减轻白细胞的增多和肝脾肿大。主要不良反应是骨髓抑制，长期应用可致肺纤维化、闭经、睾丸萎缩等。

噻 替 派

塞替派（thiotepa，TSPA）脂溶性好，口服不吸收，局部刺激小，临床常用于膀胱内、腔内、动脉内或肌内注射给药。如噻替派用于腔内注射治疗癌性渗出物、局部灌注治疗浅表膀胱癌等，对乳腺癌、卵巢癌、肺癌和血液系统恶性肿瘤也有效。

不良反应为骨髓抑制、黏膜炎、皮疹和中枢神经系统毒性。用药时注意溶液需新鲜配制，并避光、干燥、低温（12℃以下）保存，膀胱癌患者进行膀胱灌注时，应于排便后灌注并保留 2 小时，同时为增加药液与用药部位的接触面积和作用时间，应每 15 分钟改变一次体位。胃肠道反应较轻，偶有过敏反应。

顺 铂

顺铂（cisplatin，DDP）又名顺氯氨铂，抗瘤谱较广，对多种实体瘤有较好疗效，如卵巢癌、睾丸癌、乳腺癌、肺癌、膀胱癌、宫颈癌和头颈部癌等；与多种药物合用具有协同效应，为联合化疗的常用药。胃肠道反应为主要不良反应，护理注意急性呕吐通常在静脉注射后 1 ~ 2 小时内发生，严重者可用昂丹司琼或格拉司琼止吐，必要时应停药；易损伤肾小管，引起较严重的肾毒性，用药期间保持每天尿量在 2000 ~ 3000ml，治疗后 12 小时内要记录患者摄入量和排尿量；剂量过大可致听力减退，特别是高频听力丧失，儿童和听力不佳者应慎用。

（二）破坏 DNA 的抗生素

博来霉素

博来霉素（bleomycin，BLM）又称争光霉素，对 G_2 期细胞杀伤作用强，为周期特异性药物。可采用静脉、肌内、皮下和腔内注射多种途径给药；常与其他药物联合用于霍奇金病、非霍奇金淋巴瘤和睾丸癌。本品不良反应较轻，几无骨髓抑制作用，约 1/3 的患者会出现发热反应，少数患者可出现过敏反应甚至出现过敏性休克。用药前要做皮试。肺毒性是本药的最严重的不良反应，从肺部啰音、咳嗽、渗出发展到纤维化；皮肤反应有红斑、角化过度和溃疡，以皮肤受压区域先出现；连续用药可出现指甲改变、脱发、发热、寒战等。

丝裂霉素

[药理作用]

丝裂霉素（mitomycin C，MMC）又称自力霉素，属于直接破坏 DNA 的抗生素，抗癌谱广，作用较强而迅速。

[临床应用]

1. 对多种实体瘤有效，是目前治疗消化道癌常用药物之一。

2. 可用于慢性粒细胞白血病、恶性淋巴瘤等。

[不良反应]

常见消化道反应、骨髓抑制、肝功能障碍、间质性肺炎和肾毒性，偶见心脏毒性，停药后 2~4 周突发心力衰竭、猝死，应引起注意。常于用药后数月发生溶血性贫血。

[注意事项]

定期检测血常规及肾功能，特别是接受总量大于 60mg 的患者。

三、嵌入 DNA、干扰核酸合成的药物

放线菌素 D

放线菌素 D（dactinomycin，DACT）又称更生霉素，通过阻碍 RNA 多聚酶的功能，抑制 RNA 尤其 mRNA 的合成，进而抑制肿瘤细胞的生长。抗瘤谱较窄，用于霍奇金病、肾母细胞瘤、绒毛膜上皮癌、横纹肌肉瘤和神经母细胞瘤等。不良反应中消化道反应较常见，骨髓抑制较明显，偶见脱发和严重的皮肤毒性。静脉给药时外漏可引起蜂窝组织炎，应立即用 1% 普鲁卡因局部封闭，或用 50~100mg 氢化可的松局部注射并冷湿敷。本品可提高放射敏感性，与放射治疗同时应用，可能加重放射治疗的降低白细胞作用和局部组织损害作用。

多柔比星

[药理作用]

多柔比星（doxorubicin，ADR）可嵌入 DNA 螺旋结构，影响 DNA 复制与合成。属周期非特异性药物，对 S 期和 M 期作用最强，具有免疫抑制作用。

[临床应用]

抗癌谱广，疗效高。主要用于血液系统恶性肿瘤，特别是急性淋巴细胞性白血病和淋巴瘤，也用于乳腺癌、卵巢癌、胃癌、肺癌、膀胱癌、头颈部癌等实体瘤。

[不良反应]

1. 心脏毒性为最严重不良反应，表现为心律失常、传导异常、"心包炎-心肌炎综合征"和急性心力衰竭，也可发生慢性毒性反应。

2. 可见骨髓抑制、胃肠道反应和脱发等。

[注意事项]

1. 用药期间应严格检查血象、肝功能及心电图，多柔比星在注射给药后第一次排尿呈红色，应告知患者无须惊慌。

2. 本品与柔红霉素呈交叉耐药性。与甲氨蝶呤、氟尿嘧啶、阿糖胞苷、氮芥、丝裂霉素、博莱霉素、环磷酰胺以及亚硝脲类等则不呈交叉耐药性，且与环磷酰胺、氟

尿嘧啶、甲氨蝶呤、顺铂以及亚硝脲类药物同用，有良好的协同作用。

柔红霉素

[药理作用及临床应用]

柔红霉素（daunorubicin，DNR）又称正定霉素，与多柔比星作用相似，临床主要用于治疗急性淋巴细胞白血病和急性粒细胞白血病。

[不良反应]

1. 心脏毒性和骨髓抑制为常见且严重的不良反应。

2. 尚有胃肠道反应和脱发等，因口腔溃疡常见。

[注意事项]

1. 应做好口腔护理。

2. 小儿、老人、有心脏病史及肝脏功能不良者慎用。

3. 与肝素钠、磷酸氟美松溶液有配伍禁忌。

四、影响蛋白质合成的药物

长春碱类

[药理作用]

长春碱（vinblastine，VLB）和长春新碱（vincristine，VCR）是从中药长春花中提取的两种抗癌生物碱，作用于 M 期，抑制细胞的有丝分裂，妨碍纺锤丝的形成。

[临床应用]

1. 一般与其他化疗药物联合应用。

2. VLB 用于治疗睾丸癌、膀胱癌、霍奇金病和非霍奇金淋巴瘤。

3. VCR 用于治疗儿童急性淋巴细胞白血病、肾母细胞瘤、尤文软组织肉瘤、霍奇金病和非霍奇金淋巴瘤及其他快速增殖的肿瘤。

[不良反应]

1. VLB 的主要不良反应是骨髓抑制，表现为白细胞减少。

2. VCR 的主要不良反应是神经毒性，长期应用可出现足下垂、共济失调，大剂量使用还可出现自主神经（ANS）障碍，如顽固性便秘和麻痹性肠梗阻。

3. 共同不良反应为胃肠道反应、脱发及局部刺激性等。

[注意事项]

1. VLB 与 VCR 毒性大小与剂量有关，因此应严格控制剂量，临床使用的时候总量不宜超过 25mg，必要的情况下，可以给予维生素 B_6 进行防治。

2. 因为 VLB 与 VCR 刺激性较大，注射时切勿漏出血管外。

高三尖杉酯碱

[药理作用]

高三尖杉酯碱（homoharringtonine，HHRT）对蛋白质合成的起始阶段起明显而迅速的抑制作用，使核糖体分解、蛋白质合成及有丝分裂停止。

[临床应用]

1. 对急性非淋巴细胞白血病，如急性粒细胞白血病、急性早幼粒细胞白血病、急性单核细胞白血病有较好疗效，完全缓解率较高。

2. 对慢性淋巴瘤等有效，对神经系统白血病亦有效。常用于急性粒细胞白血病及单核细胞白血病。

[不良反应]

主要不良反应为胃肠反应、骨髓抑制和心脏毒性。

[注意事项]

1. 动物实验证明一次大剂量给药，可致冠状动脉收缩而死亡，故临床上应做静脉缓慢滴注给药，不做静脉推注和肌内注射，心脏病患者慎用。

2. 蒽环类抗生素有心肌毒性作用，老年患者及已反复采用阿霉素或柔红霉素等蒽环类抗生素治疗的患者使用三尖杉酯碱应慎用或不用，以免增加心脏毒性。

门冬酰胺酶

门冬酰胺酶（asparaginase，L-ASP）又称左旋门冬酰胺酶，本药可以分解血液中的门冬酰胺，减少某些肿瘤细胞增殖的原料供应，从而干扰蛋白质合成，抑制肿瘤细胞的生长；主要用于急性淋巴细胞白血病，单用缓解期短，易产生耐药，多与其他药物合用。

不良反应偶见过敏性休克，用药前应做皮试，也可出现胃肠道反应、出血和神经症状。

五、影响激素功能的药物

肾上腺皮质激素

肾上腺皮质激素（glucocorticoids）可使血液淋巴细胞迅速减少，主要用于急性淋巴细胞白血病和恶性淋巴瘤的短期治疗，本品小剂量与其他抗癌药短期合用，可明显减少血液系统并发症及癌肿引起的发热等毒血症表现；但需注意可因本品抑制机体免疫功能而促进肿瘤的扩展。

雄 激 素

雄激素（androgen）通过抑制垂体分泌促性腺激素，减少卵巢雌激素的合成和分泌，具有抗雌激素作用，对抗催乳素对乳腺癌的刺激作用，用于晚期乳腺癌和乳腺癌转移者，现已被无男性化现象的雌激素拮抗药取代。

雌 激 素

雌激素（estrogen）临床常用己烯雌酚，具有直接对抗雄激素及反馈性抑制下丘脑、垂体释放促间质细胞激素的作用，从而减少雄激素分泌；主要用于前列腺癌和绝经5年以上乳腺癌的治疗，绝经前的乳腺癌患者禁用雌激素类药物。

他莫昔芬

他莫昔芬（tamoxifen，TAM）为人工合成的抗雌激素药，能竞争雌激素受体，阻断雌激素对乳腺癌的促进作用，从而抑制乳腺癌生成。主要用于晚期、复发、不能手术的乳腺癌，尤其是绝经期的高龄患者，也可用于宫体癌、乳腺小叶增生等。不良反应轻，常见不良反应有体温升高、体液潴留、恶心、呕吐、皮疹等。

抗恶性肿瘤药见表 16-1。

表 16-1 抗恶性肿瘤药小结

分 类		代表药物	应 用	不良反应	用药护理
按作用机制分类	影响核酸合成	甲氨蝶呤	治疗儿童急性白血病，也用于治疗绒毛上皮癌、骨肉癌、乳腺癌、肺癌、卵巢癌等	骨髓抑制，消化道，口腔溃疡，大量应用可致肝肾损害	用药期间应严格监测血象及肝肾功能，大剂量应用时需配合亚叶酸钙，减轻其毒性反应
	直接破坏 DNA	环磷酰胺	对恶性淋巴瘤疗效显著	最主要的毒性反应是骨髓抑制，可引起较严重的出血性膀胱炎甚至膀胱纤维化	鼓励患者多饮水，大剂量应用时应碱化、利尿或给予尿路保护剂美司钠，必要时应减量或换用他药
按作用机制分类	干扰核酸合成	多柔比星	用于血液系统恶性肿瘤，特别是急性淋巴细胞性白血病和淋巴瘤	心脏毒性是不可逆的最严重不良反应	建议常规监测心电图，并在用药期间和用药后即刻做心电图随访
	影响蛋白质合成	长春碱类	VLB 用于治疗睾丸癌、膀胱癌、霍奇金病和非霍奇金淋巴瘤。VCR 用于治疗儿童急性淋巴细胞白血病等	VLB 的主要不良反应是骨髓抑制，VCR 的主要不良反应是神经毒性	一旦漏出或可疑外漏，应立即停止输液，并立即用硫代硫酸钠注射液或 1% 普鲁卡因注射液局部注射
	影响激素功能	肾上腺皮质激素	对急性淋巴细胞白血病和恶性淋巴瘤有较好的短期疗效	类肾上腺皮质功能亢进综合征	建议或者低盐、低糖、高纤维素饮食

药物的制剂和用法用量

环磷酰胺 片剂：50mg。每次 50～100mg，2～3/d，一疗程总量 10～15g。注射剂：0.1g、0.2g。用前加氯化钠注射液溶解后，立即注射。每次 0.2g，每日或隔日 1 次或每次 0.6～0.8g，每周 1 次，静注，一疗程总量 8～10g。

白消安 片剂：0.5mg，2mg。2～8mg/d，分 3 次空腹服用，维持量每次 0.5～

2mg，每日 1 次。小儿 0.05mg/（kg·d），分 1～3 次。

塞替派　注射剂：10ml/ml。每次 10mg，1/d，肌注或静注，疗程总量 200mg。腔内注射：每次 15～40mg，每周 1 次，3～4 周为 1 疗程。肿瘤内注射：每次 5～10mg。

异环磷酰胺　注射剂：0.1g、0.2g。单药治疗静脉注射按体表面积每次 1.2～2.5g/m²，连续 5 日为一疗程。联合用药静脉注射按体表面积每次 1.2～2.0g/m²，连续 5 日为一疗程。每一疗程间隙 3～4 周。

美法仑　片剂：2mg。每次 10mg/m²，1/d，共 4 天，隔 6 周后重复。

卡莫司汀　注射剂：125mg/ml。125mg/ml，连用 2 日，静脉滴注。静滴时间不宜超过 6 小时。

甲氨蝶呤　片剂：2.5mg。每次 5～20mg，1/d 或隔日 1 次。注射剂：5mg。每次 5～20mg，1/d 或隔日 1 次，肌注或静注。

巯嘌呤　片剂：25mg、50mg、100mg。1.5～3mg/（kg·d），分 2～3 次。

氟尿嘧啶　注射剂：10ml:0.25g。每次 0.25～0.5g，每日或隔日 1 次静注，一疗程总量 5～10g。每次 0.25～0.75g，一日或隔日 1 次，静滴，一疗程总量 8～10g。

盐酸阿糖胞苷　注射剂：50mg、100mg。每次 1～2mg/kg，1/d，静注。10～14 日为 1 疗程。

阿霉素　注射剂：10mg、50mg。每次 30mg/m²，静注，连用 2 日，间隔 3 周后可重复使用。60～75mg/m²，每 3 周应用一次。或 30mg/m² 连用 3 日，间隔 4 周可再用。累积总量不得超过 550mg/m²。

柔红霉素　注射剂：10mg、20mg。每次 0.5～0.8mg/kg，用生理盐水 250ml 溶解后静滴，1 小时滴完，每周 2 次；也可每次 1mg/kg，1/d，连用 5 日。

放线菌素 D　注射剂：0.2mg。每次 0.2～0.4mg，每日或隔日 1 次，静注或静滴，一疗程总量 4～6mg。

丝裂霉素　注射剂：2mg、4mg、8mg。每日 2mg，1/d；或每周 2 次，每次 4～6mg，静注，40～60mg 为 1 疗程。

盐酸平阳霉素　注射剂：8mg。每次 8mg，隔日 1 次，肌注或静注，一疗程总量 240mg。

硫酸长春碱　注射剂：10mg。每次 10mg，每周 1 次，静注，一疗程总量 60～80mg。

硫酸长春新碱　注射剂：1mg。每次 1～2mg，每周 1 次，静注，一疗程总量 6～10mg。

高三尖杉酯碱　注射剂：1ml:1mg、2ml:2mg。1～4mg/d，稀释后缓慢静滴，4～6 日为 1 疗程，间歇 1～2 周重复用药。

喜树碱　片剂：5mg。每次 5mg，2/d，一般作为维持治疗。注射剂：2ml:5mg。每次 5～10mg，1/d 或 15～20mg，隔日 1 次，将药物溶于 20ml 生理盐水中，静注。每次 5mg，1/d，肌注，140～200mg 为 1 疗程。

依托泊苷　胶囊剂：50mg、100mg。100～120mg/（m²·d），连服 5 日，3 周后重

复用药。注射剂；5ml：100mg。每次 60 ~ 100mg/m² 加生理盐水 500ml 稀释，静滴，1/d,连用 5 日为 1 疗程，每 3 ~ 4 周重复 1 次。

门冬酰胺酶 注射剂：1000U、2000U。每次 20 ~ 200U/kg，每日或隔日 1 次，肌注或以生理盐水 20 ~ 40ml 稀释后静注，10 ~ 20 次为 1 疗程。

顺铂 注射剂：10mg、20mg、30mg。每次 20mg，1/d 或隔日 1 次，一疗程总量 100mg。

卡铂 注射剂：50mg、100mg。每次 0.1 ~ 0.3g/m²。1/d，溶于 5% 葡萄糖注射液中静滴，连用 5 日为 1 疗程，4 周后重复给药。

综合测试

A1 型题

1. 以下哪种药物不是主要作用于 S 期的药物

    A. 环磷酰胺   B. 甲氨蝶呤   C. 巯嘌呤   D. 羟基脲   E. 氟尿嘧啶

2. 长春新碱主要作用于肿瘤细胞的

    A. G_1期   B. S 期   C. G_2期   D. M 期   E. G_0期

3. 可引起出血性膀胱炎的药物是

    A. 甲氨蝶呤   B. 博来霉素   C. 环磷酰胺   D. 氟尿嘧啶   E. 顺铂

4. 白消安主要用于治疗

    A. 慢性粒细胞白血病   B. 恶性淋巴瘤   C. 霍奇金病

    D. 消化道癌   E. 恶性黑色素瘤

5. 博来霉素主要用于治疗

    A. 绒毛膜上皮癌   B. 乳腺癌   C. 鳞状上皮癌

    D. 急性淋巴细胞白血病   E. 急性粒细胞白血病

6. 长期应用博来霉素可致

    A. 骨髓抑制   B. 严重胃肠道反应   C. 肺纤维化

    D. 膀胱炎   E. 肾损害

7. 限制抗癌药长期大量应用的最严重不良反应是

    A. 胃肠反应   B. 肾损害   C. 抑制骨髓

    D. 周围神经炎   E. 脱发

8. 下列哪种药物不是细胞周期特异性药

    A. 羟基脲   B. 甲氨蝶呤   C. 秋水仙碱

    D. 白消安   E. 长春新碱

9. 下列药物中属于周期特异性药物的是

    A. 环磷酰胺   B. 氟尿嘧啶   C. 白消安

    D. 博来霉素   E. 雄激素

10. 抗叶酸代谢的药物是

A. 甲氨蝶呤　　　　　　　B. 噻替派　　　　　　　　C. 环磷酰胺

D. 三尖杉酯碱　　　　　　E. 氟尿嘧啶

11. 下列选项中名称对应错误的是

A. 氟尿嘧啶（5 - FU）　　B. 阿糖胞苷（ARA - C）　　C. 环磷酰胺（CTX）

D. 他莫昔芬（TAM）　　　E. 长春碱（VCR）

12. 为了减轻甲氨蝶呤的毒性反应常合用

A. 叶酸　　　　　　　　　B. 维生素 C　　　　　　　C. 维生素 B_{12}

D. 碳酸氢钠　　　　　　　E. 甲酰四氢叶酸钙

13. 甲氨蝶呤用药过程中需酸化和碱化尿液的原因是

A. 代谢产物易形成沉淀，堵塞肾小管，导致肾衰竭　　　B. 胃肠道反应

C. 骨髓抑制　　　　　　　　　　　　　　　　　　　　D. 口腔溃疡

E. 肝损害

14. 对绒毛膜上皮癌疗效较好的药物是

A. 环磷酰胺　　　　　　　B. 甲氨蝶呤　　　　　　　C. 白消安

D. 氟尿嘧啶　　　　　　　E. 巯嘌呤

B 型题

（15～18 题共用备选答案）

A. 巯嘌呤　　　　　　　　B. 白消安　　　　　　　　C. 氟尿嘧啶

D. 环磷酰胺　　　　　　　E. 博来霉素

15. 对胃癌有较好疗效

16. 对恶性淋巴瘤有显效

17. 对慢性粒细胞白血病有较好疗效

18. 对儿童急性淋巴细胞白血病有较好疗效

（19～21 题共用备选答案）

A. 5 - 氟尿嘧啶　　　　　　B. 甲氨蝶呤　　　　　　　C. 博来霉素

D. 鬼臼霉素　　　　　　　E. 马利兰

19. 治疗消化道肿瘤用

20. 儿童急性白血病宜用

21. 治疗鳞状上皮癌用

（方　阔）

第十七章 解毒药

目前已知的自然和化学合成的物质有九百多万种，但绝大部分的中毒是由其中不到 3000 种物质引起的。凡进入人体并能与机体组织发生化学或物理作用，破坏机体正常生理功能，引起暂时或永久性病理变化的物质，称为毒物。中毒是机体受到毒物作用，发生功能和器质性改变而出现的疾病状态。急性中毒表现为毒物进入机体后在短时间内出现中毒临床表现，甚至死亡。凡能解除毒物对机体毒害作用的药物，称为解毒药。急性中毒的主要处理原则：①清除毒物，预防或减少毒物吸收；②加强、促进毒物排出；③支持生命指征，对症治疗；④应用解毒剂。

第一节　金属和类金属中毒解毒药

金属和类金属主要包括铜、铅、锑、汞、砷等。其毒性是由于其能与机体内含巯基（—SH）的酶结合，抑制了酶的活性所致。常用的解毒药有以下几种。

一、含巯基解毒药

本类解毒药包括二巯丙醇、二巯丁二钠、青霉胺，所含巯基与金属和类金属的亲和力比毒物对酶的亲和力大。

二巯基丙醇

二巯基丙醇（Dimercaprol）又称二巯丙醇、抗路易斯药剂、巴尔（BAL）、双硫代甘油，最早是由第二次世界大战期间英国牛津大学的生化学家们研制出，当时是作为生化武器路易氏剂的解毒剂。为无色或几乎无色易流动的澄明液体，有蒜臭。水溶液不稳定，须配成油溶液肌注用。

[药理作用]

分子中有两个巯基，与金属或类金属亲和力较大，能夺取与酶结合的金属或类金属，而使酶复活；同时还能与金属或类金属结合，防止继续中毒，最后由尿排出。

[临床应用]

主要用于砷、汞、铬、铋、铜等中毒，对砷的解救最好，对铅中毒疗效较差。由于与金属的结合物在体内仍有一定程度的解离，如果络合物从体内排出过缓，游离的金属或类金属仍能引起中毒。故在治疗中应反复给予足量的药物，才能取得满意解毒效果。

1. 治疗砷中毒首选

A. 依他酸钙钠　　　　B. 二巯丙醇　　　　　C. 二巯丁二钠

D. 青霉胺　　　　　　E. 硫代硫酸钠

解析与答案：二巯丙醇主要治疗砷，汞和金中毒，故选 B。

2. 治疗汞中毒首选

A. 依他酸钙钠　　　　B. 青霉胺　　　　　　C. 二巯丁二钠

D. 二巯丙醇　　　　　E. 硫代硫酸钠

解析与答案：二巯丙醇主要治疗砷，汞和金中毒，故选 D。

[不良反应]

较多，常见的有恶心、呕吐、头痛、腹痛等；注射过量可致血压升高、心动过速、惊厥、木僵、昏迷等。多次应用还引起肝肾损害。肝、肾功能不良者慎用。

[注意事项]

1. 及早给药　最好在接触金属后 1~2 小时内给药，4 小时内有用，超过 6 小时再给本品，作用减弱。

2. 反复给药　保持本品与金属 2:1 的优势，需要一直用到金属排尽和毒性作用消失为止。

二巯丁二钠

二巯丁二钠（sodium dimercaptosuccinate）又名二巯琥钠，是我国创制的解毒药。可溶于水，但水溶液不稳定，应临用时配制，不可加热。正常时水溶液呈无色或微红色，如呈土黄色或混浊，则表示已变质，不能使用。

解毒原理与二巯丙醇相同，对锑剂的解毒效果比二巯丙醇强 10 倍。可用于锑、汞、铜、铅、砷等中毒。毒性较小，但也可引起头痛、恶心等不良反应。

青霉胺

青霉胺（penicillamine）为青霉素的水解产物。为含巯基的氨基酸。临床应用盐酸 D-青霉胺。对铜、汞、铅有络合作用，使其自尿中排出，对铜中毒效果明显。可用于铜、汞、铅中毒，可口服，使用方便。毒性较小，与青霉素有交叉过敏反应，故在使用前必须做青霉素过敏试验，对青霉素过敏者禁用。

二、其他解毒药

依地酸钙钠

依地酸钙钠（calcium disodium edetate，EDTA-CaNa）又名依地酸钠钙、解铅乐。

[药理作用]

本药为依地酸二钠与钙的络合物。依地酸二钠与铅、铜、铬、镉等离子的络合力都比钙强，这些金属可置换钙生成稳定的络合物而失去毒性，最后由尿排出。

考点链接

1. 治疗锑中毒应首选

A. 依他酸钙钠　　　　　B. 二巯丙醇　　　　　C. 二巯丁二钠

D. 青霉胺　　　　　E. 硫代硫酸钠

解析与答案：二巯丁二钠解毒原理与二巯丙醇相同，对锑剂的解毒效果比二巯丙醇强10倍，可用于锑、汞、铜、铅、砷等中毒，故选C。

2. 使用前须做皮试的解毒药物是

A. 亚甲蓝　　　　　B. 青霉胺　　　　　C. 二巯丙醇亚硝酸钠

D. 依他酸钙钠　　　　　E. 二巯丁二钠

解析与答案：本品毒性较小，与青霉素有交叉过敏反应，故在使用前必须做青霉素过敏试验，对青霉素过敏者禁用，故选B。

[临床应用]

主要用于铅中毒，也可治疗铜、铬、镉等金属中毒及放射性元素铍、镭、钚、铀、钍等对机体的损害。

考点链接

治疗铅中毒首选

A. 依他酸钙钠　　　　　B. 二巯丁二钠　　　　　C. 亚硝酸钠

D. 硫代硫酸钠　　　　　E. 亚甲蓝

解析与答案：依他酸钙钠主要治疗铅中毒，故选A。

[不良反应]

部分患者有头晕、恶心、关节酸痛、乏力等。少数人可致肾损害，用药期间应查尿常规，有肾病患者禁用。

[注意事项]

1. 禁忌证　少尿，无尿和肾功能不全者禁用。

2. 铅移动实验　成人每次1g加入5%葡萄糖注射液500ml，4小时静脉滴注完毕。自用药开始起留尿24小时尿。24小时尿铅排泄量超过0.5mg，认为体内有过量铅负荷。

促 排 灵

促排灵（calcium trisodium pentate，DTPA－CaNa）又名五醋三胺钠钙。

其作用与依地酸钙钠相似，但与金属络合作用更强，形成的络合物更稳定。用于铅、铁、锌、铬、钴等中毒，对放射性元素钚、钇、锶等对机体损害也有效。

可引起皮炎、头昏、无力、恶心、食欲不振等，大剂量可致腹泻和肾损害，肾病患者慎用。

第二节　氰化物中毒解毒药

工业生产使用的氰化物（如氰化钠、氰化钾、氢氰酸）都是毒性强、作用快的毒物。桃仁、苦杏仁、枇杷仁等含氰苷，水解后产生氢氰酸，大量误食也可致中毒，其氰离子（CN^-），能与细胞色素氧化酶结合成氰化细胞色素氧化酶，而失去传递电子的功能，使组织细胞不能利用血液中的氧，而导致细胞内窒息，表现为中毒症状，严重者可迅速死亡。

对氰化物中毒的解救，除采用一般急救措施外，特效解毒药是氧化剂和供硫剂联合应用。首先给予氧化剂亚硝酸类或大剂量亚甲蓝，使体内部分血红蛋白迅速氧化成与 CN^- 亲和力大的高铁血红蛋白，后者能与游离的和已结合的 CN^- 生成氰化高铁血红蛋白，使酶复活。但氰化高铁血红蛋白不稳定，仍可解离出 CN^-，因此还应使用供硫剂硫代硫酸钠，使游离的 CN^- 及氰化高铁血红蛋白中的 CN^- 变成无毒的硫氰酸盐，由尿排出，而达到彻底解毒目的。

亚硝酸异戊酯

为氧化剂，能将血红蛋白氧化成高铁血红蛋白，作用快而短暂，可作应急使用。

亚硝酸钠

亚硝酸钠（sodium nitrite）作用与亚硝酸异戊酯相似，但作用较慢、持久。能产生足量的高铁血红蛋白，故可有效地解救氰化物中毒。因其有扩张血管作用，静注不宜过快，以免引起血压骤降。

亚甲蓝

亚甲蓝（methylene blue）又名美蓝，为深绿色结晶或结晶性粉末，水溶液为深蓝色。

[药理作用及临床应用]

本药为氧化–还原剂，对血红蛋白起相反的双重效应，随剂量不同而异。小剂量时，可在还原型辅酶Ⅰ脱氢酶的作用下，还原成还原型亚甲蓝，后者才能使高铁血红蛋白还原成血红蛋白，故可用于治疗伯氨喹、亚硝酸化合物等引起的高铁血红蛋白症。大剂量时，还原型辅酶Ⅰ脱氢酶不能全部将亚甲蓝还原成还原型亚甲蓝，氧化型多，后者可使血红蛋白氧化成高铁血红蛋白，可治疗氰化物中毒。

考<u>点</u>链接

能使血红蛋白氧化成高铁血红蛋白的药物是

A. 二巯丙醇　　　　B. 青霉胺　　　　C. 大剂量亚甲蓝

D. 依地酸钙钠　　　E. 亚硝酸钠

解析与答案：大剂量时，还原型辅酶Ⅰ脱氢酶不能全部将亚甲蓝还原成还原型亚甲蓝，氧化型多，后者可使血红蛋白氧化成高铁血红蛋白，可治疗氰化物中毒，故选 C。

[不良反应]

大剂量静注给药可引起眩晕、头痛、恶心、腹痛、出汗、心前区痛等。禁忌皮下注射和肌内注射。

[注意事项]

1. 禁忌证　不能作皮下，肌肉内或椎管内注射。皮下注射易产生注射局部坏死性脓肿；椎管内注射易引起中枢神经系统永久性损害。

2. 控制注射速度　注射速度不可过快，一般每分钟2ml左右。

3. 治疗高铁血红蛋白症　1天本品用量120mg左右即可，重者连用2～3天。不需要大量重复应用，因本品完全排泄需3～5天，否则易招致体内蓄积引起与治疗相反的结果。

硫代硫酸钠

硫代硫酸钠（sodium thiosulfate）又名大苏打、海波。

[药理作用及临床应用]

本药具有活泼的硫原子，在转硫酶的作用下，与 CN^- 生成无毒的硫氰酸盐（SCN^-）而随尿排出，故可治疗氰化物中毒，与亚硝酸盐合用可显著提高疗效，也能与砷、汞、铋等生成毒性低的硫化物，与碘生成碘化钠随尿排出，故也可治疗砷、汞、铋、碘中毒。尚有抗过敏作用，可治疗荨麻疹；外用可治花斑癣、疥疮等。

[不良反应]

可引起头痛、眩晕、乏力等。静注过快可使血压下降，宜缓慢静注。

[注意事项]

1. 禁忌与重金属盐、氧化物和酸混合。对本药过敏者禁用。

2. 本品不能与亚硝酸钠混合使用，应在亚硝酸钠注射之后再静脉注射本品。

3. 本品外用可能引起接触性皮炎。

考<u>点</u>链接

下列药物中，与亚硝酸盐合用可显著提高疗效，可治疗氰化物中毒的是

A. 依他酸钙钠　　　　B. 二巯丁二钠　　　　C. 亚硝酸钠

D. 硫代硫酸钠　　　　　　E. 亚甲蓝

解析与答案： 硫代硫酸钠具有活泼的硫原子，在转硫酶的作用下，与 CN⁻ 生成无毒的硫氰酸盐（SCN⁻）而随尿排出，故可治疗氰化物中毒，与亚硝酸盐合用可显著提高疗效，故选 D。

第三节　有机氟中毒解毒药

农业杀虫药氟乙酰胺和杀鼠药氟乙酸钠都属有机氟类化合物。氟乙酰胺进入人体后可被酰胺酶分解成氟乙酸。氟乙酸钠也可水解成氟乙酸与辅酶 A 反应生成氟乙酰辅酶 A，后者与草酰乙酸生成氟柠檬酸。氟柠檬酸可阻断三羧酸循环中柠檬酸的正常转化，导致柠檬酸堆积而引起中毒。主要表现为神经系统症状、心功能紊乱、低血糖等。对此中毒者除采用一般措施外，可用乙酰胺解救。

乙　酰　胺

乙酰胺（acetamide）又名解氟灵。乙酰胺与氟乙酰胺的化学结构很相似，能夺取酰胺酶，阻止氟乙酰胺分解成氟乙酸，同时乙酰胺还能被该酶水解为乙酸，而乙酸对氟乙酸呈干扰作用，而达到解毒目的。

综合测试

A1 型题

1. 下列药物中，有特殊蒜臭味的是
　　A. 二巯丙醇　　　　　　B. 青霉胺　　　　　　C. 亚甲蓝
　　D. 依地酸钙钠　　　　　E. 亚硝酸钠

2. 下列药物中，可做诊断用铅移动试验的是
　　A. 二巯丙醇　　　　　　B. 青霉胺　　　　　　C. 亚甲蓝
　　D. 亚硝酸钠　　　　　　E. 依地酸钙钠

3. 钡盐中毒的特效解毒药是
　　A. 依他酸钙钠　　　　　B. 二巯丁二钠　　　　C. 亚硝酸钠
　　D. 硫代硫酸钠　　　　　E. 亚甲蓝

4. 用于铅、铁、锌、铬、钴等中毒，对放射性元素钚、钇、锶等对机体损害也有效
　　A. 促排灵　　　　　　　B. 乙酰胺　　　　　　C. 阿托品
　　D. 硫代硫酸钠　　　　　E. 亚甲蓝

5. 下列药物中，对铜中毒效果明显的是
　　A. 硫代硫酸钠　　　　　B. 乙酰胺　　　　　　C. 阿托品
　　D. 去铁胺　　　　　　　E. 青霉胺

6. 可用于治疗伯氨喹、亚硝酸化合物等引起的高铁血红蛋白症的是
   A. 亚甲蓝　　　　　　　　　B. 乙酰胺　　　　　　　　　C. 阿托品
   D. 去铁胺　　　　　　　　　E. 青霉胺

A2 型题

7. 某患者因大量吸入铜粉尘及烟雾，症见头痛、头晕、全身乏力，口腔黏膜蓝染，口有金属味，恶心呕吐，剧烈腹痛腹泻，呕吐物及排泄物呈蓝绿色，或更见呕血，黑粪下列药物可选
   A. 亚甲蓝　　　　　　　　　B. 乙酰胺　　　　　　　　　C. 阿托品
   D. 去铁胺　　　　　　　　　E. 青霉胺

8. 患者，男，55 岁。因患风湿性关节炎 5 年，下列药物可选
   A. 青霉胺　　　　　　　　　B. 二巯丙醇　　　　　　　　C. 乙酰胺
   D. 阿托品　　　　　　　　　E. 去铁胺

9. 治疗肝豆状核病变性病首选的药物是
   A. 青霉胺　　　　　　　　　B. 二巯丙醇　　　　　　　　C. 促排灵
   D. 亚甲蓝　　　　　　　　　E. 谷胱甘肽

10. 患者，女，35 岁。患尿路结石 1 年，下列可选的药物是
    A. 青霉胺　　　　　　　　　B. 二巯丙醇　　　　　　　　C. 促排灵
    D. 亚甲蓝　　　　　　　　　E. 谷胱甘肽

11. 患者，5 岁。因皮肤瘙痒一天来诊，下列可选的药物是
    A. 硫代硫酸钠　　　　　　　B. 二巯丙醇　　　　　　　　C. 亚硝酸钠
    D. 亚甲蓝　　　　　　　　　E. 谷胱甘肽

12. 小剂量在临床上由于治疗高铁血红蛋白症，大剂量用于轻度氰化物中毒的解毒药
    A. 硫代硫酸钠　　　　　　　B. 亚甲蓝　　　　　　　　　C. 二巯丙醇
    D. 谷胱甘肽　　　　　　　　E. 促排灵

B 型题

(13~18 题共用备选答案)
   A. 促排灵　　　　　　　　　B. 二巯丙醇　　　　　　　　C. 亚硝酸钠
   D. 硫代硫酸钠　　　　　　　E. 乙酰胺

13. 大剂量可用于高铁血红蛋白症

14. 尚有抗过敏作用，可治疗荨麻疹的是

15. 属于有机氟中毒解毒药的是

16. 用于铅、铁、锌、铬、钴等中毒，对放射性元素钚、钇、锶等对机体损害也有效的是

17. 对砷的解救最好，对铅中毒疗效较差的是

18. 因其有扩张血管作用，静注不宜过快，以免引起血压骤降的是

（林丽丽）

第十八章 预防接种用药

预防接种是指用人工制备的抗原或抗体通过适宜的途径对机体进行接种，使机体获得对某种传染病的自动免疫或被动免疫，提高机体免疫水平，以达到预防、控制和消灭传染病的目的。预防接种用药主要包括疫苗（含类毒素）、抗毒素及免疫血清等预防性生物制品，种类较多，本章仅讲述疫苗。

第一节 概 述

一、发展简史

19 世纪中叶，法国微生物学家巴斯德经过研究发现，物质的发酵和腐败是由于空气中微生物的污染造成的，而传染病的流行是由病原微生物的传播引起的。科学家们试图采用各种手段来控制这些病原微生物引起的传染病，而疫苗的研究和发明是这一领域中最杰出的贡献。以巴斯德研制的鸡霍乱疫苗、炭疽疫苗和狂犬病疫苗为标志的第一次疫苗革命，拯救了人类无数的生命。疫苗的研发和使用，使大量的烈性传染病得到了控制并消灭了天花，这是科学家们对人类的伟大贡献。

计划免疫是指根据传染病疫情监测和人群免疫水平分析，按照国家规定的免疫程序，有计划地利用疫苗进行预防接种，以提高人群免疫水平，达到控制乃至最终消灭相应传染病的目的。世界卫生组织于 1974 年在全球发起了称为 EPI 的"扩大计划免疫"，经过 20 多年的不懈努力，到 20 世纪末，全球婴儿免疫接种的覆盖率已达到 80%以上，并基本消灭了新生儿破伤风和小儿麻痹。

我国自 1978 年开始实施计划免疫，疫苗接种率逐年提高，计划免疫使疾病的发病率持续下降。2008 年卫生部公布《扩大国家免疫规划实施方案》，根据此方案，我国在原有的国家免疫规划疫苗（卡介苗、乙肝疫苗、脊髓灰质炎疫苗、百白破联合疫苗、麻疹疫苗）的基础上，将甲肝疫苗、流脑疫苗、乙脑疫苗、麻腮风疫苗等纳入国家免疫规划，对适龄儿童实行常规接种。

二、疫苗的概念和种类

疫苗是指将病原微生物（如细菌、立克次体、病毒等）及其代谢产物，经过人工减毒、灭活或利用基因工程等方法制成的用于预防传染病的自动免疫制剂。根据不同疫苗的研制技术可将疫苗分为以下四类。

1. **灭活疫苗** 是指利用加热或甲醛解毒等理化方法将人工大量培养的完整的病原微生物杀死，使其丧失感染性和毒性，但仍保持免疫原性，并结合相应的佐剂而制成的疫苗。灭活疫苗主要由灭活的细菌体或病毒颗粒组成，不能生长繁殖，因此较安全、稳定；但灭活疫苗所提供的免疫力较短暂，为获得强而持久的免疫力，需进行多次接种。目前常用的灭活疫苗有百白破疫苗、人用狂犬病疫苗、流感疫苗等。

2. **减毒活疫苗** 是指将微生物的自然强毒株通过物理、化学和生物学方法，连续传代，使其对原宿主失去致病力或只引起亚临床感染，但仍保持良好的免疫原性、遗传特性，用这样的菌毒株制备而成的疫苗称为减毒活疫苗。活疫苗进入机体后可生长繁殖，引起类似轻微或隐性感染，接种一次即可获得持久免疫力。目前常用的减毒活疫苗有麻疹减毒活疫苗、脊髓灰质炎减毒活疫苗、甲肝减毒活疫苗、乙脑减毒活疫苗、卡介苗等。

3. **亚单位疫苗** 是指提取微生物的特殊蛋白质结构或其他细胞结构制成的疫苗，这类疫苗不是完整的病原微生物，而是其结构的一部分，故称亚单位疫苗。如伤寒 Vi 多糖疫苗、A 群流脑多糖疫苗、A + C 群流脑多糖疫苗、肺炎球菌多糖疫苗等。

4. **重组疫苗** 通过基因重组技术制成的疫苗。如基因工程疫苗、遗传重组疫苗等新型疫苗。

三、疫苗的分类

《疫苗流通和预防接种管理条例》将疫苗分为第一类疫苗和第二类疫苗。第一类疫苗是指政府免费向公民提供，公民应当依照政府的规定受种的疫苗，包括国家免疫规划疫苗，省级人民政府在执行国家免疫规划时增加的疫苗，县级及以上人民政府或者卫生行政部门组织开展的群体性预防接种所使用的疫苗。第二类疫苗是指公民自费并且自愿受种的其他疫苗。

四、贮存和运输

多数生物制品都对温度敏感，因此，疫苗在贮存和运输时对温度都有一定的要求，要在规定温度条件下贮存、运输，注意防止高温、暴晒和冻融。如卡介苗、乙肝疫苗、百白破疫苗、白破疫苗、乙脑灭活疫苗、A + C 群流脑疫苗等需在 2℃ ~8℃ 的条件下贮存和运输。脊髓灰质炎疫苗、麻疹疫苗等贮存期在 3 个月以下，可在 -20℃ ~8℃ 条件下贮存；贮存期在 3 个月以上，在 -20℃ 条件下贮存。

五、不良反应

1. **一般反应** 常见有红、肿、热、痛等局部反应，也可见发热、头疼、寒战、恶心、呕吐、腹痛、腹泻等全身反应。

2. **异常反应** 有局部感染、无菌性脓肿，晕厥、癔症，皮疹、血管神经性水肿、过敏性休克、血清病等。

六、注意事项

1. 预防接种前必须严格核对疫苗的品种，检查外观质量。凡过期、变色、污染、发霉、有摇不散的凝块或异物，无标签或标签不清，安瓿有裂纹或受过冻结的预防接种制剂，一律不得使用。

2. 避免受到阳光直接照射，使用前方可从冷藏容器内取出。

3. 尽量减少开启冷藏容器的次数，开后应及时关严。

4. 详细询问患者病史。发热者禁用；有过敏史（如哮喘、荨麻疹、花粉症等）患者，预防接种易发生过敏性休克；有晕针史及癔症、癫痫患者，易发生晕厥，应特别注意。

5. 如发生过敏性休克等不良反应，应立即皮下注射或静脉注射 0.1% 肾上腺素 0.3 ~ 0.5ml，必要时可重复注射。

七、国家免疫规划疫苗的免疫程序（表18 -1）

表18 -1　国家免疫规划疫苗的免疫程序

疫　苗	年（月）龄										
	出生时	1 月	2 月	3 月	4 月	5 月	6 月	8 月	18 ~ 24 月	4 岁	6 岁
乙肝疫苗	基础1	基础2					基础3				
卡介苗	接种										
甲肝疫苗									接种		
脊髓灰质炎疫苗			基础1	基础2	基础3				加强		
百白破疫苗			基础1	基础2	基础3				加强		
白破疫苗											加强
麻疹疫苗								接种	复种		
乙脑减毒活疫苗								基础1	加强		加强
A 群流脑疫苗									基础2针，间隔不少于3个月	加强	加强
风疹疫苗								基础			加强
腮腺炎疫苗								基础			加强

八、常用疫苗接种部位、途径和剂量（表18 - 2）

表18 - 2 常用疫苗接种部位、途径和剂量

疫 苗	接种部位	接种途径	接种剂量/次
乙肝疫苗	上臂外侧三角肌	肌内注射	0.5ml
卡介苗	上臂外侧三角肌中部附着处	皮内注射	0.1ml
甲肝疫苗	上臂外侧三角肌附着处	皮下注射	0.5ml
脊髓灰质炎疫苗		口服	1粒
百白破疫苗	上臂外侧三角肌下缘附着处	肌内注射	0.5ml
白破疫苗	上臂外侧三角肌下缘附着处	肌内注射	0.5ml
麻疹疫苗	上臂外侧三角肌下缘附着处	皮下注射	0.5ml
乙脑疫苗	上臂外侧三角肌下缘附着处	皮下注射	0.5ml
A群流脑疫苗	上臂外侧三角肌下缘附着处	皮下注射	0.5ml
风疹疫苗	上臂外侧三角肌下缘附着处	皮下注射	0.5ml
腮腺炎疫苗	上臂外侧三角肌下缘附着处	皮下注射	0.5ml

第二节　常用预防接种疫苗

卡 介 苗

[作用与应用]

卡介苗（BCG）是由牛型结核杆菌通过人工减毒制备而成的细菌类减毒活疫苗。接种后可刺激机体产生细胞免疫应答，用于预防结核病。

[接种对象]

用于出生3个月以内的婴儿或结核菌素试验（PPD）阴性的儿童。

[不良反应]

接种2周左右局部可出现红肿、浸润、化脓，并形成小溃疡，严重者宜采取适当治疗处理。接种中偶可发生淋巴结炎症、类狼疮反应及疤痕。

[注意事项]

1. 患结核病、肾炎、心脏病、急性传染病、湿疹、免疫缺陷病或其他皮肤病者禁用。

2. 接种部位在上臂外侧三角肌中部，于出生后24～48小时皮内注射0.1ml，严禁皮下或肌内注射，免疫期5～10年。

3. 卡介苗接种后2周左右，局部出现红肿浸润、化脓、小溃疡等现象，可用1%龙胆紫涂抹以防感染，一般 8 ~ 12 周后结痂。如遇局部淋巴结肿大可用热敷处理，如已软化形成脓疱，应及时就诊处理。

4. 注射器应专用，不得用作其他注射，防止产生化脓反应。

5. 使用时应注意避光，活菌苗使用时不得日光暴晒。

6. 该疫苗需在 2℃ ~ 8℃ 暗处保存。液体疫苗有效期 6 个月，冻干疫苗 1 年。

重组乙型肝炎疫苗

[作用与应用]

本品由重组酵母或重组哺乳动物细胞（CHO 细胞）表达的乙型肝炎表面抗原，经纯化、灭活及加入佐剂吸附制成。接种后可刺激机体产生抗乙型肝炎病毒的免疫力，用于预防乙型肝炎。

[接种对象]

适用于乙型肝炎易感者，尤其是 HBsAg、HBeAg 阳性母亲所生的新生儿，从事医疗工作的医护人员及接触血液的试验人员。

考点链接

新生儿期应预防接种的疫苗是

A. 卡介苗、脊髓灰质炎疫苗

B. 乙肝疫苗、卡介苗

C. 乙肝疫苗、百白破疫苗

D. 乙肝疫苗、麻疹疫苗

E. 卡介苗、乙脑疫苗

解析与答案： 乙肝疫苗出生后 24 小时内首次接种，卡介苗出生后 24 ~ 48 小时内接种，脊髓灰质炎疫苗首次免疫从 2 个月龄开始，百白破疫苗首次接种 3 月龄开始，麻疹疫苗、乙脑疫苗 8 月龄以上儿童接种，故选 B。

[不良反应]

不良反应轻微，偶见注射局部疼痛、红肿，中低度发热、头痛，一般不需特殊处理，可自行缓解。

[注意事项]

1. 发热、患急性或慢性严重疾病者以及对疫苗成分过敏者禁用。

2. 注射时应充分摇匀，于上臂三角肌肌内注射 0.5ml。新生儿第 1 针在出生后 24 小时肌内注射，1 个月及 6 个月时注射第 2、3 针。注射后抗体产生不佳者可加强免疫一次，有抗体应答者免疫期一般可达 12 年。

3. 接种前应备有肾上腺素等药物，如出现严重过敏反应时立即使用。

4. 该疫苗严禁冻结，需在 2℃ ~ 8℃ 避光保存和运输，有效期 2 年。

甲型肝炎减毒活疫苗

[作用与应用]

本品系将甲肝病毒减毒株（H₂株）接种人二倍体细胞，经培养、收获病毒液，加适宜稳定剂制成。接种后可刺激机体产生甲型肝炎病毒的中和抗体而产生免疫力，用于预防甲型肝炎。

[接种对象]

用于1周岁以上甲型肝炎易感者。

[不良反应]

注射后少数可能出现红肿、疼痛等局部反应；头痛、疲劳、发热、恶心和食欲下降等全身反应。一般72小时内自行缓解。偶有皮疹出现，不需特殊处理，必要时可对症治疗。

[注意事项]

1. 身体不适、腋温超过37.5℃者，急性传染病或其他严重疾病者，过敏体质者及妊娠期妇女禁用。

2. 注射时充分摇匀，于上臂外侧三角肌附着处皮下注射0.5ml。免疫期4年以上。

3. 开启疫苗瓶和注射时，切勿使消毒剂接触疫苗。

4. 注射丙种球蛋白者，应间隔1个月以上方可接种本疫苗。

5. 该疫苗严禁冻结，须在2℃～8℃避光保存。有效期液体疫苗5个月，冻干疫苗1年。

脊髓灰质炎减毒活疫苗（人二倍体细胞）

[作用与应用]

脊髓灰质炎减毒活疫苗（OPV）采用脊髓灰质炎病毒Ⅰ、Ⅱ、Ⅲ型减毒株分别接种于人二倍体细胞，经培养制成的减毒活疫苗糖丸。服用后可刺激机体产生抗脊髓灰质炎病毒免疫力，用于预防脊髓灰质炎。

考点链接

接种脊髓灰质炎减毒活疫苗时，正确的做法是

A. 首次免疫是新生儿期　　　　　B. 服后半小时可饮用热的牛奶

C. 用热水溶解后服用　　　　　　D. 用温水送服

E. 直接含服或用凉开水送服

解析与答案： 脊髓灰质炎减毒活疫苗糖丸初种年龄是2月龄，需直接含服或用凉开水送服，服后1小时内禁饮（食）热的食物，故选E。

[接种对象]

主要用于2个月以上的儿童。

[不良反应]

口服后一般无不良反应。偶见发热、恶心、呕吐、腹泻和皮疹，一般不需特殊处理。

[注意事项]

1. 发热、患急性传染病、免疫缺陷症、接受免疫抑制剂治疗者及妊娠期妇女禁用。

2. 该疫苗只供口服，不能注射。

3. 本品为活疫苗，可直接含服或用凉开水送服，切勿用热水送服，服后 1 小时内禁饮（食）热的食物。

4. 首次免疫从 2 个月龄开始，第一年连续口服 3 次，每次间隔 4～6 周，4 岁时加强免疫 1 次。其他年龄组在需要时也可以服用。免疫期 3～5 年。

5. 该疫苗需在 -20℃ 条件下或 2℃～8℃ 避光保存和运输。有效期 2℃～8℃ 5 个月，-20℃ 条件下 2 年。

吸附无细胞百白破联合疫苗

[作用与应用]

百日咳、白喉、破伤风混合疫苗简称百白破疫苗（DPT），是由百日咳疫苗、精制白喉和破伤风类毒素按适当比例配制而成。接种后可使机体产生免疫应答，用于预防百日咳、白喉、破伤风三种疾病。

[接种对象]

3 月龄至 6 周岁的儿童。

[不良反应]

注射后个别儿童接种部位可见红肿、硬结，偶见微热，或发热时伴有倦怠、嗜睡、烦躁不安等短暂症状。极个别可发生过敏反应，或惊厥、抽搐、尖声哭叫等神经系统并发症。但这类异常反应的发生率极低，并不影响免疫接种方针的推行。

[注意事项]

1. 有癫痫、神经系统疾病及抽风病史者禁用，急性传染病（包括恢复期）及发热者暂缓注射。

2. 使用时充分摇匀，于臀部外上方 1/4 处或上臂外侧三角肌附着处肌内注射 0.5ml。

3. 注射后局部如有硬结，可热敷患处，1～2 月即可吸收。注射第二针时应更换另侧部位。

4. 注射前须备有 1% 肾上腺素，以供偶发过敏性休克时急救用。

5. 该疫苗严防冻结，应在 2℃～8℃ 温度下保存，有效期 1.5 年。

麻疹减毒活疫苗

[作用与应用]

麻疹减毒活疫苗（MV）由麻疹病毒减毒株接种鸡胚细胞，经培养、收获病毒液加稳定剂而制成的减毒活疫苗。接种后可刺激机体产生抗麻疹病毒的免疫力，用于预防麻疹。

[接种对象]

用于 8 月龄以上的麻疹易感者。

[不良反应]

注射后一般无局部反应。少数儿童可在 6～10 天内出现发热反应以及散在皮疹。

[注意事项]

1. 患严重疾病、急性或慢性感染、发热、对鸡蛋有过敏史者及妊娠期妇女禁用。

2. 按标示量加灭菌注射用水，待完全溶解后，于上臂外侧三角肌附着处皮下注射 0.5ml。免疫期 4～6 年，7 岁时复种 1 次。

3. 注射过免疫球蛋白者，应间隔 1 个月以上再接种本疫苗。

4. 开启疫苗瓶和注射时，切勿使消毒剂接触疫苗。

5. 该疫苗需在 –20℃ 避光保存和运输。有效期液体疫苗 2 个月，冻干疫苗 1 年，开封后 1 小时内用完。

乙型脑炎减毒活疫苗

[作用与应用]

本品是用流行性乙型脑炎病毒 SA14–14–2 减毒株接种原代地鼠肾细胞，经培养、收获毒液加稳定剂冻干制成。接种后可刺激机体产生抗病毒血凝抑制抗体和中和抗体的体液免疫，还可产生细胞免疫，达到预防目的，用于预防流行性乙型脑炎。

[接种对象]

用于 8 月龄以上健康儿童及由非疫区进入疫区的儿童和成人。

[不良反应]

少数儿童可出现一过性发热反应，一般 2 天内可自行缓解。偶有散在皮疹出现，一般不需特殊处理。

[注意事项]

1. 发热，患急性传染病、中耳炎、活动性结核，心脏、肾脏及肝脏等疾病患者，有过敏史或癫痫史者，先天性免疫缺陷者，近期或正在进行免疫抑制剂治疗者及妊娠期妇女禁用。

2. 开启疫苗瓶和注射时，切勿使消毒剂接触疫苗。

3. 按标示量加入疫苗稀释剂，待完全溶解后，于上臂外侧三角肌附着处皮下注射 0.5ml；8 月龄儿童首次接种，2 岁和 6 岁时加强注射第 2、3 针。

4. 该疫苗需 2℃～8℃ 温度下避光保存。

腮腺炎减毒活疫苗

[作用与应用]

本品是用腮腺炎病毒减毒株接种原代鸡胚细胞，经培养、收获毒液加稳定剂冻干制成。接种后机体可产生中和抗体的体液免疫，还可产生细胞免疫。用于预防流行性腮腺炎。

[接种对象]

用于 8 个月以上腮腺炎易感者。

[不良反应]

注射后一般无局部反应。少数儿童可在 6~10 天内出现一过性发热反应，2 天左右可自行缓解，一般不需特殊处理。

[注意事项]

1. 患严重疾病、急性或慢性感染、发热、对鸡蛋有过敏史者及妊娠期妇女禁用。

2. 开启疫苗瓶和注射时，切勿使消毒剂接触疫苗。

3. 按标示量加灭菌注射用水，待完全溶解后，于上臂外侧三角肌附着处皮下注射 0.5ml。免疫期 10 年。

4. 该疫苗需 2℃~8℃温度下避光保存，有效期 1.5 年。

人用狂犬病疫苗

人用狂犬病疫苗接种方法

暴露后注射程序：一般被咬伤者于 0 天（当天）、3 天（第 4 天，以下类推）、7 天、14 天、28 天各注射疫苗 1 剂，共 5 针，儿童用量相同。严重咬伤者（头、面、颈、手指、多部位 3 处咬伤者，咬伤皮肤或舔触黏膜者），应按上述方法注射本疫苗，且应于 0 天、3 天注射加倍量疫苗，并于 0 天注射疫苗的同时用抗狂犬病血清（40U/kg）或抗狂犬病免疫球蛋白（20U/kg）浸润咬伤部位和肌内注射。联合使用抗狂犬病血清和免疫球蛋白者，必须在全程疫苗注射完毕后再加强注射 2~3 剂疫苗，即在全程注射后第 15 天、75 天或第 10 天、20 天、90 天加强。

暴露前注射程序：对健康者的预防接种，可按 0 天、7 天、21 天接种程序注射 3 针。

[作用与应用]

本品是用狂犬病毒固定毒株接种于 Vero 细胞，经培养、收获毒液、精制纯化而成。接种后机体可产生中和抗体的体液免疫，用于预防狂犬病。

[接种对象]

凡被狂犬或可疑动物咬伤、抓伤者，不分年龄、性别均应立即处理局部伤口（用肥皂水反复冲洗后，再用碘酊消毒数次），并及时按暴露后程序注射本疫苗；凡有接触狂犬病毒危险的人员，预防接种按暴露前注射程序接种。

[不良反应]

注射后有轻微红肿、疼痛、发痒等局部反应，偶有轻度发热、无力、头疼、眩晕、关节痛、肌肉痛、呕吐、腹泻等全身反应。若有过敏性皮疹、过敏性休克、过敏性紫癜及血管神经性水肿等较严重不良反应，应作对症处理。

[注意事项]

1. 由于狂犬病是致死性疾病，暴露后程序接种疫苗无任何禁忌证。暴露前接种疫苗时遇发热、急性疾病、慢性严重疾病、神经系统疾病、过敏性疾病或对抗生素、生物制品有过敏史者禁用；对哺乳期、妊娠期妇女建议推迟注射该疫苗。

2. 使用前将疫苗振摇成均匀混悬液，于上臂三角肌肌内注射 1ml，儿童应在大腿前侧区肌内注射，禁止臀部注射。免疫期 3 个月。

3. 嘱咐患者注射该疫苗后禁忌饮酒、浓茶等刺激性食物和剧烈运动。

4. 该疫苗严禁冻结，于 2℃~8℃ 避光保存。有效期液体疫苗 1 年，冻干疫苗 1 年 6 个月。

药物的制剂和用法用量

冻干卡介苗　注射剂：10 人份/支、5 人份/支。每次 0.1ml，皮内注射，严禁皮下或肌内注射。

重组乙型肝炎疫苗　注射剂：每支 0.5ml。每次 0.5ml，肌内注射。

甲型肝炎减毒活疫苗　注射剂：复溶后每瓶 0.5ml。每次 0.5ml，皮下注射。

脊髓灰质炎减毒活疫苗　糖丸：每粒 1g。每次 1 粒，口服。

吸附无细胞百白破疫苗　注射剂：每支 0.5ml。每次 0.5ml，肌内注射。

乙型脑炎减毒活疫苗　注射剂：复溶后每瓶 0.5ml。每次 0.5ml，皮下注射。

麻腮风联合减毒活疫苗　注射剂：复溶后每瓶 0.5ml。每次 0.5ml，皮下注射。

人用狂犬病疫苗　注射剂：每支 1ml。每次 1ml，肌内注射。

综合测试

A1 型题

1. 严禁皮下或肌内注射的疫苗是
   A. 乙型脑炎减毒活疫苗　　　B. 腮腺炎减毒活疫苗　　　C. 人用狂犬病疫苗
   D. 麻疹减毒活疫苗　　　　　E. 卡介苗

2. 脊髓灰质炎疫苗基础免疫 3 次，每次间隔多久为宜
   A. 1~2 周　　　　　　　　　B. 4~6 周　　　　　　　　C. 8~10 周
   D. 6 个月　　　　　　　　　E. 1 年

3. 按照现行国家免疫规划程序，乙脑疫苗初始接种年龄为
   A. 6 月龄　　　　　　　　　B. 8 月龄　　　　　　　　C. 9 月龄
   D. 1 周岁　　　　　　　　　E. 6 周岁

4. 新生儿首次接种乙肝疫苗的时间是
   A. 出生后 24 小时内　　　　B. 出生后 48 小时内　　　C. 出生后 72 小时内
   D. 出生后 1 周内　　　　　　E. 出生后 1 月内

5. 儿童在接种疫苗时接种部位发生的红肿、硬结、疼痛等症状，反应轻微，多在1~2
   天内可自行缓解，该反应属于
   A. 异常反应　　　　　　　　B. 一般反应　　　　　　　　C. 特异质反应
   D. 毒性反应　　　　　　　　E. 过敏反应

6. 新生儿接种乙肝疫苗免疫程序为
   A. 0、1、6月龄　　　　　　B. 0、2、6月龄　　　　　　C. 1、2、6月龄
   D. 0、1、8月龄　　　　　　E. 1、2、3月龄

7. 应在 -20℃ 条件下贮运的疫苗是
   A. 乙肝疫苗　　　　　　　　B. 百白破疫苗　　　　　　　C. 麻疹疫苗
   D. 卡介苗　　　　　　　　　E. 腮腺炎减毒活疫苗

8. 疫苗一般的保存温度是
   A. 0℃　　　　　　　　　　B. 2℃ ~8℃　　　　　　　　C. 10℃ ~15℃
   D. 15℃ ~20℃　　　　　　　E. 20℃ ~25℃

9. 下列疫苗接种途径为皮下注射的是
   A. 乙肝疫苗　　　　　　　　B. 麻疹疫苗　　　　　　　　C. 百白破疫苗
   D. 卡介苗　　　　　　　　　E. 脊髓灰质炎疫苗

10. 暴露前狂犬病疫苗的预防接种应为
    A. 0、3、7天　　　　　　　B. 0、3、12天　　　　　　C. 0、3、14天
    D. 0、7、21天　　　　　　　E. 0、3、28天

（辛雅菊）

处 方 分 析

正确开写处方和分析处方合理性是医学生必须掌握的基本技能，只有正确的处方，才能使临床用药做到安全、有效、合理。下面列举部分处方实例，供学生分析讨论和练习。

一、分析示例

1. 患者，女，32岁。为预防癫痫大发作，常服用苯妥英钠，近日因胃溃疡经常胃痛、反酸，及大便隐血，故除给予抗癫痫药外，加用治疗胃溃疡药物。

处方：苯妥英钠片　0.1g×100，0.2g，3/d，口服。

西咪替丁　一次0.2~0.4g，4/d，餐后及睡前服；或一次0.8g，睡前1次服。

分析：西咪替丁为肝药酶抑制剂，抑制肝药酶对苯妥英钠的代谢，使后者血药浓度大大提高，苯妥英钠为抗癫痫药，安全范围小，两药合用，易产生中毒症状。两药合用减少苯妥英钠的用量，亦可以雷尼替丁代谢西咪替丁，因该药不影响苯妥英钠的血药浓度。

2. 下面是医生给一位需要抗生素治疗的患者开的处方，请分析。

患者，女，30岁。淋雨后第二天发冷、高热、咳嗽，诊断为急性呼吸道感染。

处方：青霉素钠注射液　160万U，2/d，静滴

阿奇霉素　每次0.5g，1/d

分析：青霉素和阿奇霉素都是常用于革兰氏阳性菌等感染的呼吸道疾病的治疗药物，具有很好的抗菌效果。但是青霉素是繁殖期杀菌剂，抑制细菌细胞壁合成；阿奇霉素属于大环内酯类，是快速抑菌剂，会抑制细菌繁殖，使作用于细菌繁殖期的青霉素不能充分发挥细菌作用。所以两药产生拮抗作用，药效降低。

3. 一位发热数日，患有肺部感染的患者，并发代谢性酸中毒，处方如下，请分析本处方是否合理。

处方：青霉素钠注射剂　800万U

5%碳酸氢钠注射液　100ml

10%葡萄糖注射液　250ml×2

用法：静滴，1/d。

分析：本处方不合理。青霉素钠在水溶液 pH 值 6～6.5 时最稳定，如果低于 5 或超过 8 时极易分解。处方中青霉素与 5% 碳酸氢钠加入同一输液，溶液 pH 值 >8，使青霉素分解失活。临床如有需要时，宜分别注射。

4. 医生给一患中度高血压患者开了下列处方，请分析。

处方：

（1）普萘洛尔片　10mg×30

双肼屈嗪片　25mg×30

氢氯噻嗪片　25mg×30

用法：一次各一片，3/d。

（2）10% 氯化钾溶液 200ml

用法：每次 5ml，2/d，口服。

分析：本处方合理。（1）中各药通过不同的作用机制，产生降压作用，合用可使降压作用增强，提高疗效。同时合用可相互纠正不良反应。处方中普萘洛尔在降压的同时，能收缩周围血管，双肼屈嗪能直接扩张血管对抗之；双肼屈嗪在降压作用时又反射性的使心率加快，普萘洛尔能减慢心率；以上二药久用可引起水钠潴留，用利尿药氢氯噻嗪可以纠正；应用氢氯噻嗪又可引起肾素升高和血钾过低的不良反应，普萘洛尔能使肾素降低。（2）中使用氯化钾则可纠正低血钾。

5. 医生给一消化性溃疡患者开了下列处方，分析是否合理。

处方：法莫替丁胶囊　20mg×8

用法：每次 20mg，2/d。

　　多潘立酮片　10mg×12

用法：每次 10mg，3/d，饭前 15～30 分钟服用。

分析：本处方不合理。法莫替丁主要抑制胃酸分泌，修复溃疡面，其疗效与胃内滞留时间密切相关。而多潘立酮属胃动力药，能促进胃肠蠕动，使法莫替丁等在胃内停留时间缩短而降低其生物利用度。

6. 一位化脓性扁桃体炎的患者，处方如下，请分析本处方是否合理。

处方：青霉素钠注射剂　800 万 U

　　　0.9% 氯化钠注射液　500ml×3

用法：静滴，1/d。

　　　头孢拉定胶囊　0.5g×12

用法：每次 0.5g，4/d，口服。

分析：本处方不合理。青霉素钠与头孢拉定作用机制相同，可因竞争共同的靶位而产生拮抗，甚至诱导耐药菌株产生。

7. 医生给一位 10 岁的感染性腹泻患儿开具如下处方，请分析本处方是否合理。

处方：左氧氟沙星注射液　0.1g×4

用法：静滴，2/d。

分析：本处方不合理。左氧氟沙星影响儿童骨骼发育，不能用于儿童。

8. 一位心衰患者，处方如下，请分析本处方是否合理。

处方：呋塞米　20mg×9

地高辛　0.25mg×9

用法：各 1 片，3/d。

分析：本处方不合理。呋塞米为强效排钾利尿药，与地高辛合用容易引起低血钾而致洋地黄中毒。

9. 一位过敏性休克患者，处方如下，请分析本处方是否合理。

处方：盐酸肾上腺素注射液　0.5mg

甲磺酸酚妥拉明注射液　5mg×1

用法：立即肌注。

分析：本处方不合理，盐酸肾上腺素是 α 激动剂，而甲磺酸酚妥拉明是 α 阻断剂，两者合用可出现肾上腺素升压效应的翻转现象，不利于过敏性休克治疗。

10. 有一位哮喘患者，医生给开了下列处方，请分析处方是否合理。

处方：苯巴比妥片　300mg×30

泼尼松片　5mg×30

用法：每次各 2 片，3/d。

分析：本处方不合理。苯巴比妥为药酶诱导剂，能促进甾体激素泼尼松的代谢，使其治疗哮喘的作用减弱或消失，患者哮喘不能缓解。

11. 下面是医生给一位需要抗生素治疗的患者开的处方，请分析

处方：头孢呋辛　3.0g×3

用法：静滴，每次 3.0g，1/d。

分析：本处方不合理。头孢呋辛静脉滴注后的血清半衰期约为 70 分钟，此类半衰期短的药物一般每隔 3～4 个半衰期给药 1 次，日总需要量分为 3～4 次给药。本处方给药方式，影响抗菌效果，易致耐药菌株产生，加重不良反应。

12. 一位患有肺部感染的患者，发热数日，并出现代谢性酸中毒，医生给开了下列处方，医生给开了下列处方，请分析本处方是否合理，为什么？

处方：青霉素钠注射剂　800 万 U

5% 碳酸氢钠注射液　100ml×2

10% 葡萄糖注射液　250ml

用法：静滴，1/d。

分析：此处方不合理。青霉素钠在水溶液 pH 6~6.5 时最稳定，如果低于 5 或超过 8 时极易分解。处方中青霉素与 5% 碳酸氢钠加入同一输液，混合后 pH>8，故使青霉素分解失活。临床需要使用两药时，应分别注射。

二、处方实例

1. 患者，男，50 多岁。二年来常感头痛、头晕，注意力不集中。今因工作繁忙，头痛、头晕症状加重，来院就诊。测血压 23.2/14kPa，心电图示左心室肥大，诊断为高血压（Ⅱ期）

　　处方：氢氯噻嗪　12.5mg，1/d

　　　　　普萘洛尔　10mg，3/d

　　　　　硝苯地平　10mg，3/d

2. 一位细菌性腹泻患儿，年龄 10 岁，处方如下，请分析处方是否合理？为什么？

　　处方：氟哌酸胶囊　0.1×6

　　用法：每次 0.1，2/d。

3. 下面是为有机磷中毒患者开具的处方。请分析合理性，下一步应如何继续用药治疗？

　　处方：硫酸阿托品注射液　1mg×2

　　用法：立即肌注 2mg。

　　　　　氯解磷定注射液　0.25g×3

　　用法：立即静脉注射 0.75g。

4. 下面是为神经官能症患者开具的处方，请分析处方是否合理？为什么？

　　处方：地西泮片　5mg×9

　　用法：每次 5mg，3/d。

　　　　　阿普唑仑片　0.4mg×3

　　用法：每次 0.4mg，睡前服。

5. 下面是为有癫痫大发作病史的失眠患者开具的处方，请分析处方是否合理？为什么？

　　处方：速可眠片　0.1g×6

　　用法：一次 0.1g，睡前服。

　　　　　甲丙氨酯片　0.2g×18

　　用法：每次 0.2g，3/d。

6. 为提高对一位风湿性关节炎患者的止痛效果，医生开具下列处方。请分析处方是否合理？为什么？

　　处方：硫酸罗通定片　30mg×30 片

　　用法：每次 60mg，3/d。

　　　　　盐酸二氢埃托啡片　20μg×5

用法：一次 20μg，舌下含服，疼痛时用。

7. 医生为一位患有肺性脑病孕妇开具如下处方，请分析处方是否合理？为什么？

处方：盐酸二甲弗林注射液 8mg×3

用法：每次 8mg，每 2 小时一次，肌注。

8. 为治疗一位慢性心功能不全患者的荨麻疹，医生开出如下处方，请分析处方是否合理？为什么？

处方：10% 葡萄糖酸钙注射液　10ml

　　　25% 葡萄糖注射液　20ml×1

用法：混合缓慢静注。

　　　扑尔敏片　4mg×10

用法：每次 4mg，3/d。

　　　地高辛片　0.25mg×10

用法：每次 0.25mg，1/d。

9. 下面是为冠心病、心绞痛患者开具的处方，请分析处方是否合理？为什么？

处方：硝酸甘油片　0.5mg×30

用法：一次 0.5mg，舌下含服。

　　　普萘洛尔片　10mg×30

用法：每次 10mg，3/d。

10. 下面是一个治疗消化不良的处方，请分析处方是否合理？为什么？

处方：碳酸氢钠片　0.5g×9

用法：每次 0.5g，3/d。

　　　维生素 B_1 片　10mg×30

用法：每次 10mg，3/d。

　　　胃蛋白酶合剂　200ml

用法：每次 10ml，3/d，饭前服。

11. 下面是医生给铜绿假单胞菌感染患者开具的处方，请分析处方是否合理？为什么？

处方：环丙沙星片　0.25×6

用法：每次 0.25g，2/d。

　　　硫酸庆大霉素注射液　4 万 U×18

用法：每次 12 万 U，2/d，肌注。

　　　硫酸妥布霉素注射液　40mg×18

用法：每次 80mg，每 8 小时 1 次，肌注。

12. 下面是医生给支气管哮喘合并呼吸道感染患者开具的处方，请分析处方是否合理？为什么？

处方：青霉素钠注射剂　800 万 U

　　　氨茶碱注射液　0.25g

　　　10% 葡萄糖注射液　500ml×3

用法：静滴，1/d。

13. 下面是医生给细菌性扁桃体炎患者开具的处方，请分析处方是否合理？为什么？

处方：复方新诺明片　11 片

用法：一次一片，2/d，首剂 2 片。

碳酸氢钠片　0.5g×11

用法：每次 0.5g，2/d，首剂 1g。

14. 下面是医生给草绿色链球菌感染患者开具的处方，请分析处方是否合理？为什么？

处方：青霉素钠注射剂　1000 万 U

0.9% 氯化钠注射液 500ml×6

用法：静滴，1/d。

硫酸链霉素注射剂　1.0g×6

用法：每次 0.5g，2/d，肌注。

15. 一位感染性休克患者需要使用升压药物，医生给处方如下，请分析本处方是否合理？为什么？

处方：重酒石酸肾上腺素注射液　2mg

用法：立即肌注。

16. 下面是医生给一位高血压 3 级，血压为 190/114mmHg 的患者开具的处方，请分析处方是否合理？为什么？

处方：卡托普利片　25mg×21

用法：每次 25mg，3/d。

双氢克尿噻　25mg×7

用法：每次 25mg，1/d。

17. 下面是医生给上呼吸道链球菌感染的发热患者开具的处方，请分析处方是否合理？为什么？

处方：头孢哌酮钠注射剂　2g

0.9% 氯化钠注射液　500ml×3

用法：静滴，1/d。

环丙沙星注射剂　100ml：0.2g

用法：静滴，1/d。

18. 下面是医生给一位急性疟疾发作的患者开具的处方，请分析处方是否合理？为什么？

处方：磷酸氯喹片　0.25g×8

用法：每次 0.5g，1/d，首剂 1g。

青蒿素片　0.1g×25

用法：首剂 1g，8 小时后再服 0.5g，第 2、3 日各服 0.5g。

19. 一位支气管哮喘患者，处方如下，请分析处方是否合理？为什么？

处方：盐酸麻黄碱片　　25mg

　　　盐酸苯海拉明片　　25mg×9

用法：每次各一片，3/d。

【附】处方实例分析

1. 本处方合理。氢氯噻嗪为利尿药，降低血容量，为基础降压药。硝苯地平为钙拮抗药，具有扩张血管药及冠脉的作用，与受体阻断药普萘洛尔合用，不仅可增强降压作用，后者还可以抵消前者心率加快的副作用。

2. 本处方不合理。喹诺酮类药物影响儿童骨骼发育，不能用于儿童。

3. 本处方合理。胆碱能神经抑制剂阿托品和胆碱酯酶复活剂，与氯解磷定合用可以有效解除有机磷中毒反应。下一步应继续用药达到阿托品化后给予维持量并注意观察反应。

4. 本处方不合理。两者均为苯二氮类药物，同用加重毒、副作用。

5. 本处方不合理。甲丙氨酯不能用于癫痫大发作。

6. 本处方不合理。非剧烈疼痛病例如牙痛、头痛、风湿痛、局部组织小创伤痛等不宜使用盐酸二氢埃托啡。轻度的疼痛不应同时使用两种止痛药物。

7. 本处方不合理。二甲弗林对呼吸中枢有较强的兴奋作用，可引起肌肉抽搐或惊厥，肝、肾功能不全者及孕妇禁用。

8. 本处方不合理。地高辛与钙剂合用加重毒性反应引起心律失常。

9. 本处方合理。两者合用可达到扩张血管降低心肌耗氧量的作用。

10. 本处方不合理。碳酸氢钠中和胃酸，降低胃蛋白酶的疗效。

11. 本处方不合理。三药合用加重氨基糖苷类抗生素的毒性反应，也不符合抗生素联合应用原则。

12. 本处方不合理。青霉素与氨茶碱不能配伍。

13. 本处方合理。复方新诺明合用碱性药物可增加药物尿中的溶解度，防止形成结晶。

14. 本处方合理。链霉素与青霉素联用对草绿色链球菌、肠球菌有协同抗菌作用。

15. 本处方不合理。去甲肾上腺素可引起血管极度收缩，药物肌注不能吸收并且可能导致局部组织坏死。

16. 本处方合理。小剂量噻嗪类利尿剂对代谢影响小，可显著增加卡托普利的降压作用。

17. 本处方不合理。两种药物对链球菌均不敏感。

18. 本处方不合理。青蒿素和氯喹合用会导致各自药效下降。

19. 本处方合理。盐酸麻黄碱对 α 受体和 β 受体均有激动作用。可舒张支气管并收缩局部血管；而盐酸苯海拉明有抗组胺作用、抑制中枢神经活动加强镇咳药作用，两者合用有协同作用。

（马　健）

实验指导

实验一　药物剂量对药物作用的影响

【实验目的】

1. 观察药物不同剂量对其作用的影响。
2. 练习小白鼠的捉拿及腹腔注射法。

【实验原理】

药物剂量大小是决定药物在体内浓度高低和作用强弱的主要因素之一。在一定范围内剂量与作用的强弱成正比，但超过一定范围则可能发生中毒，甚至死亡。

【实验用品】

钟罩、托盘天平、1ml注射器、弯盘、2%水合氯醛溶液。

【实验对象】

小白鼠。

【实验步骤】

1. 取小白鼠3只，称重，编号后分别放入钟罩内，观察其正常活动。
2. 分别腹腔注射2%水合氯醛溶液：甲鼠0.05ml/10g，乙鼠0.15ml/10g，丙鼠0.5ml/10g，记录给药时间。
3. 观察3只小鼠活动变化有何不同，并将实验结果填在表中。

【报告要点】

鼠　号	体　重	药物剂量	用药后反应	潜伏期
甲				
乙				
丙				

【注意事项】

实验中保持安静，不要对小白鼠附加任何刺激。

【思考题】

根据实验结果说明药物剂量对药物作用的影响，并简述临床用药应注意的问题。

实验二　不同给药途径对药物作用的影响

【实验目的】

观察药物的给药途径不同对其作用的影响；练习家兔的捉拿法及静脉注射法、肌内注射法。

【实验原理】

给药途径不同，药物吸收的速度和程度就有区别，从而使血药浓度的高低不同，导致药物作用的快慢及强弱不同，甚至药理作用的性质发生改变。

【实验用品】

托盘天平、注射器、干棉球、弯盘、4% 硫喷妥钠溶液。

【实验对象】

家兔。

【实验步骤】

1. 取健康家兔2只，称重，编号。观察其正常活动、肌张力、翻正反射、呼吸（/min）等情况。

2. 甲兔耳缘静脉缓慢注射（2～3分钟）4% 硫喷妥溶液 0.4ml/kg，乙兔由大腿外侧肌肉注射 4% 硫喷妥钠溶液 0.4ml/kg，分别记录给药时间。

3. 密切观察给药后两兔的翻正反射消失及呼吸抑制程度有何不同，并将实验结果填入表中。

【报告要点】

兔　号	体　重	药物及剂量	给药途径	翻正反射消失时间	呼吸抑制程度
甲			耳缘静脉		
乙			肌注		

【注意事项】

在家兔安静状态下记录呼吸次数。

【思考题】

给药途径对药物作用产生何影响？

实验三　传出神经系统药物对离体肠平滑肌的影响

【实验目的】

观察乙酰胆碱、毛果芸香碱和阿托品对离体肠平滑肌的作用，分析作用机制，联

319

系临床应用。

【动物】

豚鼠 1 只。

【药物】

0.01%氯化乙酰胆碱溶液、1%硝酸毛果芸香碱溶液、0.1%硫酸阿托品溶液、台氏液。

【实验器材】

恒温水浴槽、麦氏浴皿、BL－420 生物信号采集系统、L 型玻璃钩、张力换能器、手术剪、镊子、充气球胆或加氧泵、铁支架、双凹夹、培养皿、注射器等。

【实验方法】

1. 取豚鼠 1 只，击头致死，剖腹剪取近回盲部的回肠一段（约 10cm），置于盛有台氏液的培养皿内，将肠内容物冲洗净，剪成数小段（每小段约 2cm）备用。

2. 装好实验装置，调节温度并恒定于 37℃后，取小肠一段，一端用线系于和加氧泵相连的 L 型玻璃通气钩上置于盛有台氏液的麦氏浴皿内，使与加氧空气相通的管道均匀地放出气泡，供给氧气；另一端，用线连于张力换能器。在记录仪器上先记录一段肠平滑肌正常活动曲线。

3. 给药顺序：①在麦氏浴皿中加入 0.1%氯化乙酰胆碱溶液 0.5ml，观察曲线变化，当作用明显时再加入 0.1%硫酸阿托品溶液 0.5ml，观察曲线有何变化？随后不规则加入 0.01%氯化乙酰胆碱溶液 0.5ml，观察曲线有何变化？与上次用药时的曲线有何不同？②放去麦氏浴皿中的液体，用台氏液将肠管冲洗 3 次，加入 1%硝酸毛果芸香碱溶液 0.3ml，观察曲线变化，当作用明显时加入 0.1%硫酸阿托品溶液 0.5ml，观察曲线有何变化？

【实验结果】

记录肠平滑肌用药前后的活动变化，剪贴肠平滑肌活动曲线图。

实验四　去甲肾上腺素的缩血管作用

【实验目的】

1. 观察去甲肾上腺素的缩血管作用，分析其作用机制，联系临床应用。
2. 练习蛙的捉拿方法及捣毁其脑、脊髓的方法。

【动物】

青蛙或蟾蜍 1 只。

【药物】

0.01%重酒石酸去甲肾上腺素溶液。

【实验器材】

脊髓破坏针、蛙板、大头针、手术剪、镊子、滴管、放大镜。

【实验方法】

取青蛙或蟾蜍1只,用脊髓破坏针捣毁其脑与脊髓,仰卧于蛙板上,用大头针固定其四肢,沿腹中线剖开腹腔,找出肠系膜,用放大镜仔细观察肠系膜血管的大小与颜色后,滴0.01%重酒石酸去甲肾上腺素溶液3滴于肠系膜上,约3分钟后,再观察肠系膜血管的大小和颜色与滴药前有何不同。

【实验结果】

	肠系膜	
	血管大小	颜色
用药前		
用药后		

实验五 传出神经系统药对动物血压的影响

【实验目的】

观察传出神经系统药对动物血压的影响,分析作用机制,并联系临床应用。

【动物】

家兔1只。

【药物】

20%乌拉坦溶液,肝素注射液、生理盐水、0.01%氯化乙酰胆碱溶液、1%硫酸阿托品溶液、0.1%盐酸肾上腺素溶液、0.01%重酒石酸去甲肾上腺素溶液、3%盐酸麻黄碱溶液、0.05%盐酸异丙肾上腺素溶液、1%甲磺酸酚妥拉明溶液、0.1%盐酸普萘洛尔溶液。

【实验器材】

兔用手术台、BL-420生物信号采集记录分析系统、压力换能器、手术器械1套、动脉夹、气管套管、动脉套管、静脉套管、注射器、滴定管、铁支架、螺旋架、弹簧夹、丝线、纱布等。

【实验方法】

1. 麻醉取家兔1只,称重,用头皮针进行耳静脉注射并固定,20%乌拉坦溶液4ml/kg进行麻醉后,仰卧固定于手术台上。

2. 手术在颈正中部剪毛,纵行切开皮肤,分离气管,插入气管套管,结扎固定。在气管一侧分离颈总动脉,用丝线结扎远心端,用动脉夹夹住近心端,在线结与动脉夹之间剪一斜形小口,沿向心方向插入充满5%枸橼酸钠溶液的与压力换能器相连的动脉套管，用丝线结扎固定。放开动脉夹，即可通过电脑生物信号记录分析系统描记血压曲线。

3. 打开 BL-420 实验系统点击电脑桌面 BL-420E+图标，进入实验界面，点击输入信号——→选择通道——→压力——→点开始按钮，记录正常血压。

4. 给药先描记一段正常血压曲线，依次由静脉注入下列药品，观察、描记和记录血压变化。

给药顺序：

（1）0.01% 乙酰胆碱溶液 0.1ml/kg。

（2）1% 硫酸阿托品溶液 0.1mg/kg。

（3）2 分钟后重复（1），与原效果比较。

（4）0.01% 盐酸肾上腺素溶液 0.1ml/kg。

（5）0.01% 重酒石酸去甲肾上腺素溶液 0.1ml/kg。

（6）3% 盐酸麻黄碱溶液 0.1ml/kg。

（7）0.005% 硫酸异丙肾上腺素溶液 0.1ml/kg（缓慢注射）。

（8）1% 甲磺酸酚妥拉明溶液 0.1ml/kg。

（9）重复（4）、（5）。

（10）0.1% 盐酸普萘洛尔溶液 0.5ml/kg（缓慢注射）。

【实验结果与分析】

记录血压变化，分析用药后血压变化的原因。

药　物	血　压		分析原因
	用药前	用药后	
0.01% 乙酰胆碱溶液 0.1ml/kg			
1% 硫酸阿托品溶液 0.1mg/kg			
0.01% 乙酰胆碱溶液 0.1ml/kg			
0.01% 盐酸肾上腺素溶液 0.1ml/kg			
0.01% 重酒石酸去甲肾上腺素溶液 0.1ml/kg			
3% 盐酸麻黄碱溶液 0.1ml/kg			
0.005% 硫酸异丙肾上腺素溶液 0.1ml/kg			
1% 甲磺酸酚妥拉明溶液 0.1ml/kg			
0.01% 盐酸肾上腺素溶液 0.1ml/kg			
0.01% 重酒石酸去甲肾上腺素溶液 0.1ml/kg			
0.1% 盐酸普萘洛尔溶液 0.5ml/kg			

实验六　有机磷酸酯类中毒及其解救

【实验目的】

观察敌百虫中毒症状，比较阿托品与解磷定的解救效果，分析其作用机制，联系临床应用。

【动物】

家兔 3 只。

【药物】

5% 敌百虫溶液、0.1% 硫酸阿托品、2.5% 碘解磷定注射液。

【实验器材】

磅秤 1 台、5ml 注射器 1 支、10ml 注射器 2 支、瞳孔测量尺 1 把、75% 酒精棉球。

【实验方法】

1. 取健康家兔 3 只，分别称重并标记，观察并记录各兔活动情况、唾液分泌、肌紧张度、有无排便（包括粪便形态）、测量瞳孔大小、呼吸频率等各项指标。

2. 由耳静脉给各兔注射 5% 敌百虫溶液 2ml/kg，观察上述指标变化情况（若给药 20min 后无任何中毒症状，可再追加 0.5ml/kg）。

3. 待家兔中毒症状明显时，甲兔由耳静脉注射 0.1% 硫酸阿托品注射液 1ml/kg；乙兔由耳静脉注射 2.5% 碘解磷定注射液 2ml/kg；丙兔由耳静脉注射 0.1% 硫酸阿托品注射液 1ml/kg 和 2.5% 碘解磷定注射液 2ml/kg。随即观察并记录上述各项指标的变化情况。比较药物对各兔的解救效果，分析各药解毒特点和两药合用于解毒的重要性。

【实验结果】

兔号	药物	瞳孔	直径（mm）	呼吸频率（/min）	唾液分泌	有无排大小便	活动情况	有无肌震颤
甲	给药前							
	5% 敌百虫							
	0.1% 硫酸阿托品							
乙	给药前							
	5% 敌百虫							
	5% 碘解磷定							
丙	给药前							
	5% 敌百虫							
	1% 硫酸阿托品							
	2.5% 碘解磷定							

实验七 普鲁卡因的传导麻醉作用

【目的】

观察普鲁卡因的传导麻醉作用，联系其临床应用。

【材料】

蛙板、铁架、铁夹子、秒表各1个、玻璃纸或塑料薄膜1小张、棉花少许、粗剪刀，手术剪、镊子、玻璃探针各1个，小烧杯2个、0.5%盐酸溶液30ml，1%普鲁卡因溶液、丝线、脊髓破坏针、蛙腿夹、青蛙或蟾蜍1只。

【操作】

取青蛙或蟾蜍1只，用脊髓破坏针破坏大脑（保留脊髓完整），腹部朝下用蛙腿夹固定四肢于蛙板上。剪开右侧股部皮肤，在股三头肌和半膜肌之间小心剥离坐骨神经干，在神经干下穿一线，轻轻提起神经干而在其下垫1小张玻璃纸，将神经干与周围肌肉隔开。用铁夹夹住下颌，将其悬吊在铁架上，将两足趾分别浸入盛有0.5%盐酸溶液中，观察缩腿反射并记录其时间，出现缩腿反射时，立即用清水洗去足趾上的盐酸溶液，如上法测三次并记录每次缩腿反射所需时间。另将浸有1%普鲁卡因溶液的小棉条缠绕右侧坐骨神经，2～5分钟后，再用与前相同的方法测定并记录两后肢缩腿反射时间各三次。比较用药前后左右两肢缩腿反射有无及时间，从而验证普鲁卡因的传导麻醉作用。

【结果】

后 肢	用药前缩腿反射时间（秒）				药 物	用药前缩腿反射时间（秒）			
	一	二	三	平均		一	二	三	平均
左					未用药				
右					盐酸普鲁卡因				

盐酸普鲁卡因说明：缩腿反射时间是指从足趾开始浸入盐酸溶液到开始缩腿所经时间

实验八 苯巴比妥的镇静催眠作用

【实验目的】

1. 观察苯巴比妥的镇静催眠作用，联系其临床应用。
2. 学会小白鼠的捉拿和腹腔注射方法，学会观察小白鼠的翻正反射。

【实验材料】

器材：托盘天平1台、1ml注射器2支、大烧杯2个、记号笔1支。

药品：0.6%苯巴比妥钠注射液、0.9%氯化钠注射液。

动物：小白鼠2只。

【实验方法】

1. 取小白鼠两只，编号、称重，观察其翻正反射情况。

2. 甲、乙2只小白鼠分别腹腔注射0.6%苯巴比妥钠注射液和0.9%氯化钠注射液各0.25ml/10g。

3. 观察给药后小白鼠的翻正反射情况，记录给药后15分钟内小白鼠翻正反射是否消失达1分钟以上。

4. 收集全实验室结果。

【实验结果】

鼠 号	体重（kg）	药 物	给药量（ml）	翻正反射是否消失达1分钟以上	
				本组实验	全实验室
甲		0.6苯巴比妥注射液			
乙		0.9%氯化钠注射液			

【注意事项】

1. 小白鼠15分钟内翻正反射消失超过1分钟，即可认定为发生睡眠。

2. 翻正反射消失是指将小白鼠置于仰卧位，如松手后小白鼠仍保持仰卧状态，即为翻正反射消失。

3. 本实验宜在24℃~25℃安静环境下进行。

实验九 地西泮的抗惊厥作用

【实验目的】

1. 观察地西泮的抗惊厥作用，联系其临床应用。

2. 学会药物注射的剂量换算。

【实验材料】

器材：磅秤1台、兔箱2个、5ml注射器3支。

药品：25%尼可刹米注射液、0.5%地西泮注射液、0.9%氯化钠注射液。

动物：家兔2只。

【实验方法】

取家兔两只，编号、称重。两兔均耳缘静脉注射25%尼可刹米注射液0.5ml/kg，观察反应。待家兔出现惊厥后（躁动、角弓反射等），甲兔立即耳缘静脉注射0.5%地西泮注射液5mg/kg，乙兔耳缘静脉注射等容量0.9%氯化钠注射液，观察两兔反应有何不同。

【实验结果】

兔 号	体重（kg）	尼可刹米（ml）	药 物	给药量（ml）	结 果
甲			0.5%地西泮注射液		
乙			0.9%氯化钠注射液		

实验十　氯丙嗪的镇静和降温作用

【实验目的】

1. 观察氯丙嗪的镇静和降温作用，掌握其降温作用的特点。

2. 学会小白鼠腹腔注射及测量肛温方法，学会看体温表。

【实验材料】

器材：托盘天平1台、1ml注射器4支、大烧杯4个、冰箱1台、肛表1支、记号笔1支。

药品：0.05%盐酸氯丙嗪注射液、0.9%氯化钠注射液、液状石蜡（或凡士林）。

动物：小白鼠4只。

【实验方法】

1. 取小白鼠2只，称重、编号，观察正常活动及精神状态。

2. 左手固定小白鼠，右手将涂有液状石蜡的肛表插入小白鼠肛门内1.5～2cm，3分钟后取出读数，每隔2分钟一次，共测三次，记录平均数为正常体温。

3. 甲、乙2只小白鼠分别腹腔注射0.08%盐酸氯丙嗪注射液0.1ml/10g，丙、丁2只小白鼠分别腹腔注射0.9%氯化钠注射液0.1ml/10g和生理盐水0.1ml/10g。用药后，将乙、丙2只小白鼠同时放入冰箱冷藏室。

4. 观察给药后小白鼠的正常活动及精神状态，并按表中时间各测一次体温。

【实验结果】

编　号	药　物	环　境	活动情况		体温（℃）		
			用药前	用药后	用药前	用药后15秒	用药后30秒
甲	氯丙嗪	室温					
乙	氯丙嗪	冰箱					
丙	生理盐水	冰箱					
丁	生理盐水	室温					

【注意事项】

1. 无冰箱也可以在大盆中放置冰块，造成局部环境低温进行试验。

2. 测温时将小白鼠固定好，使其不能骚动，而且每次体温表放的时间和深度应该相同，以免影响结果（小白鼠正常体温一般为36.6℃～38.3℃）。

实验十一　镇痛药的镇痛作用

【实验目的】

1. 观察镇痛药的镇痛作用，联系其临床应用。
2. 学会小白鼠扭体法实验方法。
3. 熟练掌握药物注射的剂量换算。

【实验原理】

小鼠腹腔注射一定容积和浓度的化学物质（如乙酸），由于刺激腹膜而致小鼠出现疼痛反应，表现为腹部内凹、后肢伸张、躯干扭曲、臀部抬高等行为反应，称为扭体反应。小白鼠扭体反应是一疼痛模型，可用于研究疼痛生理及筛选镇痛药物。

【实验材料】

器材：托盘天平1台、1ml注射器4支、大烧杯4个、秒表4块、记号笔1支。

药品：0.4%盐酸哌替啶注射液、0.9%氯化钠注射液、0.6%乙酸溶液。

动物：小白鼠4只。

【实验方法】

取体重18～22g的健康小白鼠4只，编号，称重，每组2只。甲组鼠分别腹腔注射0.4%盐酸哌替啶注射液40mg/kg（0.1ml/10g），乙组鼠分别腹腔注射0.1ml/10g生理盐水作对照。给药30分钟后，各鼠分别腹腔注射0.6%乙酸溶液每只0.2ml/，随即观察10分钟内产生扭体反应的动物数。

【实验结果】

收集全实验室结果，按下列公式计算药物镇痛百分率：

药物镇痛百分率（%）=（实验组无扭体反应动物数 - 对照组无扭体反应动物数）/对照组无扭体反应动物数×100%

组 别	药 物	本实验小组			全实验室			
		鼠数	扭体反应数	无扭体反应数	鼠数	扭体反应数	无扭体反应数	镇痛百分率（%）
甲	哌替啶							
乙	生理盐水							

【注意事项】

1. 乙酸溶液（也可用1%酒石酸锑钾溶液）宜新鲜配制。
2. 小白鼠体重以18～22g为宜，体重过轻，扭体反应出现率低。
3. 室温宜恒定于20℃，过高或过低均不易发生扭体反应。

实验十二　临床病例用药分析

【病例1】患者，女，17岁。2月前无明显诱因下突然出现自言自语，并认为自己吃的饭菜有毒，常向同学、老师和父母反映。经医生检查后，给予氯丙嗪治疗。但刘某长期服用后又出现面容呆板、动作迟缓、肌肉震颤、流涎等症状。

请分析：

1. 医生给予氯丙嗪是否合理，为什么？

2. 患者为什么又会出现面容呆板、动作迟缓、肌肉震颤、流涎等症状？应如何处理？

【病例2】患者，女，16岁。因右上腹部持续疼痛到医院就诊。到医院后，医生并不急着给止痛药，而是先经过认真检查并确诊为胆绞痛后才给予吗啡和阿托品治疗。

请分析：

1. 为什么张某右上腹部持续疼痛但医生不马上给予止痛药治疗？

2. 对于胆绞痛患者给予吗啡和阿托品联合治疗是否和合理？为什么？

实验十三　强心苷的强心作用

【实验目的】

观察强心苷对蟾蜍心脏的直接作用及其与 Ca^{2+} 的关系，分析其作用机制，联系其临床应用。

【实验原理】

心力衰竭的血流动力学特点是心输出量减少、舒张末期压力增高、心肌舒缩性能异常、动脉血压下降和静脉血压增高，而兴奋－收缩耦联障碍（Ca^{2+} 运转失常）是心力衰竭发生基本机制中的重要环节。低钙任氏液可产生负性肌力作用而导致心力衰竭。强心苷可抑制心肌细胞膜 $Na^+ - K^+ - ATP$ 酶，使细胞内 Na^+ 增多，K^+ 减少，通过 $Na^+ - Ca^{2+}$ 交换机制，细胞内 Ca^{2+} 浓度增高，发挥正性肌力作用。由于强心苷的安全范围较小，且个体对强心苷敏感性不同，因而易中毒，出现各种心律失常。

【实验用品】

生物信号采集系统、张力传感器、蛙心夹、铁架台、蛙板、眼科剪、眼科镊、手术剪、动脉插管、止血钳、辅料镊、脊髓探针、手术线、任氏液、无钙离子的任氏液、强心苷注射液、1% 氯化钙溶液、0.25% 肝素溶液。

【实验对象】

蟾蜍。

【实验步骤】

1. 取蛙一只，破坏大脑及脊髓，背位固定在蛙板上。

328

2. 在腹部正中偏左 0.5cm 做纵向切口，分离腹壁浅静脉备注射之用。

3. 自胸骨下端剪开胸廓，用眼科剪、眼科镊将心包膜打开，暴露心脏，结扎右主动脉及左主动脉远心端，经左主动脉下置一手术线打一活结，剪一小口插入注有肝素液的动脉套管后结扎。

4. 用蛙心夹夹住心尖部，启动生物信号采集系统，选择药理实验的"蛙心实验"项目，并设置给药项目及实验参数。

5. 描计一段正常心跳曲线后，从腹壁浅静脉缓慢注入缺钙任氏液直至心缩期明显减弱时，再注入强心苷注射液 0.2ml、待心肌收缩加强时，再注入 1% 氯化钙溶液 1ml（或注至心跳出现明显变化为止）。

【报告要点】

描绘或剪贴各段心跳曲线。

正常曲线	
缺 Ca^{2+} 任氏液曲线	
强心苷曲线	
1% 氯化钙曲线	

【注意事项】

1. 如果腹壁浅静脉给药失败，可直接由动脉给药，但要注意减速减量给药。

2. 灌装缺 Ca^{2+} 任氏液必须保持恒速。

【思考题】

根据实验结果讨论强心苷的主要药理作用及临床意义。

实验十四　临床病例用药讨论

【病例】 患者，男，63 岁。劳累后反复发作胸骨后压榨性疼痛 6 个月就诊，医生诊断为冠心病心绞痛，用药如下：硝酸甘油片，用法：每次 0.5mg，舌下含化；普萘洛尔片，每次 10mg，3/d。

1. 分析是否用药合理，为什么？

2. 普萘洛尔治疗心绞痛的不良反应与注意事项是什么？

答案：

1. 分析：此处方属合理用药。原因：①硝酸甘油和普萘洛尔合用，可增强疗效，同时相互取长补短；②普萘洛尔致冠状动脉收缩和心室容积增大的倾向可被硝酸甘油消除，而硝酸甘油引起的心率加快，可被普萘洛尔所对抗。

2. 普萘洛尔与心脏有关的不良反应为心功能抑制，心率减慢，窦房结功能不全者可致心动过缓、房室传导阻滞，心功能不全者可加重心脏抑制，低血压者可使其症状加重。具有内在拟交感活性的药物，对心功能影响较小，但过量也会导致心功能的严重抑制。心动过缓、低血压、严重心功能不全者禁用。本类药物可诱发和加重哮喘。哮喘和慢性阻塞性肺炎患者禁用。长期使用如果突然停药，可出现反跳现象，使心动过速、心绞痛加重，甚至出现室性心律失常、心肌梗死或猝死。故长期应用该药，应逐渐停药。

【病例1】张某，男，71岁。因下肢水肿，胸闷、气急就诊，诊断为慢性心功能不全，处方如下：地高辛片每次0.25mg，每日3次；氢氯噻嗪片，每次25mg，每日3次；泼尼松片，每次10mg，每日3次。

1. 试分析此处方是否合理？为什么？

2. 氢氯噻嗪的作用机制。

【病例2】患者，女，22岁。因心悸、气短、水肿和尿少而诊断为风湿性心脏瓣膜病伴慢性充血性心功能不全。住院后口服氢氯噻嗪50mg，每日2次；地高辛0.25mg，每8小时1次，当总量达到2.25mg时，心悸气短好转，脉搏减慢至70/min，尿量增多，水肿开始消退，食欲增加。此后，地高辛0.25mg，每日1次口服；氢氯噻嗪25mg，每日2次口服。在改维持量后第4日开始食欲减退、恶心、头痛、失眠；第6日脉搏不规则，心律不齐，有早搏；心电图示室性早搏，形成二联律。诊断为地高辛中毒。

1. 本例地高辛中毒的表现、诱发原因及作用机制。

2. 地高辛中毒应如何预防与治疗？为什么？

【病例3】患者，男，45岁。因心悸、气短、水肿、头晕就诊。入院诊断为原发性高血压、慢性充血性心力衰竭、心肌肥大。给予卡托普利、地高辛、氢氯噻嗪治疗。患者用药一段时间后出现室性早搏。

1. 选用卡托普利、地高辛、氢氯噻嗪治疗的原因何在？

2. 试分析出现室性早搏的原因及治疗用药。

【病例4】患者，男，50岁。患者10年来无明显诱因出现头痛、头晕，未予重视，也未治疗。近3年，患者活动后心悸、气短，有时心前区痛，出冷汗，耳鸣。休息后减轻，体力明显下降，血压180/110mmHg。在当地医院诊断为高血压，冠心病。间断服过利血平0.25mg，每日2次，未见好转。改用盐酸肼屈嗪25mg，每日3次。两日后，患者心绞痛突然发作，胸闷、肢冷、出汗，随即给予硝酸甘油1片，舌下含服，数分钟缓解。以后给予硝苯地平10mg，3/d；普萘洛尔20mg，每日3次，病情逐渐好转。

1. 该病例在用药过程中存在什么问题？

2. 对该患者还可应用哪些药物治疗？

实验十五　影响尿生成的因素及利尿药的作用

【实验目的】

学习膀胱插管导尿的方法，观察影响尿生成的因素，并分析其作用机制。

【实验原理】

本试验用生理盐水和药物影响肾小球有效滤过压和肾小管重吸收功能的方法，通过观察血压与尿量的变化，加深对肾脏生理以及利尿药的作用和作用机制的理解和掌握。

【实验对象】

家兔。

【实验用品】

BL–生物信息采集与处理系统、哺乳动物手术器械、兔台、气管插管、膀胱插管、细输尿管插管、电刺激器、静脉输液装置、动脉夹、注射器、试管架、酒精灯、烧杯、纱布、线、手术灯、试管、刻度吸管（5ml）、量筒、计滴器、生理盐水，20%氨基甲酸乙酯、20%葡萄糖溶液、1/10 000去甲肾上腺素、1%速尿溶液、斑氏试剂，肝素溶液。

【实验步骤与观察项目】

1. 家兔于实验前1小时给予自来水40~50ml灌胃。

2. 动物手术

（1）麻醉与颈部手术用氨基甲酸乙酯（20%，1ml/kg）从耳缘静脉缓缓注入，将兔麻醉，用缚兔带将兔背位固定于兔手术板上，剪去颈部兔毛，做颈部正中垂直切口，分离左侧颈总动脉，插入动脉插管，描记动脉血压，用头皮输液针做耳缘静脉穿刺并固定，缓慢输入生理盐水（5~10滴/分）以保持静脉通畅。分离一侧迷走神经并穿线备用。

（2）腹部手术从耻骨联合向上，将下腹部中线的皮毛剪掉，沿腹白线自耻骨联合向上做一长约5cm的切口，打开腹腔；找到膀胱，将膀胱拉出腹壁外，仔细辨认输尿管，分离其周围组织，在输尿管下方穿线，然后将膀胱上提，用线结扎膀胱出口，以防尿液从尿道排出。在膀胱顶部避开血管作一切口，插入膀胱插管，并用线结扎固定。将其插管连接到记滴装置上，描记血压、尿液记滴。或用无菌充满生理盐水的10号导尿管前部涂沾少许液状石蜡（或甘油），从外尿道口插入膀胱7~9cm。见尿液滴出后，将导尿管用胶布固定于兔体上。

3. 观察项目

（1）观察并描记正常血压曲线，记录一段时间的尿量。

（2）输入37℃生理盐水20~40ml，观察并记录血压和尿量变化（滴/分，或收集30分钟尿液，下同），并取1ml中段尿液置于试管中备用。

（3）取尿液2滴进行尿糖定性试验（见附注），然后自耳缘静脉注入20%葡萄糖溶液5ml/kg，于尿量明显增多时再取尿液2滴作尿液定性实验，同时，另取1ml尿液置于试管中备用。

（4）静脉给予1/10 000去甲肾上腺素0.5ml，观察血压及尿量变化。

（5）剪断分离出的一侧迷走神经，用电刺激器以中等强度刺激迷走神经外周端（0.5～1分钟），使血压下降到50mmHg左右，观察血压及尿量变化。

（6）静脉给予1%速尿溶液0.5ml/kg体重，观察并记录血压及尿量变化，尿量增多时，取1ml置于试管中备用。

（7）将给药前后收集的尿液用电位滴定法测定Cl^-，用化学法和光焰法测定Na^+和K^+。计算给药前后相同时间内排出离子的变化。

【注意事项】

1. 每项实验观察前应待血压、尿量恢复到对照值后再进行下一个项目的实验。

2. 本实验需多次静脉注射，应注意保护兔耳缘静脉。静脉穿刺从耳尖开始，逐步移向耳根。

3. 手术操作者应轻柔，避免损伤性尿闭，腹部切口不可过大，剪开腹膜时应避免损伤内脏。

4. 实验过程中要经常观察动物呼吸是否平稳、手术区有无渗血等，如出现问题应及时处理。

5. 尿糖定性实验试管内加班氏试剂1ml，再加尿液2滴，在酒精灯上加热煮沸。加热时，应注意振荡试管，防止试液煮沸时溢出管外。冷却后观察尿液和沉淀的颜色。如溶液的颜色由绿色转变成黄色或砖红色，表示尿糖试验阳性。

【思考题】

1. 本实验中哪些因素可影响肾小球的滤过？哪些因素影响肾小管和集合管的重吸收和分泌？

2. 静脉注射20%葡萄糖溶液和生理盐水引起多尿的机制是什么？

3. 呋塞米的利尿作用机制是什么？

实验十六　可待因的镇咳作用

【实验目的】

观察可待因的镇咳作用，联系其临床应用。

【实验材料】

大烧杯、托盘天平、秒表、1ml注射器、普通镊子、0.5%磷酸可待因溶液、浓氨水（27%～29%）、生理盐水、小白鼠。

【实验方法】

取小白鼠2只，称其体重后放入倒置大烧杯内，观察正常活动。甲鼠皮下注射0.5%磷酸可待因溶液0.1ml/10g；乙鼠皮下注射生理盐水0.1ml/10g作对照。20分钟后，分别置入浸有浓氨水的棉球刺激引咳，观察并记录两鼠的咳嗽潜伏期及每分钟咳嗽次数（咳嗽表现为缩胸、张口，有时可听到咳声）。

【实验结果】

鼠 号	体 重	药物及药量	咳嗽潜伏期（秒）	咳嗽次数（/min）
甲				
乙				

【思考题】

可待因的镇咳机制是什么？临床上应用时注意什么？

实验十七　硫酸镁的导泻作用

【实验目的】

观察硫酸镁对肠管活动的影响，分析其导泻作用机制。

【实验原理】

口服硫酸镁后，Mg^{2+} 和 SO_4^{-2} 不易被肠道吸收，在肠管内形成高渗透压而阻止肠内水分的吸收，使肠腔容积增大，进而刺激肠壁，反射性地引起肠蠕动加强而呈现导泻作用。本实验以卡红为指示剂，观察其在一定时间内在肠道中移动的距离以及粪便的性状，分析硫酸镁的导泻作用特点及其作用机制。

【实验材料】

1. 动物小白鼠。

2. 药品与试剂卡红盐水溶液（1%卡红溶于2%氯化钠溶液中），卡红硫酸镁溶液（1%卡红溶于10%硫酸镁溶液中）。

3. 器材小白鼠灌胃器、手术剪、眼科镊、小尺子、蛙板、1ml注射器。

【实验步骤】

1. 禁食取体重相似（18~20g左右）的小白鼠，实验前禁食6~8小时。

2. 给药每组取2只小白鼠，甲鼠以卡红硫酸镁溶液1ml灌胃，乙鼠以卡红生理盐水溶液1ml灌胃。

3. 观察结果灌药40分钟后，拉断颈椎处死，固定于蛙板上，立即剖开腹腔，比较两鼠肠蠕动及肠膨胀情况有何不同，然后将幽门至直肠的肠系膜进行分离，并将小肠拉直，用尺子测量从幽门至卡红到最远端处之间的距离，比较两鼠有何不同，最后将肠腔剪开，观察二鼠肠内粪便性状何不同。将观察结果填入表中，分析硫酸镁的作用。

【实验结果】

鼠 号	灌胃药物	肠蠕动情况	肠膨胀情况	卡红距幽门的距离（cm）	粪便性状
甲鼠					
乙鼠					

【注意事项】

1. 注意正确地捉拿小白鼠，以免被抓伤、咬伤。

2. 注意老师的示教，操作谨慎小心。

3. 两只小白鼠处死和打开腹腔的时间尽量保持一致，打开腹腔后分离肠系膜操作要轻柔，避免扯断肠管。

【思考题】

讨论分析硫酸镁的导泻作用原理？临床有什么用途？

实验十八　激素类药物的作用

【实验目的】

1. 学习用致炎剂致动物实验性急性炎症的方法。

2. 观察糖皮质激素的抗感染作用。

【实验原理】

二甲苯是一种有机溶剂，具有强烈的化学刺激性，涂擦于小鼠耳部皮肤，造成组织损伤，致炎物质释放，引起局部毛细血管通透性增加，浆液渗出，细胞浸润，导致鼠耳急性炎症。氢化可的松属于非特异性的抗感染药物，作用强大，对各种原因所致的炎症均有明显抑制作用，在炎症早期能降低毛细血管通透性，使渗出和细胞浸润减少，防止组织肿胀；炎症后期也能延缓肉芽组织生长，防止粘连和瘢痕形成。本实验使用二甲苯刺激小鼠耳部皮肤，制作成急性炎症病理模型，观察氢化可的松对炎症肿胀的抑制作用。

【实验材料】

1. 动物雄性小鼠（25～30g）。

2. 药品与试剂 0.5%氢化可的松溶液、生理盐水、二甲苯。

3. 器材鼠秤、钟罩、扭力天平、打孔器（直径9mm）、1ml注射器、5号针头、剪刀。

【实验方法】

1. 取体重25～30g雄性小鼠2只，称重标记。

2. 甲鼠腹腔注射0.5%氢化可的松溶液0.1ml/10g，乙鼠腹腔注射生理盐水0.1ml/10g。

3. 用药30分钟后，每只小鼠用二甲苯约0.1ml，涂擦小鼠两耳前后两面皮肤。

4. 30分钟后将小鼠拉颈处死，沿耳廓基线剪下两耳，用9mm直径打孔器分别在同一部位打下圆耳片，用扭力天平称重并做记录。

5. 计算肿胀程度　每只鼠的左耳片重量减去右耳片重量。对全实验室给药鼠与对照鼠的肿胀程度进行统计比较。

【实验结果】

小 鼠	治疗药物	左耳重量	右耳重量	肿胀度
甲鼠				
乙鼠				

【注意事项】

1. 取下的耳片应与涂致炎剂的部位一致。

2. 取下的耳片应在同一部位。

3. 打孔器应锋利。

【思考题】

糖皮质激素的抗感染作用特点、抗感染机制与用药注意事项。

实验十九　链霉素急性中毒及解救

【实验目的】

学会观察硫酸链霉素的急性中毒症状，了解其解救方法。

【实验材料】

1. 器材注射器 5ml、10ml 各 1 支，磅秤、剪刀、酒精棉球。

2. 药品 25% 硫酸链霉素溶液，5% 氯化钙溶液或 10% 葡萄糖酸钙溶液、氯化钠注射液。

3. 动物家兔 2 只。

【实验方法】

1. 取家兔两只，称重编号，观察其呼吸、翻正反射及四肢肌张力情况。

2. 分别给两兔后肢肌内注射 25% 硫酸链霉素溶液 2.4ml/kg，给药 20 分钟后，观察两兔的反应。

3. 待中毒症状明显后，给甲兔耳缘静脉注射 5% 氯化钙溶液 1.6ml/kg（或 10% 葡萄糖酸钙 2.5ml/kg）进行抢救，乙兔耳缘静脉注射等量的 0.9% 氯化钠注射液作为对照，注意观察两兔症状有何变化。

【注意事项】

链霉素急性毒性反应一般于给药 10 分钟后才出现，并逐渐加重，应注意观察。

【实验结果】

将实验观察结果记录于以下表格：

动物	用药	呼吸情况	翻正反射	四肢肌张力
甲兔	用药前			
	用链霉素后			
	用钙剂后			
乙兔	用药前			
	用链霉素后			
	用0.9%氯化钠注射液后			

【讨论】

1. 链霉素急性毒性反应的主要表现是什么？

2. 抢救链霉素急性中毒应注意什么？

实验二十 青霉素类过敏性休克的抢救及讨论

【实训目的】

1. 能准确判断青霉素类药物过敏的症状。

2. 能掌握青霉素过敏性休克抢救措施

【实训地点】

配药室、模拟病房、实训室。

【实训材料】

青霉素过敏休克及处理的录像片、青霉素、0.9%氯化钠注射液、0.1%盐酸肾上腺素注射液、地塞米松、注射器若干、吸氧设备如面罩、氧气瓶等。

【实训内容】

1. 学生观看青霉素过敏性休克及抢救的录像片。

2. 角色扮演。

【实训过程】

1. 看录像片后，请学生回答以下问题：

（1）青霉素过敏性休克的临床表现有哪些？

（2）青霉素过敏性休克的预防和处理措施有哪些？

2. 案例讨论及角色扮演

（1）患者，女，25岁。因患扁桃体炎而采用青霉素治疗，给药后约1分钟，患者面色苍白，冷汗，烦躁不安，脉搏细弱，血压下降至60/45mmHg，并伴有呼吸困难，四肢麻木。诊断：青霉素过敏性休克。

（2）讨论问题：诊断依据是什么？如何预防和处理？

（3）学生分成若干组，每组由一位扮演患者，一位医师。

（4）学生模拟医师给患者注射青霉素，做好用药指导。

（5）患者表演发生过敏性休克的症状表现。

（6）观察患者病情变化，模拟表演预防过敏性休克及抢救处理的措施。

【实训考核】

1. 选取 2～3 组学生为全班进行模拟扮演，由同学进行评判。

2. 教师对小组代表和全班活动进行点评。

（崔玉国　马　健）

（4）学会根据不同年龄阶段个体的生理、营养特点，制订相应的膳食营养方案。

（5）患者若有糖尿病应注重对糖类营养的摄取问题。

（6）膳食结构的变化，应根据病情的不同特点及机体需求变化而调整。

【实训参考】

1. 图表 2—7 根据患者为例制订相应的膳食方案。

2. 营养监护的变化须通过实际操作步骤。

模拟测试卷

试卷一

A1 型题

1. 丁卡因的作用特点为

    A. 亲脂性高   B. 穿透力弱   C. 作用时间短

    D. 毒性小   E. 作用较弱

2. 地西泮不具有哪一项作用

    A. 镇静催眠   B. 抗焦虑   C. 抗抑郁

    D. 抗惊厥   E. 中枢性肌肉松弛作用

3. 艾司唑仑镇静催眠作用机制是

    A. 抑制苯二氮䓬受体

    B. 抑制 GABA 能神经传递和突触抑制功能

    C. 增强 GABA 能神经传递和突触抑制功能

    D. 激动阿片受体

    E. 阻断中枢多巴胺受体

4. 伴有血脂异常的高血压患者不宜选用

    A. 硝苯地平   B. 卡托普利   C. 氢氯噻嗪

    D. 依那普利   E. 哌唑嗪

5. 长期用药的过程中，突然停药易引起严重高血压，这种药物最可能是

    A. 哌唑嗪   B. 肼屈嗪   C. 普萘洛尔

    D. 甲基多巴   E. 利血平

6. 首次应用须防止出现严重直立性低血压的药物是

    A. 硝苯地平   B. 氢氯噻嗪   C. 哌唑嗪

    D. 阿替洛尔   E. 卡托普利

7. 卡托普利的降压作用机制不包括

    A. 抑制局部组织中肾素 – 血管紧张素 – 醛固酮系统（RAAS）

    B. 抑制循环中 RAAS

    C. 减少缓激肽的降解

    D. 引发血管增生

E. 促进前列腺素的合成

8. 变异型心绞痛最好选用

    A. 普萘洛尔   B. 硝苯地平   C. 硝酸甘油

    D. 硝酸异山梨酯   E. 洛伐他汀

9. 对强心苷类药物中毒所致的心律失常最好选用

    A. 奎尼丁   B. 普鲁卡因胺   C. 苯妥英钠

    D. 胺碘酮   E. 妥卡尼

10. 急型心肌梗死所致的室速或是室颤最好选用

    A. 苯妥英钠   B. 利多卡因   C. 普罗帕酮

    D. 普萘洛尔   E. 奎尼丁

11. 一般情况下，高血压患者服用一日一次的长效降压药的最佳时间是

    A. 早晨 5 时   B. 早晨 7 时   C. 上午 10 点

    D. 傍晚 7 点   E. 晚间 10 点

12. 强心苷首选用于治疗

    A. 肺源性心脏病引起的心衰   B. 严重二尖瓣病变引起的心衰

    C. 严重贫血引起的心衰   D. 甲状腺功能亢进引起的心衰

    E. 高血压性心衰伴有房颤

13. 可待因镇咳作用的机制是

    A. 直接抑制咳嗽中枢   B. 抑制咳嗽感受器   C. 扩张支气管

    D. 祛痰   E. 以上均不是

14. 能溶解黏痰的药物是

    A. 异丙托溴铵   B. 氯化铵   C. 右美沙芬

    D. 倍氯米松   E. 乙酰半胱氨酸

15. 能选择性激动 β_2 受体而平喘的药物是

    A. 异丙肾上腺素   B. 去甲肾上腺素   C. 氨茶碱

    D. 沙丁胺醇   E. 肾上腺素

16. 雷尼替丁治疗消化性溃疡的作用机制是

    A. 阻断 M 受体   B. 阻断 H_1 受体   C. 阻断 H_2 受体

    D. 阻断胃泌素受体   E. 阻断 DA 受体

17. 可引起便秘的抗酸药是

    A. 氢氧化铝   B. 碳酸氢钠   C. 铝碳酸镁

    D. 哌仑西平   E. 三硅酸镁

18. 哌仑西平属于

    A. H_2 受体阻断药   B. 胃壁细胞 $H^+ - K^+ - ATP$ 酶阻断药

    C. M_1 受体阻断药   D. 胃泌素受体阻断药

    E. 抗酸药

19. 缩宫素适用于
   A. 产道、胎位均正常，但宫缩乏力　　　　B. 产道障碍
   C. 有头盆不称　　　　　　　　　　　　　D. 有前置胎盘
   E. 有剖宫产史

20. 铁制剂可用于治疗
   A. 巨幼红细胞性贫血　　　　　　　　　　B. 溶血性贫血
   C. 小细胞低色素性贫血　　　　　　　　　D. 自身免疫性贫血
   E. 再生障碍性贫血

21. 甲氨蝶呤所致的巨幼红细胞性贫血宜用
   A. 叶酸　　　　　　　　B. 亚叶酸钙　　　　　　　　C. 硫酸亚铁
   D. 维生素 B_{12}　　　　E. 维生素 B_6

22. 治疗恶性贫血的宜选用的药物是
   A. 维生素 M　　　　　　B. 维生素 B_1　　　　　　C. 维生素 B_2
   D. 维生素 B_6　　　　　E. 维生素 B_{12}

23. 糖皮质激素的抗毒素作用机制主要是
   A. 对抗细菌外毒素　　　　　　　　　　　B. 中和细菌内毒素
   C. 加速细菌内毒素排泄　　　　　　　　　D. 提高机体对细菌内毒素的耐受性
   E. 减少毒素生成

24. 抗生素需合用糖皮质激素的指征是
   A. 严重感染伴毒血症或休克　　　　　　　B. 病因未明的感染
   C. 病毒性感染　　　　　　　　　　　　　D. 混合感染
   E. 慢性炎症

25. 糖皮质激素治疗严重感染是因为
   A. 抗菌作用
   B. 抗病毒作用
   C. 兴奋中枢，提高机体应机能力
   D. 通过其抗炎、抗毒、抗休克等作用缓解症状
   E. 提高机体的免疫力

26. 糖皮质激素类药物全身应用时不良反应多，但是不引起
   A. 低血钙　　　　　　　B. 高血压　　　　　　　　　C. 高血钾
   D. 高血糖　　　　　　　E. 高血脂

27. 糖皮质激素用于严重感染性疾病时必须
   A. 逐渐加大剂量
   B. 与有效足量的抗菌药合用
   C. 加用促激素
   D. 防止诱发溃疡
   E. 加用解热镇痛药

28. 硫脲类药物抗甲状腺激素的作用是
   A. 抑制促甲状腺激素分泌　　　　　　B. 抑制甲状腺激素释放
   C. 抑制甲状腺对碘的摄取　　　　　　D. 抑制甲状腺的合成
   E. 促进甲状腺的代谢

29. 卡比马唑可用于治疗
   A. 心率失常　　　　　　B. 甲状腺功能亢进　　　　　　C. 糖尿病
   D. 高血压　　　　　　E. 心绞痛

30. 可用于重金属中毒，加速毒物排出的药物是
   A. 维生素 A　　　　　　B. 维生素 B_6　　　　　　C. 维生素 C
   D. 维生素 D　　　　　　E. 维生素 E

31. 青霉素 G 属杀菌剂是因为
   A. 抑制细菌细胞壁粘肽合成　　B. 影响细菌蛋白质合成　　C. 抑制核酸合成
   D. 影响细胞膜的通透性　　　　E. 影响细菌叶酸合成

32. 下列关于氨苄西林的特点不正确的是
   A. 不耐 β - 内酰胺酶　　　　B. 对耐药金葡菌有效　　C. 耐酸口服可吸收
   D. 对伤寒、副伤寒沙门菌有效　E. 对革兰阴性菌有较强抗菌作用

33. 下列哪项不是头孢菌素的不良反应
   A. 二重感染　　　　　　B. 胃肠反应　　　　　　C. 肾损害
   D. 过敏反应　　　　　　E. 肝损害

34. 青霉素所致速发型过敏反应首选
   A. 苯巴比妥　　　　　　B. 糖皮质激素　　　　　　C. 肾上腺素
   D. 苯海拉明　　　　　　E. 多巴胺

35. 红霉素对下列哪种细菌无效
   A. 白喉棒状杆菌　　　　　　B. 流感嗜血杆菌　　　　　　C. 支原体
   D. 铜绿假单胞菌　　　　　　E. 百日咳鲍特菌

36. 林可霉素可能发生的严重不良反应是
   A. 假膜性肠炎　　　　　　B. 胆汁淤积性黄疸　　　　　　C. 过敏性休克
   D. 肾功能损害　　　　　　E. 肝功能损害

37. 磺胺嘧啶（SD）不能用于治疗下列哪种疾病
   A. 大肠杆菌引起的泌尿系统感染
   B. 肺炎球菌引起大叶性肺炎
   C. 脑膜炎双球菌引起的流脑
   D. 溶血性链球菌引起的丹毒
   E. 立克次体引起的斑疹伤寒

38. 以下有关异烟肼的叙述，不正确的是
   A. 穿透力强　　　　　　　　　　　B. 肝功能不全者慎用
   C. 可用于各部位各类型的结核病　　D. 主要是在肝内乙酰化而被代谢
   E. 对革兰阳性菌及革兰阴性菌均有抗菌作用

39. 应用异烟肼时常合用维生素 B_6 的目的是
    A. 延缓抗药性增强疗效
    B. 减轻肝损害
    C. 增强疗效
    D. 防治外周神经炎
    E. 以上均不是

40. 对各部位各类型结核病均为首选药物的是
    A. 对氨基水杨酸
    B. 乙胺丁醇
    C. 链霉素
    D. 异烟肼
    E. 卡那霉素

41. 氟尿嘧啶的主要不良反应是
    A. 消化道损害
    B. 肺纤维化
    C. 闭经
    D. 畸胎
    E. 黄疸

42. 巯嘌呤主要作用于肿瘤细胞的
    A. G_1 期
    B. S 期
    C. G_2 期
    D. M 期
    E. G_0 期

43. 抗肿瘤药物中最严重的不良反应是
    A. 骨髓抑制
    B. 胃肠道反应
    C. 肝脏反应
    D. 肾脏反应
    E. 脱发

44. 新生儿首次接种乙肝疫苗的时间是
    A. 出生后 24 小时内
    B. 出生后 48 小时内
    C. 出生后 72 小时内
    D. 出生后 1 周内
    E. 出生后 1 月内

45. 严禁皮下或肌内注射的疫苗是
    A. 乙型脑炎减毒活疫苗
    B. 腮腺炎减毒活疫苗
    C. 人用狂犬病疫苗
    D. 麻疹减毒活疫苗
    E. 卡介苗

A2 型题

46. 患者，男，30 岁。因交通事故导致上肢骨折，需用利多卡因麻醉手术，采用下列哪种麻醉方法合适
    A. 浸润麻醉
    B. 表面麻醉
    C. 传导麻醉
    D. 腰麻
    E. 硬膜外麻醉

47. 急性阑尾炎行阑尾切除术，需用普鲁卡因腰麻，麻醉师要求患者先做普鲁卡因皮试，以避免出现下列哪种不良反应
    A. 后遗效应
    B. 副作用
    C. 过敏效应
    D. 药物依赖性
    E. 毒性反应

48. 患者，男，62 岁。患有腰肌劳损，近因焦虑失眠就诊，应选择以下何药治疗
    A. 司可巴比妥
    B. 苯巴比妥
    C. 三唑仑
    D. 地西泮
    E. 氟西泮

49. 患者，女，26 岁。患癫痫大发作 4 年有余，某日大发作后持续处于痉挛、抽搐和昏迷状态，诊断为癫痫持续状态，宜首选
    A. 地西泮
    B. 卡马西平
    C. 丙戊酸钠

D. 苯妥英钠   E. 乙琥胺

50. 患者，男，33岁。五年前曾患流行性乙型脑炎，近两个月来经常发作性出现虚幻感，看到有蛇或鼠等讨厌动物出现，扑打过程中有时砸坏东西，几分钟后才知什么也没有，诊断为癫痫精神运动性发作。可选用下述何药治疗

     A. 氯丙嗪   B. 卡马西平   C. 丙米嗪

     D. 碳酸锂   E. 普萘洛尔

51. 患者，男，42岁。精神分裂症患者，长期服用氯丙嗪治疗，但锥体外系反应严重。宜换用何药治疗

     A. 丙米嗪   B. 氯普噻吨   C. 氯氮平

     D. 氟哌啶醇   E. 氟奋乃静

52. 患者，女，55岁。长期单独应用一种抗高血压药进行治疗，疗效欠佳，今日血压为 22.6/14.6kPa（170/110mmHg），下肢轻度可凹性水肿，考虑采用联合用药，以提高降压效果，请问下述哪一种联合用药最为适宜

     A. 氢氯噻嗪 + 螺内酯 + 美托洛尔

     B. 氢氯噻嗪 + 硝苯地平 + 维拉帕米

     C. 氢氯噻嗪 + 美托洛尔 + 肼屈嗪

     D. 氢氯噻嗪 + 哌唑嗪 + 肼屈嗪

     E. 硝苯地平 + 哌唑嗪 + 肼屈嗪

53. 患者，女，55岁。由于劳累、过度兴奋而突发心绞痛，请问服用下列哪种药效果好

     A. 口服硫酸奎尼丁

     B. 舌下含服硝酸甘油

     C. 注射盐酸利多卡因

     D. 口服盐酸普鲁卡因胺

     E. 注射苯妥英钠

54. 患者，女，35岁。有甲状腺功能亢进病史，经内科治疗好转，近日来因感冒又出现心慌、胸闷、不安，睡眠差，心电图显示窦性心动过速。请问对该患者应选用的抗心律失常药为

     A. 利多卡因   B. 苯妥英钠   C. 普萘洛尔

     D. 维拉帕米   E. 普罗帕酮

55. 患者，男，47岁。于每日清晨醒来时自觉心前区不适，胸骨后阵发性闷痛来医院就诊。查心电图无明显异常。拟考虑用抗心绞痛药治疗，请问下述何种药物不宜选用

     A. 硝酸甘油   B. 硝酸异山梨酯   C. 硝苯地平

     D. 普萘洛尔   E. 维拉帕米

56. 患者，男，35岁。因手术需要进行蛛网膜下腔阻滞麻醉，麻醉过程中出现心率过缓，应用何药可纠正其心律失常

A. 阿托品   B. 毛果芸香碱   C. 新斯的明

D. 异丙肾上腺素   E. 肾上腺素

57. 患者，女，40岁。劳累后心悸、气促2年，4天前因过度劳累后心悸、气促加重，夜间不能平卧，并咳少量粉红色泡沫痰而入院。临床诊断：左心衰竭Ⅲ度伴心房颤动。应选用什么药既能控制心衰又能减慢心率

     A. 洋地黄毒苷   B. 地高辛   C. 毛花苷C

     D. 多巴胺   E. 多巴酚丁胺

58. 患者，女，69岁。有风湿性心脏病多年，2天前因感冒，出现乏力、心悸、咳痰、双下肢水肿等来医院就诊，诊断为充血性心衰，下列哪个药无减轻心脏负荷的作用

     A. 呋塞米   B. 卡托普利   C. 酚妥拉明

     D. 甘露醇   E. 硝酸甘油

59. 患者，男，35岁。婚后5年未育，自述近几天嗳气、反酸较严重，并有上腹饱胀感，伴进食后疼痛，钡餐透视示胃溃疡，此患者不宜使用

     A. 西咪替丁   B. 硫糖铝   C. 奥美拉唑

     D. 哌仑西平   E. 枸橼酸铋钾

60. 患者，女，26岁。怀孕3月，近期常感觉嗳气和反酸，上腹部疼痛，空腹时加重，经辅助检查诊断为消化性溃疡。患者最好选用何药治疗

     A. 西咪替丁   B. 雷尼替丁   C. 法莫替丁

     D. 米索前列醇   E. 硫糖铝

61. 患者，女，26岁。怀孕3月，近期常感觉嗳气和反酸，上腹部疼痛，空腹时加重，经辅助检查诊断为消化性溃疡。患者用何药可能引起流产

     A. 西咪替丁   B. 雷尼替丁   C. 法莫替丁

     D. 奥美拉唑   E. 米索前列醇

62. 一幼儿因饮食过量，消化不良造成腹胀、腹泻，应选用何药治疗

     A. 土霉素   B. 乳酶生   C. 胰酶

     D. 胃蛋白酶   E. 西咪替丁

63. 患者，女，26岁。足月妊娠，昨晚8时发动分娩，开始时子宫收缩力良好，但当宫口开大至3cm时，宫缩减弱，持续时间缩短，间歇时间长，每当阵缩达高峰时按压子宫壁，感觉不够硬且可被压下陷，宫颈不再继续扩张。宜选用哪种药催产

     A. 小剂量缩宫素静脉滴注   B. 大剂量缩宫素肌内注射   C. 麦角新碱

     D. 麦角胺   E. 垂体后叶素

64. 患者，6岁。高热，反复惊厥，嗜睡，血压80/50mmHg，临床诊断为中毒性菌痢，治疗药物是

     A. 足量有效的抗菌药

     B. 大剂量糖皮质激素

     C. 小剂量糖皮质激素 + 足量有效的抗菌药

     D. 小剂量糖皮质激素 + 小剂量抗菌药

E. 大剂量糖皮质激素 + 足量有效的抗菌药

65. 下列哪一种维生素可引起尿路结石

 A. 维生素 A   B. 维生素 B_1 C. 维生素 C

 D. 维生素 D   E. 维生素 E

66. 患者，男，46 岁。突发寒战、咳嗽及血痰，诊断为大叶性肺炎，应首选下列何种抗菌药治疗

 A. 红霉素   B. 青霉素 G   C. 四环素

 D. 氯霉素   E. 链霉素

67. 患者，女，68 岁。五天前出现尿急、尿痛及尿频症状，尿中查到白细胞和尿蛋白，现突发高热、伴心率加快、血压下降、呼吸加快、出冷汗及尿量明显减少等症状，血中检到变形杆菌，诊断为败血症，常首选下列何药进行抗感染治疗

 A. 庆大霉素   B. 链霉素   C. 氨苄西林

 D. 磺胺甲噁唑   E. 万古霉素

68. 患者，男，45 岁。经诊断确诊为胃癌，哪种药物的疗效较好

 A. 巯嘌呤   B. 白消安   C. 氟尿嘧啶

 D. 环磷酰胺   E. 博来霉素

69. 患者，男，39 岁。患有慢性粒细胞白血病，长期使用药物之后出现肺纤维化以及睾丸萎缩，他可能使用的药物是

 A. 白消安   B. 塞替派   C. 丝裂霉素

 D. 长春新碱   E. 他莫昔芬

70. 患儿，女，6 岁。家长带其接种流感疫苗，接种前护士应特别注意向患儿家长询问患儿的哪项近况

 A. 睡眠情况   B. 大便情况   C. 小便情况

 D. 发热情况   E. 饮食情况

71. 患者，男，36 岁。接种乙肝疫苗一天后出现低热、食欲不振。该患者出现上述症状最可能的原因是

 A. 过敏反应   B. 一般反应   C. 中毒反应

 D. 排斥反应   E. 异常反应

B 型题

(72 ~ 74 题共用备选答案)

 A. 罗通定   B. 阿司匹林   C. 纳洛酮

 D. 喷他佐辛   E. 吗啡

72. 属于阿片受体激动剂的是

73. 属于阿片受体部分激动剂的是

74. 属于阿片受体拮抗剂的是

(75 ~ 78 题共用备选答案)

 A. 阿片受体   B. 多巴胺受体

C. 苯二氮䓬受体   D. 5 – HT 受体

E. 组胺受体

75. 与氯丙嗪有关的受体是

76. 与地西泮有关的受体是

77. 与哌替啶有关的受体是

78. 与氟西汀有关的受体是

(79～81 题共用备选答案)

A. 维拉帕米   B. 苯妥英钠   C. 普萘洛尔

D. 利多卡因   E. 地高辛

79. 急性心肌梗死所致室性心律失常首选

80. 阵发性室上性心动过速首选

81. 由强心苷中毒所致快速型心律失常首选

(82～83 题共用备选答案)

A. 氧化镁   B. 三硅酸镁   C. 氢氧化铝

D. 碳酸钙   E. 碳酸氢钠

82. 既可中和胃酸，对溃疡面又有保护作用，可引起便秘的药物是

83. 既可治疗胃酸过多症，又可静脉给药治疗代谢性酸中毒的是

(84～86 题共用备选答案)

A. 华法林   B. 肝素   C. 枸橼酸钠

D. 链激酶   E. 东菱精纯克栓酶

84. 仅在体外有抗凝作用

85. 仅在体内有抗凝作用

86. 体内体外均有抗凝作用

(87～90 题共用备选答案)

A. 糖皮质激素   B. 双胍类

C. 大剂量碘 + 硫脲类药物   D. 胰岛素

E. 小剂量碘

87. 系统性红斑狼疮

88. 甲状腺危象

89. 糖尿病合并妊娠

90. 防止单纯性甲状腺肿

(91～95 题共用备选答案)

A. 维生素 A   B. 维生素 B_1 C. 维生素 PP

D. 维生素 D   E. 维生素 E

91. 用于防治夜盲症的药物是

92. 用于脚气病的药物是

93. 用于防治软骨病的是

94. 用于提高生育能力的是

95. 用于癫皮病的是

（96～100 题共用备选答案）

  A. 青霉素   B. 红霉素   C. 氯霉素

  D. 链霉素   E. 四环素

96. 损伤前庭功能

97. 抑制骨髓造血功能

98. 最易发生过敏性休克

99. 影响骨和牙的生长发育

100. 静脉滴注可引起血栓性静脉炎

试卷二

A1 型题

1. 腰麻及硬膜外麻醉发生血压下降，可以用何药预防或治疗

  A. 氨茶碱   B. 麻黄碱   C. 多巴胺

  D. 肾上腺素   E. 间羟胺

2. 下列哪项不是局麻药中加微量肾上腺素的优点

  A. 减少吸收中毒   B. 延长局麻时间   C. 增强麻醉效果

  D. 便于手足趾手术 E. 降低心血管及中枢的不良反应

3. 不属于苯妥英钠的不良反应是

  A. 牙龈增生   B. 嗜睡

  C. 巨幼红细胞性贫血   D. 共济失调

  E. 致畸胎

4. 癫痫大发作合并小发作首选

  A. 卡马西平   B. 乙琥胺   C. 丙戊酸钠

  D. 苯巴比妥   E. 氯硝西泮

5. 下列哪种药物能增加地高辛的血药浓度

  A. 米力农   B. 卡托普利   C. 苯妥英钠

  D. 奎尼丁   E. 氯化钾

6. 强心苷中毒最常见的早期症状是

  A. 缓慢型心律失常 B. 快速型心理失常 C. 胃肠道反应

  D. 视觉障碍   E. 头痛、眩晕

7. 强心苷中毒引起快速心型心律失常是由于心肌细胞内

  A. K^+ 过高   B. K^+ 过低   C. Ca^{2+} 过高

  D. Ca^{2+} 过低   E. Na^+ 过低

8. 能逆转心肌肥厚，降低病死率的抗慢性心功能不全药是

    A. 地高辛   B. 卡托普利   C. 扎莫特罗

    D. 硝普钠   E. 肼屈嗪

9. 抗心绞痛药的共同作用是

    A. 降低心肌收缩力   B. 缩短射血时间   C. 增加冠脉血流量

    D. 扩张血管   E. 降低心肌耗氧量

10. HMG – CoA 还原酶抑制剂可能出现的最严重的不良反应是

    A. 腹痛   B. 腹泻   C. 肌病

    D. 皮疹   E. 水肿

11. 降低胆固醇作用最明显的药物是

    A. 氯贝丁酯   B. 烟酸   C. 考来烯胺

    D. 非诺贝特   E. 烟酸肌醇酯

12. 有关考来烯胺降血脂的作用描述错误的是

    A. 促进胆酸排泄   B. 促进胆固醇向胆酸转化

    C. 减少食物中胆固醇的吸收   D. 促进胆固醇经肠排泄

    E. 降低血中 LDL 水平和减少肝细胞表面 LDL 受体

13. 可能会引起横纹肌溶解症的药是

    A. 卡托普利   B. 硝苯地平   C. 洛伐他汀

    D. 氢氯噻嗪   E. 烟酸

14. 不能控制哮喘急性发作的药物是

    A. 色苷酸钠   B. 肾上腺素   C. 沙丁胺醇

    D. 氨茶碱   E. 异丙肾上腺素

15. 适用于心源性哮喘而禁用于支气管哮喘的药物是

    A. 异丙肾上腺素   B. 氨茶碱   C. 吗啡

    D. 肾上腺素   E. 麻黄碱

16. 为减少不良反应，用糖皮质激素平喘时宜

    A. 静脉点滴   B. 口服   C. 气雾吸入

    D. 皮下注射   E. 肌内注射

17. 长期应用可引起咽部念珠菌感染的药物是

    A. 色苷酸钠   B. 氨茶碱   C. 倍氯米松

    D. 沙丁胺醇   E. 肾上腺素

18. H_2 受体阻断药是

    A. 氢氧化铝   B. 西咪替丁   C. 铝碳酸镁

    D. 哌仑西平   E. 奥美拉唑

19. 即能增强胃黏膜的防御功能，又能杀灭幽门螺杆菌的药物是

    A. 枸橼酸铋钾   B. 法莫替丁   C. 三硅酸镁

    D. 哌仑西平   E. 奥美拉唑

20. 不属于抗消化性溃疡的药物是
    A. 增强胃黏膜屏障功能药
    B. 抗酸药
    C. 胃肠促动药
    D. 抑制胃酸分泌药
    E. 抗幽门螺杆菌药

21. 麦角新碱用于产后止血是因为
    A. 收缩血管
    B. 子宫产生强直性收缩
    C. 促进凝血过程
    D. 对子宫颈有强大的兴奋作用
    E. 促进子宫内膜修复

22. 维生素 K 对下列何种出血无效
    A. 胆道梗阻导致出血
    B. 胆瘘导致出血
    C. 新生儿出血
    D. 肝素导致出血
    E. 华法林导致出血

23. 胰腺手术出血时，宜选用
    A. 硫酸鱼精蛋白
    B. 维生素 K
    C. 右旋糖酐铁
    D. 氨甲环酸
    E. 硫酸亚铁

24. 甲亢手术治疗的术前准备宜选用
    A. 大剂量碘单用
    B. 小剂量碘单用
    C. 硫脲类合用大剂量碘
    D. 硫脲类单用
    E. 小剂量碘与^{131}I 合用

25. 治疗甲状腺危象宜选用
    A. 大剂量碘剂 + 硫脲类
    B. 大剂量碘剂单用
    C. 硫脲类单用
    D. 小剂量碘剂单用
    E. β 受体阻断药单用

26. 糖尿病患者应用胰岛素以下哪项是正确的
    A. 饭前半小时皮下注射
    B. 饭前 1 小时肌内注射
    C. 饭后半小时肌内注射
    D. 饭后半小时皮下注射
    E. 进餐时同服

27. 与磺酰脲类药物合用增强其降糖作用的药物是
    A. 糖皮质激素
    B. 氢氯噻嗪
    C. 胰岛素
    D. 乙醇
    E. 硫脲类

28. 糖尿病酮症酸中毒和糖尿病昏迷患者宜选用
    A. 胰岛素
    B. 珠蛋白锌胰岛素
    C. 低蛋白锌胰岛素
    D. 精蛋白锌胰岛素
    E. 甲苯磺丁脲

29. 下列对胰岛素药理作用的叙述，哪项是错误的
    A. 促进葡萄糖的利用
    B. 抑制糖原分解
    C. 减少糖原异生
    D. 促进血糖转运
    E. 促进脂肪分解

30. 照射阳光或紫外线可使体内哪种维生素含量增加
    A. 维生素 A
    B. 维生素 B$_2$
    C. 维生素 C
    D. 维生素 D
    E. 维生素 E

31. 有癫痫或精神病史者抗结核治疗时不宜选用的药物是
    A. 对氨基水杨酸
    B. 吡嗪酰胺
    C. 乙胺丁醇

349

D. 异烟肼   E. 利福平

32. 下列哪种药物与呋塞米合用可增强耳毒性
  A. 头孢唑林   B. 卡那霉素   C. 四环素
  D. 氯霉素   E. 氨苄西林

33. 对青霉素过敏的患者，以下哪种药是安全的
  A. 头孢氨苄   B. 苯唑西林   C. 氨苄西林
  D. 羧苄西林   E. 以上都不是

34. 氨基苷类抗生素阻断神经肌肉接头的毒性一旦发生，应立即
  A. 注射肾上腺素   B. 注射乙酰胆碱   C. 注射葡萄糖酸钙
  D. 注射安定   E. 静脉注射硫酸镁

35. 防治厌氧菌感染的首选药是
  A. 甲硝唑   B. 甲氧苄定   C. 呋喃唑酮
  D. 磺胺甲噁唑   E. 环丙沙星

36. TMP 的抗菌作用机制是
  A. 抑制二氢叶酸还原酶   B. 抑制二氢叶酸合成酶
  C. 抑制 DNA 回旋酶   D. 抑制细胞壁的合成
  E. 影响胞浆膜通透性

37. 喹诺酮类药物的抗菌作用机制是
  A. 抑制敏感菌蛋白质合成   B. 增加敏感菌胞浆膜通透性
  C. 抑制敏感菌 DNA 回旋酶   D. 抑制二氢叶酸还原酶
  E. 抑制二氢叶酸合成酶

38. 支原体肺炎首选
  A. 青霉素   B. 红霉素   C. 链霉素
  D. 林可霉素   E. 氯霉素

39. 下列抗生素在骨关节中浓度高的药物是
  A. 青霉素   B. 红霉素   C. 链霉素
  D. 林可霉素   E. 氯霉素

40. 磺胺类药物最主要的不良反应是
  A. 肾毒性   B. 肝毒性   C. 皮肤毒性
  D. 造血系统毒性   E. 神经系统毒性

41. 氨基苷类药物的抗菌机制主要是
  A. 抑制细胞壁合成   B. 抑制蛋白质合成   C. 抑制 DNA 复制
  D. 改变细胞膜的通透性   E. 影响核酸合成

42. 对铜绿假单胞菌感染无效的是
  A. 羧苄西林   B. 庆大霉素   C. 阿米卡星
  D. 妥布霉素   E. 头孢氨苄

43. 下列属于周期特异性药物的是
  A. 丝裂霉素   B. 环磷酰胺   C. 白消安

    D. 甲氨蝶呤   E. 塞替派

44. 环磷酰胺在体外无活性，在体内经活化而具有活性，这种具有活性的产物是

    A. 4 – 羟基环磷酰胺   B. 4 – 酮基环磷酰胺   C. 醛基磷酰胺

    D. 羟基磷酰胺   E. 磷酰胺氮芥

45. 下列哪个药物不是抗代谢药

    A. 甲氨蝶呤   B. 氟尿嘧啶   C. 阿糖胞苷

    D. 羟基脲   E. 他莫昔芬

A2 型题

46. 患者，女，40 岁。右侧乳房内发现一良性肿瘤，医师决定实行浸润麻醉，应选用

    A. 利多卡因 + 少量肾上腺素   B. 普鲁卡因 + 少量间羟胺   C. 丁卡因

    D. 布比卡因   E. 以上均不对

47. 患者，女，43 岁。既往有冠心病史，因胸骨后剧烈而持久的疼痛入院，BP118/80mmHg，诊断为心肌梗死。宜用下列何药镇痛

    A. 阿司匹林   B. 吗啡   C. 哌替啶

    D. 罗通定   E. 喷他佐辛

48. 患者，男，47 岁。出现右侧腰部剧烈疼痛，经尿常规及 B 超检查诊断为肾绞痛，应选下述哪种药物止痛

    A. 阿托品   B. 哌替啶   C. 阿托品 + 哌替啶

    D. 阿司匹林   E. 卡马西平

49. 患者，女，52 岁。风湿性关节炎，膝关节疼痛已数年，时轻时重，行走不便。应首选下列哪药治疗

    A. 对乙酰氨基酚   B. 美沙酮   C. 哌替啶

    D. 布洛芬   E. 阿司匹林

50. 患者，女，10 岁。有溃疡病史，因淋雨着凉后，扁桃体肿大，伴有发热，体温 39℃，医生给予青霉素 G 静滴，同时还应配合下列何药治疗

    A. 对乙酰氨基酚   B. 吲哚美辛   C. 阿司匹林

    D. 尼美舒利   E. 布洛芬

51. 患者，男，53 岁。肥胖。半年来常感到头痛、头晕。体检：血压为 165/105mmHg。诊断为原发性高血压病 2 级。选用下列哪个降压药较好？

    A. 依那普利   B. 氢氯噻嗪   C. 硝苯地平

    D. 硝普钠   E. 哌唑嗪

52. 患者，男，45 岁。因头晕、头痛来医院门诊就诊，经诊断为轻度高血压，医嘱中，下列哪一项是最正确的

    A. 合理安排膳食   B. 戒烟酒   C. 控制体重

    D. 增加体育运动   E. 提倡健康的生活方式

53. 患者，女，65 岁。因先天性心脏病引起充血性心衰住院，医嘱给予地高辛治疗，在用地高辛过程中，出现什么情况仍可继续用药

A. 恶心、呕吐加重   B. 视觉障碍   C. 心率 70/min

D. 室性早搏呈二联律   E. 频发室性早搏

54. 患者，男，55 岁，肥胖。因健康体检发现血脂高，检查结果：TC↑ LDL↑。诊断为 Ⅱₐ 高脂血症，选用什么药降血脂较好

     A. 烟酸   B. 氯贝丁酯   C. 辛伐他汀

     D. 考来烯胺   E. 维生素 E

55. 患者，女，60 岁。患有冠心病多年，时有心绞痛发作，常备硝酸甘油片。使用硝酸甘油片时，哪一项的错误的

     A. 注意有效期   B. 确认药物是否有效

     C. 口服时以坐位为宜   D. 应避光密闭保存

     E. 宜从小剂量开始

56. 患者，男，50 岁。患原发性高血压多年，现在又发现有双肾动脉狭窄，请问不能用什么降压药

     A. 硝苯地平   B. 卡托普利   C. 硝酸甘油

     D. 利尿药   E. 普萘洛尔

57. 患者，女，30 岁。经诊断有哮喘病史，近日天气寒冷，患者今日感觉气促、胸闷加重，伴有焦虑、大汗淋漓，家人送入医院，大夫给静脉滴注氨茶碱，但是由于静滴过快，患者又心律失常、血压骤降、惊厥等，这时应该怎么进行抢救

     A. 静脉注射必须用 25% ~50% 葡萄糖注射液

     B. 静脉注射必须用 25% 葡萄糖注射液

     C. 静脉注射必须用 50% 葡萄糖注射液

     D. 静脉注射必须用 0.9% NaCl 注射液

     E. 静脉注射必须用甘露醇注射液

58. 一汽车司机因工作原因，长期不能按时吃饭，患上了十二指肠溃疡，应用下列何药治疗为宜

     A. 丙胺太林   B. 胰酶   C. 氯化钙

     D. 奥美拉唑   E. 胃蛋白酶

59. 一女青年因子痫惊厥注射硫酸镁抗惊，由于注射速度过快造成中毒，出现呼吸抑制，血压下降，肢体瘫痪，应注射何药解救

     A. 肾上腺素   B. 尼可刹米   C. 葡萄糖酸钙

     D. 去乙酰毛花苷   E. 新斯的明

60. 患者，男，37 岁。近半年来经常出现上腹部隐痛，多在饭后发生并有反酸现象，体检：T 37℃，上腹部轻度压痛，大便隐血试验阴性。诊断为胃溃疡，应选用下列何药治疗较好

     A. 碳酸氢钠   B. 雷尼替丁   C. 阿司匹林

     D. 氨茶碱   E. 罗通定

61. 患者，女，24 岁。怀孕 2 月，因患先天性心脏病而需中止妊娠，请问给予什么药物流产
    A. 缩宫素　　　　　　　　B. 麦角新碱　　　　　　　C. 垂体后叶素
    D. 米索前列醇　　　　　　E. 利托君

62. 患者，男，59 岁。患有糖尿病 8 年，使用格列苯脲治疗过程中出现心悸、出汗、饥饿感、震颤，该患者最有可能出现
    A. 低血糖反应　　　　　　B. 过敏反应　　　　　　　C. 心律失常
    D. 血糖过高　　　　　　　E. 糖尿病酮症酸中毒

63. 患者，焦躁易怒，失眠不安，多食，怕热，实验室检查 $FT_3 > 2.9ng/dl$、$FT_4 > 0.68ng/dl$，临床诊断为甲亢，使用硫脲类药物治疗要注意监测
    A. 血钾　　　　　　　　　B. 粒细胞　　　　　　　　C. 饮食控制
    D. 血脂　　　　　　　　　E. 血糖

64. 下列属于维生素 A 过量反应的是
    A. 过敏性休克　　　　　　　　　　　B. 婴儿前囟隆起
    C. 血钙升高　　　　　　　　　　　　D. 尿液中草酸量增加，引起尿路结石
    E. 皮肤粗糙

65. 患者，女，38 岁。突发高热伴发热、寒战，继之出现腹痛、腹泻和里急后重，大便开始为稀便，迅速可转变为黏液脓血便，有左下压痛及肠鸣音亢进，诊断为急性细菌性痢疾，最好选用下列何种抗菌药控制感染
    A. 呋喃妥因　　　　　　　B. 林可霉素　　　　　　　C. 红霉素
    D. 诺氟沙星　　　　　　　E. 利福平

66. 患者，女，65 岁。近期时感阴道瘙痒、分泌物增多，医生诊断为阴道滴虫病，首选下列何药治疗效果最佳
    A. 甲硝唑　　　　　　　　B. 乙胺嗪　　　　　　　　C. 乙胺嘧啶
    D. 呋喃丙胺　　　　　　　E. 喹碘仿

67. 患者，女，65 岁。绝经 10 年，经诊断确诊为乳腺癌，应建议患者服用
    A. 环磷酰胺　　　　　　　B. 羟基脲　　　　　　　　C. 他莫昔芬
    D. 阿糖胞苷　　　　　　　E. 长春碱

68. 患者，男，40 岁。经诊断确诊为急性非淋巴细胞性白血病，使用药物 10 小时后出现骨痛、肌痛、咽痛、发热、眼睛发红，他可能服用的是
    A. 羟基脲　　　　　　　　B. 阿糖胞苷　　　　　　　C. 白消安
    D. 顺铂　　　　　　　　　E. 放线菌素 D

69. 患者，女，45 岁。未出现绝经，经诊断确诊为乳腺癌，服用药物之后出现"手足综合征"，手掌和足底部出现红斑及脱屑等不良反应，她服用的是
    A. 氟尿嘧啶　　　　　　　B. 甲氨蝶呤　　　　　　　C. 羟基脲
    D. 雌激素　　　　　　　　E. 他莫昔芬

70. 患儿，女，6 岁。家长带其接种流感疫苗，接种前护士应特别注意向患儿家长询问患儿的哪项近况

    A. 睡眠情况   B. 大便情况   C. 小便情况

    D. 发热情况   E. 饮食情况

B 型题

（71 ~ 73 题共用备选答案）

    A. 普鲁卡因   B. 利多卡因   C. 丁卡因

    D. 布比卡因   E. 麻黄碱

71. 不用于浸润麻醉的药物是

72. 麻醉作用最弱的是

73. 和洋地黄类药有配伍禁忌的是

（74 ~ 76 题共用备选答案）

    A. 依那普利   B. 氢氯噻嗪   C. 氯沙坦

    D. 普萘洛尔   E. 硝苯地平

74. 高血压伴脑血管病者宜选用

75. 高血压合并糖尿病者宜选用

76. 高血压合并痛风者不宜选用

（77 ~ 79 题共用备选答案）

    A. 烟酸   B. 阿昔莫司   C. 贝丁酸类

    D. 胆酸螯合剂 + 贝丁酸类   E. HMG – CoA 还原酶抑制剂

77. 治疗高胆固醇血症宜选用的药物是

78. 治疗高三酰甘油血症宜选用的药物是

79. 治疗胆固醇、三酰甘油均高者（混合型）宜选用的药物是

（80 ~ 81 题共用备选答案）

    A. 氧化镁   B. 三硅酸镁   C. 氢氧化铝

    D. 碳酸钙   E. 碳酸氢钠

80. 既可中和胃酸，对溃疡面又有保护作用，可引起便秘的药物是

81. 既可治疗胃酸过多症，又可静脉给药治疗代谢性酸中毒的是

（82 ~ 85 题共用备选答案）

    A. 糖皮质激素   B. 双胍类

    C. 大剂量碘 + 硫脲类药物   D. 胰岛素

    E. 小剂量碘

82. 系统性红斑狼疮

83. 甲状腺危象

84. 糖尿病合并妊娠

85. 防止单纯性甲状腺肿

（86 ~ 90 题共用备选答案）

A. 维生素 A   B. 维生素 B_1 C. 维生素 PP

D. 维生素 D   E. 维生素 E

86. 用于防治夜盲症的药物是

87. 用于脚气病的药物是

88. 用于防治软骨病的是

89. 用于提高生育能力的是

90. 用于癞皮病的是

（91~95 题共用备选答案）

A. 青霉素   B. 红霉素   C. 氯霉素

D. 链霉素   E. 四环素

91. 损伤前庭功能

92. 抑制骨髓造血功能

93. 最易发生过敏性休克

94. 影响骨和牙的生长发育

95. 静脉滴注可引起血栓性静脉炎

（96~100 题共用备选答案）

A. 青霉素   B. 链霉素   C. 四环素

D. 红霉素   E. 磺胺嘧啶

96. 梅毒首选

97. 斑疹伤寒首选

98. 军团菌病首选

99. 流行性脑脊髓膜炎首选

100. 鼠疫首选

（崔玉国　马　健）

14. A 15. B 16. B 17. R 18. C 19. E 20. C 21. E 22. C 23. B 24. C 25. F
38. E 39. C 40. C 41. C 42. C 43. B 44. B 45. A 46. C 47. A 48. C 49. E
50. C 51. A 52. E 53. A 54. B 55. D 56. C 57. P 58. A 59. B 60. B 61. C

1. D 2. B 3. D 4. B 5. D 6. A 7. C 8. B 9. E

第八章

1. C 2. E 3. E 4. E 5. E 6. E 7. D 8. C 9. A 10. B 11. A 12. C 13. B

参考答案

综合测试

第一章

1. B 2. E 3. A 4. A 5. E 6. C 7. D 8. D 9. E 10. C 11. B 12. A

第二章

1. C 2. B 3. D 4. C 5. C 6. C 7. D 8. E 9. C 10. E 11. C 12. B 13. A

14. E 15. D 16. C 17. B 18. E 19. B 20. A

第三章

1. B 2. A 3. B 4. C 5. A 6. C

第四章

1. E 2. C 3. D 4. A 5. B 6. C 7. E 8. A 9. B 10. D 11. C 12. C 13. B

14. A 15. E 16. A 17. B 18. C 19. C 20. A 21. B 22. E

第五章

1. C 2. C 3. C 4. A 5. D 6. E 7. B 8. C 9. B 10. A 11. E 12. D 13. C

14. A 15. B 16. B 17. E 18. C 19. E 20. C 21. E 22. C 23. B 24. C 25. E

26. B 27. D 28. C 29. B 30. C 31. E 32. D 33. A 34. C 35. D 36. E 37. E

38. E 39. C 40. C 41. C 42. C 43. B 44. C 45. A 46. C 47. A 48. C 49. E

50. C 51. A 52. E 53. A 54. B 55. D 56. C 57. D 58. A 59. B 60. B 61. C

62. A 63. C 64. A 65. B 66. B 67. D 68. E 69. E 70. C 71. D 72. D 73. C

74. A 75. B

第六章

1. A 2. A 3. A 4. E 5. B 6. A 7. 考 8. B 9. C 10. A 11. E 12. A 13. B

14. C 15. B 16. C 17. C

第七章

1. D 2. B 3. D 4. B 5. D 6. A 7. C 8. B 9. E

第八章

1. C 2. E 3. E 4. E 5. E 6. E 7. D 8. C 9. A 10. B 11. A 12. C 13. B

14. D 15. B 16. E 17. E 18. B 19. C 20. C 21. B 22. E

第九章

1. B 2. A 3. A 4. C 5. E 6. C 7. B 8. B 9. A 10. D

第十章

1. A 2. D 3. E 4. D 5. C 6. C 7. ABDE 8. BC

第十一章

1. C 2. B 3. E 4. A 5. D 6. D 7. A 8. C 9. A 10. B 11. E 12. A 13. B

14. D 15. A 16. C 17. E

第十二章

1. C 2. E 3. B 4. D 5. E 6. E 7. D 8. A 9. C 10. C 11. C 12. B 13. B

14. C 15. A 16. B 17. D 18. E 19. A 20. C

第十三章

1. C 2. D 3. C 4. B 5. A 6. B 7. D 8. E 9. C

第十四章

1. D 2. B 3. E 4. D 5. C 6. C 7. D 8. E 9. E 10. D 11. E 12. B 13. B

14. C 15. A 16. B 17. B 18. E 19. B 20. D 21. B 22. E 23. C 24. D 25. D

26. D 27. A 28. C 29. A 30. E 31. B 32. B 33. A 34. B 35. D 36. C 37. D

38. C 39. C 40. A 41. A 42. D 43. D 44. B 45. A 46. D 47. B 48. D 49. B

50. C 51. D 52. B 53. C 54. E 55. B 56. D 57. E 58. A 59. C 60. E 61. A

62. D 63. A 64. B 65. D 66. E 67. A 68. B 69. D

第十五章

1. B 2. C 3. B 4. A 5. C 6. C 7. C 8. A 9. B 10. A 11. C 12. E

第十六章

1. A 2. D 3. C 4. D 5. C 6. C 7. C 8. D 9. B 10. A 11. E 12. E 13. A

14. B 15. C 16. D 17. B 18. A 19. A 20. B 21. C

第十七章

1. B 2. E 3. D 4. A 5. E 6. A 7. A 8. A 9. A 10. D 11. A 12. B 13. C

14. D 15. E 16. A 17. B 18. C

第十八章

1. E 2. B 3. B 4. A 5. B 6. A 7. C 8. B 9. B 10. D

模拟测试卷

试卷一

1. A 2. C 3. C 4. C 5. C 6. C 7. D 8. B 9. C 10. B 11. B 12. E 13. A

357

14. E 15. D 16. C 17. A 18. C 19. A 20. C 21. B 22. E 23. D 24. A 25. D
26. C 27. B 28. D 29. B 30. C 31. A 32. B 33. E 34. C 35. D 36. A 37. E
38. E 39. D 40. D 41. A 42. B 43. A 44. A 45. E 46. C 47. C 48. D 49. A
50. B 51. C 52. C 53. B 54. C 55. D 56. A 57. C 58. D 59. A 60. E 61. E
62. B 63. A 64. E 65. C 66. B 67. C 68. C 69. A 70. D 71. B 72. E 73. D
74. C 75. B 76. C 77. A 78. D 79. D 80. A 81. B 82. C 83. E 84. C 85. A
86. B 87. A 88. C 89. D 90. E 91. A 92. C 93. D 94. E 95. C 96. D 97. C
98. A 99. E 100. B

试卷二

1. B 2. D 3. B 4. C 5. D 6. C 7. B 8. B 9. E 10. C 11. C 12. E 13. C
14. A 15. C 16. C 17. C 18. B 19. A 20. C 21. B 22. D 23. C 24. C 25. A
26. A 27. C 28. A 29. E 30. D 31. D 32. A 33. E 34. C 35. A 36. A 37. C
38. B 39. D 40. A 41. B 42. E 43. D 44. E 45. E 46. A 47. B 48. C 49. E
50. A 51. E 52. E 53. C 54. C 55. C 56. B 57. A 58. D 59. C 60. B 61. D
62. A 63. B 64. B 65. D 66. A 67. C 68. B 69. A 70. D 71. C 72. B 73. A
74. C 75. A 76. B 77. E 78. C 79. D 80. C 81. E 82. A 83. C 84. D 85. E
86. A 87. B 88. D 89. E 90. C 91. D 92. C 93. A 94. E 95. B 96. A 97. C
98. D 99. E 100. B

参考文献

[1] 王秀清. 药理学. 3 版. 北京：人民卫生出版社，2006

[2] 2011 年国家医师资格考试 医学综合笔试应试指南 临床执业助理医师. 北京：人民
卫生出版社，2010

[3] 陆再英. 内科学. 7 版. 北京：人民卫生出版社，2008

[4] 王若菲. 药物应用护理. 北京：军事医学科学出版社，2011

[5] 辛蓉. 药物学基础. 北京：高等教育出版社，2005

[6] 姚宏. 药物应用护理. 2 版. 北京：人民卫生出版社，2008

[7] 王开贞，于肯明. 药理学. 6 版. 北京：人民卫生出版社，2009

[8] 陈新谦，金有豫，汤光. 新编药物学. 17 版. 北京：人民卫生出版社，2011

[9] 杨庆. 药理学与药物治疗学基础. 北京：人民卫生出版社，2008

[10] 沈蓉滨，陈雪艳. 药物学基础. 2 版. 北京：科学出版社，2008

[11] 吴国忠. 药物应用护理. 上海：复旦大学出版社，2009

[12] 姚宏. 药物应用护理. 2 版. 北京：人民卫生出版社，2008

[13] 肖顺贞，姚景鹏. 临床护理用药理学. 北京：人民卫生出版社，2008

[14] 国家药典委员会. 中华人民共和国药典. 北京：中国医药科技出版社，2010

[15] 董志. 药理学. 3 版. 北京：人民卫生出版社，2012

[16] 王平. 2013 年护理资格考试护考急救包. 北京：人民军医出版社，2012

[17] 徐红. 护理药理学. 2 版. 北京：人民卫生出版社，2011

[18] 肖顺贞. 护理药理学. 3 版. 北京：北京大学医学出版社，2008

[19] 江丰. 药理学. 南昌：江西科学技术出版社，2013

[20] 陈建国. 药理学. 北京：科学出版社，2010

[21] 刘敏. 2011 药物应用护理学习指导. 南昌：江西科学技术出版社，2011

[22] 张大禄. 药理学. 北京：人民卫生出版社，2001

[23] 屈刚. 药理学. 北京：科学出版社，2013

[24] 崔玉国，符秀华. 药理学. 西安：第四军医大学出版社，2012

[25] 杨宝峰. 药理学. 8 版. 北京：人民卫生出版社，2013

[26] 杨芳炬. 药理学. 北京：中国协和医科大学出版社，2013

[27] 钱春梅. 药学综合知识与技能. 5 版. 北京：中国医药科技出版社，2013

［28］陈灏珠．内科学．8 版．北京：人民卫生出版社，2013

［29］胡鹏飞，覃隶莲．药物学基础．3 版．北京：科学出版社，2012

［30］张庆．药理学与药物治疗学基础．北京：人民卫生出版社，2013

［31］张丹参．药理学．5 版．北京：人民卫生出版社，2006

［32］秦红兵．药理学学习指导及习题集．北京：人民卫生出版社，2009

［33］师海波．最新临床药物手册．3 版．北京：军事医学科学出版社，2013

［34］陈吉生．新编临床药物学．北京：中国中医药出版社，2013

［35］赵彩珍，李娟．药物应用基础．北京：科学出版社，2013

［36］2013 年医师资格考试大纲．北京：人民卫生出版社，2013

［37］2013 年医师资格考试医学综合笔试应试指南．北京：人民卫生出版社，2013

［38］周爱儒．生物化学．6 版．北京：人民卫生出版社，2004

［39］钱之玉．药学专业知识（一）．北京：中国医药科技出版社，2013

［40］叶象权．药物学基础．北京：科技出版社，2005

［41］王道军．药理学．北京：中国科学技术出版社，2007

［42］钱之玉．药理学．3 版．北京：中国医药科技出版社，2009

［43］聂国兴，王俊丽．生物制品学．2 版．北京：科学出版社，2012

［44］杨绍基，任红．传染病学．7 版．北京：人民卫生出版社，2008